보청기개론

오세진 지음

Σ 시그마프레스

보청기개론

발행일 | 2015년 2월 25일 1쇄 발행

저자 | 오세진
발행인 | 강학경
발행처 | (주)시그마프레스
디자인 | 김세아
편집 | 이지선

등록번호 | 제10-2642호
주소 | 서울특별시 영등포구 양평로 22길 21 선유도코오롱디지털타워 A401~403호
전자우편 | sigma@spress.co.kr
홈페이지 | http://www.sigmapress.co.kr
전화 | (02)323-4845, (02)2062-5184~8
팩스 | (02)323-4197
ISBN | 978-89-6866-238-6

＊ 이 도서의 국립중앙도서관 출판시도서목록(CIP)은 서지정보유통지원시스템 홈페이지(http://seoji.nl.go.kr)와 국가자료공동목록시스템(http://www.nl.go.kr/kolisnet)에서 이용하실 수 있습니다.(CIP제어번호 : CIP 2015005021)

머리말

급속한 노령화 사회로 인한 노령인구의 지속적인 증가와 함께 보청기 산업의 규모와 수요가 크게 늘어나고 있다. 뿐만 아니라 수요자들의 경제력도 크게 향상되면서 보청기의 구매수요도 날로 증가하고 있다. 이들 난청인을 위한 보청기의 올바른 사용과 이해를 위해서는 많은 지식과 기술이 요구된다. 그러나 국내에서는 보청기를 개발하거나 생산할 수 있는 기술이 부족하여 거의 대부분의 보청기를 외국의 유명제품들로 채우고 있다. 따라서 보청기에 관련된 지식과 기술들도 외국 의존도가 계속해서 높아지고 있으나 국내에서 이에 관련된 전문적인 서적이나 자료를 찾기가 쉽지 않다.

보청기에 대한 이해도를 높이기 위해서는 청각에서 일어나는 심리음향현상들과 전자공학적인 측면의 음향기기를 잘 알고 있어야 한다. 보청기에서 사용하고 있는 대부분의 기능들은 일반 음향기기들에서 쉽게 찾아볼 수 있다. 다만, 각각의 음향기기들이 갖는 별도의 특징이나 기능을 다소 축소하여 작은 크기의 보청기에 적용한 것으로 볼 수 있다. 요즘의 일반적인 음향기기들에서도 디지털 기술의 발전으로 인하여 여러 가지 기능(또는 음향기기)들이 하나의 음향기기로 융·복합되고 있다. 이들 음향기기와 보청기 사이에는 일반인을 위한 공연이나 강연을 위한 것인지 아니면 난청인을 위한 청력재활인지에 대한 사용목적의 차이만 존재한다. 이처럼 확성을 위한 일종의 음향기기인 보청기를 난청인의 청력재활에 효과적으로 활용하기 위해서는 심리음향을 잘 이해하여야 할 것이다. 다시 말하면, 보청기의 전자적인 기능과 심리음향특성 사이의 연관성이 보청기에 관련된 기술에서 매우 중요한 역할을 한다.

국제적으로 난청인의 수요증가에 따른 보청기의 필요성은 날로 커지고 있지만 보청기에 관련된 국내·외 서적이나 자료들은 다른 산업이나 기술들에 비하여 매우 적은 편이다. 특히, 국내의 경우에 순수하게 보청기만 다루고 있는 전문서적은 1~2권 정도에 불과하다. 그러나 보청기를 전문교육과정에 포함시키고 있는 국내의 대학들은 여러 곳이 있다. 이들 대학의 관련학과에서 보청기에 대한 전문지식과 기술을 배우고 있는 학생들을 비롯하여 관련산업에 종사하고 있는 사람들에게 좀 더 많은 전문성을 열어주고자 한다.

이 책은 사람의 청각에서 일어나는 심리음향현상들과 보청기의 전자적인 기능들에 대한 연관성을 분석적인 방법으로 기술하였다. 다시 말하면, 난청인이 갖는 심리음향적인 현상들에 대한 원인과 결과를 분석하고, 이를 보청기의 기능들과 연관시켜 난청인의 청력회복에 활용할 수 있도록 기술하였다. 따라서 보청기에 관련된 다른 서적들에 비하여 매우 분석적이라고 할 수 있다. 보청기에 관한 저자의 최선이 보청기를 공부하는 학생들이나 종사자들에게 큰 도움이 되었으면 하는 것이 저자의 자그마한 바람이다.

2015년 1월
오세진

차례

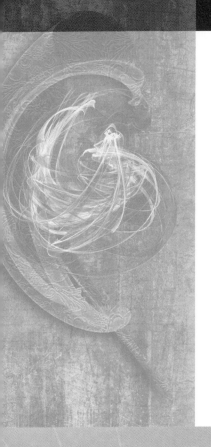

제1편

보청기 특성

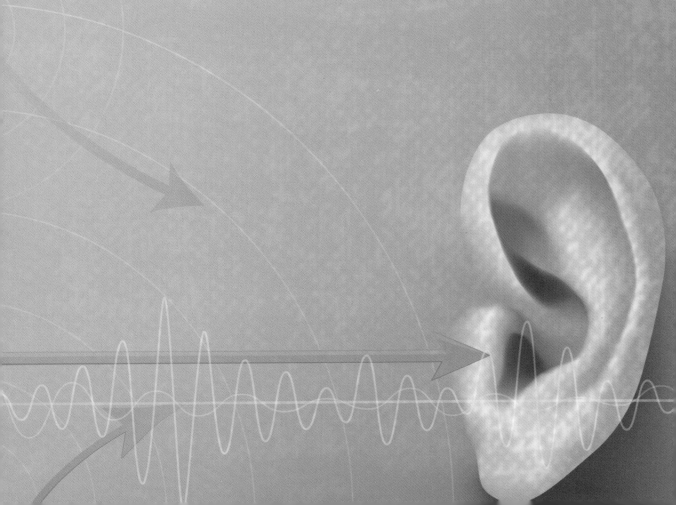

제1장

보청기 기초

1. 음향기초

우리가 관심을 가지는 소리는 공기 중에서와 사람의 청각기관에서의 특성들로 크게 나눌 수 있다. 공기 중에서 소리 자체가 자연현상의 일부로서 가지는 고유의 특징으로 **물리적 특성** 또는 **물리량**이라고 부른다. 이 물리량에 해당하는 소리의 매개변수로는 음압, 주파수, 파장, 진폭과 음속 등이 있다.

소리가 사람의 고막을 통해 청각기관으로 들어오면 이들 물리량들이 달라질 수 있다. 예를 들면, 공기 중에서 동일한 크기를 갖는 소리들이 사람의 청각기관에서는 주파수에 따라서 더 크게 또는 작게 인식될 수 있다. 이는 자연 속에서 소리가 갖는 고유의 특성을 사람의 청각기관이 변화시킬 수 있다는 것을 의미한다. 그뿐만 아니라 자연에서 존재하지 않던 소리의 현상이 청각기관에 의해 발생할 수도 있다. 사람의 청각기관에 의해 변화된 소리의 고유 특성을 심리량이라고 한다. 심리량에 해당하는 소리에 관련한 매개변수들은 음량(loudness), 소리의 높이(pitch)와 음색(timbre) 등이 있다.

소리가 공기를 통해 사람의 청각기관에서 인식되는 과정에서 공기 중에서의 소리의 세기에 해당하는 음압레벨은 청각기관에서 음량으로 바뀐다. 다시 말하면, 음압레벨은 소리의 세기에 대한 물리량이고 음량은 소리의 세기에 대한 심리량이다. 그러나 물리량과 심리량은 일대일 대응처럼 어느 한 가지에만 직접적으로 관계되지 않는다. 〈표 1.1〉은 소리에 대한 물리량과 심리량 사이의 관계를 보여준다. 소리에 대한 물리량과 심리량 중에서 보청기의 특성에 깊이 관련된 매개변수와 음향현상들에 대하여 자세히 설명할 것이다. 이들은 보청기에 관련한 기본적인 특성을 비롯하여 보청기의 선정과 적합 그리고 착용효과를 이해하는 데 큰 도움이 될 것이다.

표 1.1 소리에 대한 물리량과 심리량 사이의 관계

물리량 (physical quantity)	심리량(subjective quantity)		
	소리의 크기 (loudness)	소리의 높이 (pitch)	음색 (timbre)
음압(pressure)	◎◎◎	◎	◎
주파수(frequency)	◎	◎◎◎	◎◎
스펙트럼(spectrum)	◎	◎	◎◎◎
파형(waveform)	◎	◎	◎◎
지속시간(duration)	◎	◎	◎

(◎◎◎ : 관계 높음, ◎◎ : 관계 중간, ◎ : 관계 낮음)

1) 소리의 강약

어떤 음원에서 소리가 발생하면 이로 인하여 공기의 압력(대기압)이 변한다. 비록 1기압에서 매우 큰 소리에 의한 대기압의 변화는 약 1/1,000,000 정도로 매우 작지만, 이 대기압의 차이를 사람의 청각기관에서는 인식할 수 있는 것이다. 따라서 음향에서 말하는 음압(sound pressure)이란 소리에 의해 변화된 대기압의 변동분을 의미한다. 따라서 음압은 파스칼(Pa)과 같은 압력의 단위로 표시되어야 하며 뒤에서 설명하게 될 음압레벨과 혼동해서는 안 된다. 사람이 들을 수 있는 가장 작은 소리와 큰 소리에 해당하는 음압의 범위는 약 1/100,000~10Pa이라고 할 수 있다.

소리의 세기를 약 10^{13} 정도의 범위를 갖는 음압으로 나타낸다면 숫자들이 매우 복잡해져서 사용하기가 크게 불편할 것이다. 따라서 소리의 세기를 음압으로 표현하지 않고 공기 중에서는 음압레벨로, 그리고 사람의 청각기관에서는 음량으로 나타낸다.

(1) 음압레벨

공기 입자의 파동에 의해 전달되는 소리의 세기(sound intensity)는 단위면적당 음향에너지로 정의된다. 따라서 소리의 세기는 소리의 전파 방향과 직각을 이루는 1m²의 단위면적으로 1초 동안에 통과되는 음향에너지의 양을 말한다.

소리의 세기는 어떤 소리가 갖는 실제적인 세기와 사람이 들을 수 있는 가장 작은 소리의 세기(=10^{-12}W/m²) 사이의 비율을 로그함수에 적용한 음압레벨(Sound Pressure Level, dB SPL)로 나타낸다. 아래의 식에서 로그함수를 사용하는 것은 사람의 자극과 감각 사이의 관계가 웨버-페히너의 법칙(Weber-Fechner's law)을 따르기 때문이다.

$$SPL = 20\log(p/p_o)$$

여기서 p는 측정하고자 하는 순간에 소리가 갖는 순간음압이고, 기준음압인 p_o는 가장 작은 소리의 음압으로서 20μPa이 된다.

0dB이 갖는 의미는 측정하고자 하는 순간음압(p)이 기준음압(p₀)과 동일한 경우로서 소리가 없는 것이 아니고, 사람이 들을 수 있는 가장 작은 소리를 나타낸다. 그리고 음향에 관련된 산업현장에서는 소리의 세기를 음압이란 용어로 많이 사용하고 있으나 이 용어의 실제적인 의미는 음압레벨에 해당한다.

난청인의 청력손실과 보청기의 특성 등을 표시하는 음압레벨은 다음과 같이 세 가지 종류가 있다.

● 음압레벨

위에서 설명한 바와 같이 측정하고자 하는 소리의 음압과 기준음압(=20μPa) 사이의 비율을 로그함수로 표시한 소리의 세기이다. 이는 공기 중에서 소리가 갖는 절대적인 세기로서 사람의 청각이 아닌 오디오 분석기(audio analyzer)에 의해 측정된다.

● 가청수준

건청인이 들을 수 있는 가장 작은 소리의 음압레벨(dB SPL)은 주파수에 따라서 달라진다. 예를 들면, 3~4kHz에서 건청인의 가청수준(Hearing Level, dB HL)이 0dB SPL인 가운데, 다른 주파수에서는 이와 다르다. 이처럼 주파수에 따라서 달라지는 것은 가청수준이 사람의 청각특성에 의한 심리량이기 때문인데 건청인이 각 주파수별로 갖는 가장 작은 소리의 세기를 건청인의 가청수준이라고 한다.

헤드폰(TDH-39)을 착용한 상태에서 청력손실이 없는 건청인이 겨우 들을 수 있는 주파수에 따른 건청인의 가청수준(=0dB HL)과 음압레벨 사이의 관계를 〈표 1.2〉와 〈그림 1.1〉에서 보여준다(British Standard Institution 2000, RETSPL).

만약 청력손실이 있다면 건청인의 가청수준은 청력손실의 정도를 결정하는 데 기준이 된다. 예를 들어, 1kHz에서 건청인의 가청수준이 7dB SPL인 가운데 어떤 난청인의 청력역치에 해당하는 음압레벨을 40dB SPL이라고 하자. 건청인에 대한 이 난청인의 청력손실은 40dB SPL에서 7dB SPL을 뺀 33dB SPL이 될 것이고, 이 음압레벨(=33dB SPL)을 바로 그 난청인의 가청수준(그림 1.1①) 또는 청력역치(hearing threshold)를 dB SPL에서 dB HL로

표 1.2 TDH-39를 사용하였을 때의 dB HL과 dB SPL의 차이

주파수(Hz)	dB HL	dB SPL(RETSPL)
250	0	26
500	0	12
1,000	0	7
2,000	0	9
4,000	0	10
8,000	0	13
어음(대화음)	0	20

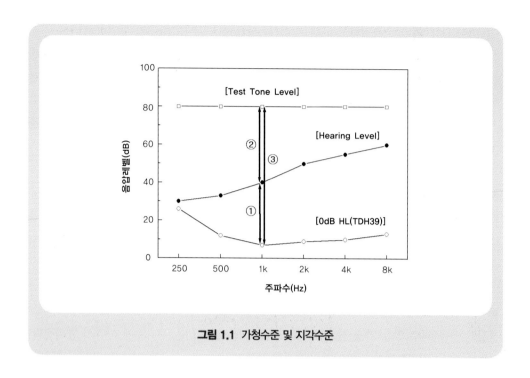

그림 1.1 가청수준 및 지각수준

나타낸 것이다.

순음이 아닌 어음의 경우에 건청인의 가청수준과 0dB SPL 사이의 차이가 20dB SPL이다. 따라서 어음청력검사를 통하여 dB HL 단위의 가청수준은 아래와 같이 구할 수 있다.

$$가청수준(dB\ HL) = 음압레벨(dB\ SPL) - 20$$

일반적으로 대화음(어음)이 갖는 소리의 세기는 53~77dB SPL인데, 이는 33~57dB HL에 해당한다.

사람들이 들을 수 있는 가장 작은 소리의 세기를 가청수준으로 정의한다. 이는 각 개인의 청력역치와 동일한 의미를 가지며 dB SPL이 아닌 dB HL 단위로 나타낸다.

● 지각수준

만약 청력에 아무런 손실이 없으면 어음의 음압레벨에서 건청인의 가청수준인 20dB을 뺀 소리의 세기로 듣게 될 것이다. 그러나 청력에 손실이 존재한다면 단순히 음압레벨에서 20dB만을 뺄 수는 없다. 다시 말하면, 음압레벨에서 20dB을 뺀 후에 다시 각 개인의 청력손실을 추가적으로 빼주어야 한다. 이는 어음청력검사음의 세기를 dB HL(=dB SPL-20)로 나타낸 후에 dB HL 단위의 청력손실을 뺀 값이 될 것이다.

어음이 아닌 순음을 사용하여 청력을 검사하는 경우에도 각 주파수별로 dB HL 단위의 검사음의 세기에서 개인의 가청수준(청력역치)을 아래의 식과 같이 빼준다.

$$지각수준(dB\ SL) = 검사음의\ 세기(dB\ HL) - 가청수준(dB\ HL)$$

따라서 dB HL 단위의 검사음의 세기에서 난청인의 가청수준을 뺀 음압레벨의 차이를 지각수준(Sensation Level, dB SL)이라고 한다. 예를 들어, 1kHz에서 80dB HL의 세기(그림 1.1③)를 갖는 검사음을 청력역치가 40dB HL(그림 1.1①)인 난청인에게 들려주었을 때에 40dB HL(그림 1.1②)이 바로 그 사람의 지각수준인 것이다. 다시 말하면, 난청인은 동일한 소리에 대하여 지각수준이 높을수록 건청인이 느끼는 소리의 세기와 비슷하게 듣는다.

(2) 음량

공기 중에서 소리의 세기로 표현되는 물리적인 소리의 강약은 사람의 청각구조에 심리가 보태진 것이다. 물리적인 요소에 심리적인 요소까지 합쳐진 소리의 강약을 소리의 크기인 음량(loudness)이라고 한다. 소리의 세기라고 하는 물리적인 객관적 양이 사람의 심리에 의하여 소리의 크기라는 심리적인 양으로 바뀐 것이다. 음압레벨이 물리적인 측면의 소리에 대한 강약이라면, 음량은 심리적인 관점에서 소리에 대한 강약을 표시한다. 따라서 음압레벨을 정의하는 데 기초가 되는 소리의 세기와 청각에서의 소리의 크기는 서로 다른 차원의 양이다. 사람이 청각에서 느끼는 소리의 감도인 음량은 폰(phon)이라는 단위를 사용하며, 소리의 크기에 대한 사람의 가청한계는 0~130phon이다.

폰은 1,000Hz의 순음이 가지는 소리의 세기인 데시벨(dB)로 정의된다. 예를 들면, 1,000Hz의 순음의 세기가 50dB, 60dB, 70dB이라면, 소리의 크기도 50phon, 60phon, 70phon이 된다. 따라서 심리적인 측면에서 1phon에 해당하는 소리의 크기는 물리적인 측면에서 1,000Hz 순음에서의 1dB과 동일하다. 물리적인 음압레벨의 차이에 따라서 사람의 청각에서 느끼는 지각의 변화를 〈표 1.3〉에 나타내었다.

청각적으로 소리의 크기가 2배가 되려면 10dB 또는 10phon에 해당하는 소리의 세기 또는 크기가 변해야 한다. 사람의 청각에서 감지되는 소리의 크기와 폰의 변화량은 서로 정비례하지 않는 것을 〈표 1.4〉에서 알 수 있다.

사람의 청각에서 느끼는 소리의 크기에 대한 변화와 서로 정비례할 수 있는 단위가 바로 손(sone)이며, 1,000Hz의 순음에 대한 phon(또는 음압레벨)과 sone의 관계를 〈표 1.5〉에서 보여준다. 여기서 1sone은 40phon(=40dB)으로 정의된다.

표 1.3 1,000Hz에서 음압레벨의 차이에 따른 지각의 변화

음압레벨의 변화(dB)	지각(loudness)의 정도
1	변화를 느끼기 어려움
3	약간의 변화를 느낄 수 있음
5	변화를 확실하게 느낌
10	소리의 크기를 2배로 느낌
20	소리의 크기를 4배로 느낌

표 1.4 폰에 따른 지각의 변화

폰의 변화(Phon)	지각의 차이
10	2배
20	4배
30	8배
40	16배
50	32배

표 1.5 1,000Hz의 순음에서 데시벨, 폰과 손의 관계

dB	30	40	50	60	70	80	90	100	110	120
phon	30	40	50	60	70	80	90	100	110	120
sone	0.5	1	2	4	8	16	32	64	128	256

(3) 등음량곡선

사람이 들을 수 있는 가장 작은 심리량적 소리의 크기인 0phon은 모든 주파수에서 동일한 물리량적 음압레벨(dB)로 주어지지 않는다. 다시 말하면, 0phon이 되는 음압레벨이 주파수에 따라서 다르다는 것이다. 이와 같은 음향학적 현상을 설명하기 위하여 1kHz의 순음이 갖는 음압레벨을 0dB부터 120dB까지 10dB 간격으로 구분하였다. 그리고 음량의 단위인 폰을 정의하는 과정에서 설명한 바와 같이, 이때의 음압레벨과 폰은 서로 동일한 크기가 된다. 1kHz의 순음이 갖는 소리의 크기(phon)와 동일하게 지각되는 크기를 주파수에 따라 음압레벨로 표시할 수 있다. 예를 들어, 1kHz의 순음이 40phon(또는 dB)의 음량(또는 음압레벨)을 갖는다고 할 때, 이와 동일한 크기로 지각되는 다른 주파수에서의 음압레벨을 얻을 수 있고, 이들을 연결한 곡선을 등음량곡선(equal loudness curve)이라고 한다(그림 1.2)

〈그림 1.2〉에서 보면 1kHz의 음압레벨에 따라서 등음량곡선의 형태가 변하는 것을 볼 수 있다. 음량이 낮을수록 저음에 대한 청력감도가 낮아지지만 음량이 높아지면 청력감도는 크게 증가한다. 4kHz 이상의 고음에서도 저음과 마찬가지로 음량이 높을수록 청력감도가 증가하는 것을 알 수 있다. 따라서 음량이 높아지면 저음, 중음 그리고 고음 사이의 청력감도 차이가 크게 줄어든다.

음량에 따른 청력감도의 차이는 동일한 소리라고 하여도 음색을 변화시키는 원인이 된다. 훌륭한 음향기기라고 하여도 볼륨을 낮춰 소리를 재생하면 저음성분이 잘 지각되지 않아서 소리가 매우 빈약하게 느껴질 것이다. 반면에 성능이 좋지 않은 음향기기라고 하여도 정점절단이 발생하지 않는 범위에서 볼륨을 높이면 음질이 좋아진다.

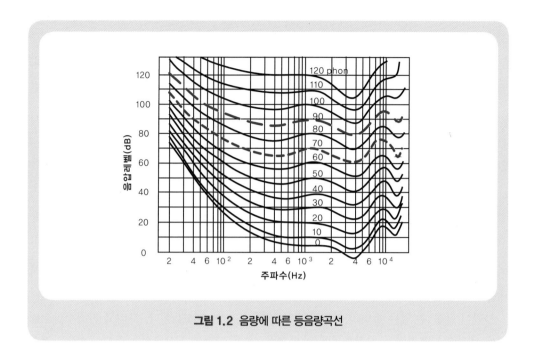

그림 1.2 음량에 따른 등음량곡선

2) 소리의 높이

지구가 태양의 주위를 공전함으로써 사계절이 생긴다. 이 사계절은 한 번만 생기는 것이 아니라 매년 되풀이된다. 각 계절은 1년이라는 시간이 지나면 다시 되돌아온다. 이처럼 어떤 운동이나 현상이 특정한 시간(=주기)에 의해 반복되는 것을 주기운동이라고 한다.

주기운동은 물체의 운동에서만 일어나는 것이 아니다. 소리도 일종의 주기운동이라고 말할 수 있다. 왜냐하면 소리라고 하는 것은 공기압력의 규칙적인 변화가 지속적으로 전파되는 파동현상이기 때문이다. 다시 말하면, 어떤 특정한 위치에서의 공기압력이 시간에 따라 주기적으로 변하게 된다. 따라서 공기압력의 주기적인 변화는 〈그림 1.3〉과 같이 주기함수인 사인함수(sin)로 나타낼 수 있다. 이와 같은 주기함수에 관련된 매개변수들을 물리량(예 : 음압레벨, 주파수, 주기, 파장, 진폭 등)과 심리량(예 : 음량, 피치, 지속시간 등) 측면에서 다음과 같이 설명할 수 있다.

(1) 주파수, 주기, 파장과 진폭

① 주파수

주기운동에서 1초 동안에 동일한 운동이 반복되는 횟수를 주파수(frequency, f 또는 진동수)라고 정의하고 단위는 Hz(Hertz, 헤르츠)를 사용한다. 따라서 주기운동의 주파수를 알면 그 운동이 1초 동안에 몇 번이나 반복되는지를 알 수 있다.

〈그림 1.3〉에서 보여주는 것처럼 소리에 의해 공기압력이 주기적으로 높아졌다가 낮아졌다가를 반복한다면 그 소리의 주파수를 알 수 있다. 예를 들어, 어떤 소리의 주파수가 100Hz라면, 공기압력의 변화가 1초 동안에 100번을 주기적으로 반복한다는 것을 의미한다.

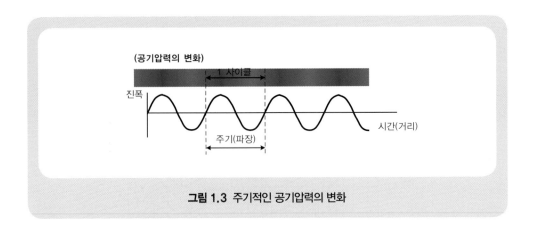

그림 1.3 주기적인 공기압력의 변화

이처럼 공기압력의 변동분을 의미하는 음압의 변화가 1초 동안에 몇 번 반복되는지를 나타
내는 횟수를 소리의 주파수라고 정의한다.

사람이 들을 수 있는 소리의 가청주파수대역은 20~20,000Hz이다. 그리고 가청주파수대
역을 로그함수에 따르는 청각특성에 의해 저음, 중음 그리고 고음으로 나눈다. 여기서 저음
의 경우에는 20~100Hz, 중음은 100~1,000Hz 그리고 고음은 1,000~20,000Hz의 주파수
범위로 분류한다.

② 주기

음압의 변화가 한 사이클을 완성하는 데 걸리는 시간을 주기(T)라고 한다(그림 1.3). 예를
들어, 어떤 소리의 주파수가 100Hz라고 하자. 1초를 주파수인 100회로 나누면, 한 사이클
이 완성되는 데 걸리는 시간(=1/100초)을 알 수 있다. 따라서 이 소리의 주기는 1/100초에
해당하는 0.01초가 되고, 주기인 0.01초를 100회 반복한다면 총 소요시간이 1초가 될 것이
다. 이로부터 주파수(f)와 주기(T) 사이에는 아래와 같은 관계가 주어진다.

$$주기(T) = 1/주파수(f)$$

③ 파장

소리가 전파될 때에 음압이 다시 동일한 크기로 회복되는 데 필요한 거리를 파장(λ)이라고
한다(그림 1.3). 예를 들면, 평형상태에서의 음압이 서서히 증가하다가 최대가 된 이후에 다
시 감소하기 시작하여 평형상태에 이른다. 그 후에도 음압은 지속적으로 감소하다가 최소
가 된 후에 다시 증가하기 시작하여 평형상태로 돌아온다. 이와 같이 음압의 변화가 한 사
이클을 완성하는 데 필요한 거리를 파장이라고 한다.

파장(λ)은 주파수(f), 음속(c)들과 아래와 같은 관계를 갖는다.

$$주파수(f) = 음속(c)/파장(λ)$$

여기서 음속은 소리가 공기와 같은 매질 속으로 전파될 때의 속도(=331.5+0.6×섭씨온도)를

말한다. 대기의 온도가 15°C일 때에 공기 중에서의 음속은 340m/s인데, 이는 소리가 1초 동안 340m의 거리를 이동한다는 것을 말한다. 여기서 주파수와 파장이 서로 반비례한다는 것을 알 수 있다. 주파수가 높아지면 파장이 짧아지는 반면에, 주파수가 낮아지면 파장은 길어진다. 예를 들면, 주파수가 20Hz일 때의 파장은 17m인 반면에, 20kHz가 되면 17mm가 된다.

④ 진폭

소리의 세기가 대기압의 변동분인 음압에 비례한다는 것은 이미 앞에서 설명한 바 있다. 어떤 소리로 인한 음향 파동에서 음압의 크기를 나타내는 대기압의 변동분을 **진폭**이라고 한다 (그림 1.3). 실제로 음압과 진폭은 같은 의미로 해석될 수 있는데 음압은 대기압의 변화량을, 그리고 진폭은 파동적인 측면에서의 변화량을 가리키는 것이다. 그러나 진폭을 대기압의 변동분에 비례하는 음압으로 표시하면 복잡하고 불편하여 일반적으로 사람의 자극과 감각 사이의 특성에 적합한 음압레벨로 나타내게 된다.

(2) 소리의 높이와 지속시간

사람의 주관적인 감각 특성에 의하여 주파수라는 물리량은 소리의 높이(pitch)라고 하는 감각적인 심리량으로 바뀌게 된다. 여러 물리량들 중에 하나인 주파수를 나타내는 단위는 헤르츠(Hz)인 반면에, 심리량으로 소리의 높이를 나타내는 단위로는 멜(mel)을 사용한다.

　물리량인 주파수가 소리의 세기 또는 지속시간duration)에 의해 사람의 청각에서 달리 인식되는 것을 〈그림 1.4〉에서 보여준다. 소리의 주파수가 1kHz보다 높으면 청각에서 실제의 주파수보다도 더 높게 인식되는 반면에, 1kHz보다 낮으면 이보다 더 낮은 주파수로 감지한다. 이러한 청각특성은 음압레벨에 의해서도 변하는데, 동일한 주파수라고 하여도 소리의 세기인 음압레벨이 높을수록 심리량인 소리의 높이 변화폭은 증가한다. 따라서 주파수와 소리의 세기가 높으면 높을수록 더 높은 소리의 높이로, 낮으면 낮을수록 더 낮은 소리의 높이로 인식된다.

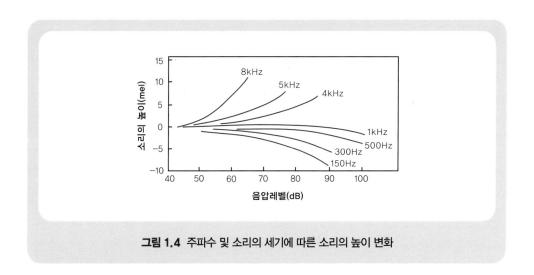

그림 1.4 주파수 및 소리의 세기에 따른 소리의 높이 변화

3) 역동범위

음향기기나 사람이 소리를 내거나 또는 귀로 소리를 들을 때에 어느 정도의 작은 소리부터 얼마나 큰 소리까지 들을 수 있을까? 이처럼 소리를 내거나 들을 수 있는 가장 작은 소리부터 큰 소리까지의 범위를 **역동범위**(dynamic range)라고 한다.

한 예로서, 여러 마리의 매미 소리(주변잡음)가 시끄럽게 들리는 가운데 두 사람이 대화를 나눈다고 하자. 만약 매미 소리가 두 사람의 대화음보다도 크면 이들은 대화하기가 매우 어려울 것이다. 따라서 이들이 정상적으로 대화하기 위해서는 매미 소리보다도 대화음의 크기가 커야 할 것이다.

〈그림 1.5〉에 나타난 잡음레벨은 바로 음향기기들이 가지는 고유의 잡음레벨을 의미한다. 정격출력레벨과 잡음레벨 사이의 음압레벨 차이를 S/N비라고 부른다. 여기서 정격출력레벨은 음향기기가 오랫동안 연속적으로 출력할 수 있는 최대한의 출력을 의미하는 반면에, 최대출력레벨은 연속적이 아닌 잠깐 순간적으로 가장 크게 낼 수 있는 최대한의 출력을 말한다. 그리고 최대출력레벨과 정격출력레벨 사이의 음압레벨 차이를 헤드룸(headroom)이라고 한다. 만약 최대출력이 120dB이고, 정격출력이 95dB 그리고 잡음레벨이 30dB이라고 하면, S/N비는 95dB-30dB이 되어 65dB이 된다. 그리고 헤드룸은 120dB-95dB이 되어 25dB이 된다. 따라서 역동범위는 S/N비(65dB)와 헤드룸(25dB)를 더한 90dB이 될 것이다.

사람이 소리를 인식할 수 있는 청력, 음성 및 음악(music)의 역동범위를 살펴보면 〈그림 1.6〉과 같다. 청력손실이 없는 건청인이 갖는 청력의 역동범위는 120dB이다. 이는 건청인의 불쾌수준(UnComfortable Level, UCL)에서 청력역치를 뺀 음압레벨의 범위를 말한다. 여기서 불쾌수준이라 함은 사람이 소리를 들을 때에 소리의 크기가 너무 커서 불쾌감을 느끼기 시작하는 음압레벨을 말한다. 따라서 사람의 청력에 대한 역동범위를 다음과 같이 정의할 수 있다.

$$역동범위(dB) = 불쾌수준(UCL) - 청력역치(HL)$$

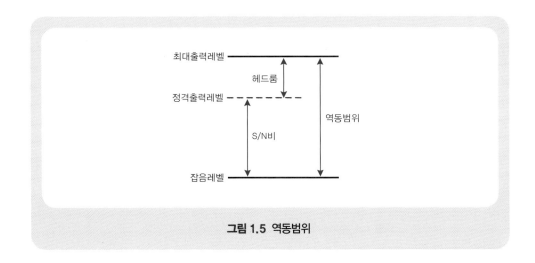

그림 1.5 역동범위

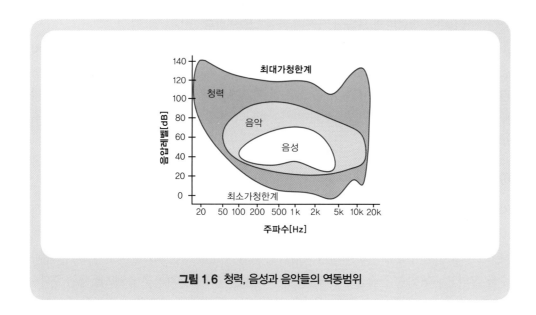

그림 1.6 청력, 음성과 음악들의 역동범위

4) 임피던스

전기가 도선을 따라서 흐를 때에 저항을 받는다. 다시 말하면, 전기가 도선을 따라서 흐르지 못하도록 하는 것을 저항이라고 부른다. 전기적인 저항은 주파수가 없는 직류(예 : 건전지)에서는 일정한 값을 갖는다. 그러나 가정에서 사용하는 전기의 경우에는 주파수가 60Hz인 교류이다. 이러한 교류전기에서는 주파수에 따라서 저항이 달라지는데, 직류전기에서 일정한 크기를 갖는 저항과 구분하기 위하여 주파수에 따라 변하는 저항을 임피던스라고 부른다.

지금까지 전기를 통해 저항과 임피던스에 대해 설명하였기 때문에 전기에 관련된 저항과 임피던스를 전기저항과 전기임피던스라고 부른다. 보청기에서 전기임피던스 값이 표시되는 부품이 바로 리시버다. 전기임피던스 값이 높을수록 출력은 감소하지만 음질이 향상되는 경향이 있다.

소리가 공기 중으로 전파될 때에도 공기 입자들부터 저항을 받는다. 이 저항은 교류전기와 같이 주파수에 따라서 그 크기가 달라지기 때문에 임피던스라고 부른다. 따라서 공기 중으로 소리가 전파되지 못하도록 방해하는 것을 음향임피던스(acoustic impedance)라고 한다. 이러한 음향임피던스는 저음에서 작은 가운데, 주파수가 높아질수록 커진다. 그 결과로서 동일한 음향에너지를 가진 저음과 고음을 비교하였을 때에 저음이 고음에 비해 멀리까지 전달될 수 있는 이유이다.

5) 파형

일반적으로 소리 신호를 나타내는 파형(waveform)이란 시간에 따른 소리의 진폭 변화를 의미한다. 주파수 성분이 하나인 순음의 파형은 정현파의 모습을 갖는다. 그러나 2개 이상의 순음들이 합성되면 순음이 갖는 정현파의 모습이 변하기 시작하는데 주파수가 다른 순음의 숫자가 많을수록 정현파의 모습이 사라진 파형으로 변한다.

만약 파형의 형태가 서로 다르다면 그 결과는 음색(timbre)의 차이로 나타난다. 파형이 동일하지 않다는 것은 그 파형을 구성하고 있는 주파수 성분이 다르다는 것을 의미한다. 여러 악기에서 나오는 소리가 서로 다른 것은 각 악기에서 나오는 소리의 파형이 서로 다르기 때문이다. 여기서 각 소리의 음색은 파형뿐만 아니라 엔벨롭(envelop)이나 주파수에 의해서도 달라진다.

6) 주파수이득곡선

자연에 존재하는 대부분의 소리는 복합음이다. 여기서 복합음이란 2개 이상의 순음 성분들이 합쳐진 소리를 말한다. 실제로 우리가 듣고 있는 소리는 많은 순음들이 합성된 소리이다. 이와 같이 여러 순음들로 구성된 복합음을 각각의 순음 성분으로 분해하여 x축은 주파수를 그리고 y축에는 각 순음들의 크기(음압레벨)를 나타낸 그래프를 스펙트럼 또는 주파수반응특성(frequency response)이라고 한다. 주파수반응특성의 한 예로서, 보청기의 주파수이득곡선을 들 수 있다. 난청인의 청력특성에 따른 보청기의 처방법에 의해 각 주파수별로 이득(gain)이 제공된다. 이처럼 보청기의 앰프에 의해 제공되는 이득을 주파수에 따라 표시한 그래프를 주파수이득곡선(frequency-gain curve)이라고 한다(그림 1.7).

음향신호를 오슬로스코프의 화면에서 보여주는 것처럼 x축은 시간을, 그리고 y축에는 전압이 표시되는 것을 시간 도메인(time domain) 상태에 있다고 한다. 그러나 음향신호가 x축은 주파수로, 그리고 y축에는 음압으로 나타낼 경우에는 주파수 도메인(frequency domain) 상태에 있다고 한다. 어느 특정한 시간에서 시간 도메인 상태인 전압에 대한 정보가 주파수 도메인으로 전환하는 작업을 고속푸리에변환(FFT)이라고 한다. 이것이 복합음을 이를 구성하고 있는 순음 성분들로 분해하는 과정이다.

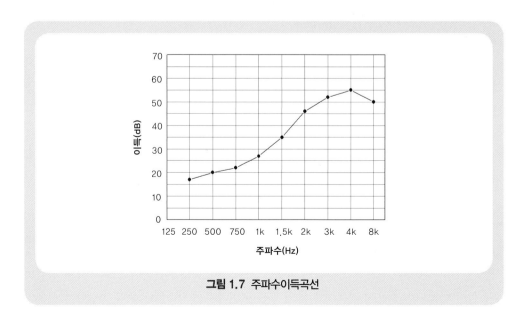

그림 1.7 주파수이득곡선

7) 옥타브 밴드

피아노 건반을 보면 '도'부터 '시'가 있은 후에 다시 '도'가 나온다. 사람의 귀는 이들 2개의 '도'를 같은 음으로 인식하지만 이들 사이에는 주파수 차이가 있다. 다시 말하면, 피아노의 각 건반을 두드릴 때에 나는 소리의 주파수는 왼쪽에서 오른쪽 방향으로 갈수록 높아진다. 이때에 동일한 '도'를 발생시키는 건반들에서 나는 소리의 주파수를 분석하면 가장 낮은 '도'의 주파수에 비하여 정수배가 된다. 이처럼 주파수가 2배가 되는 음정을 옥타브라고 한다.

사람이 들을 수 있는 주파수대역은 20~20,000Hz라고 하였다. 이 가청주파수대역은 10개의 옥타브로 구성되어 있다. 이들 각각의 옥타브를 1옥타브 밴드로 부르고 각 옥타브에서의 중심주파수를 〈표 1.6〉에서 보여준다. 보청기에서는 음성의 주된 주파수영역인 3번째부터 8번째 옥타브 밴드까지만 사용한다. 그리고 1옥타브 밴드를 다시 3등분 한 것을 1/3옥타브 밴드라고 부르며 각 1/3옥타브 밴드별 중심주파수를 〈표 1.6〉에서 보여준다.

8) 임계대역

동일한 음압레벨을 갖는 순음과 광대역잡음이라 불리는 백색잡음이 있다고 하자. 이 소리들을 사람의 청각에서는 동일한 음량으로 지각하지 않고 백색잡음(white noise)을 더 큰 소리로 지각한다. 이러한 현상은 소리의 크기가 음압레벨만이 아닌 주파수대역의 폭과도 관련이 있다는 것을 의미한다.

표 1.6 1옥타브와 1/3옥타브 밴드별 중심주파수

(단위 : Hz)

번호	1옥타브(Hz)	1/3옥타브(Hz)	번호	1옥타브(Hz)	1/3옥타브(Hz)
1	31.25	25 31.25 40	6	1,000	800 1,000 1,250
2	62.5	50 62.5 80	7	2,000	1,600 2,000 2,500
3	125	100 125 160	8	4,000	3,150 4,000 5,000
4	250	200 250 315	9	8,000	6,300 8,000 10,000
5	500	400 500 630	10	16,000	12,500 16,000 20,000

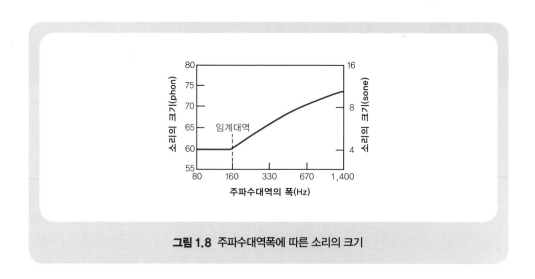

그림 1.8 주파수대역폭에 따른 소리의 크기

예를 들어, 60dB의 음압레벨을 갖는 1kHz의 소리를 중심주파수로 하는 소음이 있다고 하자. 이 소음은 1kHz를 중심으로 저음과 고음 방향으로 동일한 크기로 주파수대역을 증가시키는 가운데, 청감으로 느끼는 소리의 크기를 비교하였다. 그 결과로서 주파수대역폭이 160Hz(=920~1,080Hz) 이하인 경우에는 주파수대역의 폭에 관계없이 동일한 크기로 지각되었다. 그러나 주파수대역폭이 160Hz보다 더 넓어지면서 그 소음은 더 큰 소리로 지각되기 시작하였다. 소음의 주파수대역폭이 넓을수록 소리의 크기가 더욱 증가하는 것이다 (그림 1.8). 이처럼 소리의 크기가 증가하기 시작하는 주파수대역폭을 임계대역(critical band for loudness)이라고 한다. 그뿐만 아니라 중심주파수가 증가할수록 임계대역의 폭이 넓어진다. 이처럼 사람의 청각에 임계대역이 존재하는 이유는 내이의 기저막에 있다. 소리를 지각하기 위해 흥분하는 기저막의 길이가 최소한 어느 만큼을 넘지 못하면 소리의 크기를 일정하게 감지하기 때문이다.

2. 청각장애의 종류

사람이 나이가 들면서 발생할 수 있는 노화의 종류에는 여러 가지가 있지만 그중에서 가장 대표적인 경우가 청력손실이다. 만약 청각기관에 장애가 발생하면 다른 사람들이 말하는 소리를 정확하게 듣기가 어려워진다. 이러한 청각장애는 노화만이 아니고 선천적으로 발생할 수도 있다. 반면에 소음이라든지 질병이나 충격 또는 약물에 의한 부작용에 의해 후천적으로 발생할 수도 있다.

청력에 손실이 발생한 청각장애의 종류 중에서 가장 흔히 나타나는 난청은 다음과 같다.

1) 전음성 난청

소리를 내이로 전달하는 외이와 중이에 있는 청각기관의 장애로 인해 청력이 손실된 형태를 전음성 난청(conductive hearing loss)이라고 한다. 다시 말하면, 외이 또는 중이에 병변이 있어 소리를 내이로 전달시키지 못하는 난청이다. 전음성 난청의 경우에 귀로 들어오는 소리가 클수록 소리에 대한 이해도가 높아진다. 이때에 골전도에 의한 소리의 인식에는 아무런 문제가 없다.

전음성 난청의 원인은 다음과 같다.

- 외이 또는 외이도가 없는 경우
- 고막이 없거나 천공이 있는 경우
- 중이에 있는 이소골을 이루는 뼈들이 서로 붙어있는 경우
- 중이의 이소골이 서로 연결되어 있지 않은 경우
- 감염으로 인하여 중이에 고름이 차있는 경우
- 중이에서의 출혈로 인해 고실이 피로 잠겨있는 경우
- 귀지로 인해 외이도가 폐쇄된 경우

전음성 난청은 외이 또는 중이에서 소리의 크기를 단순히 감쇠시키는 작용을 한다. 건청인이 소리를 들을 때와 같이, 내이에 있는 와우는 정상적으로 기능한다. 따라서 전음성 난청이 어음명료도(speech intelligibility)에 미치는 영향은 매우 단순하다. 그러므로 보청기를 통해 소리의 크기를 적절하게 증폭만 시켜 주어도 난청에서 해방될 수 있다. 그러나 전음성 난청으로 인한 청력손실이 커지면 소리가 발생하는 방향에 대한 분별력이 감소할 수 있다. 전음성 난청으로 인한 청력손실의 증가는 와우로 들어가는 골전도의 비중을 높여준다. 이로 인하여 양쪽 귀의 와우로 들어가는 소리신호들이 서로 유사해지기 때문에 청각을 담당하는 대뇌에서 소리가 들어오는 방향을 식별하기가 어려워진다. 만약 보청기를 착용하여 공기전도방식의 비중을 높여준다고 하여도 소리가 발생한 방향에 대한 모호성은 여전히 남는다. 왜냐하면 보청기의 양이착용을 통해 공기전도방식의 소리성분이 증폭되어 각 귀로 들어간다고 하여도 각각의 와우에는 골전도로 인해 좌우측에서 들어온 소리성분들이 서로 혼합될 수 있기 때문이다.

2) 감각신경성 난청

소리를 실제적으로 인식하는 내이에 병변이 있어서 소리를 정상적으로 인식하지 못하거나, 청각신경 또는 중추신경계에 이상이 있어서 청각신호를 정상적으로 대뇌에 전달하지 못하는 경우를 감각신경성 난청(sensorineural hearing loss)이라고 부른다. 감각신경성 난청은 감각(sensory)과 신경(neural)계통의 병변으로 인한 난청들의 합성어이다.

감각성 난청(sensory hearing loss)은 와우에 전달된 기계적인 진동이 청각신호로 변환되는 과정에서 발생하는 것을 말한다. 예를 들면, 와우관(cochlear duct, 달팽이관)을 형성하는 구조의 강성(stiffness) 변화로 인해 발생하는 와우전도성 난청(cochlear conductive loss)을 들 수 있다. 그리고 기저막의 진동에 의해 유모세포에 위치한 부동섬모(stereocilia)들의 비정상적인 운동으로 발생하는 난청을 'strial sensorineural loss'라고 한다.

신경성 난청(neural hearing loss)은 정상적인 내·외유모세포에서 나온 청각신호가 청각

신경(auditory nerve)에 연결되는 과정이나 청각신경 자체에 병변이 있는 경우에 발생하며, 'auditory neuropathy spectrum disorder'이라고도 불러진다. 이는 인큐베이터와 같은 시설에서 특별한 치료를 받았던 아동에게 많이 발생한다.

감각신경성 난청을 일으키는 원인은 미로염이나 뇌수막염과 같은 각종 질환, 약물 중독, 소음성 난청 그리고 노인성 난청 등 매우 다양하며 미숙아에게서도 발생할 수 있다. 그리고 큰 소리로 말을 해도 명료도나 이해도가 전음성 난청만큼 좋아지지 않는다. 소리가 나지 않는데도 불구하고 마치 소리가 나는 것처럼 들리는 이명 현상을 동반하는 경우가 있다.

내이에 있는 유모세포(hair cell)들이 제 기능을 하지 못하는 경우에 감각신경성 난청이 발생하게 된다. 유모세포들은 내이의 코르티 기관에 있는 코르티 관을 경계로 하여 내유모세포와 외유모세포로 나누어진다. 각각의 주파수에 대응하는 기저막(basilar membrane)의 내유모세포와 외유모세포 모두가 제 기능을 하지 못하여 감각신경성 난청을 일으킬 수도 있지만, 이들 중에서 어느 한쪽에 의해서도 감각신경성 난청이 발생할 수 있다. 여기서 내·외유모세포들의 기능저하는 유모세포 내부와 유모세포에 연결된 시냅스의 비정상적인 요소 또는 유모세포 자체의 파괴 등에 의해 발생한다.

외유모세포의 기능만 감소하는 경우에는 그 주파수에서의 청력역치는 높아지는 가운데 나중에 설명하게 될 역동범위, 주파수와 시간에 대한 해상도가 감소한다. 그러나 내유모세포만이 제 기능을 하지 못하는 경우에는 청력역치가 상승하지만 주파수에 대한 해상도는 건청인과 거의 동일한 수준을 유지할 수 있다.

내유모세포에서의 발화(firing) 횟수 또는 각 내유모세포에 연결된 시냅스 숫자들의 감소로 인하여 뇌간으로 청각 신호가 들어오는 시간이 부정확해진다. 내유모세포의 기능저하는 향후 1~2년에 걸쳐 나선신경절세포의 죽음으로 이어질 수 있다.

3) 혼합성 난청

위에서 설명한 전음성 난청과 감각신경성 난청이 동시에 나타나는 경우를 혼합성 난청(mixed hearing loss)이라고 한다. 혼합성 난청의 경우에는 공기와 골도청력이 모두 떨어지고, 특히 공기청력의 손실이 더 크게 나타난다. 청력손실이 심할수록 혼합성 난청이 발생하기 쉬워지는 경향이 있다.

4) 소음성 난청

비행장이나 이어폰에서 나오는 소리처럼 큰 소리에 청각이 장기간 노출되었을 때에 발생하는 난청을 소음성 난청(noise induced deafness)이라고 한다. 난청이 서서히 진행하는 경우인 만성진행성 소음성 난청과 갑자기 청력이 떨어지는 돌발성 소음성 난청으로 구분할 수 있다. 노인성 난청처럼 유모세포의 손상에 의한 일종의 감각신경성 난청으로서, 초기에는 4kHz 부근의 청력이 감소하는 C^4 dip 현상이 나타나다가 차츰 고음과 저음으로 청력손실이 확대된다. 이명을 동반하는 경우가 많으며 일반적으로 양쪽의 청각기관에서 나타난다. 심도난청까지 진행되는 경우는 흔하지 않지만 노출된 소음으로부터 벗어나면 청력손실이 더

표 1.7 소음레벨에 따른 허용폭로시간

폭로시간	허용레벨(dB)	폭로시간	허용레벨(dB)
8시간	90	30분	110
4시간	95	15분	115
2시간	100	충격음	140
1시간	105	–	–

이상 진행되지 않는다.

소음성 난청에 관련된 요소들을 살펴보면, 소리의 크기와 주파수, 소음환경, 노출시간과 개인적 감수성 등이 있다. 강력한 소음에 의해 발생한 일시적인 난청은 금방 회복이 가능하지만, 영구적으로 고착된 난청의 경우에는 회복되기가 매우 어렵다. 〈표 1.7〉에서는 소음레벨에 따라 미국 노동안전위생법에 의해 권장되는 허용폭로시간을 보여준다.

3. 청각장애의 특성

청력감소는 사람들 사이의 대화를 어렵게 하거나 심지어는 불가능하게 만드는 경우도 있다. 이처럼 청력감소는 여러 형태의 청각장애로 나타나지만 그중에서도 어음청취능력, 역동범위, 주파수 해상도, 시간 분별력과 신호대잡음비 등의 감소를 중요한 형태로 볼 수 있다.

가장 흔하게 나타나는 난청들 중 하나인 감각신경성 난청에서 이들의 특성을 자세히 알아보고, 청력손실의 정도에 따른 난청등급도 설명할 것이다.

1) 어음청취능력의 감소

일반적으로 노화로 인한 청력의 손실은 갑자기 발생하는 것이 아니라, 서서히 나이가 들어가면서 일어난다. 처음에는 작은 소리를 듣는 데 좀 신경이 쓰이는 정도여서 청력의 손실이 곧바로 인식되지는 않는다. 그러나 청력손실의 정도가 증가하면서 말소리의 일부를 듣지 못하고 되고 더 나아가서는 말소리 전체를 알아듣지 못하게 되기도 한다. 이처럼 청각기관에서 말소리를 인식할 수 있는 능력을 어음청취능력(audibility)이라고 한다.

청력손실이 발생함에 따라서 어음청취능력이 감소하는 원인을 살펴보기 위하여 주파수에 따른 어음의 특성을 알아보도록 하자. 사람의 음성에 대한 주된 주파수대역인 100~8,000Hz에서 저음은 주로 말소리의 크기를, 고음은 명료도에 관여한다. 예로서, 오디오 공학에서도 소리의 크기를 의미하는 음량감이 저음에 의해 결정된다고 알려져 있다. 그뿐만 아니라 저음에서는 모음이 그리고 고음에서는 자음이 주로 만들어진다. 말소리의 크기가 주로 모음의 강도에 의해 결정된다고도 할 수 있다. 그 이유는 모음을 생성하는 주파수대역이 주로 저음일 뿐만 아니라 자음에 비하여 모음은 크기와 길이의 조정이 쉽기 때문일 것이다. 그리고 말소리를 구성하는 음소들이 고음보다는 저음에 의해 상대적으로 많이 만들어진다.

난청을 가진 성인의 90%와 아동의 75%가 500Hz~4kHz의 주파수대역에서 청력손실을 보인다. 첫 번째, 청력손실을 일으키는 주파수대역이 고음인 경우를 살펴보자. 만약 2kHz 이상의 고음에서 청력손실이 발생한다면, 'ㅅ[s]' 또는 'ㅌ[t]'과 같은 음소들에 대한 청취 능력이 감소할 수 있다. 특히, 말소리의 크기가 작거나 청력손실이 크다면 고음 속에 들어 있는 이들 음소(자음)가 사라진 가운데 저음을 중심으로 하는 음소들만 들리게 되어 말소리에 대한 전반적인 청취능력이 크게 감소된다. 음향에서 주파수가 높아질수록 음량이 감소하기 때문에 고음에 의해 생성되는 음소는 저음에 의한 음소들에 비해 상대적으로 작은 음향에너지를 갖기 때문이다. 그 결과로서 고음에 의해 생성되는 음소의 손실이 더욱 가중될 수 있다. 다시 말하면, 고음에 의해 생성된 음소의 음향에너지 자체도 작은데 고음에 대한 청력손실이 크거나 말소리의 크기까지 작다면 이 음소들의 손실은 불가피해질 것이다.

두 번째, 고음이 아닌 500Hz부터 청력손실이 있는 경우에도 어음청취능력이 감소할 수 있다. 만약 [우]와 [이]의 포먼트주파수(formant)를 살펴보면 약 300Hz 내외의 제1포먼트주파수들이 서로 유사한 가운데, 500Hz 이상에 위치한 각각의 제2포먼트주파수들은 서로 다르다는 것을 쉽게 알 수 있다(그림 1.9). 이들 모음을 정확히 구별하기 위해서는 제1과 제2 포먼트주파수들이 동시에 들려야 한다.(제3차 이상의 포먼트주파수들은 각 사람의 음색을 결정하는 데 중요한 역할을 한다.) 그러나 700Hz 이상의 주파수에서 청력손실이 있다면 제2포먼트주파수를 제외한 제1포먼트주파수만을 주로 듣게 된다. 제1포먼트주파수의 유사성으로 인한 결과로서 이들 모음의 구별이 어려워질 수 있다.

2) 역동범위의 감소

사람이 일상생활을 하는 동안에 들을 수 있는 소리의 크기는 0~140dB 정도로 알려져 있다.

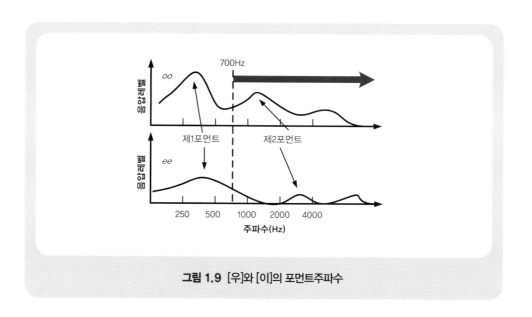

그림 1.9 [우]와 [이]의 포먼트주파수

그러나 120dB 이상으로 소리의 크기가 커지면 대체로 불쾌감이나 고통을 느끼기 때문에 120dB을 사람의 불쾌수준으로 본다. 따라서 사람이 편안하고 안락하게 들을 수 있는 소리의 크기는 0~120dB로 120dB의 범위를 갖는다. 이를 사람의 청각에 대한 역동범위라고 하며, 마이크로폰을 제외한 어떤 음향기기에 비하여 넓은 범위를 갖는다.

앞에서도 설명한 바와 같이 120dB의 역동범위는 보통 청력손실이 없는 건청인의 경우라고 할 수 있다. 만약 감각신경성 난청으로 인한 청력손실이 있는 경우에는 난청인의 역동범위(불쾌수준-청력역치)가 감소하게 된다. 왜냐하면 감각신경성 난청의 경우에 청력손실이 커지는 양보다도 불쾌수준이 높아지는 양이 훨씬 작기 때문이다. 예를 들면, 경도 또는 중도난청의 경우에 청력손실이 50dB까지 상승해도 불쾌수준은 거의 높아지지 않는다. 그 이유는 건청인에서는 볼 수 없는 누가현상이 난청인에게 나타나기 때문이다. 여기서 누가현상(recruitment phenomenon)이란 어떤 소리의 크기가 지속적으로 커질 때 난청인은 어느 크기 이상부터 건청인이 느끼는 소리의 크기에 비하여 더 큰 소리로 듣게 되는 현상을 말한다. 이러한 현상은 소리의 크기가 증가하는 비율이 어떤 크기부터는 건청인에 비해 난청인에게서 더 커지기 때문이다. 그 결과로서 청력손실로 인한 역치의 상승이 다시 역동범위의 감소로 이어지게 된다.

난청으로 인한 역동범위의 감소는 결과적으로 어음청취능력을 감소시킨다. 소리의 크기가 작을 경우에 그 소리는 난청인의 역동범위에 속하지 않아서 알아듣지 못할 것이다. 그렇다고 이 소리를 들릴 수 있도록 증폭한다고 해서 모든 일이 한꺼번에 해결되는 것은 아니다.

〈그림 1.10①〉에서 보여주는 것은 주변의 소리와 건청인의 역동범위의 관계이다. 여기서 주변의 소리는 0~40dB HL의 작은 소리, 41~80dB HL의 중간 소리 그리고 81~120dB HL의 큰 소리로 나누어져 있다. 이들 소리에 대한 크기의 전체 범위는 건청인의 역동범위와 동일하기 때문에 이들 모두를 청취하는 데 아무런 문제가 없다.

60dB HL의 청력역치를 갖는 난청인의 경우를 살펴보자(그림 1.10②). 이 경우의 역동범위는 불쾌수준(120dB HL)에서 청력역치(60dB HL)를 뺀 60dB HL이 된다. 이 역동범위는 건청인이 갖는 120dB HL의 역동범위에서 아랫부분(청력역치 이하)에 해당하는 60dB HL이 없어진 상태로 볼 수 있다. 따라서 이 난청인은 작은 소리(0dB HL)부터 중간 소리(60dB HL) 사이의 소리를 듣지 못하게 될 것이다. 왜냐하면 이 소리들이 바로 난청에 의해 없어진 역동범위에 해당되기 때문이다.

이 난청인이 갖는 청력손실(60dB HL)을 보상하기 위하여, 보청기로 60dB HL만큼 선형적으로 증폭하였다고 하자(그림 1.10③). 이로 인해 그동안 듣지 못했던 0~60dB HL의 소리들은 편안하게 들을 수 있을 것이다. 그러나 60dB HL 이상의 크기를 갖고 귀에 들어오는 소리들은 불쾌역치를 넘게 된다. 이 경우에는 60dB HL 이하의 작은 소리는 문제가 되지 않는 반면에, 60dB HL 이상의 큰 소리들이 이 난청인의 역동범위를 넘게 된다. 따라서 소리의 모든 크기를 이 난청인의 역동범위 안에 포함시키기 위해서는 압축방식의 비선형증폭기(나중에 자세히 설명)를 사용하는 것이 좋다(그림 1.10④).

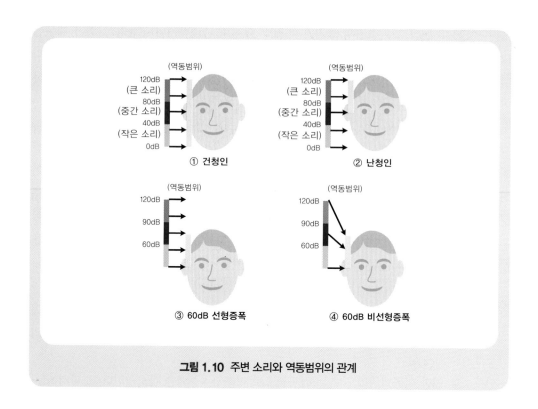

그림 1.10 주변 소리와 역동범위의 관계

3) 주파수에 대한 해상도의 저하

청각기관의 내이에는 소리의 진동을 청각신호로 바꾸어주는 기저막이 있다. 기저막은 난원창(oval window)에서 시작되는 기저부(base)부터 첨부(apex)까지 약 35mm의 길이를 가지고 있다. 그리고 기저부의 유모세포에서는 고음(20kHz)을 인식하는 가운데, 첨부로 갈수록 유모세포가 반응하는 주파수가 낮아져서 첨부에서는 주파수가 가장 낮은 20Hz의 소리를 인식하게 된다. 이는 각 주파수를 인식하는 기저막의 위치가 별도로 정해져 있다는 의미로서 어느 특정한 주파수에 대해 기저막에 있는 유모세포들이 여러 곳에서 반응하지 않는다는 것을 말한다.

청력손실이 없는 건청인의 경우에 어떤 가청주파수에 대해 반응하는 유모세포의 위치가 매우 제한적이다. 예를 들어, 500Hz와 550Hz의 주파수를 갖는 2개의 소리가 있다고 하자. 이들 사이의 주파수 차이는 불과 50Hz이지만 기저막에서 이들을 인식하는 유모세포의 위치는 서로 다르다. 그리고 다른 기저막의 위치에서 변환된 각각의 청각신호는 대뇌의 다른 청각피질들을 활성화하여 다른 소리로 인식되는 것이다. 이처럼 주파수가 다른 소리를 청각에서 서로 다른 소리로 인식할 수 있는 능력을 주파수 해상도(frequency resolution 또는 frequency selectivity)라고 한다.

어떤 말소리가 소음과 함께 청각으로 전달되는 경우가 있다. 이때에 소음의 주파수가 말소리에 포함되어 있는 주파수의 한 성분과 매우 비슷하다고 하자. 건청인의 경우에는 기저막에서 이들 사이의 주파수 차이를 분명하게 구별하여 대뇌에 전달할 것이다. 그리고 대뇌에서는 이들 사이의 주파수특성과 눈으로 들어온 정보(예 : 입술 모양), 소리가 들어온 방향에 대한 정보와 문맥 등을 종합적으로 고려하여 소음과 듣고자 하는 말소리를 구분하게 된다.

감각신경성 난청을 가진 사람에게는 이들의 구별이 어려울 수 있으며 감각신경성 난청의 정도가 심해질수록 주파수에 대한 해상도가 더 감소하게 된다. 동일한 소리가 내이로 들어왔을 때에 청각장애로 인하여 외유모세포들이 이들 각각의 주파수에 대한 증폭능력을 상실하여 유사한 주파수에 대한 해상도를 감소시키기 때문이다. 실제로 이들은 서로 다른 주파수(그림 1.11①)임에도 불구하고 이들이 서로 결합하여 그들 중심에 해당하는 주파수(525Hz, 그림 1.11②)만을 (마치 단일주파수처럼) 대뇌에 전달하게 된다. 따라서 다소간 차이를 갖는 주파수들이 서로 분리되지 못하여 소음으로부터 말소리에 대한 어음명료도를 감소시킨다. 그리고 주파수에 대한 해상도의 감소는 소음의 존재 여부와 관계없이도 어음명료도를 감소시킬 수 있다. 왜냐하면 청력손실의 증가로 인한 주파수에 대한 해상도의 감소가 상향차폐를 일으키기 때문이다. 말소리에 있는 저음성분의 음향에너지가 고음성분에 비하여 상대적으로 커서, 제1포먼트주파수 성분이 명료도에 크게 기여하는 제2차 이상의 포먼트주파수 또는 고음성분의 마찰음을 차폐하게 된다. 그뿐만 아니라 보청기를 통해 고음성분의 세기를 지나치게 높여주면 하향차폐가 발생하여 주파수에 따른 해상도가 낮아질 수도 있다. 따라서 각 주파수에서 청력손실의 정도에 따라 균형을 잘 잡아주어야 한다.

난청인이 어음명료도를 높이기 위하여 소리의 크기를 높였다고 하자. 건청인의 경우에도 소리의 크기가 커지면 주파수에 대한 해상도가 감소한다. 따라서 난청인의 경우에도 말소리에 대한 어음명료도를 높이기 위하여 소리의 크기를 높여야 하는 것은 불가피한 일이다. 이로 인하여 주파수에 대한 해상도가 감소하는 것은 내이에서 큰 소리를 인식할 때에는 주파수에 대응하는 특정한 위치만이 아닌 넓은 범위에 있는 유모세포들이 함께 반응하기 때문이다.

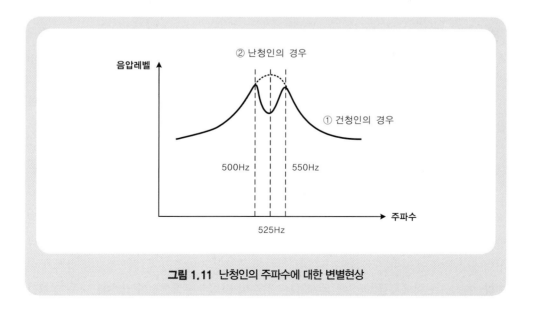

그림 1.11 난청인의 주파수에 대한 변별현상

앞에서 지적한 바와 같이 청력의 손실정도가 커질수록 주파수에 대한 해상도가 감소한다. 난청인이 중도 이하의 청력손실인 경우의 어음명료도는 어음청취능력의 감소에 크게 의존한다. 왜냐하면 소리의 크기가 청력역치보다 작은 어음이나 음소들을 잘 듣지 못하기 때문이다. 그러나 일부의 중도를 포함한 고도 이상의 청력손실을 갖는 난청인에서는 주파수에 대한 해상도의 감소가 어음명료도의 감소에 주된 영향이 된다. 이 경우에 발생하는 어음명료도의 감소는 단순히 어음청취능력만의 감소에 의한 것보다 더 큰 영향을 받게 된다.

보청기의 착용을 통하여 주파수에 대한 해상도의 감소를 좀 더 효율적으로 억제할 수 있는 방법은 다음과 같다.

- 소음이 함께 들어올 가능성이 높은 원거리에 있는 말소리를 보청기에서 집음하려 하지 않는다.
- 청취하고자 하는 소리만이 보청기로 들어올 수 있도록 지향성 마이크로폰을 사용한다.
- 각 주파수별로 최적의 이득을 제공하여 말소리나 소음이 갖는 저음성분이 말소리의 고음성분을 차폐하지 못하도록 한다.

4) 시간에 대한 분별력의 저하

큰 소리에 의하여 작은 소리가 제대로 들리지 않는 현상을 가리켜 차폐효과(masking effect)라고 한다. 이를 음향학적으로 정의하면 어떤 방해음에 의하여 목적음의 최소가청한계를 높이는 현상이라고 할 수 있다. 여기서 방해음은 듣고 싶지 않은 소리로서 마스커(masker)라고 하고 목적음은 듣고 싶은 소리로서 마스키(maskee)라고 한다.

음악처럼 어떤 리듬에 따라서 소리의 크기가 연속적으로 변화되는 경우가 있다. 시간에 따라 소리의 세기가 달라짐으로써 차폐현상이 발생할 수 있는데, 이를 시간차폐(temporal masking)라고 한다. 음악이 연주되고 있을 때에 앞에서 발생한 강한 소리에 의하여 나중에 발생한 약한 소리가 잘 들리지 않는 경우(forward masking, premasking)가 있다. 이 차폐의 경우는 두 신호 사이의 시간차이가 200ms 이내일 때 쉽게 일어난다. 이와는 반대로 나중에 발생한 큰 소리에 의하여 먼저 발생한 작은 소리가 차폐(backward masking, postmasking)될 수도 있는데, 두 신호의 시간차이가 25ms보다 적을 때에 잘 일어난다.

소리들 사이의 발생시간과 음압레벨의 차이에 의해 발생하는 시간차폐는 건청인보다도 감각신경성 난청을 가지고 있는 사람들에게서 더 많이 일어나며, 어음명료도를 감소시키는 결과를 초래한다. 그 이유를 살펴보면 차폐음이 종료된 후에 내이에 있는 손상된 유모세포들이 반응하는 감도가 건청인만큼 높아지지 않기 때문이다.

일반적으로 일상생활에서 경험할 수 있는 소음의 세기는 시시각각으로 빠르게 변한다. 큰 소음성분들 사이에는 소음의 세기가 약해지는 순간이 존재할 수 있다. 이 짧은 순간에 말소리에 대한 유용한 정보를 취득하는 현상을 'listening in the gaps'이라고 한다. 그러나 청력에 손실이 있으면 큰 차폐음(소음)들 사이에 들어있는 말소리에 대한 정보를 얻기가 어렵다. 특히, 큰 차폐음들 사이에 존재하는 작은 말소리는 청력손실이 클수록 더욱 얻기가 어려워진다.

5) 신호대잡음비의 감소

어음청취능력, 역동범위, 주파수 또는 시간에 대한 해상도의 감소가 말소리의 명료도를 낮춘다고 앞에서 설명하였다. 어떤 난청인에게 두 종류 이상의 감소가 함께 나타난다면 그 사람의 어음명료도는 더 크게 감소할 것이다. 따라서 건청인과 유사한 정도의 어음명료도를 갖기 위해서는 소리신호에 대한 신호대잡음비(signal to noise ratio, SNR)가 매우 높아야 한다. 다시 말하면 난청인이 보청기를 착용한다고 하여도 소리신호의 신호대잡음비가 높지 않으면 건청인과 동일한 어음명료도를 얻기 어렵다는 것이다. 이 신호대잡음비는 뇌간, 중뇌 또는 청각피질에서 발생하는 청각처리장애(auditory processing disorder)로 인하여 추가적으로 낮아질 수 있다.

난청인의 청각처리장애는 소음과 말소리가 들어오는 방향을 기초하여 발생할 수 있다. 소음과 말소리가 같은 방향에서 들어올 때(마치 헤드폰을 통해 듣는 것처럼)에 비하여 이들이 서로 다른 방향에서 들어오는 경우에 난청인은 말소리와 소음 사이의 신호대잡음비가 더욱 낮아진다. 비록 이들 소리가 쾌적하게 잘 들린다고 하여도 이때에 발생하는 신호대잡음비의 감소를 공간처리장애(spatial processing disorder)라고 부른다. 이처럼 감각신경성 난청에서 발생하는 신호대잡음비의 감소량은 청력손실의 정도에 비례한다. 이는 감각신경성 난청에서 청력손실의 정도가 클수록 일정한 수준의 어음명료도를 얻는 데 필요한 신호대잡음비도 함께 증가한다는 것을 의미한다. 예를 들면, 소음의 크기가 일정한 가운데 4분법에 의한 청력손실이 10dB씩 증가할 때마다 신호대잡음비를 1~3dB 증가시켜야 한다. 가장 큰 신호대잡음비의 증가는 말소리와 소음이 서로 다른 방향에서 들어오는 경우이다.

감각신경성 난청에서 신호대잡음비의 감소가 커지는 경우는 다음과 같다.

- 소음의 크기가 크게 변하는 경우
- 난청인의 나이가 많은 경우
- 말소리와 소음이 서로 다른 방향에서 들어오는 경우
- 감각신경성 난청인에게 소음이 말소리를 쉽게 차폐할 정도의 주파수 차이를 가진 경우

6) 청력손실의 정도

청력손실의 정도는 편의상 하나의 수치로 표현할 필요가 있다. 따라서 일반적인 대화음의 청취능력과 관계가 깊은 500Hz, 1kHz, 2kHz, 3kHz와 4kHz에서의 청력손실을 산술평균(Pure Tone Average, PTA)하여 나타낸다. 이를 위하여 삼분법, 사분법, ASHA 사분법, 그리고 육분법 등이 사용되는데 다음과 같이 구한다.

- 삼분법 : $(a + b + c)/3$
- 사분법 : $(a + 2b + c)/4$

- ASHA 사분법 : (b + c + d + e)/4
- 육분법 : (a + 2b + 2c + e)/6

여기서 a, b, c, d와 e는 500Hz, 1kHz, 2kHz, 3kHz와 4kHz에서의 청력손실을 의미한다. 특히, ASHA 사분법은 소음성 또는 노인성 난청의 청력손실에 많이 사용되는 반면에 육분법은 보건복지부에서 청각장애진단을 위한 산업재해보상법에 적용되고 있다.

〈표 1.8〉에서는 일반적으로 사용하는 청력손실의 정도에 의한 난청등급을 보여준다. 경도난청은 소위 '가는 귀가 먹었다'고 표현되는 정도로서, 본인은 청력손실에 대해 잘 느끼지 못할 수도 있다. 중도난청은 가까운 거리에서의 대화는 문제가 없지만, 거리가 좀 멀어지면 대화가 어려워진다. 고도난청은 대화를 위해 매우 큰 소리가 필요한 경우이다. 그리고 심도난청은 청력손실이 매우 심한 상태이며, 농(deaf)은 언어청취가 거의 불가능하여 특수한 교육이 필요하다.

표 1.8 미국언어청각 임상협회에 의한 난청등급

청력손실(dB HL)	구분	
-10~15	normal	정상
16~25	slight	정상
26~40	mild	경도난청
41~55	moderate	중도난청
56~70	moderately severe	고도난청
71~90	severe	고도난청
91~	profound	심도난청(농)

1. 보청기의 역사

사람은 나이가 들어가면서 신체의 여러 기관들에서 노화가 일어난다. 이 기관들 중에는 청각기관도 포함된다. 이처럼 청각에 대한 노화현상은 아마도 지구 상의 최초 인류에게도 발생하였을 것으로 추정된다. 그 시대에는 지금처럼 청력을 보강해주는 보청기가 공식적으로 존재하지 않았어도 소리를 좀 더 잘 듣기 위하여 손을 오므려서 귓바퀴에 대고 들었을 것이다. 이러한 행동은 비록 노화로 인한 청력손실이 있든 없든 간에 관계없이 소리를 잘 듣고자 하는 일종의 보청기능이라고 할 수 있다. 따라서 보청기의 시작을 엄밀히 정하기란 매우 어렵다.

청력의 손실을 회복하기 위하여 손만이 아니라 점차 자연에서 쉽게 얻을 수 있는 도구를 활용하기도 하였다. 전기의 발명과 함께 인류는 마이크로폰과 리시버 그리고 앰프를 개발함으로써 음성에 대한 확성시스템을 갖게 된다. 확성시스템은 소리를 잘 듣지 못하는 사람들의 청각장애를 극복시키는 수단으로도 사용되기 시작하였다. 이처럼 전기를 사용하는 초보적인 보청기 기술은 현재에 디지털과 무선송수신기술까지 융합된 상태로까지 발전하였다.

지금 많이 사용되고 있는 디지털 보청기의 경우에는 주파수대역의 확장 및 왜곡의 감소와 같은 충실도(fidelity)를 높이고 여러 기능들의 조정을 편리하게 할 뿐만 아니라 각각의 난청인들이 갖는 개인적 청력특성을 좀 더 반영할 수 있도록 하였다. 그리고 디지털 기술에 의한 또 다른 특징은 보청기의 크기가 매우 작아졌다는 것이다. 보청기의 크기가 작아지면서 외견상으로 눈에 잘 띄지 않는다는 장점도 있지만 음향되울림의 발생을 억제하기 위하여 출력을 감소시켜야 한다는 단점도 동시에 존재한다.

자연에서 얻은 도구로부터 현재에 사용하는 디지털 기술이 적용된 보청기의 역사를 6단계로 나누어 설명할 것이다. 첫 번째 역사는 손이나 자연물을 이용한 기계적인 방식(1단계)이고, 두 번째부터 여섯 번째 역사는 2~6단계들로서 전기를 이용한 전기적인 방식이다.

1) 기계식 보청기

인류가 사용한 기계식 보청기의 예를 들어보면, 앞에서 설명한 바와 같이 자신의 손과 자연물이 될 것이다. 우선, 역사가 더 오래되었을 것으로 짐작되는 손의 경우를 살펴보자. 만약 잘 들리지 않는 소리를 듣기 위하여 손을 오므려서 귀에다 댈 경우에 어느 정도 효과가 있을까? 1984년 Boer는 중음과 고음에서 약 5~10dB의 음압레벨이 높아질 수 있다고 보고하였다.[1] 이는 소리를 모아서 귀 속으로 넣어주는 집음기(귓바퀴→손)의 면적이 증가함과 동시에 머리 뒤쪽에서 들어오는 소음(특히, 중음과 고음)을 효과적으로 감소시키기 때문이다. 실제로 이러한 행위는 청력손실에 관계없이 작은 소리를 듣기 위하여 지금까지도 행해지고 있다.

두 번째 기계적 방식은 동물의 뿔을 사용한 것이다. 이들이 어떤 과학적인 근거를 이용하여 동물의 뿔을 보청기처럼 사용한 것은 아니겠지만, 작은 소리에 대한 증폭효과가 다른 모양의 자연물에 비하여 상대적으로 컸을 것이다. 왜냐하면 소리를 가장 자연스런 가운데 크게 증폭시킬 수 있는 형상이 깔대기 모양의 혼(horn)이기 때문이다. 그중에서도 동물의 뿔을 선택한 것은 뿔의 깊이에 따른 단면적의 변화가 완만하기 때문이다. 만약 혼의 단면적에 대한 변화율이 매우 크다면 혼의 입구에서 음향임피던스의 정합(matching)이 이루어지지 않아서 소리는 다시 공기 중으로 반사될 것이다. 이런 경우에 혼의 안쪽으로 들어가는 소리의 양이 크게 감소한다. 따라서 단면적의 변화가 완만한 동물의 뿔을 일종의 보청기로 사용했던 옛사람들의 경험적 지혜를 높이 평가할 수 있다.

소리의 크기를 증폭시키기 위하여 동물의 뼈를 귀에 대고 사용하다가 17세기 후반에는 청동 등으로 혼을 직접 제작하여 사용했다(그림 2.1). 이때에 소리의 크기를 좀 더 크게 증폭하기 위해서 혼의 단면적을 완만하게 변화시키면서 길이를 더 길게 만들었다. 만약 큰 소리를 얻기 위해 혼의 길이를 길게 만들면 번거로운 데다가 다른 사람들의 눈에 쉽게 노출될 것이다. 따라서 금관악기들처럼 보청기의 혼을 감아서 크기를 감소시켰다. 이렇게 크기가 축소된 보청기는 모자, 안락의자, 환풍기와 턱수염 등에 숨기기도 하였다.

혼의 형태를 가지면서 길이가 긴 음도관(speaking tube)이 있다. 한 쪽에는 혼이 달려있고 다른 쪽에는 수화기(earpiece)가 달려있어서 귀 속에 넣을 수 있도록 되어 있다. 혼으로부터 수화기까지의 단면적은 매우 완만하게 감소하고 가운데 길이가 길다. 사람이 혼을 입에 가까이 대고 말하면 매우 잘 들릴 뿐만 아니라 신호대잡음비(SNR)도 음도관을 사용하지 않는 경우에 비하여 높다.

2) 전기식 보청기

기계식 보청기의 경우에는 소리가 갖는 에너지의 형태를 변화시키지 않고 다만 귓속으로 들어가는 소리에너지의 양을 귓바퀴만 사용할 때보다 더 증가시키는 형태이다. 그러나 전기

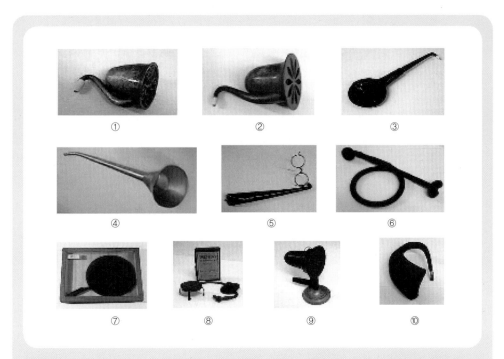

그림 2.1 ① London Dome ② Hawksley Ear Dome ③ Plantagenet ④ Ear Trumpet ⑤ Clarvox Lorgnette Trumpet ⑥ Otophone 2D ⑦ Hearing Fan ⑧ Twin Fone ⑨ Stethoclare Table Model ⑩ Hawksley Auricle[2]

식의 경우에는 이와 다르다. 다시 말하면, 소리가 갖는 음향에너지의 형태를 전기에너지로 바꾼 다음에 다시 음향에너지로 되돌리는 방식이다. 마이크로폰에서 소리의 음향에너지를 전기에너지의 형태인 전기적인 신호로 바꾸어주고 이 전기신호는 리시버로 들어가서 다시 소리로 재생되는 방식이다. 뿐만 아니라 마이크로폰과 리시버 사이에 위치하는 앰프는 마이크로폰에서 변환된 전기신호를 증폭하여 리시버에서 더 큰 소리로 재생되도록 한다. 전기식 보청기의 세대는 마이크로폰, 앰프 그리고 리시버의 구동방식이나 기술에 의하여 다음과 같이 구분된다.

(1) 탄소방식

1876년에 알렉산더 그레이엄 벨에 의해 자석식 수화기와 송화기로 구성된 전화기가 발명되었다. 1899년 Hutchinson은 이기술을 이용하여 'Akoulallion'이라는 탄소 마이크로폰과 이어폰을 사용한 탁상용 보청기를 세상에 탄생시켰는데 그로부터 3년 후인 1902년에 'Akouphone'이라는 몸에 착용하는 최초의 보청기를 상업적으로 선보였다. 이러한 탄소 보청기는 1940년대까지 사용되었는데 주로 청력손실이 적은 경도 또는 중도난청에서 만족도가 대체적으로 높았다. 이는 탄소 보청기를 통한 소리의 증폭정도가 불과 20~30dB로 보청기에 의한 이득이 낮았기 때문이다.

탄소 보청기는 마이크로폰에서 나온 전기신호를 바로 리시버에 입력하여 다시 소리로 재

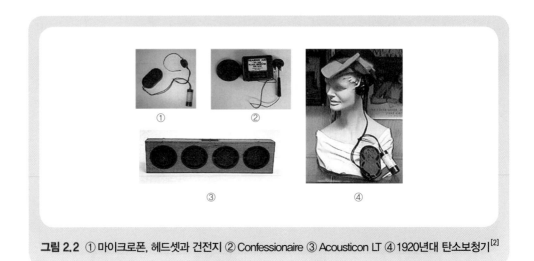

그림 2.2 ① 마이크로폰, 헤드셋과 건전지 ② Confessionaire ③ Acousticon LT ④ 1920년대 탄소보청기[2]

생하는 방식이다(그림 2.2④). 탄소 마이크로폰에서는 진동판의 진동에 의해 달라진 탄소입자들 사이의 거리에 따른 전기적인 저항값의 변화를 이용한다. 이러한 저항값의 변화는 전압이 일정한 상태의 오옴의 법칙(V=IR)에 의해 전류값의 변화로 이어진다. 이렇게 변화된 전류는 바로 리시버 속에 들어있는 코일로 입력되어 자기장을 발생시킨다. 이 자기장은 리시버의 영구자석에서 나온 자기장과 서로 상호작용을 일으켜 진동판을 진동시키고, 그 결과로서 마이크로폰에서 나온 전기신호가 리시버를 통하여 다시 소리로 재생된다. 그러나 이렇게 증폭된 소리의 이득이 크지 않은 편이라서 탄소를 이용한 앰프를 마이크로폰과 리시버 사이에 위치시켜 사용하였다. 이로써 보청기의 기본적인 구조가 마이크로폰과 리시버 그리고 앰프로 구성되기 시작한 것이다.

난청인의 청력손실에 좀 더 세밀하게 대응하기 위하여 주파수별로 보청기의 이득을 달리하는 방법이 처음으로 시도되었다. 이는 마이크로폰과 리시버 그리고 앰프를 서로 다르게 조합하는 방식으로 이루어졌다. 뿐만 아니라 이 시기에 보청기의 특성을 조사하기 위하여 2cc 커플러가 처음으로 사용되었다.

(2) 진공관방식

1883년 토머스 에디슨은 높은 진공 속에서 금속을 가열하여 방출된 전자(에디슨 효과)를 전기장으로 제어하여 증폭 특성을 얻었다. 이러한 에디슨 효과가 진공관의 시초라고 할 수 있으며 1904년 영국의 플레밍이 2극 진공관을 발명하여 특허를 획득하였다. 그 후 1907년에 미국의 드 포리스트가 2극 진공관에 또 다른 전극을 삽입하여 전자의 흐름을 제어하는 3극 진공관(Audion)을 발명하였다.

1920년 Hanson에 의해 진공관 기술을 활용한 'Vactuphone'이라는 보청기가 개발되었는데(그림 2.3②), 이는 탄소방식의 보청기에 이은 전기식 보청기의 두 번째 세대이다. 이 보청기에 사용되는 앰프가 탄소방식이 아닌 여러 개의 진공관과 2개의 커다란 축전지 및 전기

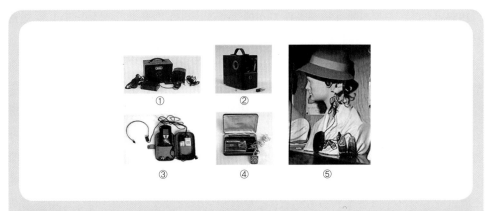

그림 2.3 ①Tel-Audio ②Vactuphone ③Sonotone 533 ④Mono-Pac Melody ⑤1930년대 진공관 보청기[2]

회로로 구성되어 있어서 진공관방식이라고 하였다. 여기서 하나의 저전압 축전지는 진공관 속에 들어있는 필라멘트를 가열하기 위한 것이고 다른 하나는 마이크로폰에서 들어온 전기 신호를 증폭하는 데 필요한 파워를 제공하는 고전압 축전지이다.

보청기에 진공관방식의 앰프를 사용하면 약 70dB 정도의 이득과 130dB의 출력이 가능할 정도로 보청기 기술이 향상된다. 이로 인하여 탄소 보청기보다 청력손실이 더 큰 난청인까지 사용이 가능하여 보청기의 적용대상을 넓히는 결과를 가져왔다. 뿐만 아니라 탄소 보청기에 비하여 주파수이득곡선을 더 세밀하게 조정할 수 있는 가운데 잡음레벨을 크게 낮출 수 있게 되었다. 그러나 보청기의 크기가 매우 커지면서 무거워지는 단점이 있었다.

1930년대에는 축전지가 앰프 및 마이크로폰과 분리되어 별도의 케이스에 담겨야 할 정도로 크고 무거운 진공관식 보청기가 많이 사용되다가, 1944년에는 이들 앰프와 축전지가 하나의 케이스에 들어갈 정도로 크기가 줄었다. 이는 리시버를 제외한 마이크로폰과 앰프 그리고 축전지를 하나의 케이스에 넣고, 이들과 리시버를 전선으로 연결하여 귀에 꽂는 형태가 된 것이다.

이 시기에 보청기는 진공관방식뿐만 아니라 자기(magnetic)방식 또는 압전(piezoelectric) 방식의 마이크로폰, 귀꽂이에 벤트의 추가 그리고 압축(compression)방식의 증폭기 등도 함께 개발되었다. 여기서 압축방식의 증폭은 1980년대까지 잘 활용되지 못하다가 1990년대 디지털 기술의 활용과 함께 지금은 주요한 기술이 되었다.

(3) 트랜지스터와 집적회로방식

1947년 미국의 벨 연구소에서 발명한 트랜지스터는 전자회로에서 전류나 전압의 흐름을 조절하여 진공관처럼 전기신호를 증폭할 수 있다. 트랜지스터의 특징은 진공관에 비하여 작고 가벼우면서 소비전력이 매우 적다. 이러한 특성들을 가진 트랜지스터는 1952년부터 상업적으로 판매되기 시작하여 진공관을 빠르게 대체하였다.

1953년부터는 보청기에서도 진공관 대신에 트랜지스터를 사용하기 시작하면서 세 번째 전기식 보청기 시대의 막이 열렸다. 이처럼 트랜지스터를 사용하면서부터 보청기에 사용되던 축전지의 크기가 크게 감소하였을 뿐만 아니라 보청기의 크기도 진공관식에 비하여 매우 작고 가벼워졌다.

보청기 크기의 감소는 보청기를 새로운 국면으로 유도하였다. 다시 말하면, 앞에서 설명한 바와 같이 진공관식의 경우에는 마치 요즘의 상자형 보청기처럼 리시버만 귀에 삽입하는 방식이었는데, 트랜지스터를 사용함에 따라서 건전지를 포함한 보청기 전체를 머리에 장착할 수 있었다. 이처럼 몸이 아닌 머리에 보청기를 장착함에 따라서 마이크로폰이 옷에 스치면서 발생하는 소음을 막을 수 있었다. 뿐만 아니라 소리가 들어오는 방향에 따른 음색 균형도 잡을 수 있었으며 보청기와 리시버 사이의 전선길이도 줄어들고 보청기를 양쪽 귀에 착용하는 양이착용이 가능하게 되었다.

보청기를 몸이 아닌 머리에 부착하기 위해 만년필, 머리띠와 머리핀이나 안경 또는 보석처럼 만들었다(그림 2.4). 여기서 머리핀의 경우에는 보청기와 리시버를 별도로 분리하였으며 머리카락의 속이나 위에 장착하였다. 그리고 안경의 경우에는 얼굴의 관자놀이 부근에 닿는 안경테에 보청기를 장착하였다.

트랜지스터의 사용으로 보청기의 부품들이 지속적으로 크게 감소함에 따라서 보청기는 안경테에서 벗어나 귀걸이형 보청기(Behind The Ear hearing aid, BTE)의 탄생을 맞이하게 된다. 그 이후부터 1980년대 중반 그리고 1990년대까지 미국과 유럽에서 주된 보청기의 형태로 사용되었다.

트랜지스터의 개발은 다시 1960년대에 집적회로 기술로 이어지게 된다. 여기서 집적회로(Integrated Circuit, IC)란 트랜지스터 또는 저항과 같은 여러 개의 전기소자들이 하나의 기판에 붙어있는 초소형 구조의 복합적 전자소자를 말한다. 1964년에는 집적회로기술을 적용

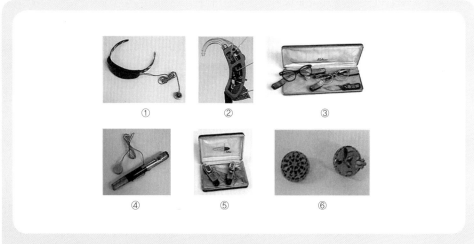

그림 2.4 ① Beoton Horbugel ② Cut-Away BTE ③ Slimette ④ Ingelen Fountain Pen ⑤ Triumph 6 ⑥ Pedientes[2]

하여 보청기의 크기를 하나의 트랜지스터 정도로 감소시켰다.

1960년대에 들어서면서 마이크로폰과 리시버에 관련된 기술도 한층 발전하였다. 예를 들면, 1968년에 압전형 마이크로폰이 개발되었고 다시 몇 년 후에는 지향성 마이크로폰도 개발되었다. 그 후 1971년에는 일렉트릭 마이크로폰이 선보였는데, 이는 기존의 마이크로폰에 비하여 주파수특성을 더욱 향상시키는 가운데 마이크로폰의 크기까지 줄일 수 있었다. 이 시대에 마이크로폰의 크기는 $5{,}000mm^3$에서 $23mm^3$으로, 그리고 리시버는 $1{,}800mm^3$에서 $39mm^3$로 줄었다. 여기서 리시버의 크기는 1970년대 이전에 크게 감소되었고 그 이후부터는 점차적으로 조금씩 작아지고 있다.

트랜지스터와 집적회로의 개발을 통한 보청기 크기의 감소는 보청기의 형태도 바꾸어놓았다. 다시 말하면, 진공관을 이용한 상자형에서 트랜지스터와 집적회로기술을 활용한 귀걸이형(BTE)으로 바뀌게 되고, 이는 다시 귓속형 보청기의 형태로 발전하였다. 위에서 설명한 바와 같이 보청기 부품들의 지속적인 크기감소는 이들 모두를 귓속에 넣어도 될 정도의 보청기를 탄생시킨 것이다. 특히, 1950년대 중반부터 시도된 귓속형 보청기는 외이도에서 보청기의 착용 위치에 따라서 갑개 보청기(In-The-Ear hearing aid, ITE), 외이도 보청기 (In-The-Canal hearing aid, ITC) 그리고 고막 보청기(Completely In-the-Canal hearing aid, CIC) 등으로 나뉜다.

1980년대 초반에는 귓속형 보청기의 크기가 더욱 작아져서 외이도에 들어갈 수 있을 정도의 외이도 보청기로 발전하였다. 그리고 1990년대 초반에는 건전지(축전지)의 소형화, 앰프의 효율증가, 마이크로폰 및 리시버의 크기감소 등에 관련된 지속적인 발전으로 인하여, 보청기를 완벽하게 외이도 안에 위치시켜 외부에서 거의 보이지 않는 고막 보청기까지 개발되었다. 따라서 1990년대부터는 귀걸이형 보청기보다도 귓속형 보청기(ITE, ITC, CIC)들이 주류를 이루고 있다.

트랜지스터가 상용화되던 시기에 개발되거나 향상된 보청기 기술들을 정리하면 다음과 같다.

- 공기-아연전지의 개발 : 전기용량이 동일한 다른 건전지에 비하여 크기가 감소함
- 필터링의 향상 : 다채널이 가능하고 주파수특성의 조정이 용이함
- 무선송수신형 보청기 : 다소 거리가 떨어진 상대방의 말을 무선송수신용 리시버를 통해 들을 수 있음
- class D 앰프 : 최소한의 왜곡을 유지하며, 원하는 크기로 더욱 오래 출력할 수 있음
- 귀꽂이와 보청기 외형(ear shell)에 대한 음향학적 이해의 향상 : 청력손실의 형태에 좀 더 적합한 주파수이득곡선을 구하고, 음향되울림 현상과 폐쇄효과를 감소시킴
- 2개의 마이크로폰 사용 : 마이크로폰의 지향특성(지향성 또는 무지향성)을 선택할 수 있음

(4) 디지털방식

1960년대 미국의 벨 연구소에서 연구가 시작된 디지털 기술은 1990년대 후반부터 보청기의 핵심기술로 자리잡았다. 1980년대 이전까지는 컴퓨터의 신호처리속도, 소비전류 그리고 크기 등이 디지털 보청기의 시장진입을 막는 요인이었다. 예를 들면, 1970년대까지는 컴퓨터의 속도가 느려서 입력신호를 디지털 방식으로 처리할 경우에 출력을 실시간으로 내보내기가 어려웠다. 뿐만 아니라 양자화(quantization)과정에서 비트 수가 낮아 보청기의 출력을 세밀하게 구현할 수가 없었다. 이는 보청기로 들어가는 소리가 실시간으로 리시버를 통해 청각으로 전달되지 못하고 입력과 출력 사이에서 다소간의 시간지연이 발생한다는 것을 의미한다.

초기의 디지털 보청기는 머리 쪽보다는 몸에 부착하는 형태로서 아날로그 신호처리방식을 기본으로 하였기 때문에 시장에서 큰 호응을 얻지 못하였다. 이는 아날로그 방식의 보청기에 비하여 장점이 크지 않은 가운데, 크기가 커서 아날로그 보청기처럼 머리에 장착하기가 어려웠기 때문이다. 이러한 디지털 기술은 지속적으로 발전을 거듭하다가 1990년대에 들어오면서 완성단계에 이르게 된다. 1990년대 초반의 아날로그 보청기에서 음향되울림을 줄이기 위하여 디지털 신호처리기술을 활용하였다. 그 후인 1996년에는 보청기에 관련된 모든 기술이 디지털화된 귀걸이형 보청기와 갑개 보청기 그리고 외이도 보청기가 출시되었다. 지금의 보청기는 디지털 기술이 주류를 이루고 있으며 음향되울림과 배경소음을 더욱 효과적으로 감소시킬 수 있는 기술들이 지속적으로 개발되고 있다. 이처럼 디지털 보청기 출현은 난청인에게 편안함을 제공하고 보청기의 사용에 대한 만족도를 높여주었다.

보청기에 있어서 아날로그가 아닌 디지털 기술이 사용됨에 따른 장점은 다음과 같다.

- 주파수특성과 압축에 관련된 특성의 조정이나 정확도를 개선한다.
- 각 주파수대역에서 신호와 소음의 비율(SNR)에 따른 최적의 주파수이득곡선을 얻기 위한 지능적이면서 자동적으로 신호처리를 가능하게 한다.
- 소리가 들어오는 방향성을 활용하여 소음을 최소화시킬 수 있는 지향적인 신호처리를 가능하게 한다.
- 음향되울림의 발생 없이 보청기의 이득을 높일 수 있다.
- 동일한 성능을 갖는 아날로그 보청기에 비해 소비전류의 감소와 이에 따른 건전지 크기를 축소시킨다.
- 고음역으로 이루어진 말소리에서 주파수를 저음역으로 이동시켜 어음이해도를 높인다.
- 보청기와 전화기를 자동으로 연결시킨다.
- 청취환경에 따라 난청인이 선호하는 증폭이득을 자동으로 적용한다.

(5) 무선송수신방식

1994년 스웨덴의 에릭슨사에 의해 처음으로 연구된 근거리 무선송수신방식인 블루투스(bluetooth) 기술은 여러 가지의 장점을 가진다. 우선, 휴대용 전자통신기기 사이를 유선이 아닌 저전력 무선방식으로 연결할 수 있다는 것이다. 그리고 데이터를 여러 주파수에 나누어서 보낼 수 있고 벽이나 가방과 같은 장애물도 통과할 수 있으며 모든 방향으로 신호를 전송할 수 있다.

2000년을 지나면서 무선송수신기술이 적용된 보청기의 수가 날로 증가하고 있다. 이처럼 무선송수신기술의 적용은 크게 두 가지 장점을 제공한다. 첫 번째는 소음에 의한 음질저하를 막을 수 있다는 것이다. 두 번째는 말을 하는 사람과 듣는 사람 사이의 공간특성에 의해 발생할 수 있는 잔향을 줄일 수 있다. 만약 말소리에 많은 잔향이 섞이게 되면 심지어 건청 인조차도 그 말소리에 대한 이해도가 현저하게 감소할 수 있다.

보청기에 무선송수신기술이 적용됨에 따라서 다음과 같은 다섯 가지 장점들이 발생한다.

- 비록 말을 하는 상대방과 난청인 사이의 거리가 멀다고 하여도 상대방의 말을 들을 수 있다.
- 양이착용에 있어서 양쪽 귀에 대한 보청기의 이득을 수동 또는 자동으로 조정할 수가 있다.
- 보청기를 각종 음향 및 통신기기 그리고 컴퓨터와 연결하여 사용할 수 있다.
- 소음이 많은 환경에서 듣고자 하는 말소리에 대한 이해도를 향상시키는 데 도움이 될 수 있는 초지향(super-directional)적 청취를 만들기 위하여 좌측과 우측 귀에 착용한 보청기들을 바이노럴 방식으로 배치한다. (여기서 바이노럴 방식이란 별도의 좌·우측 마이크로폰을 통해 들어온 신호들이 각각의 앰프를 거친 후에 다시 각각의 좌·우측 이어폰을 통해 소리를 들려주는 방식을 말한다.)
- 리모컨 사용이 가능하다.

2. 보청기의 종류

청각기관에 난청이 발생하여 소리를 잘 듣지 못하면 보청기의 착용을 권장하게 된다. 만약 난청인이 청각재활을 위해 보청기의 착용에 동의한다면 추천할 수 있는 보청기의 종류는 여러 가지가 있다. 보청기의 종류에 따른 장점과 단점이 각각 다르게 존재한다. 따라서 청력손실의 정도 및 형태, 증폭정도, 가격, 외모, 조정능력 등과 같은 청각적 및 비청각적 요소들에 의하여 보청기의 종류가 선정될 것이다.

보청기는 소리가 공기를 통해 전달되는 공기전도(air conduction)방식과 두개골의 진동으로 전달되는 골전도(bone conduction)방식으로 크게 나눌 수 있다. 여기서 공기전도방식은 소리가 외이를 통해 중이와 내이의 순서로 전달되어 내이 속의 기저막에 있는 유모세포에 의해 인식되는 반면에, 골전도방식은 외이와 중이를 거치지 않고 두개골의 진동에 의해 내이의 유모세포가 소리를 바로 인식하는 것이다. 공기전도방식의 경우에 보청기의 위치와 크기에 따라서 상자형 보청기, 귀걸이형 보청기 그리고 귓속형 보청기로 다시 나누어진다.

1) 공기전도식 보청기

(1) 상자형 보청기

초창기의 보청기 형태처럼 마이크로폰과 앰프 그리고 건전지가 동일한 상자(본체) 안에 함께 들어있고, 귀꽂이(ear mold) 안에 들어있는 리시버가 전선을 의해 별도로 분리되어 있는 형태의 보청기를 말한다. 상자형(body-worn) 보청기에서 리시버를 제외한 보청기 본체(마이크로폰+앰프+건전지)의 일반적인 크기는 $60 \times 40 \times 15mm^3$이다(그림 2.5). 이 보청기의 본체는 다른 종류에 비하여 크기 때문에 귀 부근에 부착하지 않고 대개 주머니에 넣든지 목에 걸든지 아니면 허리띠 위에 부착하여 사용한다. 본체 표면의 위나 아래에 건전지, 전원 스위치와 볼륨을 비롯한 각종 스위치들이 위치한다.

1개의 마이크로폰을 통해 들어온 소리가 앰프에서 증폭된 후에 하나의 이어폰을 통해 한쪽 귀로 소리를 듣는 모노럴(monaural)방식이 일반적이다. 이처럼 상자형 보청기가 갖는 모노럴방식은 가장 큰 단점이 될 수 있다. 왜냐하면 귀의 위치에서 양이효과를 얻을 수 없기 때문이다. 사람의 청각은 양쪽 귀를 이용하여 소리가 발생하는 위치를 찾거나 말소리의 명료도를 향상(특히, 소음이 있는 청취공간에서)시키기 때문이다. 이를 보완하기 위하여 하나의 마이크로폰과 앰프를 통해 증폭된 소리를 Y코드를 이용하여 양쪽 귀에 착용된 이어폰들로 듣는 바이노럴(binaural)방식을 사용하기도 하였다. 그러나 이를 진정한 바이노럴 방식이라고 하기보다는 다이오틱(diotic)방식이라고 할 수 있다. 그 후에는 상자형 보청기에 2개의 독립된 마이크로폰을 설치한 실질적인 바이노럴방식을 사용하여 양이효과를 구현하고자 하였다. 여기서 소리를 보청기에 입력시키는 마이크로폰을 가슴 부근까지 높여서 위치시킨다. 그 이유는 마이크로폰과 귀 사이의 거리차이를 최대한 줄임으로써 소리가 실제로 양쪽 귀로 들어갈 때의 조건과 최대한 유사하도록 만들기 위한 것이다. 이처럼 상자형 보청기의 마이크로폰을 가슴에 설치할 때에는 식사를 하는 동안에 음식물이 마이크로폰에 떨어지는 것에 대비하여 아동이나 나이가 매우 많은 노인의 경우에 '턱받이(baby cover)'를 사용하기도 한다. 그러나 바이노럴방식도 마이크로폰들 사이의 거리가 사람의 평균적인 머

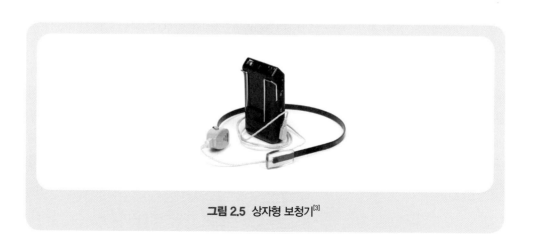

그림 2.5 상자형 보청기[3]

리 직경(약 25cm)보다 매우 작아서 기대했던 것만큼의 양이효과를 얻지는 못하고 있다.

상자형 보청기의 마이크로폰을 몸에 부착하면 몸에서 소리가 반사되어 800Hz 이하의 주파수에서는 이득을 증가시키는 반면에 1,000~2,500Hz에서는 증폭이 감소되는 몸체 배플 (body-baffle) 효과가 일어난다. 그리고 마이크로폰이 옷 속에 설치되면 마이크로폰에 옷이 스치는 소음이 발생하기 때문에 피하는 것이 좋다.

다른 보청기의 종류에 비하여 상자형 보청기의 사용은 커다란 크기와 불편함으로 인하여 전체 보청기 시장에서의 판매율이 1% 이하로 매우 적은 편이다. 본체와 건전지의 크기를 최대한 줄여 가급적 외부에 드러나지 않은 가운데 착용감도 높이고자 많이 노력하고 있다. 그러나 다음과 같은 난청의 경우에는 다른 종류의 보청기에 비하여 더 많은 장점이 있기 때문에 상자형 보청기의 사용이 권장된다.

- 청력손실이 농(deaf)에 가까울 정도로 큰 심도난청의 경우
  상자형 보청기의 경우는 부품이 크기 때문에 이득과 출력을 높일 수 있다. 이와 같이 보청기의 출력을 높이기 위해서는 음향되울림의 발생을 효과적으로 억제하여야 한다. 여기서 음향되울림은 리시버에서 나온 소리가 다시 마이크로폰으로 되돌아 들어가서 발생하는 현상이라서 리시버와 마이크로폰 사이의 거리를 전선으로 충분히 멀게 할 수 있는 상자형 보청기에서는 잘 발생하지 않는다. 뿐만 아니라 상자형 보청기를 통해 들리는 소리가 있으면 입술의 모양만을 보고 말 소리를 추정할 때에 비하여 독화술에도 큰 도움이 될 수 있다.
- 보청기의 조절이 용이하지 않은 경우
  만약 손놀림이 부자연스러운 노인이나 어린이의 경우에 작은 보청기에 달려있는 볼륨과 같은 조그만 트리머(trimmer)들의 조정이 어려울 수 있다. 따라서 트리머를 좀 더 크게 만든다면 이들이 보청기의 조정을 다소 수월하게 수행할 수 있다. 이런 경우에 보청기의 크기가 상대적으로 큰 상자형 보청기가 다른 종류의 보청기에 비하여 유리할 수 있다.

(2) 귀걸이형 보청기

귓속형 보청기가 개발되어 보급되기 이전인 1970년대 중반까지는 상자형 보청기에 비해 많은 장점을 가진 귀걸이형 보청기가 주류를 이루었다. 가장 큰 특징들 중에 하나는 바로 보청기 부품들의 크기를 작게 제작함으로써 모든 부품을 바나나 모양의 작은 플라스틱 상자 (본체)에 넣어서 귓바퀴 뒷면에 위치시킨다는 것이다. 보청기의 크기가 상자형에 비하여 크게 감소하였지만 귓속에 넣을 수 있을 정도로 작은 것은 아니다.

귀걸이형 보청기는 크게 보청기 본체(마이크로폰＋앰프＋리시버＋건전지)와 귀꽂이 그리고 이들 사이를 연결하는 이어후크(ear hook)와 음도관(ear tube)들로 구성된다(그림 2.6). 일반적으로 소리를 발생시키는 리시버가 귓속이 아닌 보청기에 들어있기 때문에 리시버에서 나온 소리가 귓속으로 직접 들어가는 것은 아니다. 이어후크는 〈그림 2.6〉에서 보청

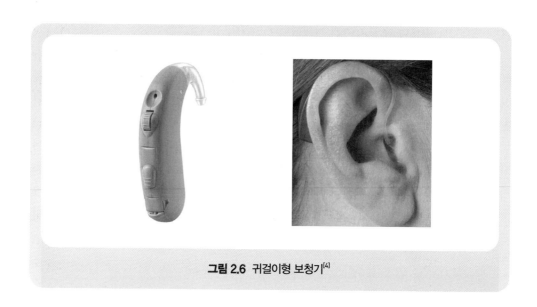

그림 2.6 귀걸이형 보청기[4]

기 본체 상단에 달려있는 흰색 튜브로 음도관과 보청기 본체가 연결되는 부분을 말하며 본체에 들어있는 리시버에서 발생된 소리를 음도관으로 전달하는 역할을 담당한다. 따라서 보청기의 본체에 들어있는 리시버에서 발생된 소리는 이어후크와 음도관을 통해 귓속의 외이도에 꽂혀있는 귀꽂이로 보내져서 청각기관에 전달된다.

2012년 미국에서 보청기 종류에 따른 판매비율을 살펴보면, 귀걸이형 보청기가 갖는 시장점유율이 70%를 넘고 있다. 이는 아직까지도 귀걸이형 보청기가 가장 많이 사용되고 있는 보청기들 중에 하나임을 확인할 수 있다. 귀걸이형 보청기가 갖는 특성들을 살펴보면 다음과 같다.

- 전통적인 귀걸이형 보청기처럼 크게 만들어진 경우에는 건전지와 리시버가 들어갈 수 있는 공간이 충분하여 성노난청부터 심도난청까지 널리 사용될 수 있을 뿐만 아니라 보청기의 형태도 다양하게 만들 수 있다.
- 귀꽂이, 음도관과 이어후크를 이용한 기계적인 방법으로 주파수반응곡선을 변형할 수 있다. 예를 들면, 리시버에서 발생한 소리가 음도관에서의 기주공명에 의해 귀꽂이로 전달되는 과정에서 1~4kHz의 소리가 증폭된다.
- 마이크로폰이 본체와 이어후크 사이에 존재하기 때문에 상자형 보청기보다는 마이크로폰이 고막에 가깝게 위치하여 양이효과를 재현하는 데 좀 더 유리하다.
- 마이크로폰과 소리를 방사시키는 귀꽂이 사이의 거리가 귓속형 보청기에 비해 상당히 크기 때문에 음향되울림의 발생을 억제할 수 있다. 따라서 음향되울림이 발생하지 않는 가운데 보청기의 출력을 크게 높일 수 있다.
- 전통적인 크기를 갖는 귀걸이 보청기의 경우에 지향성 마이크로폰, 무선통신 수신부, 텔레코일과 음량입력단(Direct Auditory Input, DAI)과 같은 기능들을 포함할 수 있다.
- 신체적 성장이 지속되는 아동의 경우에 단순히 귀꽂이만 교체하면 되기 때문에 지속적

인 보청기 착용을 위한 비용을 줄일 수 있다(RIC 제외).

- 귓속형 보청기의 경우에 귀지나 습도 또는 땀 속에 들어있는 염분에 의해 리시버를 비롯한 보청기 부품들의 고장을 감소시켜, 이들의 수리에 필요한 비용을 줄일 수 있다. 그러나 귀걸이형 보청기에서는 음도관에 대한 교체 및 수리비용이 발생할 수 있다.
- 개방형 귀꽂이 제품은 보청기 판매점에서 미리 준비해놓을 수 있기 때문에 난청인이 개방형 귀꽂이를 갖는 귀걸이형 보청기를 구매하기로 결정한 당일에 보청기를 착용한 상태로 판매점을 나설 수 있다.
- 만약 머리카락으로 보청기 본체가 위치하는 귓바퀴의 뒤쪽을 가릴 수 있다면 갑개 보청기(ITE)에 비하여 외부로 덜 노출될 수 있다. 특히, 뒤에서 설명할 RITA BTE 또는 RITE BTE의 경우에는 거의 다른 사람의 눈에 띄지 않을 수 있다.
- 안경을 착용하는 경우에는 안경다리와 보청기의 위치가 서로 겹쳐서 불편할 수 있으며 심한 운동을 하는 경우에도 보청기가 이탈하여 바닥으로 떨어질 수 있다.
- 보청기의 착용효과를 난청인에게 확인시켜 주기 위하여 다양한 기능을 가진 귀걸이형 보청기를 평가용으로 사용한다면 비용이나 사용면에서 큰 장점을 가질 수도 있다.

최근에는 전통적인 귀걸이형 보청기의 크기를 줄이고 음도관으로 얇고 가느다란 관을 사용하거나 또는 가느다란 전선과 리시버가 들어있는 귀꽂이를 사용하는 방식들의 사용이 증가하고 있다. 전통적인 귀걸이형 보청기에 비하여 이들(Mini-BTE)의 판매가 급속하게 증가하고 있는 이유는 다음과 같은 세 가지의 큰 장점이 있기 때문이다.

- 외관상으로 디자인이 좋다.
- 전통적인 귀걸이형 보청기에 비해 작고 가벼워서 오래 착용하여도 편안하다.
- 실리콘 귀꽂이를 선택할 경우에는 보청기를 구매하기로 결정한 당일에도 보청기의 착용이 가능하다.

이처럼 전통적인 형태가 아닌 Mini-BTE라고 불리는 새로운 방식의 귀걸이형 보청기를 다음과 같이 두 가지 형태로 나눌 수 있다.

① RITA BTE

아직까지도 보청기 시장을 크게 주도하고 있는 귀걸이형 보청기도 크기를 줄여서 외관상 다른 사람들에게 잘 보이지 않도록 노력하고 있다. 보청기의 크기는 건전지의 크기와 직접적으로 연관되어 보청기의 사용시간과 파워에도 영향을 준다. 이러한 보청기의 사용 시간보다 외모에 더 큰 관심을 갖는 경도부터 중도까지의 난청을 갖는 사람들에게는 RITA BTE(Receiver-In-The-Aid BTE)가 적당할 것이다(그림 2.7).

RITA BTE는 전통적인 귀걸이형 보청기와 실질적으로 거의 동일하다. 다만 이들 사이의 차이는 단지 전통적인 귀걸이형 보청기에 비하여 얇은 음도관(대체로 #13을 사용)을 사용하면서 크기가 줄어들었다는 것이다. 음도관이 이어후크가 아닌 본체에 직접 연결되기 때

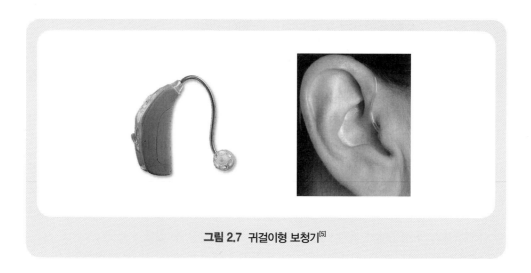

그림 2.7 귀걸이형 보청기[5]

문에 이어후크는 존재하지 않는다. 음도관의 직경이 매우 작아지기 때문에 외부에서 잘 보이지 않지만 이로 인하여 고음성분이 감쇠되는 현상이 나타날 수 있다.

　전통적으로 사용하는 형태의 귀꽂이를 사용하기도 하지만 마치 스키-폴(ski pole)에서 맨 끝부분의 모양(basket) 또는 돔(dome)의 형태를 얇고 부드러우며 유연한 물성을 지닌 실리콘으로 제작하여 사용하기도 한다(그림 2.7). 이처럼 얇은 실리콘 귀꽂이는 외이도를 완전히 밀폐시키거나 또는 외이도의 일부를 개방하는 형태로 제작된다. 개방형 귀꽂이의 경우에는 청력손실이 고음성분에 집중되어 있는 가운데 청력손실의 정도가 작은 난청인에게 적절한 증폭을 제공할 수 있다. 왜냐하면 귀꽂이에 있는 구멍을 통해 음향임피던스가 낮은 저음이 귀 밖으로 빠져나가기가 수월하여 고음과의 균형을 쉽게 맞출 수 있기 때문이다. 폐쇄형 귀꽂이의 착용에 의해 외이도가 막힘으로써 발생하는 폐쇄효과도 줄일 수 있고, 폐쇄형에 비하여 착용감도 좋은 편이다. 뿐만 아니라 리시버가 외이도의 안쪽에 위치하지 않기 때문에 내구성도 향상되며 외이도의 직경이 좁아서 귓속형 보청기의 사용이 용이하지 못한 경우에 매우 유용하다.

② RITE BTE(RIC)

위에서 설명한 RITA BTE보다도 크기가 더 작으면서 음도관이 아닌 전기신호를 전달할 수 있는 전선을 사용하는 귀걸이형 보청기를 RITE BTE(Receiver-In-The-Ear canal BTE) 또는 RIC(Receiver-In-the-ear Canal)라고 부른다(그림 2.8). 여기서 보청기의 크기가 추가로 작아질 수 있는 것은 리시버를 본체가 아닌 귀꽂이에 위치시키기 때문이다. 다시 말하면, 소리를 재생하는 리시버가 RITA BTE처럼 본체에 위치하는 것이 아니고, 본체와 가늘고 얇은 전선으로 연결된 귀꽂이 안에 들어있다. RITE BTE에 들어있는 리시버는 RITA BTE보다 크기 때문에 더 높은 파워를 얻을 수 있다. RITE BTE는 RITC 또는 CRT라고 불리기도 한다.

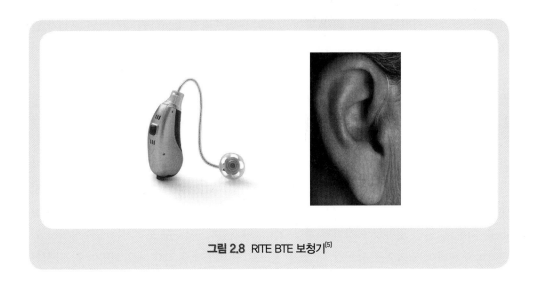

그림 2.8 RITE BTE 보청기[5]

③ RITA BTE와 RITE BTE(RIC)의 비교

RITE BTE의 경우에 마이크로폰과 리시버 사이의 거리가 RITA BTE에서보다 매우 크기 때문에 더 높은 보청기의 출력에서 음향되울림이 발생할 것으로 기대하였다. 이는 마이크로폰과 리시버 사이의 거리가 갖는 기계적인 측면에서의 기대였던 것이고, 음향되울림을 일으킬 수 있는 실제적인 음향조건에서는 큰 차이가 없는 것으로 2006년 Mueller와 Ricketts에 의해 보고되었다. 소리가 음도관을 통해 외이도로 전달되든 아니면 외이도에 설치된 리시버에 의해 소리가 발생되든 간에 이들의 차이가 동일한 조건에서 음향되울림 발생에 미치는 영향은 기대했던 것만큼 크지 않았다는 것이다. 따라서 이들 귀걸이형 보청기의 최대이득 사이에는 큰 차이가 없다는 것을 말한다.

보청기의 크기가 줄어들면 공간의 제약으로 인하여 지향성 마이크로폰, 텔레코일, 무선통신, 볼륨들과 같은 추가적인 기능의 탑재가 용이하지 않을 수 있다. 뿐만 아니라 건전지와 리시버의 크기축소에 따라 사용시간이 단축되고 출력이 감소될 수도 있다. 따라서 RITE BTE의 크기가 RITA BTE에 비하여 상대적으로 더 작기 때문에 RITE BTE의 사용이 항상 바람직하다고 할 수는 없다.

이들 종류의 귀걸이형 보청기는 얇은 음도관이나 전선을 사용한다. 만약 RITA BTE의 음도관에서 구멍이나 틈이 생겨서 소리가 누설될 경우에는 음향되울림이 발생할 가능성이 매우 높아진다. 반면에 RITE BTE의 가느다란 전선에 단선이 발생한다면 간헐적으로 소리가 끊어지거나 또는 소리가 전혀 발생하지 않을 수도 있다. 그러나 이들의 수리는 매우 간단한 편이라서 일반적으로 쉽게 고칠 수 있다.

전통적인 형태의 귀걸이형 보청기와 마찬가지로 외이도에 들어있는 귀지는 이들 보청기에도 문제를 발생시킬 수 있다. RITE BTE의 경우에는 리시버의 음구로 귀지가 들어가서 소리가 나지 않는 경우도 있는데, 이를 방지하기 위하여 보청기를 구입할 때에 함께 들어있는 솔이나 철사를 사용하여 귀지가 음구로 들어가지 않도록 음구 주변을 자주 청소해주는 것이 좋다. 만약 리시버가 귀지에 의해 막혀서 소리가 발생되지 않는다면 리시버의 교체가 필요할 수 있기 때문에 보청기 판매점에 정식으로 수리를 요청하는 것이 좋다. 반면에 리시버가 본체에 들어있는 RITA BTE의 경우에는 귀지가 음도관을 막을 수 있다. 이 경우에는 음도관의 직경보다 가는 철사를 이용하여 귀지를 쉽게 제거할 수 있다.

(3) 귓속형 보청기

일반적인 상자형이나 귀걸이형 보청기의 경우에는 귀꽂이와 본체가 분리되어 있다. 뿐만 아니라 대체로 이들의 크기는 큰 편이라서 다른 사람들의 눈에 감추기가 쉽지 않다. 1960년대부터 별도의 귀꽂이가 필요 없으며 마이크로폰, 앰프 그리고 리시버가 하나의 상자(ear shell, 외형)에 담긴 귓속형 보청기가 개발되어 판매되었다. 귓속형 보청기는 상자형이나 귀걸이형에 비하여 귓속으로 들어갈 수 있을 정도로 크기가 매우 작아지고 외형이 각 난청인의 외이도에 맞춰지는 것이 가장 큰 특징이라고 할 수 있다. 이 장점으로 인하여 처음에는 호응이 좋았으나 상자형이나 귀걸이형에 비해 떨어지는 성능으로 인해 판매에는 큰 성공을 거두지 못하였다. 귓속형 보청기의 성능을 보강하고 동시에 외형의 디자인을 크게 개선시켜서 1980년대부터는 이들의 판매량이 급속히 증가되었다. 귓속형 보청기의 판매를 증가시킨 또 다른 이유로는 그동안 상자형이나 귀걸이형처럼 보청기의 본체를 허리에 차거나 귓바퀴의 뒤쪽에 위치시키던 방식에서 벗어나 보청기를 귓속에 넣는다는 착용방식이 당시에는 현대적인 느낌으로 작용했던 점을 들 수 있다.

보청기의 크기가 작아지는 것에는 장점만 있는 것이 아니라 다음과 같은 여러 가지의 단점도 동시에 존재한다.

- 보청기의 크기가 작아짐에 따라서 보청기에 장착된 각종 트리머의 크기도 같이 축소되어 조절이 불편할 수 있다. 특히, 어린이나 관절염 또는 손가락 움직임에 장애를 가진 노인들의 경우가 이에 해딩한다. 예를 들면, 보청기를 귀에 넣고 빼는 동작이나 건전지의 교환 및 볼륨조절 등에 어려움을 느낄 수 있다.
- 보청기의 이득이나 출력이 제한받을 수 있다. 건전지와 리시버 같은 보청기 부품의 크기가 작아짐에 따라서 보청기의 이득과 출력이 감소할 수 있다. 뿐만 아니라 짧아진 리시버와 마이크로폰 사이의 거리에 의해 음향되울림이 쉽게 발생할 수도 있다.
- 리시버를 외이도 안에 위치시키기 때문에 리시버가 귀지에 의해 쉽게 고장이 날 수 있다. 뿐만 아니라 외이도에서 나오는 염분에 의해 보청기 부품이 부식되어 수명이 단축되기도 한다.
- 지향성 마이크로폰, 무선통신장치와 텔레코일과 같은 기능들을 포함시킬 수 있으나 공간의 제약으로 음향입력단(DAI)은 대체로 들어있지 않다. 텔레코일의 경우에도 공간의 제약으로 인하여 귀걸이형 보청기에 사용하는 것보다는 다소 기능이 떨어지는 것을 사용한다.

귓속형 보청기의 경우에 외부에서 보이는 플레이트(faceplate)를 제외한 모든 부분이 외이

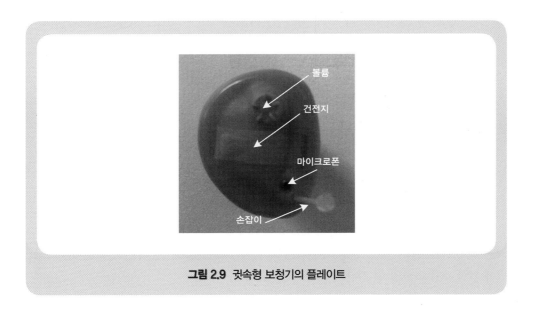

그림 2.9 귓속형 보청기의 플레이트

도 안으로 삽입된다. 따라서 볼륨을 비롯한 여러 가지 트리머와 마이크로폰 그리고 환기구들이 〈그림 2.9〉에서 보여주는 플레이트에 위치하게 된다. 특히, 귀걸이형 보청기를 사용할때에 비하여 귓속형 보청기의 경우, 소리가 발생하는 위치를 좀 더 정확하게 찾을 수 있게해준다. 왜냐하면 귀걸이형 보청기에서의 마이크로폰 위치보다도 귓속형 보청기의 플레이트에 위치하는 마이크로폰이 실제로 사람이 소리를 듣는 실제적인 조건에 더 가깝게 연출하기 때문이다. 플레이트에 마이크로폰을 설치하면 소리의 위치를 찾는데 단서가 되는 귓바퀴 안에서의 간섭현상을 어느 정도 반영할 수 있지만 귓바퀴 뒷면에 설치된 마이크로폰에서는 이러한 현상을 얻을 수가 없다. 그리고 귓속형 보청기를 사용할 때에 외이도 안에서의 리시버 위치는 귀꽂이를 사용하는 상자형이나 귀걸이형 보청기에서와 거의 동일하다.

초창기의 귓속형 보청기는 대개 경도부터 고도에 이르는 난청인들이 많이 사용하였다. 요즘에는 음향되울림의 발생을 억제할 수 있는 기능들이 개발되면서 심도난청을 갖는 난청인까지 적용하고 있다. 일반적으로 외이도의 형상과 보청기의 외형이 정확히 일치하여야만 보청기가 귓속에서 빠지지 않고 통증을 유발하지 않는다. 귀걸이형이나 상자형 보청기에 비하여 귓속형 보청기는 폐쇄효과를 더 크게 발생시킬 수 있다.

귓속형 보청기는 크기와 보청기가 장착되는 위치에 따라서 갑개 보청기, 외이도 보청기와 고막 보청기 등으로 다시 분류된다. 이들 순서대로 보청기의 크기가 작아진다(그림 2.10). 실제로 보청기가 외이의 어디에 위치하느냐는 매우 중요하다. 보청기가 고막에 가깝게 위치할수록 자연적인 소리와 비슷하게 재현할 수 있기 때문이다. 다시 말하면, 리시버가 고막에 가까울수록 소리를 고막에 직접 전달할 수 있을 뿐만 아니라 외이도 안에 있는 고막과 리시버 사이의 잔여공간이 작아져서 소리의 세기를 높이는 가운데 차폐효과를 줄일 수 있다. 또한 3~6kHz의 고음성분이 약 5~13dB 정도 증가한다는 것이 1989년에 Sullivan에 의해 보고되었다. 그리고 전화기를 사용할 경우에도 약 5~10dB 정도 이득이 높아지며 바

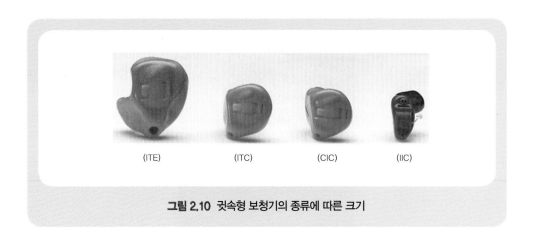

그림 2.10 귓속형 보청기의 종류에 따른 크기

람에 의한 소음도 줄일 수 있다.

① 갑개 보청기

외이에 있는 갑개(concha)는 귀굴레다리(crus of helix)를 경계로 하여 위쪽은 이개강 (cymba-concha) 그리고 아래쪽은 이개정(cavum-concha)으로 구분한다. 이들 모두와 절반 정도의 외이도를 채우는 보청기를 갑개 보청기(In-The-Ear, ITE)라고 한다(그림 2.11). 여기서 갑개 보청기의 영문이름은 귓속형 보청기(In-The-Ear, ITE)를 의미하는 영문이름과 동일하며, 귓속형 보청기들 중에서 가장 크기 때문에 외부에 많이 노출된다. 나중에는 이개정과 이개강 중에서 어느 한쪽만을 사용한 보청기도 나오게 된다. 위쪽의 갑개인 이개정만을 사용하는 갑개 보청기를 cymba ITE라고 하였는데, 보청기 본체와 리시버 사이를 RITE처럼 연결하였다. 그리고 귀에서 귀굴레다리까지의 이개강만을 사용하는 보청기를 half-shell 또는 half-concha라고 한다.

갑개 보청기의 경우에 외이도나 고막 보청기에 비하여 크기가 크기 때문에 좀 더 큰 리시버를 사용할 수가 있다. 그 결과로서 갑개 보청기는 경도부터 심도난청에 이르기까지 폭넓게 사용할 수 있으며, 건전지는 13 또는 312를 사용한다.

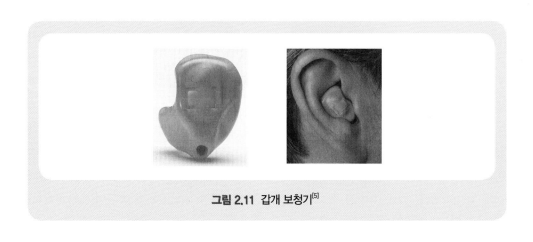

그림 2.11 갑개 보청기[5]

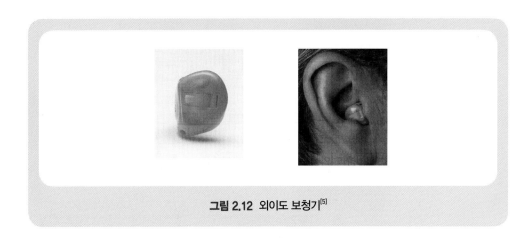

그림 2.12 외이도 보청기[5]

② 외이도 보청기

보청기가 장착되는 이개강을 완전히 채우지 않을 정도로 보청기의 크기를 축소할 수 있다. 이처럼 이개강의 일부와 외이도의 절반을 사용하는 보청기를 외이도 보청기(In-The-Canal, ITC)라고 한다(그림 2.12). 다시 말하면, 외이도 보청기의 바깥면이 외이도의 입구와 평행한 가운데 이개강쪽으로 약간 튀어나온 정도이다. 외이도 보청기에 사용하는 건전지는 대부분이 312이지만, mini ITC의 경우에는 10A를 사용하기도 한다.

③ 고막 보청기

보청기의 대부분이 외이도의 깊숙한 위치로 삽입될 정도의 크기를 가진 보청기로서 현재 사용되고 있는 보청기들 중에서 가장 작은 보청기를 고막 보청기(Completely-In-The-Canal, CIC)라고 한다. 이 보청기는 제조사들의 적극적인 제품홍보로 1990년대부터 판매가 크게 증가하였다(그림 2.13). 매우 작은 부품을 사용하기 때문에 플레이트가 이개강으로 튀어나오지 않아 외부에 거의 노출되지 않는다. 특히, 플레이트의 색깔도 갑개와 유사하게 만들면 미용에 많이 신경을 쓰는 난청인에게 매우 적합할 것이다. 고막 보청기는 외이도에

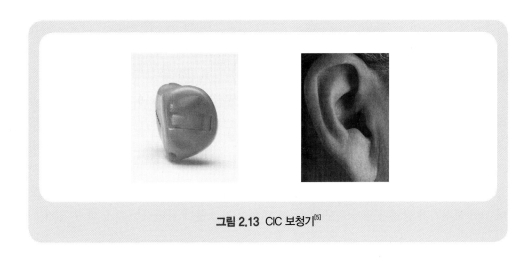

그림 2.13 CIC 보청기[5]

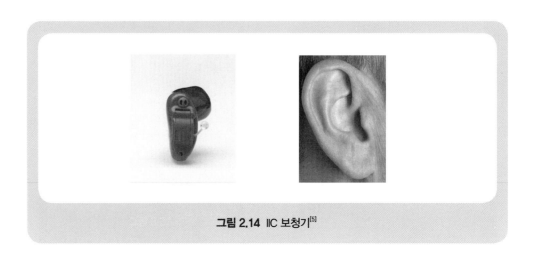

그림 2.14 IIC 보청기[5]

서 꺼내기가 쉽지 않기 때문에 보청기의 플레이트에 플라스틱으로 된 작은 손잡이를 만들어 사용한다. 아날로그방식의 경우에는 5A 건전지를 사용하다가 디지털방식으로 전환되면서 10A의 건전지를 사용한다.

일반적으로 고막 보청기는 리시버가 위치해 있는 보청기의 음구가 외이도의 제2굴곡 부근까지 삽입된다(semi-deep). 그러나 보청기의 음구를 고막으로부터 불과 약 5mm 정도까지 접근시키는 초소형 고막 보청기(Invisible-In-the Canal, IIC)도 있다(그림 2.14). 이러한 고막 보청기는 외이도의 안쪽으로 깊숙이 들어가기 때문에 외부에서 거의 보이지 않는다. 이처럼 외이도에 깊이 보청기를 삽입하기 위해서는 작은 크기의 리시버를 사용하는데 보청기의 출력이 감소하기 때문에 심도난청 이상의 청력손실을 가진 난청인의 경우에는 적합하지 않을 수가 있다.

고막 보청기와 고막 사이의 거리가 매우 가깝기 때문에 외이도 보청기에 비하여 이득을 약 5~10dB 정도 더 높게 얻을 수 있다. 특히, 동일한 조건을 갖는 갑개 또는 외이도 보청기들에 비하여 고음성분에서 더 높은 이득을 얻을 수 있다(그림 2.15).[6] 귀가 개방되었을 때에 갑개에서 일어나는 간섭이 3,000Hz와 4,250Hz에서의 입력음압레벨을 각각 약 5dB과 10dB씩 평균적으로 높여주는 것으로 알려져 있다. 이와 같이 갑개와 귓바퀴에 의해 고음성분의 입력이 증폭된다면 보청기에서 제공해야 하는 이득은 그만큼 감소할 것이다. 따라서 갑개 또는 외이도 보청기들에 비하여 상대적으로 작은 출력을 가졌음에도 불구하고 고음성분에서 높은 청력손실을 가진 난청인들에게도 고막 보청기를 처방할 수도 있다.

〈그림 2.15〉는 마이크로폰의 위치가 고막에 가까워질수록 마이크로폰으로 입력된 고음의 출력이 증가하는 것을 보여준다. 마이크로폰의 위치는 갑개 보청기, 외이도 보청기 그리고 고막 보청기의 순서로 고막에 가까워진다. 이들 사이에서 나타난 주파수반응곡선들을 비교해보면 마이크로폰 출력의 차이가 저음에서는 크지 않지만 주파수가 1,000Hz를 넘으면서 증가하기 시작한다. 갑개에서 간섭이 일어나는 3,600Hz 부근에서 가장 크게 나타나고 있으며 고막 보청기가 갑개나 외이도 보청기들에 비하여 가장 높게 나타나는 것을 볼 수 있다.

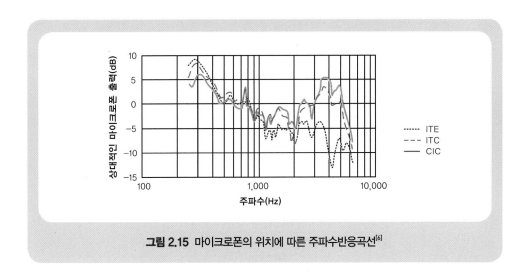

그림 2.15 마이크로폰의 위치에 따른 주파수반응곡선[6]

마이크로폰이 외이도의 깊숙한 자리에 위치할수록 증가하는 고음성분의 증폭은 음원의 위치를 좀 더 정확하게 파악할 수 있도록 도와준다. 동일한 음압레벨로 정면과 후면에서 소리가 발생된 경우에 청력손실이 없는 건청인은 전방음을 후방음에 비하여 더 크게 듣는다. 이러한 현상은 저음보다 고음에 의한 음압레벨의 감쇠가 원인이 되고 있다. 예를 들면, 머리회절효과와 후방음의 고음성분이 귓바퀴에 의해 차단되는 현상으로 인하여 외이도 안으로 입력되는 고음의 크기가 감소하기 때문이다. 보청기의 마이크로폰을 외이도의 입구로부터 멀리 (고막에 가깝게) 위치시킬수록 난청인에게서도 유사한 현상이 재현된다. 이는 갑개 또는 외이도 보청기보다도 마이크로폰을 가장 깊숙이 위치시키는 고막 보청기의 사용을 통해 소리의 지향특성을 더욱 높일 수 있음을 말해주는 것이다. 이러한 결과는 보청기를 착용하지 않은 경우와 귀걸이, 갑개 또는 고막 보청기를 착용하였을 때에 주파수에 따른 지향계수(DI, 제3장 참조)로부터도 알 수 있다(그림 2.16).[6] 1,000Hz 이상의 주파수에서 전통적인 방식의 귀걸이형 보청기에서 다른 보청기들에 비해 현저히 낮은 지향계수가 나타나고 있다. 이는 전통적인 방식의 귀걸이형 보청기를 사용하였을 때에 소리가 발생하는 위치를 찾기 어렵다는 의미이다. 반면에 고막 보청기의 지향계수는 보청기를 착용하지 않은 건청인의 수준에 거의 도달하고 있다. 이러한 결과는 고막 보청기를 착용한 상태에서 소리의 위치를 찾는 능력이 건청인과 큰 차이가 없다는 것을 의미한다.

고막 보청기가 갖는 또 다른 특징은 바람에 의해 발생되는 소음의 영향을 다른 형태의 보청기에 비해 적게 받는다는 것이다. 소음이 발생하는 정도는 바람이 불어오는 방향에 따라서 크게 달라진다. 고막 보청기는 바람이 불어오는 방향에 관계없이 갑개나 외이도 보청기에 비하여 바람에 의한 소음의 영향을 가장 적게 받는 것으로 알려져 있다. 예를 들면, 바람이 정면에서 불어올 때에 고막 보청기는 다른 형태의 보청기에서 소음이 갖는 음압레벨을 최대 23dB만큼 추가적으로 낮출 수 있다. 그리고 모든 바람의 방향에 대하여 평균을 취했을 때에도 고막 보청기는 갑개 보청기에 비해서는 7dB을, 그리고 외이도 보청기에 대해서는

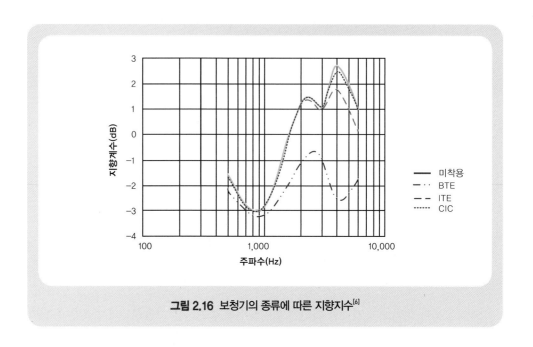

그림 2.16 보청기의 종류에 따른 지향지수[6]

4dB 정도의 소음영향을 줄일 수 있는 것으로 알려져 있다. 요즘의 디지털 보청기에 많이 탑재되어 있는 소음의 영향을 줄이는 알고리즘보다도 마이크로폰을 외이도의 깊숙한 자리에 위치시키는 것이 오히려 바람에 의한 소음의 영향을 감소시키는 데 더 효과적일 수도 있다.

외이도와 고막 보청기 사이에는 소리가 누설될 수 있는 틈이 없는 가운데, 보청기의 이득이 지나치게 높지 않아야 전화기 또는 헤드셋을 편안하게 사용할 수 있다. 만약 이들 사이의 틈으로 소리가 새어나가는 가운데 수화기를 귀에 가까이 접근시키면 보청기에서 새어나온 누설음이 송화기의 표면에서 반사된 후에 보청기의 마이크로폰으로 다시 입력되어 음향 되울림을 발생시킬 수 있다. 이러한 현상은 전화기를 사용할 때만이 아니라 다른 사람과 포옹을 할 때나 손으로 귀를 만질 경우에도 마찬가지로 발생할 수 있다. 그리고 마이크로폰이 외이도의 입구에 돌출되지 않기 때문에 전화기 또는 헤드셋의 수화기와 보청기가 서로 부딪히지 않아서 이들의 사용이 보다 편안하다.

고막 보청기의 경우에 항상 장점만이 존재하는 것이 아니라 보청기의 크기가 축소됨에 따라서 단점도 발생한다. 예를 들면, 보청기의 크기가 작고 외이도의 깊은 자리에 위치시키다 보니까 다른 종류의 보청기들에 비하여 외이도에 보청기를 삽입하거나 뺄 때에 불편하다. 이러한 불편함을 줄이기 위하여 보청기의 플레이트에 플라스틱 손잡이를 달아서 보청기의 삽입과 빼는 것을 돕고 있다. 또 다른 단점으로는 보청기의 크기가 작아서 오른쪽과 왼쪽의 구별이 다소 어렵다. 이는 고막에 가까운 외이도의 안쪽은 왼쪽이든 아니면 오른쪽이든 그들의 형상에 큰 차이가 없기 때문이다. 따라서 고막 보청기의 색깔을 달리하거나 표시를 해두어 왼쪽과 오른쪽을 구별하고 있다. 이때에 보청기 외형의 색깔을 피부색에 가까운 갈색이 아닌 빨강과 파란색을 사용하는 것은 보청기가 외이도 안에 깊숙이 삽입되어 플레이트를 제외한 다른 부분이 외부에서 보이지 않기 때문이다. 다만 플레이트의 색깔은 다른 종류의 보청기처럼 갑개와 유사한 색깔을 선택하여 사용한다.

2) 골전도식 보청기

사람의 청각기관에는 두개골의 진동을 통해 소리를 인식할 수 있는 골전도방식이 있다고 앞에서 지적한 바 있다. 예를 들어, 귀를 손가락으로 완전히 막으면 다른 사람이 말하는 소리가 거의 들리지 않는다. 그러나 외부의 소리가 들리지 않도록 귀를 완전히 막는다고 하여도 다른 사람에게 말하는 자신의 소리는 뚜렷하게 들을 수 있다. 이것이 바로 골전도에 의한 소리의 인식인데, 말을 할 때에 두개골도 함께 진동되기 때문이다.

공기전도와 골전도 보청기의 가장 큰 차이는 리시버에 있다. 일반적으로 마이크로폰을 통해 들어온 소리를 유양돌기(mastoid)를 통해 골전도방식으로 전달하기 위해서는 골전도 리시버의 크기가 크고 단단해야 한다. 실제로 골전도방식에 사용되는 리시버는 일종의 진동자(vibrator)로 보는 것이 좀 더 정확할 것이다. 그리고 보청기의 본체는 귀 근처가 아니라 몸에 부착하거나 헤드밴드 또는 안경테를 사용하기도 한다. 요즘에는 안경테에 보청기의 본체와 진동자를 한꺼번에 넣는 경우가 있는데, 이 경우에는 안경테가 굵어지면서 무거워지는 단점이 있다.

골전도 보청기의 진동자(리시버)를 통해 입력된 소리가 사람의 두개골을 통해 내이로 전달되는 과정에서 고음성분은 많이 감쇠된다. 이는 소리가 매질(특히, 고체)을 통해 전파되는 과정에서 음향에너지의 감쇠가 저음보다 고음에서 크게 일어나기 때문이다. 골전도식 보청기는 소리가 외이나 중이를 거치지 않고 바로 골전도를 통해 내이로 전달되기 때문에 전음성 난청을 가진 경우에 매우 효과적이라고 할 수 있다.

제3장 보청기의 부품

보청기는 마이크로폰으로 입력된 작은 소리를 증폭기에서 증폭시킨 후에 리시버를 통해 더 큰 소리로 출력하는 일종의 초소형 음성확성장치(public address system)이다. 일반적으로 보청기는 '마이크'라고 불리는 마이크로폰(microphone), 증폭기(amplifier)와 리시버(receiver) 등으로 구성된다(그림 3.1). 그 외에 텔레코일, 볼륨, 여과기와 환기구 등은 청취환경에 맞추어 보청기의 착용효과를 높일 수 있도록 보청기의 기능을 보강한다.

이들 세 가지 부품들 중에 마이크로폰은 보청기로 들어오는 소리(음향에너지)를 전기적인 신호(전기에너지)로 바꿔주는 일종의 에너지 변환장치이다. 마이크로폰에서 소리를 전기신호로 변환시켜 주어야만 증폭기에서 증폭을 할 수 있다. 보청기에서 두 번째로 중요한 부품인 증폭기에서는 마이그로폰에서 들어온 전기신호를 증폭하는 일을 한다. 그 결과로 보청기에 입력된 작은 크기의 소리를 큰 소리로 리시버에서 재생할 수 있다. 마이크로폰에

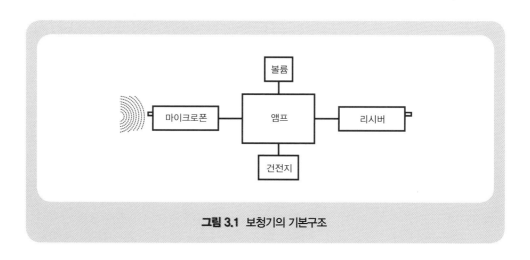

그림 3.1 보청기의 기본구조

서 입력된 전기신호를 증폭기에서 더 크게 증폭할 때에 필요한 전기에너지는 보청기 안에 있는 건전지에서 공급되는데, 증폭기에서 증폭된 출력전압이 이 건전지의 전압을 초과할 수는 없다. 마지막으로 중요한 부품인 리시버는 스피커의 다른 명칭이다. 일반적으로 보청기나 휴대폰에 들어가는 매우 작은 스피커를 리시버로도 부른다. 이 리시버에서는 증폭기를 통해 증폭된 전기신호를 다시 소리로 재생시켜 주는 역할을 한다. 다시 말하면, 증폭기에서 출력된 전기신호(전기에너지)를 다시 원래의 소리(음향에너지)로 바꾸어주는 에너지 변환장치이다. 리시버는 마이크로폰의 정반대 에너지 변환장치라고 할 수 있다. 따라서 마이크로폰과 리시버를 모두 트랜스듀서(transducer)라고 부르기도 한다.

1. 마이크로폰

1) 마이크로폰의 종류

소리를 전기신호로 변환하는 마이크로폰은 크게 두 가지 측면에서 종류를 나눌 수 있다. 마이크로폰의 진동판이 소리로 인한 음압에 한쪽 면 또는 양쪽 면이 노출되는가에 따라서 나누고, 또 다른 종류는 마이크로폰에서 소리를 감지하는 방식에 의하여 분류된다. 우선 소리에 노출되는 진동판 면에 의하여 분류하면 다음과 같다.

● 압력 마이크로폰
소리의 발생은 공기의 압력을 변화시킨다. 소리에 의해 달라진 대기압의 변동분을 음압이라고 부르는데, 이러한 음압 속에 진동판의 한쪽 면(앞면)만이 노출되는 경우이다. 다시 말하면, 진동판의 반대 쪽(뒷면)은 마이크로폰의 케이스 안에 들어있어서 음압에 노출되지 않는다. 다만 마이크로폰 케이스 안의 공기압력을 대기압과 동일하게 맞추기 위하여 작은 구멍(마치 중이에 있는 이관처럼)을 가지고 있다. 따라서 소리로 인한 공기의 압력변화가 진동판의 한쪽 면에만 전달되는 것을 가리켜 압력 마이크로폰(pressure microphone)이라고 부른다. 압력 마이크로폰의 종류에는 뒤에서 설명하게 될 다이나믹 마이크로폰과 콘덴서 마이크로폰 등이 있는데, 지향특성을 거의 갖지 않는 것이 특징이다. 뿐만 아니라 매우 작은 소리의 변화에도 민감하게 반응한다.

● 압력경도 마이크로폰
압력 마이크로폰과는 달리 진동판의 양면이 모두 소리에 의한 음압에 노출되는 경우이다. 이는 진동판의 양면에 가해지는 음압의 위상차이에 의해 진동판을 진동시킨다. 다시 말하면, 진동판의 양면 사이에 존재하는 거리의 차이가 바로 위상차이를 만들고, 이 위상차이가 음압차이를 발생시켜 진동판이 진동한다. 이러한 원리를 이용한 것을 압력경도 마이크로폰(pressure gradient microphone)이라고 부르는데, 소리가 들어오는 각도에 따라서 위상차이가 달라지기 때문에 지향특성을 갖는다.

마이크로폰은 여러 원리에 의하여 소리를 감지할 수 있다. 따라서 이들 원리에 따른 마이크로폰의 종류는 다음과 같다.

(1) 다이나믹 마이크로폰

〈그림 3.2〉에서 보여주는 것처럼 음구를 통해 들어간 소리가 진동판을 진동시킨다. 이때에 진동판에 부착된 드라이브 핀이 진동판의 진동을 아마튜어로 전달한다. 아마튜어에 감겨있는 코일이 아마튜어와 함께 운동하면서 코일의 내부로 지나가는 영구자석에서 나온 자기장의 양을 변화시킨다. 자기장의 세기가 변함에 따라서 아마튜어에 감겨있는 코일에 전류가 발생하게 된다. 이 원리를 이용하여 소리를 전기신호로 전환시키는 장치를 다이나믹 마이크로폰(dynamic microphone)이라고 한다. 다이나믹 마이크로폰의 출력은 아마튜어의 운동거리와 속도에 비례하는 것으로 알려져 있으며, 가동코일 마이크로폰(moving-coil microphone) 또는 전자기 마이크로폰(electromagnetic microphone)이라고도 한다. 다이나믹 마이크로폰은 외부의 충격과 과대입력에 강한 편이며 사용이 편리하다.

(2) 콘덴서 마이크로폰

콘덴서 마이크로폰(capacitor microphone)은 다이나믹 마이크로폰처럼 전자기장(electromagnetic field)을 이용하지 않고, 정전기장(electrostatic field)의 정전용량을 이용해서 음압을 전기신호로 바꾼다. 이는 고정전극과 운동전극의 역할을 하는 매우 얇은 두 장의 플레이트로 구성된 콘덴서의 원리를 이용한다. 여기서 운동전극이란 바로 음압에 의해 진동하는 플레이트로서 진동판이라고 부른다. 진동판이 진동하면 고정전극과의 거리가 달라져서 정전용량이 변화하는데 이 정전용량의 미세한 변화가 바로 마이크로폰에서 나오는 전기신호이다. 콘덴서 마이크로폰은 원음에 대한 추종성이 좋고 주파수특성이 뛰어나며 역동범위가 넓은 편이며 출력감도가 높고 왜곡이 적은 반면에, 단점들로는 가격이 다소 비싸고 팬텀전원이 필요하며 습기에 다소 약하다.

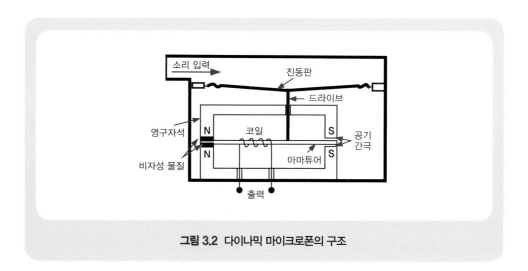

그림 3.2 다이나믹 마이크로폰의 구조

(3) 일렉트릭트 콘덴서 마이크로폰

일반적인 콘덴서 마이크로폰은 2개의 전극 사이에 정전용량을 유지시키기 위하여 외부에서 전류를 공급할 수 있는 전원을 필요로 한다. 이때에 필요한 전원을 팬텀전원이라고 부르며 이로 인하여 콘덴서 마이크로폰의 크기가 커지는 단점이 있다. 따라서 콘덴서 마이크로폰에 필요한 전원을 별도로 공급하지 않기 위하여 두 전극 사이에 일렉트릭트(electret, dielectric substance)를 삽입한 장치를 일렉트릭트 콘덴서 마이크로폰(electret condenser microphone)이라고 한다(그림 3.3).

〈그림 3.3〉에서 일렉트릭트는 외부에서 전기장을 가했을 때에 발생한 유전분극이 전기장을 없앤 후에도 없어지지 않는 물질로 만든 하전체를 말한다. 예를 들면, 폴리프로필렌이나 마일러 등과 같은 플라스틱 절연체 속에 전하가 영구적으로 보유되어 있어서 그 주위에 전기장을 항상 만든다. 실제적으로 일렉트릭트는 뒷판 표면에 테플론(teflon)과 같은 물질을 코팅하여 만든다. 그러나 콘덴서에서 나오는 미세한 정전용량의 변화를 전기신호로 도출하기 위해서는 증폭기(Field Effect Transistor, FET)가 반드시 필요하기 때문에 별도의 전원을 공급해야만 한다.

일렉트릭트 콘덴서 마이크로폰은 신호대잡음비(SNR)와 주파수특성은 좋지만 오래 사용했을 때에 기능의 저하가 우려된다. 그러나 보청기의 크기를 작게 만들 수 있어서 1980년대 이후에 보청기용으로 현재까지 가장 많이 사용되고 있는 마이크로폰의 종류이다.

(4) 압전 마이크로폰

어떤 외부의 힘에 의하여 석영과 같은 크리스털 재료들이 휘어지거나 비틀리면 표면으로부터 작은 전기신호가 만들어진다. 이 원리를 이용한 장치가 바로 압전 마이크로폰(piezo-electric microphone, crystal microphone)이다. 〈그림 3.4〉에 있는 진동판이 소리의 의해 진동하면 그 진동이 드라이브 핀을 통해 압전물질인 크리스털 웨이퍼(crystalline wafer)에 전달되어 변형을 일으킨다. 압전 마이크로폰은 매우 높은 임피던스를 갖기 때문에 크리스털 웨이퍼에서 발생한 미세한 전기신호가 증폭기(FET)를 통해 증폭된 후에 출력된다. 이때에

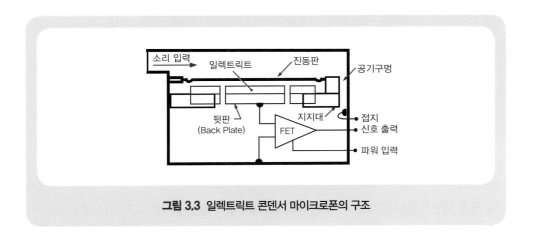

그림 3.3 일렉트릭트 콘덴서 마이크로폰의 구조

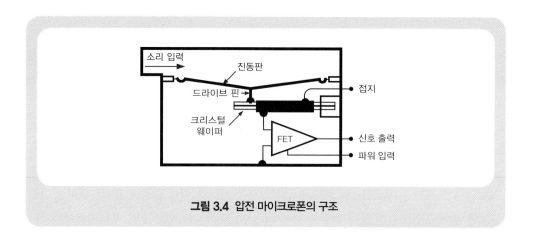

그림 3.4 압전 마이크로폰의 구조

증폭기와 크리스털 웨이퍼 사이의 임피던스가 서로 잘 매칭되어야 한다. 만약 그렇지 않으면 고음에 대한 손실이 발생한다.

(5) MEMS 마이크로폰

2000년대부터 실용화되고 있는 MEMS 마이크로폰(micro electro mechanical microphone)은 실리콘을 이용한 집적회로기술을 이용한 것이며 실리콘 마이크로폰이라고도 불린다. 다시 말하면, 실리콘의 표면을 에칭(etching)한 후에 다른 물질로 채우는 반도체 설계기술을 응용한 것이다. 만약 MEMS 마이크로폰의 감도를 좀 더 높이고 회로 자체에서 발생하는 내부잡음을 줄일 수 있다면 현재 사용되고 있는 일렉트릿 마이크로폰을 대체할 수 있을 것으로 기대된다. 왜냐하면 마이크로폰의 크기가 작아지는 가운데 신뢰성이 높아지기 때문이다. 그리고 높은 생산성을 통해 마이크로폰의 가격도 낮아질 것으로 예상된다.

2) 지향특성

마이크로폰은 소리를 전기신호로 바꿔주는 일종의 변환장치라고 앞에서 설명한 바 있다. 그러나 어느 방향에서 들어오는 소리를 집음하여 전기신호로 변환할 것인가는 매우 중요한 요소이다. 다시 말하면, 모든 방향에서 들어오는 소리를 집음할 것인가 아니면 특정한 방향에서 들어오는 소리만을 전기신호로 변환할 것인가에 대한 문제이다. 이와 같이 마이크로폰에서 집음하는 소리의 방향성은 마이크로폰의 신호대잡음비(SNR)에 영향을 준다.

모든 방향에서 들어오는 소리를 집음하는 무지향성 마이크로폰과 특정한 방향에서 들어오는 소리만을 집음하는 지향성 마이크로폰의 특성은 다음과 같다.

(1) 무지향성 마이크로폰

모든 방향에 대한 소리의 감도가 동일한 마이크로폰을 무지향성 마이크로폰(non-directional 또는 omni-directional microphone)이라고 한다. 〈그림 3.5〉는 무지향성 마이크로폰의 지향특성을 표시할 수 있는 극도표(polar diagram)라고 한다. 여기서 0°는 마이크

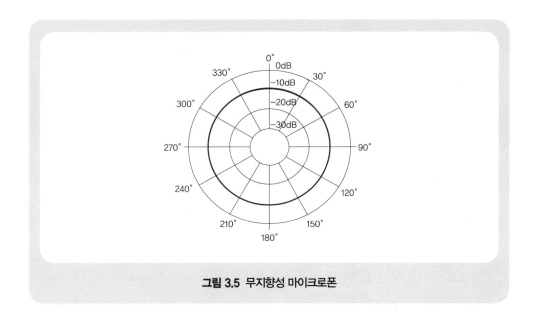

그림 3.5 무지향성 마이크로폰

로폰의 정면을, 그리고 180°는 뒷면을 의미하는데, 각 원들은 음압레벨을 표시한다. 일반적으로 진동판의 뒷면이 마이크로폰의 케이스로 완전히 둘러싸여 음압에 노출되지 않는 구조를 갖는다. 가장 대표적인 예로서 압력 마이크로폰을 들 수 있다.

(2) 지향성 마이크로폰

일반적으로 사람들은 대화를 나눌 때에 서로 마주본다. 그리고 난청인이 보청기를 착용하는 주된 목적은 다른 사람들과의 대화를 좀 더 용이하게 하는 데 있다. 따라서 보청기를 착용한 난청인의 경우에는 서로 마주보고 대화를 나누는 사람의 음성에 더 많은 관심을 갖는 것이 당연할 것이다. 왜냐하면 이들 사이의 대화를 방해하는 소음이나 다른 사람의 목소리는 대개 정면이 아닌 다른 방향에서 들어오기 때문이다.

만약 보청기에 무지향성 마이크로폰을 사용한다면 여러 방향에서 들어오는 소음과 정면에서 들어오는 말소리가 서로 혼합되어 어음명료도가 감소할 수 있다. 그러나 지향성 마이크로폰을 사용하여 정면에서 들어오는 말소리만을 입력시키면 무지향성 마이크로폰에 비하여 신호대잡음비(SNR)가 크게 향상될 수 있다.

지향성 마이크로폰에는 〈그림 3.6〉과 같이 2개의 소리 음구(inlet)가 있다. 마이크로폰의 후방에서 들어오는 소리는 이들 음구를 통해 진동판의 서로 다른 면으로 도달한다. 다시 말하면, 후방음이 전방음구를 통해 들어오면 진동판의 앞쪽으로 그리고 후음입구로 들어오는 경우는 진동판의 뒤쪽으로 각각 입력된다(그림 3.6). 이 과정에서 이들 사이에는 두 종류의 시간지연이 발생한다. 첫 번째는 전방과 후방 음구들 사이의 거리차이에 의한 시간지연이다. 후방음이 후방음구로 먼저 들어가고 이들 사이의 거리만큼 더 이동한 다음에 전방음구로 들어갈 때에 발생하는 시간차이이다. 이 시간차이는 이들 사이의 거리를 음속으로 나눈 값으로서 외부시간지연이라고 부른다. 두 번째는 〈그림 3.6〉의 후방음구를 통하여 진동판

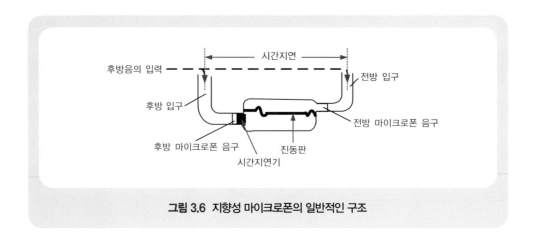

그림 3.6 지향성 마이크로폰의 일반적인 구조

의 뒤쪽으로 들어가기 바로 직전에 설치된 음향 여과기(acoustic damper)나 저항을 사용한 시간지연기에 의해 발생하는 내부시간지연이다. 이 시간지연기는 진동판의 뒤쪽에 있는 공간과 결합되어 저음통과필터(low-pass filter)의 역할도 할 수 있다.

먼저 후방음구를 통해 들어가는 소리가 후방 마이크로폰 음구에 설치된 시간지연기를 통해 저음만이 통과되는 가운데 시간지연이 발생한다. 만약 외부시간지연과 내부시간지연이 동일하고 180°의 위상 차이를 갖는다면 2개의 음구를 통해 들어온 후방음들이 동일한 시간에 진동판의 양쪽 면에 도달할 것이다. 그러나 이들 사이의 위상이 180°의 차이를 갖기 때문에 진동판은 움직이지 않게 된다. 다시 말하면, 진동판의 양쪽 면에 입력된 후방음들이 역위상일 경우에 발생하는 소멸간섭이 일어나서 후방음이 사라지는 것이다. 만약 내부시간지연이 외부시간지연에 비하여 적다면 다른 방향에서 들어오는 소리들에 대해서도 감도가 줄어든다.

보청기의 신호대잡음비(SNR)를 높여주는 지향성 마이크로폰은 여러 종류가 있으며, 이들에 대한 각각의 특징은 다음과 같다.

① **단일지향성 마이크로폰**
〈그림 3.7〉에서 보여주는 것처럼 마이크로폰의 감도가 정면으로부터 좌우로 150° 안쪽에서만 높고 후면을 비롯한 다른 각도에서 크게 낮아지는 것을 단일지향성 마이크로폰(uni-directional microphone)이라고 한다. 이때의 지향특성이 마치 심장처럼 생겼다고 해서 카디오이드(cardioid)라고도 부른다. 단일지향성 마이크로폰은 가장 전형적인 지향성 마이크로폰으로서 단일지향특성을 얻기 위하여 진동판의 뒷면이 음압에 노출되도록 제작되었다. 다시 말하면, 진동판의 뒷면과 정면으로 들어온 소리들 사이의 위상 차이를 이용하여 뒷면으로 들어온 소리를 최대한으로 상쇄시킨다.

만약 〈그림 3.8〉에서 마이크로폰의 측면에 있는 빈 공간들을 손바닥으로 모두 감싸 쥔다면 지향특성이 단일지향성에서 무지향성으로 변한다. 왜냐하면 진동판의 후면이 모두 막혀

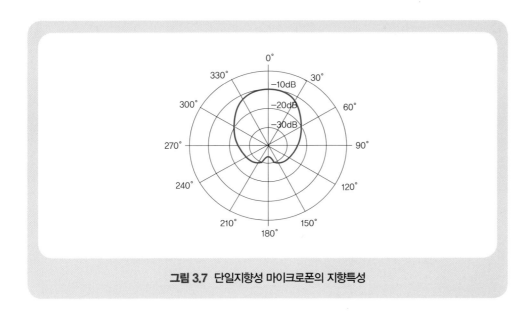

그림 3.7 단일지향성 마이크로폰의 지향특성

서 무지향성 마이크로폰의 구조와 동일해지기 때문이다. 만약 단일지향성 마이크로폰이 음원에 매우 가까워진다면 저음의 출력이 증가하는 근접효과가 발생한다.

② 초지향성 마이크로폰

단일지향성 마이크로폰에서 감도가 0이 되는 각도(null angle)는 180°이다. 그러나 지향특성이 이보다 더 좁아지는 것을 초지향성 마이크로폰이라고 부른다. 이 초지향성 마이크로폰에서는 두 종류의 null angle이 존재한다. null angle이 125°인 것을 슈퍼 카디오이드(super cardioid)라고 부르는 반면에 110°인 것은 하이퍼 카디오이드(hyper cardioid)이라고 한다(그림 3.9).

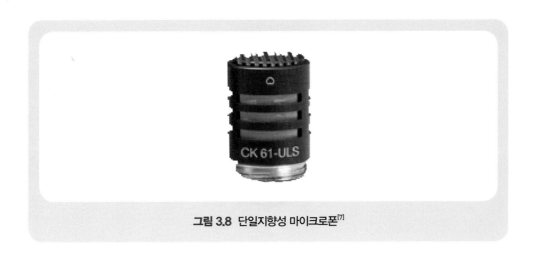

그림 3.8 단일지향성 마이크로폰[7]

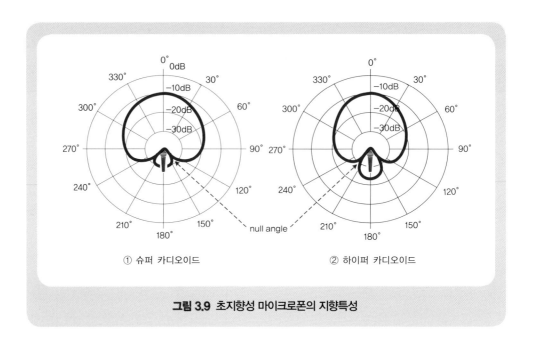

그림 3.9 초지향성 마이크로폰의 지향특성

③ 양지향성 마이크로폰

양지향성 마이크로폰(bi-directional microphone, figure of eight microphone)에서는 진동판의 정면과 후면의 감도가 큰 반면에 측면에서의 감도가 매우 낮은 8자형 지향특성을 갖는다(그림 3.10).

　지금까지는 마이크로폰의 구조에 의해 소리가 들어오는 각도에 따라서 감도가 달라지는 지향성 마이크로폰의 특징을 설명하였다. 이러한 지향성 마이크로폰은 거의 모든 유형의 보청기에서 사용하지만, 특히 귀걸이형 보청기에 많이 이용된다. 만약 어떤 사람이 뒤에서

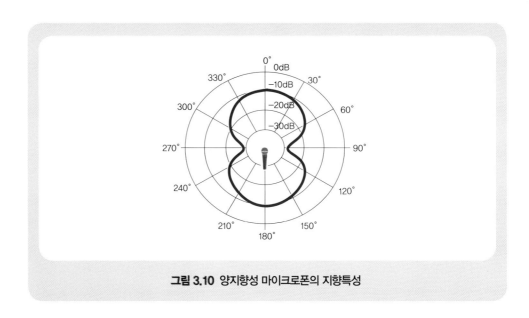

그림 3.10 양지향성 마이크로폰의 지향특성

말을 하고 있는데 난청인이 지향성 마이크로폰이 장착된 보청기를 착용하고 있다면, 말을 알아듣기가 더 어려울 수 있다. 이런 경우에는 지향성 마이크로폰을 사용하는 것이 오히려 단점이 될 수 있다. 이 단점을 보완하기 위하여 다음과 같은 두 가지 방법을 사용한다.

④ 반달형 지향성 마이크로폰

1997년 Etymotic Research가 소개한 마이크로폰(D-microphone)으로서 하나의 보청기에 무지향성과 지향성 마이크로폰을 함께 설치하는 것이다. 어떤 경우에는 지향성 마이크로폰을 일반적인 지향성 마이크로폰과 저음조절용 지향성 마이크로폰으로 다시 나누어 총 3개를 설치하는 경우도 있다. 그러나 각 하나씩의 무지향성과 지향성 마이크로폰이 합쳐져 모두 2개의 마이크로폰을 사용하는 것이 일반적이다. 그리고 난청인이 소리를 듣는 청취환경에 따라서 이들 마이크로폰의 종류를 선택할 수 있다. 이는 2개 이상의 마이크로폰을 동시에 사용할 수 없다는 의미로, 한 번에 한 종류의 마이크로폰만을 사용하여야 한다.

⑤ 이중 무지향성 마이크로폰

난청인이 청취하는 소리의 종류 및 청취환경에 따라서 어떤 경우에는 무지향성이 그리고 다른 경우에는 지향성 마이크로폰이 적절할 때가 있다. 이처럼 각각의 경우에 따라서 2개의 무지향성 마이크로폰(dual microphone system)을 이용하여 마이크로폰의 지향특성을 조정할 수도 있다.

첫 번째, 공연장에서 음악을 청취할 때와 같이 모든 방향에서 들어오는 소리를 골고루 듣고자 할 경우에는 이들 무지향성 마이크로폰 중에서 어느 한쪽을 끄고 나머지 마이크로폰으로만 듣거나 또는 2개의 마이크로폰에서 나온 출력을 단순히 합치는 방식으로 청취하면 된다. 이와 동일한 청취조건에서 지향성 마이크로폰으로 듣는 경우에 비하여 회로잡음이 적은 무지향성 마이크로폰을 사용하면 더 좋은 음질을 얻을 수 있다.

두 번째, 지향성 마이크로폰이 필요한 경우에는 2개의 무지향성 마이크로폰을 〈그림 3.11〉과 같이 연결하여 소리가 들어오는 입사각도에 따라서 감도가 달라지는 지향특성을 얻을 수 있다. 이들 2개의 마이크로폰 출력 중에서 어느 한쪽에 시간지연을 부가하는 형태이다. 따라서 이들 2개의 전기신호 사이에는 시간지연으로 인한 위상차이가 발생하고, 위상

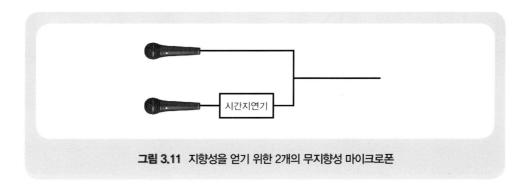

그림 3.11 지향성을 얻기 위한 2개의 무지향성 마이크로폰

차이가 있는 이들의 신호를 합성하여 지향특성을 얻을 수 있다. 소리가 들어오는 각도에 따른 지향특성은 이들 마이크로폰 사이의 거리와 시간지연기에서 주어지는 시간지연에 따라서 달라진다.

이중 무지향성 마이크로폰의 구조가 귀걸이형과 귓속형 보청기에도 적용될 수 있다. 귀걸이형 보청기의 경우에는 마이크로폰을 귓바퀴 위에 수평하게 배치하되, 이들 사이에는 약 15mm 정도의 거리를 두는 것이 좋다. 반면에 귓속형 보청기의 경우에서는 이들 사이의 거리를 4~10mm 정도로 분리하되, 가급적이면 서로 수평하게 위치시키는 것이 좋다. 만약 이들이 수평적 배치로부터 어긋나면 뒤에서 설명하게 될 방향지수(DI)가 감소한다.

최근에는 2개의 무지향성 마이크로폰과 디지털 기술을 이용하여 자동으로 지향특성을 조절하는 자동 지향성 마이크로폰(adaptive microphone system)도 출시되고 있다. 이처럼 마이크로폰에 들어오는 신호의 지향특성을 자동으로 조절하는 목적은 소음이 들어오는 방향의 감도를 최소화하는 것이다(그림 3.12). 소음과 함께 들어오는 말소리의 신호대잡음비(SNR)를 향상시켜 어음명료도를 높일 수 있다.

3) 주파수 반응특성

만약 20~20,000Hz의 주파수를 갖는 백색잡음이 마이크로폰에 입력되었다고 가정하자. 여기서 백색잡음을 사용하는 것은 모든 주파수에서의 음압레벨을 동일하게 만들기 위한 것이다. 이러한 조건하에서 소리를 전기신호로 전환시키는 마이크로폰에서는 이들 주파수의 음압레벨을 과연 동일하게 감지할 것인가? 마이크로폰이 소리에 반응하는 감도가 주파수에 따라서 다를 수도 있기 때문에 그렇지 않다는 대답이 나올 수도 있다. 다시 말하면, 입력신호에서 모든 주파수의 음압레벨이 동일하여도 마이크로폰에서 나오는 출력은 주파수에 따라서 다소 다를 수 있다는 것이다. 이처럼 모든 주파수에 일정한 입력이 마이크로폰에 주

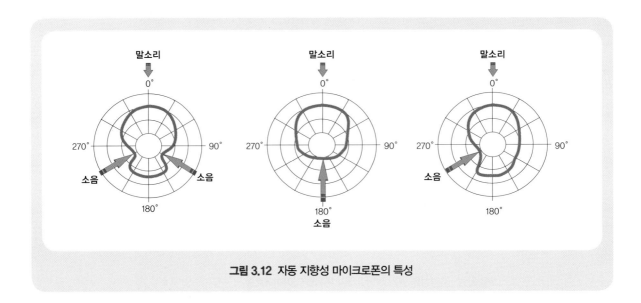

그림 3.12 자동 지향성 마이크로폰의 특성

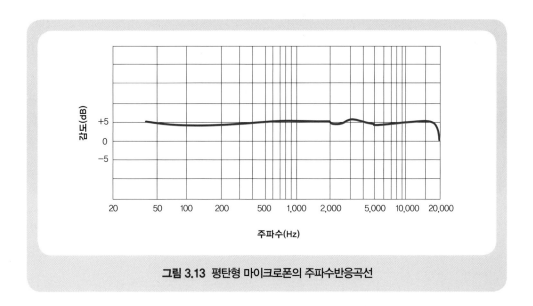

그림 3.13 평탄형 마이크로폰의 주파수반응곡선

어졌을 때에 이에 반응하는 주파수별 마이크로폰의 감도특성을 마이크로폰의 주파수특성이라고 한다. 이 주파수특성을 그래프로 나타낼 수 있는데, x축은 주파수를, 그리고 y축은 주파수에 따른 출력(음압레벨)을 표현한다. 이를 마이크로폰의 주파수반응곡선(frequency response curve)이라고도 부른다.

　마이크로폰의 주파수반응특성을 통해 평탄형과 변형형 마이크로폰으로 나눌 수 있다. 첫 번째, 평탄형 마이크로폰의 경우에는 모든 주파수대역에서 음압레벨의 차이가 크지 않기 때문에 〈그림 3.13〉처럼 대체로 평탄한 주파수반응특성을 갖는다. 이러한 형태의 마이크로폰은 음악이나 합창 등과 같은 일반적인 청취환경에서 고품질의 음질을 얻기 위해 사용된다.

　두 번째의 변형형 마이크로폰은 각각의 특수한 목적에 적합하도록 주파수반응특성을 조정하여 사용된다. 예를 들면, 보청기와 같이 음성만을 주로 청취하고자 하는 경우에 외이도에서 발생하는 공명을 주파수반응특성에 인위적으로 반영한다. 만약 보청기를 착용하면 외이도가 짧아져서 외이도 공명이 더 높은 주파수에서 일어난다. 따라서 보청기를 사용하지 않는 건청인의 청각특성과 유사한 조건을 만들기 위하여 3~5kHz 주변이 다소 강조된 주파수반응특성을 사용한다(그림 3.14).

　보청기에서 가장 많이 사용되는 변형형 마이크로폰들 중에 하나가 일렉트릭 마이크로폰이다(그림 3.3). 일렉트릭 마이크로폰에서 주파수특성을 기구적으로 조정하는 방법은 크게 두 가지가 있다. 첫 번째, 〈그림 3.3〉에 있는 공기구멍에 의한 저음역의 감쇠이다. 다시 말하면, 진동판을 경계로 위쪽과 아래쪽 공간들의 공기압력을 동일하게 만들기 위하여 공기의 통로가 존재한다. 이 공기구멍을 통해 소리가 이동하는 과정에서 저음의 강도가 줄어든다. 다시 말하면, 이 공기구멍이 일종의 기계적인 저음억제필터의 역할을 하는 것이다. 이 공기구멍의 크기와 길이에 따라서 저음에 대한 마이크로폰의 주파수반응특성이 달라질 수 있다. 예를 들면, 공기구멍의 크기가 클수록 저음의 감소량이 커질 뿐만 아니라 음압의

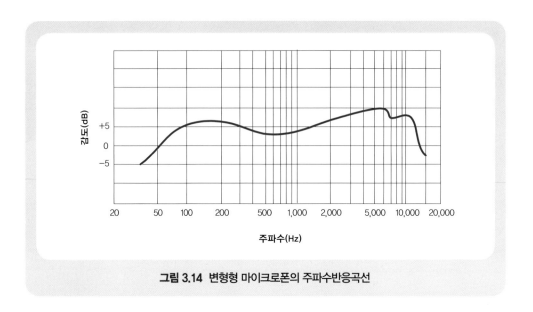

그림 3.14 변형형 마이크로폰의 주파수반응곡선

감소가 발생하는 주파수대역이 넓어진다. 〈그림 3.15〉에서 보여주는 전형적인 일렉트릭트 마이크로폰의 주파수반응곡선에서 500Hz 이하에서의 감도가 떨어지는 이유이다.

두 번째는 마이크로폰의 외형적인 형태에 의해 4~10kHz의 감도를 증가시키는 것이다 (그림 3.15). 위에서 설명했던 것처럼 이는 보청기를 착용하였을 때에 외이도 공명효과를 인위적으로 만들기 위한 특성이다. 이를 이해하기 위해서는 헬름홀츠 공명기를 알아야 한다. 헬름홀츠 공명기(Helmholtz resonator, 그림 3.16)는 주둥이를 가진 일종의 병처럼 생각할 수 있다. 이 병의 주둥이에 90°의 각도로 바람을 불어넣으면 '붕~'하는 소리가 만들어진다. 이처럼 병(헬름홀츠 공명기)에서 소리가 발생하는 현상을 헬름홀츠 공명이라고 한다. 따라서 공명을 일으키는 주파수는 병의 체적(V)과 주둥이의 길이(ℓ_0) 및 단면적(S)에 의해 아래의 식처럼 달라진다.

$$f_0 = (c/2\pi)/(S \cdot \ell'/V)^{1/2}$$

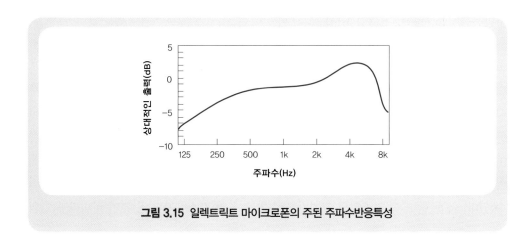

그림 3.15 일렉트릭트 마이크로폰의 주된 주파수반응특성

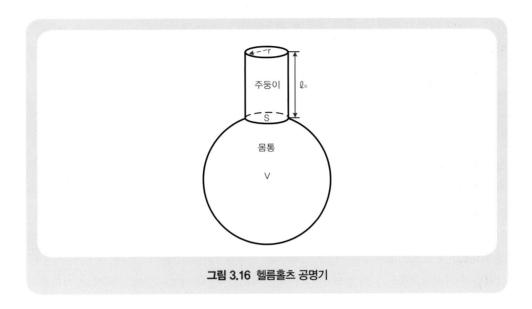

그림 3.16 헬름홀츠 공명기

여기서 ℓ'는 $1.3 \times r \times \ell_0$이고 c는 음속이다.

보청기용 마이크로폰의 기구 모양도 헬름홀츠 공명기와 정확하게 일치하지는 않지만, 공명기의 모양이 다소 변형된 헬름홀츠 공명기처럼 취급할 수 있다(그림 3.16). 따라서 음구를 비롯하여 케이스의 모양을 헬름홀츠 공명기에 대응시키면, 이들의 크기변화로 인하여 공명주파수의 조정이 가능해진다. 따라서 현재에는 이들의 크기와 형태의 조정을 통하여 외이도 공명에 해당하는 주파수대역을 약 5dB 정도 높여준다(그림 3.15). 예를 들어, 음구의 단면을 넓히는 대신에 길이를 줄이면 공명주파수가 높아지는 가운데 공명을 일으키는 주파수대역이 넓어진다. 그러나 음구를 얇고 길게 만든다면 공명주파수가 저음 쪽으로 이동하는 가운데 공명주파수 이상의 주파수에서는 음압레벨이 급격하게 감소한다. 〈그림 3.15〉에서는 마이크로폰의 기구인 케이스의 형태에 의해 헬름홀츠 공명이 약 5kHz 근처에서 발생하도록 하는 가운데 공기구멍에 의해서 약 500Hz 이하의 출력이 억제되는 것을 보여준다.

〈그림 3.15〉에서 2kHz 이하의 주파수에 대한 출력을 높이고자 할 경우에는 위에서 설명한 공기통로와 마이크로폰의 기구 모양을 통하여 조정할 수 있는 전기적인 필터를 이용하고 있다. 그러나 전기적인 필터를 사용하여 마이크로폰의 주파수특성을 완벽하게 조정할 수 있는 것은 아니며 오히려 마이크로폰의 내부잡음이 더 커지는 경우도 있다.

4) 감도

마이크로폰이 소리를 얼마나 잘 전기신호로 전환하는지에 대한 정보가 필요할 때가 있다. 다시 말하면, 1,000Hz의 순음을 일정한 크기(=1μbar)로 마이크로폰에 입력시켰을 때에 출력된 전압이 dB로 표시된 것을 감도(sensitivity)라고 한다. 이는 각각의 마이크로폰에 대한 성능을 평가할 수 있는 일종의 기준으로서 1μbar의 압력은 마이크로폰과 입술이 약 20cm 정도 떨어졌을 때의 음압이다. 그러나 마이크로폰의 감도를 측정할 때에 입력되는 기준압력이 규격에 따라서 다를 수 있기 때문에 조심하여야 한다. 예를 들면, 기준압력을 1μbar가 아닌 1Pa을 사용하는 경우가 있다. 일반적으로 보청기에 사용되는 마이크로폰에서는 1Pa당 약 0.16mV의 감도를 갖는다. 이는 70dB SPL의 크기를 갖는 소리가 약 1mV의 전압을 마이크로폰에서 출력하는 것과 같다.

5) 거리계수

소리를 발생시키는 음원과 무지향성 마이크로폰 사이의 거리를 1m로 유지한다. 이때에 무지향성 마이크로폰에서는 특정한 전압을 출력하게 된다. 동일한 음원과 청취조건을 유지하는 가운데 무지향성 마이크로폰을 지향성 마이크로폰으로 교체하였다. 이때에 무지향성 마이크로폰을 사용하였을 때와 동일한 출력을 얻을 수 있는 거리가 존재할 것이며 이를 거리계수(distance factor)라고 부른다. 거리계수를 지향성 마이크로폰의 종류별로 살펴보면 단일지향성 마이크로폰은 1.7, 슈퍼 카디오이드 마이크로폰은 1.85, 그리고 하이퍼 카디오이드 마이크로폰의 경우에는 2.0이 된다. 만약 하이퍼 카디오이드 마이크로폰을 사용하면 음원과 마이크로폰 사이의 거리가 2배가 될 때에 무지향성 마이크로폰을 사용할 때와 동일한 출력을 얻을 수 있다는 것이다. 이는 마이크로폰의 지향각이 좁아질수록 정면에 대한 감도가 높아지기 때문이다. 실제적으로 단일지향성 마이크로폰을 사용하면 무지향성에 비하여 옆에서 들어오는 소리는 약 1/3로, 그리고 뒤에서 들어오는 소리는 약 1/7로 감소한다.

6) 지향지수

지향성 마이크로폰의 정면(0°)에 대한 감도로부터 6dB이 감소하는 각도가 정면의 좌측과 우측에 존재한다. 이때에 좌측에서 우측까지의 각도를 지향각(directional angle, beam width)이라고 부른다. 그리고 정면에서의 음압레벨을 마이크로폰이 무지향성이라고 가정하였을 경우의 평균음압레벨로 나눈 값을 지향계수(directional factor, Q)라고 한다.

지향계수(Q) = 정면에서의 음압레벨 / 무지향성이라고 가정한 경우의 평균 음압레벨

무지향성 마이크로폰의 경우에는 지향계수(Q)가 1이 되고, 지향각이 좁아질수록 지향계수는 커진다. 지향계수는 주파수에 따라서 변하고 숫자의 형태로 표시된다. 지향계수를 dB 단위로 표시한 것을 지향지수(directional index, DI)라고 부르는데, 이는 마이크로폰의 감도에 직접적으로 관련된다.

지향지수(DI) = 10logQ

무지향성 마이크로폰에서는 모든 방향의 감도가 동일하기 때문에 지향지수가 0dB이 된다. 만약 어떤 지향성 마이크로폰의 지향지수가 10dB이라고 가정하면, 이 마이크로폰은 무지향성 특성을 가질 경우에 비하여 정면의 감도가 10dB 높아진다는 것을 의미한다. 여러 개의 마이크로폰을 사용하는 보청기용 마이크로폰의 지향지수는 12~14dB인데, 마이크로폰이

무지향적 특성을 가질 때에 비하여 정면에서의 감도가 12~14dB만큼 높아졌음을 말한다.

보청기에서 마이크로폰의 지향지수는 보청기의 위치에 따라서 변할 수 있다. 보청기를 착용할 경우에 저음에 대한 지향지수는 −1dB 정도이며, 고음에서는 보청기의 위치에 따라서 0~2dB 사이에 놓인다.

7) 기타

(1) 내부잡음

보청기에서 내부적으로 잡음이 발생하는 것을 피할 수는 없다. 이 신호는 음압에 의한 진동판의 비정상적인 기계적 운동과 마이크로폰에 들어있는 증폭기에 의해 발생한다. 이처럼 마이크로폰 자체에서 발생하는 내부잡음의 크기는 매우 작지만 전기신호가 보청기의 증폭기에 의해 증폭되어 잡음으로 들리는 경우가 있다. 특히, 저음에 해당하는 주파수대역의 출력을 급격히 감쇠시키기 위하여 음향적인 내부경로를 사용하는 마이크로폰의 경우에서 크게 나타난다.

(2) 외부 진동

만약 사람의 움직임에 의해 마이크로폰이 흔들린다고 가정하여 보자. 마이크로폰에 들어있는 진동판은 이 흔들림에 의해 진동할 것이고, 그 결과로서 마이크로폰의 흔들림과 일치하는 주파수와 크기의 전기신호(=전압)가 출력된다. 이처럼 마이크로폰의 흔들림은 상자형 보청기의 케이스가 옷에 의해 문질러질 때의 진동이나 바닥이 딱딱한 곳에서 뛸 때에 발생하는 진동을 일종의 예로 들 수 있다. 다른 예로서, 보청기의 리시버에 입력된 전기신호는 소리의 재생과 보청기 외형의 진동을 동시에 유발시킨다. 특히 리시버에서 나오는 높은 출력이나 리시버 자체의 진동으로 인해 보청기의 외형이 2차적으로 진동하고, 이 진동이 다시 마이크로폰으로 전달되는 경우가 있다. 이처럼 마이크로폰으로 다시 되돌아간 진동은 주로 저주파수의 음향되울림(acoustic feedback)을 발생시키는 원인이 된다. 이 음향되울림 현상은 마이크로폰과 리시버 모두의 위치 또는 이들 중에서 어느 하나의 위치를 약간 변경하거나 다시 설치하면 대부분 없어진다.

(3) 마이크로폰과 리시버의 위치변경

음향되울림 현상은 마이크로폰과 리시버의 위치가 이동되었을 경우에도 발생하는데 크기가 작은 귓속형 보청기(ITE, ITC, CIC)에서 쉽게 발생한다. 이때에 발생되는 음향되울림의 주파수는 커플러 측정에 의한 주파수반응곡선에서 알 수 있다. 다시 말하면, 주파수반응곡선에 나타나는 피크(위로 올라온 부분)들을 분석하면 음향되울림을 일으킬 수 있는 높은 이득의 주파수를 찾을 수 있다. 따라서 음향되울림을 일으키는 주파수의 이득을 감소시키거나 마이크로폰과 리시버 모두의 위치 또는 이들 중에서 어느 하나의 위치를 약간 변경시키면 없어진다.

(4) 바람소리

마이크로폰에서는 내부잡음이 발생할 뿐만 아니라 말소리의 명료도를 크게 떨어뜨릴 수 있는 여러 요소들이 있다. 대표적인 예로서 실내의 반사음에 의해 만들어지는 잔향음을 비롯하여 소음 등을 들 수 있다. 이 소음들 중에는 바람에 의해 만들어지는 소리가 있다. 바람이 불 때에 만들어지는 바람소리 자체보다는 오히려 바람이 머리, 귓바퀴 또는 보청기의 마이크로폰에 부딪쳐 발생하는 소음이 더 크게 어음명료도를 낮출 뿐만 아니라, 마이크로폰에 과대한 입력(overload)으로 작용할 수도 있다. 만약 바람이 마이크로폰의 진동판에 부딪치면 이로 인하여 저음과 중음의 소리가 만들어진다. 바람의 강도가 강하지 않아도 높은 음압레벨을 갖는 소음이 만들어지기도 한다.

보청기에서 바람에 의한 소음의 발생을 억제하기 위해 다음과 같은 방법들을 사용한다.

- 보청기의 음구를 바람의 흐름으로부터 멀리 띄운다.
- 마이크로폰의 음구에 플라스틱 폼으로 만들어진 윈드 마스크(wind mask)를 씌운다.
- 고막 보청기(CIC)처럼 마이크로폰을 외이도의 깊숙한 곳에 위치시켜 바람의 영향을 줄인다.
- 마이크로폰의 음구를 크게 만드는 가운데 윈드 마스크를 사용한다. 이때에 진동판의 여러 위치에서 만들어진 바람소리에 의한 음압은 서로 상쇄간섭을 일으켜 줄어든다. 만약 음구가 작으면 음압의 상쇄간섭이 발생하지 않는다.
- 여성의 경우에 얇은 스카프를 머리에 쓰면 바람이 마이크로폰에 도달하는 것을 방지할 수 있다.

2. 증폭기

1) 아날로그 증폭기의 특성

청력손실에 의해 난청이 발생하였을 경우에 작은 소리를 정상적으로 잘 알아듣지 못할 수 있다. 이런 경우에 소리를 더 크게 만들어주어 그 소리를 인식할 수 있도록 해주는 일종의 음성확성장치가 바로 보청기이다. 실제로 보청기에서도 소리의 확성에 직접적으로 관여하는 부품이 바로 증폭기이다. 마이크로폰에서 소리가 전기신호로 바뀐 다음에 그 전기신호가 입력될 때보다 더 큰 출력이 되도록 만들어주는 장치가 바로 증폭기(amplifier)이다. 이처럼 전기신호를 더 크게 만드는 데 필요한 전기에너지를 증폭기가 스스로 발생시키는 것은 아니고 건전지로부터 공급받는다. 요즘에 많이 사용되는 보청기의 증폭기에는 여러 개의 트랜지스터(transistor)들이 하나로 묶여진 집적회로(IC)가 사용되어 많은 기능들이 추가되었다. 하나의 트랜지스터만 사용하는 증폭기의 경우에는 전기신호를 증폭하는 기능 외에 다른 기능을 갖지 못한다.

증폭기가 전기신호를 증폭시키는 방법에는 세 가지가 있다. 첫 번째는 정전류 방식으로서 전류를 일정하게 유지하는 가운데 전압을 증폭시킨다. 반면에 두 번째는 전압을 일정하게 유지하는 가운데 전류를 증폭하는 정전압 방식이다. 가장 일반적으로 사용되는 세 번째 방식은 전압과 전류를 모두 증폭시키는 것이다.

지금까지 설명한 것처럼 마이크로폰에 입력된 전기신호를 증폭하는 장치는 주증폭기(power amplifier)라고 부른다. 그러나 마이크로폰의 내부에도 전기신호를 증폭하는 전치증폭기(pre-amplifier)가 있다. 이처럼 전치증폭기가 별도로 필요한 이유는 마이크로폰에서 변환된 전기신호가 매우 약해 신호대잡음비(SNR)가 매우 좋지 않기 때문이다. 작은 전기신호의 신호대잡음비를 높여주는 전치증폭기로서 전기장에 의해 전류를 제어하는 FET 증폭기가 많이 사용된다.

(1) 증폭기의 구조

실제로 증폭기의 전기회로가 완성되기 위해서는 트랜지스터를 비롯하여 다이오드와 콘덴서 같은 여러 개의 전기소자들이 필요하다. 이들을 이용하여 증폭기의 전기회로를 어떤 방식으로 구성하느냐에 따라서 그 특성이 달라진다. 예를 들어, 증폭기의 특성은 크게 증폭량, 주파수대역, 입력과 출력의 임피던스 그리고 등급(class) 등으로 설명된다. 여기서 보청기에서 사용하는 증폭기의 등급에 따른 특성은 다음과 같다.

● A급

회로구성이 가장 간단한 형태이지만 입력신호가 없어도 항상 일정한 전류가 트랜지스터의 컬렉터 전극에 흐르기 때문에 효율이 25% 정도로 매우 낮은 수준이다. 그러나 왜곡이 매우 적어서 음질이 좋기 때문에 고급형 보청기에 사용되었지만 낮은 효율로 인해 건전지의 소모량이 커서 지금은 많이 사용하지 않는다.

● B급

2개의 트랜지스터를 조합하여 만든 증폭기로서 푸시풀(push-pull) 증폭기라고도 부른다. 다시 말하면, 하나의 트랜지스터가 밀면(push), 다른 트랜지스터는 그를 당기는(pull) 방식으로 작동하기 때문에 2배 이상의 출력이 만들어진다. 그리고 컬렉터 전극에 전류가 항상 흐르지 않기 때문에 효율이 약 78% 정도로 증가하고 열도 적게 발생한다.

푸시풀 증폭기는 트랜지스터가 상하에서 동작하기 때문에 트랜지스터 특성들이 이어지는 부분에서 크로스오버 왜곡(crossover distortion)이 발생하기 쉬우며 용량이 큰 콘덴서가 필요하여 보청기를 작게 만들기가 어렵다.

● AB급

A급과 B급의 중간에 해당하는 증폭기이다. A급에서와 같이 부하 전류를 완전히 흘려보내는 것이 아니고 약간의 전류만을 두 소자에 보내기 때문에 효율이 50%까지 증가한다. 다시 말하면, 입력이 없을 때의 소비전력이 무시할 수 있을 정도로 감소하여 효율이 증가한다.

그리고 B급에서의 비선형이 제거됨과 동시에 전기회로가 대칭으로 설계되어 짝수 차수의 배음들이 서로 상쇄되기 때문에 왜곡이 크게 감소한다.

● D급

D급 증폭기는 마치 디지털 회로처럼 알려진 경우가 있는데 엄밀히 말하면 디지털 회로가 아닌 스위칭파워(switching power) 방식의 회로이다. 출력소자는 각 사이클 동안에 최소한 두 번의 스위칭을 on/off 한다. 이론적으로 출력소자가 완전히 on되거나 off되면 전력소비가 없기 때문에 D급의 증폭기는 이론적으로 100%(실제로는 90%)의 효율을 갖는다.

   보청기에 사용되는 A급, B급 그리고 D급 증폭기에서의 최대이득, 고음에서의 평균최대출력과 소비전류는 〈표 3.1〉과 같다.

(2) 출력

마이크로폰을 통해 나온 작은 전기신호가 증폭기에서 증폭된다. 이처럼 증폭기에서 나오는 증폭된 신호를 출력(output)이라고 한다. 증폭기의 출력은 dB SPL로 나타내는데, 최대파워출력(Maximum Power Output, MPO), 포화음압레벨(Saturation Sound Pressure Level, SSPL), 출력음압레벨(Output Sound Pressure Level, OSPL) 등을 제시하는 데 사용된다(뒤에서 다시 자세히 설명).

(3) 이득

증폭기에서 이득(gain)이란 증폭기로 들어간 입력과 증폭기에서 나온 출력 사이의 차이를 말한다. 예를 들면, 50dB SPL의 신호가 증폭기에 입력되어 80dB SPL로 출력되었다면 80dB SPL에서 50dB SPL을 뺀 30dB이 이득이 된다. 이득은 dB SPL이 아닌 dB로 간단히 나타내며 출력과는 다른 의미를 갖는다. 주파수에 따라서 난청인의 청력손실 정도가 다른 것처럼 증폭기에서의 이득이 주파수에 따라서 다를 수 있다. 따라서 평균최대이득(average maximum gain)으로 보청기의 이득을 표현하고 있다. 이득의 정도는 볼륨에 의하여 조정되는데, 가장 오른쪽으로 최대한 돌렸을 때에 최대이득(peak 또는 full-on gain)이 된다.

표 3.1 각 증폭기에서의 최대이득, 고음에서의 평균최대출력과 소비전류[8]

증폭기	최대이득(dB)	고음에서 평균최대출력(dB SPL)	소비전류(mA)
A	45	116	75
B	55	125	63
D	50	120	59

(4) 정점절단과 왜곡

증폭기의 출력을 증가시키기 위해서는 크게 두 가지 방법이 있다. 첫 번째는 이득을 일정하게 고정하고 증폭기의 입력을 증가시키는 것이다. 두 번째는 입력을 일정하게 고정하고 이득을 높이는 것이다. 이처럼 증폭기의 입력이나 이득을 높이면 출력이 증가하는데 이들을 지속적으로 높인다고 해서 출력이 계속해서 증가하는 것은 아니다. 〈그림 3.17〉에서 보여주는 것처럼 입력이 a일 때까지는 출력이 선형적으로 증가한다. 그러나 a를 지나면서 증폭기의 출력이 다소 비선형적으로 증폭되다가 입력이 b에 도달하면 출력이 최대(=건전지의 전압)가 된다. 뿐만 아니라 왜곡의 발생도 급격하게 증가하기 시작하는 것을 볼 수 있다. 그 이후부터는 입력이 더 크게 증가한다고 해도 출력이 오히려 감소하는 것을 볼 수 있다. 따라서 모든 증폭기에서는 〈그림 3.17〉에서와 같이 특정한 출력에서 포화 현상이 일어난다. 이처럼 증폭기의 입력이나 이득을 높여도 출력이 더 이상 증가하지 않고 고조파 왜곡만 증가하는 현상을 정점절단(peak clipping)이라고 한다.

한 예로서, 증폭기에 입력되는 신호의 크기에 따라서 정점절단의 발생여부에 의한 출력파형들을 〈그림 3.18〉에서 보여준다. 증폭기에 매우 큰 전압을 갖는 정현파(sine wave)가 입력되었을 때에 정점절단현상이 발생하는데, 이를 간단히 클리핑이라고도 부른다. 정현파의 피크부분이 입력될 때와는 다르게 절단되어 정현파의 파형이 그대로 보존되지 못하는 것을 볼 수 있다. 이처럼 〈그림 3.18〉에서 점선으로 표시된 정현파의 곡선이 아닌 직선 형태의 신호성분이 만들어지는데, 이는 원래의 입력신호에 존재하지 않는 신호성분이다.

직선으로 변한 신호성분으로 인하여 증폭기로 입력된 원래의 신호는 왜곡이 발생한다. 이처럼 정점절단에 의해 입력신호의 주파수에 정수배가 되는 고조파 왜곡(harmonic distortion)과 입력신호가 2개 이상의 주파수 성분을 갖는 복합음 때문에 혼변조 왜곡

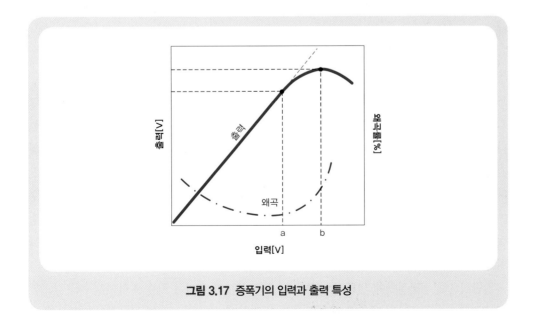

그림 3.17 증폭기의 입력과 출력 특성

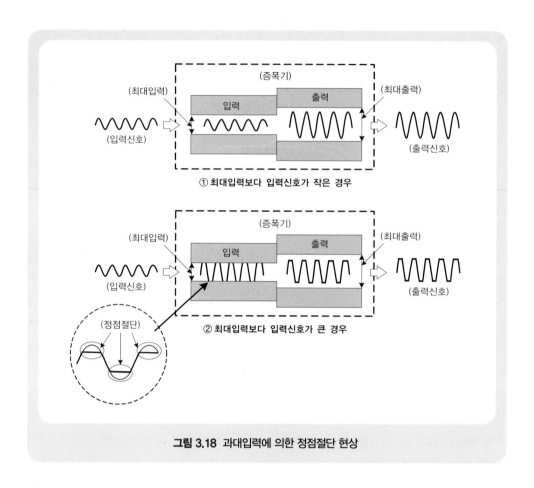

그림 3.18 과대입력에 의한 정점절단 현상

(intermodulation distortion)도 함께 발생할 수 있다. 실제로 말소리에는 순음이 아닌 100~8,000Hz 사이의 여러 주파수 성분들이 동시에 존재하기 때문에 고조파 왜곡과 혼변조 왜곡이 동시에 발생할 수 있다. 이러한 왜곡들은 증폭기만이 아니라 마이크로폰과 리시버 에서도 발생하는데 주로 리시버에 많이 일어난다.

① 고조파 왜곡

모든 증폭기는 정점절단현상의 유무와 관계없이 다소간의 고조파 왜곡을 발생시킨다. 그러나 과대입력이나 이득에 의해 정점절단현상이 발생하면 고조파 왜곡은 매우 크게 증가한다. 어떤 말소리가 여러 개의 기본주파수 성분들로 구성되어 있다고 하자. 이때에 각각의 기본주파수 성분들에 대하여 여러 개의 배음들이 발생하는데 이를 고조파 왜곡이라고 한다. 만약 입력신호가 대칭적으로 정점절단을 일으킨다면 이때에는 기본주파수의 홀수 차수 (예 : 3차, 5차, 7차 등)에 해당하는 성분들의 고조파만 만들어진다. 그러나 입력신호의 정점절단이 비대칭적으로 만들어지면 기본주파수의 대한 모든 배음(예 : 2차, 3차, 4차 등)들이 발생된다.

일반적으로 정점절단에 의해 발생하는 고조파 성분의 세기는 차수가 높아질수록 감소한다. 2차와 3차 고조파의 세기(intensity)가 가장 강하게 나타나는 것이 일반적이기 때문에 고조파의 강도를 2차와 3차의 세기만으로 표현하는 경우도 있지만 모든 고조파의 세기를 더한 후에 기본주파수가 갖는 세기와 상대적으로 비교하여 표시하는 경우가 있다. 이를 전체조화왜곡률(Total Harmonic Distortion, THD)이라고 부르며 아래의 식에 의해 계산할 수 있다. 여기서, I_1, I_2, I_3는 기본주파수와 2차 그리고 3차 배음성분의 세기를 말한다.

$$THD(\%) = [(I_2^2 + I_3^2 + ...)^{1/2} / I_1] \times 100$$

전체조화왜곡률(THD)이 10% 이상이 되면 보통 사람들이 소리의 왜곡을 감지할 수 있다. 따라서 고조파에 의한 전체조화왜곡률이 10%를 넘지 않는 것이 바람직하다. 만약 전체조화왜곡률이 10%보다 커지면 말소리와 같이 듣고자 하는 목적음의 음질과 명료도가 크게 감소한다. 그러나 10%를 넘는 전체조화왜곡률이 항상 문제가 되는 것은 아니다. 심도의 청력손실을 갖는 난청인의 경우에는 주파수에 대한 해상도가 경도에서 고도 사이의 청력손실을 지닌 난청인에 비하여 감소한다. 이러한 특징은 왜곡을 감지하는 능력도 그들에 비하여 떨어진다는 것을 의미한다. 따라서 압축방식의 보청기에 비하여 정점절단으로 인한 고조파 왜곡을 활용하여 최대출력(OSPL90)을 순음에서는 3dB, 그리고 말소리에서는 9dB 정도를 일부의 심도난청인들을 위해 실제로 높일 수가 있다.

정점절단에 의해 발생한 고조파 성분들 중에서 짝수차 배음성분보다는 홀수차 배음성분들이 사람의 감성을 더 불쾌하게 만든다. 그 결과로서 2차 배음성분보다는 3차 배음성분이 청각에 좀 더 강렬하게 작용한다. 한 예로서, 2차 배음성분이 많은 음악에 비하여 3차 배음성분이 상대적으로 많은 말소리를 통해서 소리의 왜곡정도를 파악하기가 쉽다. 그리고 낮은 차수의 배음들보다도 높은 차수의 배음들이 더 불쾌한 느낌을 준다. 이러한 청각특성으로 인하여 전체조화왜곡률이 동일하다고 하여도 고조파 배음성분의 종류에 따라서 다른 느낌을 줄 수 있다.

② 혼변조 왜곡

말소리와 같이 2개 이상의 주파수 성분들로 구성된 소리가 정점절단을 일으키면 고조파 왜곡과 더불어 혼변조 왜곡도 발생할 수 있다. 여기서 혼변조 왜곡이란 2개의 주파수 성분(f_1, f_2)들이 여러 형태로 서로의 주파수가 더해지거나(예 : f_2+f_1, f_2+2f_1, f_2+3f_1 등) 빼진(예 : f_2-f_1, f_2-2f_1, f_2-3f_1 등) 새로운 주파수를 갖는 소리의 발생으로 인한 왜곡이다. 이때의 주파수는 원래의 입력신호를 구성하는 기본주파수와 아무런 배음의 관계를 갖지 않기 때문에 고조파 왜곡보다 더 큰 불쾌감을 일으킨다. 실제로 혼변조 왜곡률이 약 3% 정도라고 하여도 10%의 전체 고조파왜곡률을 갖는 고조파 왜곡보다도 사람의 청각에 더 큰 불쾌감을 발생시킬 수 있다.

혼변조 왜곡의 경우도 고조파 왜곡처럼 무조건 나쁜 것은 아니다. 아직까지 완벽하게 입증된 것은 아니지만 혼변조 왜곡성분으로 인하여 고음의 존재를 인식한다는 주장도 있다. 다시 말하면, 저음과 고음성분이 동시에 존재하면 이들 사이의 주파수 차이를 갖는 저음성분이 혼변조 왜곡에 의해 만들어진다. 비록 고음에 대한 청력손실로 인하여 고음성분을 직접적으로 인식하지는 못하지만 혼변조 왜곡에 의해 발생한 저음성분의 지각으로 인하여 고음의 존재를 대뇌에서 짐작하게 만든다는 이론이다. 지금까지 이러한 주장을 확실하게 입증시켜 줄 수 있는 자료가 많지 않은 가운데 많은 연구들이 지속적으로 진행되고 있다.

(5) 출력 방식

보청기는 주로 증폭기와 리시버의 특성에 의하여 전자기기적인 기능측면에서의 최대출력이 결정된다. 예를 들어, 증폭기에 입력되는 전기신호가 지나치게 크면 정점절단이 발생하여 고조파 왜곡이 일어난다. 일반적으로 증폭기에서 정점절단을 일으키지 않을 정도의 입력과 이득의 크기에 의해 최대출력이 결정된다. 그리고 증폭기에서 출력된 신호의 크기가 리시버에서 과대할 경우에는 리시버에 고장을 발생시킬 수도 있다. 이와 같이 결정된 전자기기의 기능적 측면에서의 최대출력이 난청인의 불쾌역치를 기초로 한 임상적인 측면에서의 최대출력보다 높아야만 한다. 그 결과로서 각 난청인의 불쾌역치에 따른 임상적인 최대출력을 기능적 최대출력 이하에서 적절하게 결정할 수 있는 방법으로 출력제한방식과 압축제한방식이 있다.

① 출력제한방식

증폭기에서 출력이 일정한 수준(예 : 난청인의 불쾌수준을 고려한 최대출력)을 초과하지 못하도록 제한하는 방식이다. 이때의 출력제한은 실제로 마이크로폰에서 입력되는 과대한 입력이나 보청기의 이득으로 인해 발생하는 것이 아니고, 보청기의 기능적 최대출력보다 낮은 음압레벨에서 보청기의 출력을 정점절단방식으로 제한하기 때문에 왜곡이 발생하지 않는다. 이와 같은 방식으로 출력을 제한하는 음향기기를 리미터(limiter)라고 부른다.

〈그림 3.19〉처럼 과대한 입력이 들어오는 경우를 하나의 예로 살펴보자. 증폭기에서 받아들일 수 있는 최대입력보다 큰 신호(그림 3.19①)가 리미터에 들어가면, 리미터에 설정된 제한역치(limiting threshold) 이상의 신호성분을 없앤 신호(그림 3.19②)가 리미터에서 출력되어 증폭기로 입력된다. 이처럼 증폭기의 입력단 앞에 위치하고 있는 리미터에 의해 처리된 입력신호의 크기가 증폭기의 최대입력보다 작기 때문에 정점절단을 일으키지 않는다. 그리고 증폭기에서 출력된 신호의 크기가 리시버에서 받아들일 수 있는 최대입력보다 클 경우를 대비하기 위하여 리시버의 입력단 앞(=증폭기의 출력단 이후)에도 리미터를 설치하여 리시버의 입력을 조정하기도 한다. 리미터를 사용하여 입력이나 출력을 제한하면 리시버를 통해 나오는 소리의 출력이 크게 감소하며 음질도 크게 달라질 수 있다. 〈그림 3.19〉와 같이 입력과 출력을 정점절단방식으로 제한하는 출력제한방식(output limiting)은 선형보청기에 많이 사용되어 왔다. 선형증폭기의 의미는 보청기의 출력을 출력제한방식으로 제한하는 것과 동일하다고 생각할 수도 있다.

전음성 난청의 경우에는 모든 입력의 크기에 대해 동일한 이득을 제공하는 선형방식의 증폭기를 사용해도 보청기의 착용효과가 크게 줄어들지 않을 수 있다. 내이와 청각신경

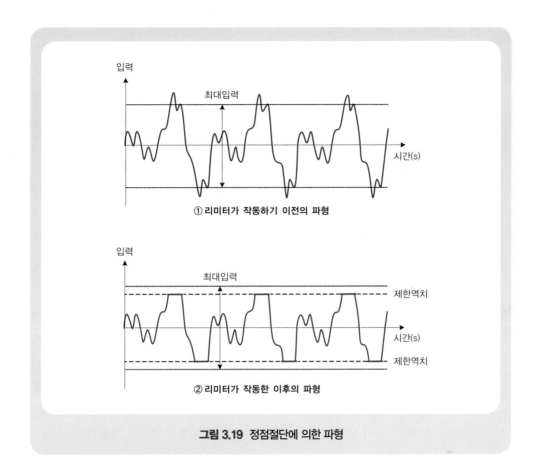

그림 3.19 정점절단에 의한 파형

의 기능이 정상적인 전음성 난청의 경우에는 소리의 크기를 높여만 주어도 소리의 인식에 큰 도움이 될 수 있기 때문이다. 그리고 소리의 크기를 높여주면 전음성 난청인의 불쾌수준(UCL)도 그만큼 같이 높아지기 때문에 역동범위가 크게 변하지는 않는다. 따라서 〈그림 3.20〉에서와 같이 모든 크기의 소리에서 동일한 이득(ⓐ = ⓑ = ⓒ = ⓓ = ⓔ)을 제공할 수

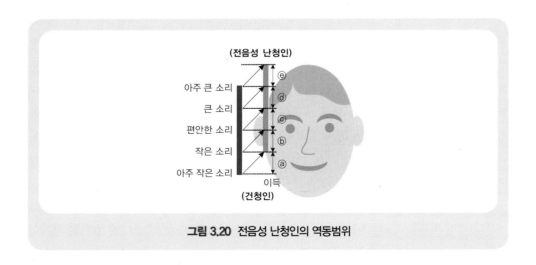

그림 3.20 전음성 난청인의 역동범위

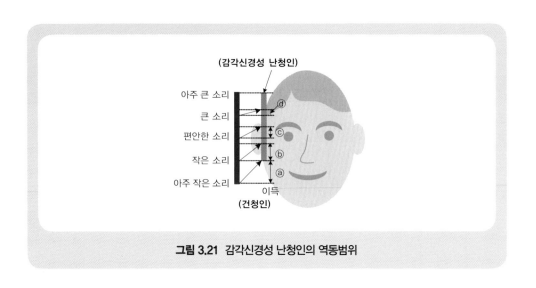

그림 3.21 감각신경성 난청인의 역동범위

있다. 다만 이때의 불쾌수준이 보청기가 갖는 기능적 최대출력보다는 낮아야만 한다. 만약 전음성 난청인의 불쾌수준이 보청기의 기능적 최대출력보다 높으면 보청기에서 출력할 수 있는 임상적 최대출력을 보청기의 기능적 최대출력보다 약 5dB 정도 낮게 설정하여야 정점 절단에 의한 고조파 왜곡의 발생을 억제할 수 있다. 여기서 보청기의 기능적 최대출력은 보청기가 전자기기적으로 갖는 최대출력을 말하는 반면에, 보청기의 임상적 최대출력은 각 난청인의 불쾌역치에 따라서 보청기에서 출력할 수 있는 최대한의 출력을 의미한다.

② 압축방식
전음성 난청과는 달리 감각신경성 난청을 가진 경우에는 역동범위가 좁아진다(그림 3.21). 이런 경우에 작은 소리부터 큰 소리까지 모든 소리를 듣기 위하여 선형적으로 소리의 크기를 증폭시키면, 큰 소리의 경우에 불쾌역치(UCL)를 넘어갈 수 있다. 따라서 모든 크기의 소리를 쾌적하게 듣기 위해서는 작은 소리는 청력역치 이상으로 좀 더 많이 증폭하고 큰 소리는 불쾌역치를 넘어가지 않도록 조금만 증폭하여야 한다. 다시 말하면, 작은 소리와 큰 소리 사이의 증폭이득을 〈그림 3.21〉에서와 같이 ⓐ>ⓑ>ⓒ>ⓓ>ⓔ처럼 달리하여, 감각신경성 난청으로 인해 발생한 좁은 역동범위 안에 크기가 다른 모든 소리를 들려주어야 한다. 작은 소리에 비하여 큰 소리의 이득을 감소시키는 증폭방식으로서 입력이 커질수록 증폭률이 감소하는 것을 압축(compression)방식이라고 한다(증폭기의 이득을 실제로 압축하여 **줄였다는 의미**). 큰 입력신호에 대한 증폭이득을 압축(감소)하는 방식은 입력과 출력 사이의 이득을 모든 입력에서 동일(선형적)하게 적용하지 않는 비선형증폭기의 대표적인 경우이다. 이처럼 압축방식에 의한 비선형증폭기를 압축기(compressor) 또는 자동이득조절장치(Automatic Gain Control, AGC)라고도 부른다.

큰 신호가 비선형증폭기에 입력되었을 때에 자동이득조절장치(AGC)에서 압축이 작동하는 기본적인 원리를 〈그림 3.22〉에서 보여준다. 압축방식의 비선형증폭기에 입력된 전기신호를 〈그림 3.22〉의 F에서 신호레벨감지장치(level-detecting device)로 보낸다. 그러면 마

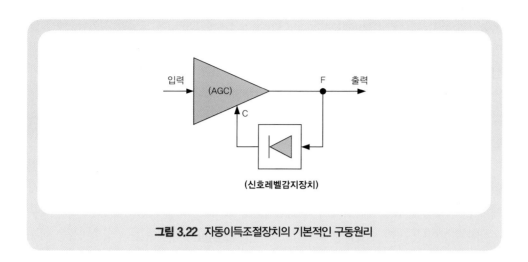

그림 3.22 자동이득조절장치의 기본적인 구동원리

이크로폰으로부터 입력된 큰 소리신호를 자동이득조절장치에서 어느 정도로 압축할 것인가에 대한 정보가 들어있는 제어신호(control signal)를 신호레벨감지장치에서 자동이득조절장치의 C에 보내게 된다. 이때에 F에서 신호를 그대로 C에 입력하여 자동이득조절장치에서 압축하도록 하지는 않는다. 그 이유를 살펴보면 시간적으로 앞서 들어왔던 순간적인 큰 신호가 계속해서 증폭기의 이득을 줄이면, 자동이득조절장치가 파형의 미세한 부분들을 훼손(왜곡)시킬 수 있기 때문이다. 이러한 과정을 통해 비선형증폭기로 들어오는 과대한 입력신호에 대한 증폭이득이 감소한다. 압축방식의 비선형증폭기는 과대한 신호가 증폭기 안으로 들어오려고 할 때에, 마치 보청기의 입력을 제어하는 볼륨(실제로는 없음)을 손으로 빠르고 부드럽게 돌려서 신호의 크기를 낮추는 것과 동일한 작용이다.

만약 입력신호를 선형적으로 증폭시키면 어느 특정한 수준의 입력에 대한 출력이 마침내

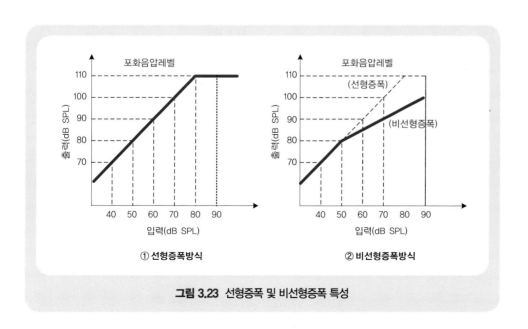

그림 3.23 선형증폭 및 비선형증폭 특성

보청기의 포화음압레벨(Saturation Sound Pressure Level, SSPL)에 도달할 것이다. 예를 들면, 〈그림 3.23①〉처럼 30dB의 이득과 110dB의 포화음압레벨을 갖는 선형증폭기에서 입력신호의 크기가 80dB이 되면 포화음압레벨인 110dB에 도달한다. 만약 선형증폭기에 들어가는 입력이 80dB보다 커지면 정점절단현상이 발생하여 출력이 제한될 것이다. 그러나 압축방식의 비선형증폭기는 어느 특정한 음압레벨(압축역치)부터 입력신호를 압축(증폭이득을 감소)하여 〈그림 3.23②의 실선〉과 같이 포화음압레벨에 도달하지 않도록 만든다.

압축방식에서 압축비율을 10:1 이상으로 크게 높이면 입력과 출력 사이에는 차이가 거의 없어져 동일해진다. 이와 같이 압축방식에서 입력과 출력이 동일해지는 것은 출력제한방식에서 어느 특정한 입력(제한역치)부터 정점절단방식으로 이득을 제공하지 않는 것과 매우 유사한 현상이다. 따라서 압축방식의 경우에 매우 큰 소리에 대하여 높은 압축비율을 적용하기 때문에 압축제한방식(compression limiting)이라고 부른다.

③ 출력제한방식과 압축방식의 파형비교

만약 증폭기의 최대입력보다 큰 신호가 출력제한방식의 리미터와 압축제한방식의 자동이득조절장치(AGC)에 입력되었다고 하자. 이때에 리미터와 자동이득조절장치를 통해 나온 신호의 형태는 〈그림 3.24〉와 같이 달라진다. 출력제한방식보다는 압축제한방식이 고유의 신호형태와 더 유사한 것을 볼 수 있다. 이는 출력제한방식이 압축제한방식보다 소리의 변형이 더 크게 일어날 수도 있음을 말해준다.

〈그림 3.25〉에서는 출력제한방식과 압축방식에 의한 파형변화를 실제로 보여준다. 일반적으로 과대입력신호를 출력제한방식으로 증폭하면, 앞에서도 설명했던 바와 같이 음압레벨의 감소와 함께 입력신호의 파형이 많이 변하는 것을 볼 수 있다. 반면에 압축제한방식으로 증폭된 파형은 출력제한방식에 비해 입력신호의 형태를 많이 유지하고 있다.

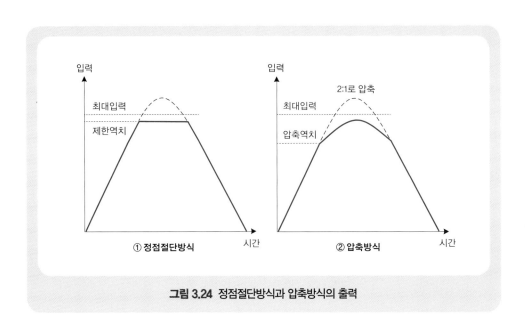

그림 3.24 정점절단방식과 압축방식의 출력

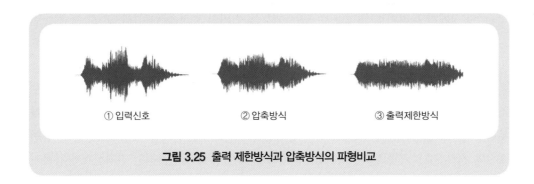

① 입력신호   ② 압축방식   ③ 출력제한방식

그림 3.25 출력 제한방식과 압축방식의 파형비교

(6) 프로그램 보청기

아날로그 보청기는 수동식과 프로그램식으로 나눌 수 있다. 여기서 수동식은 이득을 비롯하여 저음과 고음의 주파수반응특성, 압축비율과 압축역치 등을 보청기의 플레이트에 달려 있는 트리머를 통해 조절한다. 그러나 플레이트의 크기가 제한되어 있기 때문에 많은 기능들을 조절하기 위하여 트리머의 수를 무조건 늘릴 수는 없다. 일반적으로 단채널 방식인 수동식 보청기의 경우에 대개 1~4개의 트리머를 사용하여 보청기의 기능을 조절한다.

수동식 보청기에서 저음과 고음영역을 별도로 분리하기 위하여 채널 수를 2개로 늘리고 기억장치(memory)의 숫자도 2개로 증가시켜 청취환경에 따른 적절한 보청기의 적합을 선택할 수 있다. 그리고 이들 보청기의 기능을 트리머가 아닌 컴퓨터 프로그램(NOAH)을 통해 조절할 수도 있다. 이때부터 보청기와 컴퓨터를 연결해주는 일종의 통신포트(RS-232C)인 Hi-Pro Box의 사용이 시작되었다.

컴퓨터 프로그램을 이용한 보청기의 조정은 수동식에 비하여 더 많은 기능들을 조절할 수 있다. 아날로그 방식의 프로그램 보청기에서 조정할 수 있는 기능들로는 주파수반응곡선, 이득과 최대출력 그리고 압축에 관련된 기능들로 크게 나눌 수 있다. 첫 번째, 주파수반응곡선에 관련해서는 저음과 고음의 채널을 나누는 차단주파수(cutoff frequency)와 저음과 고음의 주파수특성들을 분리하여 별도로 조절할 수 있다. 두 번째, 이득과 최대출력의 측면에서 이득은 큰 소리, 보통 소리 그리고 작은 소리로 구분하는 가운데, 최대출력은 저음과 고음으로 나누어 조정할 수 있다. 마지막으로 압축에 관련된 압축역치(CK, CT 또는 TK)와 압축비율(CR)은 저음과 고음으로 구분하여 별도로 조정할 수 있다. 이러한 기능들의 조정을 대부분 저음과 고음으로 나누는 것은 프로그램 보청기가 저음과 고음으로 나눠진 2채널 방식이기 때문이다.

수동식에 비하여 프로그램식 보청기의 경우에는 다음과 같은 장점들을 가지고 있다.

- 보청기의 착용효과를 높일 수 있는 기능들의 조정이 많아지고 수월해진다.
- 부품의 수가 적기 때문에 제조비용이 감소하고 기계적 고장이 감소한다.
- 난청인의 청력특성에 적절한 보청기의 적합을 신속하게 수행할 수 있다.
- 다중기억장치를 사용함에 따라서 보청기의 착용효과를 상대적으로 비교하기가 수월하다.

• 수동식에서 트리머로 조정할 수 있는 기능들 이외의 조정을 위해 제조사로 보내는 번 거로움이 감소한다.

2) 디지털 증폭의 특성

소리는 물체의 진동으로 인해 연속적으로 변하는 공기의 압력이 공기 중으로 전달되는 파 동현상이라고 설명하였다. 소리로 인한 공기압력의 연속적인 변화는 마이크로폰을 통해 연 속적인 전기신호로 전환된다. 이처럼 마이크로폰에서 출력된 연속적인 전기신호가 증폭기 와 리시버를 거쳐 다시 소리로 재생하는 방식을 아날로그 보청기라고 한다. 다시 말하면, 음압, 전압 또는 전류와 같이 그 양의 변화를 연속적으로 다루는 방식을 말한다. 예를 들면, 커다란 벽시계에서 시간, 분과 초를 가리키는 바늘들이 연속적으로 회전하는 방식을 말한 다(숫자로 표시하는 것은 대체로 디지털 방식임).

1990년 중반부터 상용화되기 시작한 디지털 기술은 아날로그처럼 연속된 신호를 처리하 는 방식이 아니고, 이진법의 논리에 의해 0과 1로 조합된 숫자들을 취급하는 컴퓨터를 이 용하여 전기신호를 수학적으로 처리한다. 여기서 0은 집적회로(IC)에 전류를 통과시키지 않음 (switch off), 그리고 1은 전류를 통과시킴(switch on)을 의미한다.

디지털 기술을 사용한 보청기의 기본적인 구조를 〈그림 3.26〉에서 보여준다. 우선 마이 크로폰으로부터 입력된 연속적인 전기신호는 아날로그의 형태이기 때문에, 아날로그-디지 털 변환기(Analog to Digital Converter, ADC)를 통해 아날로그 신호를 디지털 신호로 바 꾼다. 이때에 표본화, 양자화와 부호화과정들을 순서적으로 거친다. 이처럼 변환된 디지털 신호가 작고 얇은 집적회로로 만들어진 디지털신호처리기(Digital Signal Processor, DSP) 로 입력된 이후에, Hi-Pro Box를 통해 연결된 컴퓨터의 전용 프로그램에 의하여 제어된다. 디지털신호처리기에서 처리된 디지털 신호는 디지털-아날로그 변환기(Digital to Analog Converter, DAC)를 통해 다시 아날로그 신호로 변환된다. 이처럼 변환된 아날로그 신호가 리시버로 보내져서 소리로 다시 재생된다.

디지털과 아날로그 기술들을 비교하였을 때에 디지털 기술이 갖는 장점은 다음과 같다.

• 잡음
  – 외부잡음에 의해 디지털 신호가 어느 정도 왜곡되어도 부호는 변하지 않기 때문에

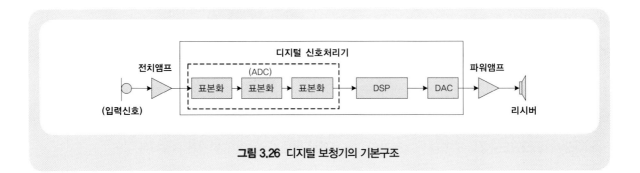

그림 3.26 디지털 보청기의 기본구조

잡음에 강하다.

- 기능
    - 복잡하고 다양한 기능을 만들 수 있다.
    - 하드웨어는 그대로 둔 상태에서 프로그램에 의해 시스템의 기능을 변경할 수 있다.
    - 하나의 시스템으로 다양한 기능을 할 수 있다.

- 정밀도
    - 높은 정밀도로 신호처리가 가능하다.

- 편리성
    - 작고 가벼운 집적회로로 만들 수 있다.
    - 대부분이 컴퓨터 프로그램에 의해 제어하거나 모니터링할 수 있다.

(1) 아날로그-디지털 신호변환

아날로그 신호가 디지털 신호로 바뀔 때의 표준화, 양자화 그리고 부호화 과정들에 대하여 좀 더 자세히 살펴보면 다음과 같다.

① 표본화

〈그림 3.27〉과 같은 아날로그 신호를 디지털 신호로 바꾸기 위해서는 1초 동안의 아날로그 신호를 몇 조각으로 나눌 것인가를 먼저 결정해야 한다. 만약 이들 조각의 숫자가 적으면 〈그림 3.27①〉에서와 같이 점들 사이의 거리가 멀 것이고, 〈그림 3.27②〉처럼 이들 숫자가 많아지면 점들 사이의 거리는 매우 가까워질 것이다. 여기서 서로 이웃하는 점들 사이에 존재하는 아날로그 정보는 사라진다. 이들의 숫자를 더욱 크게 증가시키면 점들 사이의 간격이 거의 사라져서 마치 아날로그 신호와 같이 일종의 선(line)으로 가정할 수 있다. 이러한 특성으로 인해 아날로그 신호와 디지털 신호가 서로 동일하다고 주장하기도 한다. 만약 이들 조각의 숫자가 적으면 서로 이웃하는 점들 사이의 간격이 증가하여 없어지는 정보

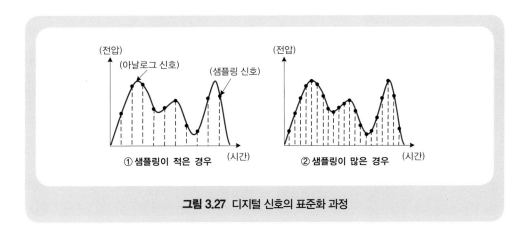

그림 3.27 디지털 신호의 표준화 과정

가 증가할 것이다. 이처럼 1초 동안의 아날로그 신호를 무수히 많은 점들로 나누는 작업을 표본화(sampling)라고 한다. 이처럼 표본화 과정에서 형성된 점들의 숫자를 표본화 주파수 (sampling frequency) 또는 표본화 비율(sampling rate)이라고 부른다.

디지털 신호로 전환된 소리가 낼 수 있는 최고주파수는 표본화 주파수의 1/2이 된다. 일반적으로 사용되는 음향기기들 중에 하나인 CD를 생각해보자. CD의 표본화 주파수 는 44.1kHz인데, 이는 1초 동안에 44,100개의 데이터가 취득된다는 것을 의미한다. 따라서 1개의 데이터가 얻어질 때의 시간간격은 약 0.023ms(=1초/44,100)이고, 최고주파수는 22.05kHz(=44.1kHz/2)가 된다. 이처럼 어떤 소리가 가지고 있는 모든 주파수 성분을 보존하고자 할 때의 표본화 주파수는 최고주파수에 2배 이상이 되어야 한다. 만약 표본화 주파수가 최고주파수보다 2배 이상이 되지 않으면, 엘리어싱(aliasing)이라고 불리는 잡음이 발생한다(그림 3.28). 예를 들어, 어떤 소리의 최고주파수가 40kHz라고 할 때에 표본화를 44.1kHz로 하면 엘리어싱 잡음이 발생한다. 이 잡음의 발생을 방지하기 위해서는 저음통 과필터(anti-aliasing)를 사용하여 입력신호의 주파수를 20kHz 이하로 제한한 후에 44.1kHz 로 표본화해야 한다. 그리고 표본화 주파수가 높아지면 그만큼 데이터의 양이 함께 증가 한다.

보청기에서 사용하는 최고주파수가 10kHz라고 하면, 그때의 표본화 주파수는 최소한 20kHz가 되어야 한다. 이는 아날로그 신호에서 50μs(=1/20,000)마다 데이터를 하나씩 추출 하는 것이다. 그러나 실제로 표본화 주파수를 결정할 때에는 왜곡을 감안하여 약 20% 정도 더 높게 결정하고 있다. 따라서 보청기에서는 일반적으로 16~20kHz의 표본화 주파수를 사용한다.

② 양자화

〈그림 3.27〉에서 가가의 점들은 특정한 시간에서의 전압을 표현한다. 각 점에시의 진압이 동일하지 않은데 이들 사이의 차이를 어떻게 표현할 것인가? 다시 말하면, 각각의 점에서

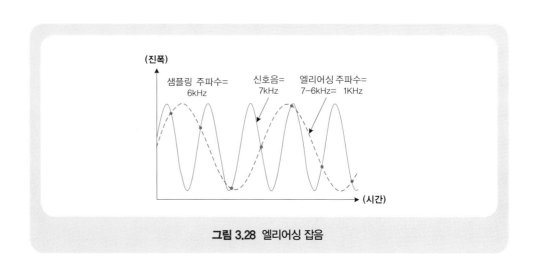

그림 3.28 엘리어싱 잡음

전압의 크기가 어느 정도인지를 표현해야만 한다. 이와 같이 신호의 크기를 표현하는 것을 양자화(quantization)라고 한다.

양자화 과정은 2진수에서의 숫자 1과 0만을 사용하여 신호의 크기를 표현한다. 2진수에서 한 자리(1비트) 숫자로는 신호의 크기를 2종류(레벨)로 표현하는 반면에, 2자리 숫자(2비트)로는 4종류(레벨)로 표현한다. 그리고 8자리 숫자(8비트)가 되면 256종류(레벨)로 그리고 16자리 숫자(16비트)가 되면 신호의 크기를 65,536 종류(레벨)로 나눌 수 있다. 이처럼 양자화 과정에서 비트 수가 증가할수록 신호의 크기를 작은 구간으로 나눌 수 있어서 정밀도가 높아지고, 그 결과로 품질의 향상과 전송속도가 높아진다. 그러나 비트 수의 증가는 데이터의 양을 증가시켜서 전자회로가 복잡해지는 단점도 있다.

CD의 경우에는 16비트를 사용하기 때문에 신호의 크기를 65,536개의 구간으로 나눌 수 있다. 이 구간을 역동범위로 나타내면 96dB(=20log65,535)에 해당한다. 120dB의 역동범위를 갖는 사람의 청각에 비해서 작은 것을 알 수 있다.

아날로그의 연속적인 신호를 디지털 신호로 전환하는 과정에서 파형은 계단 모양처럼 변한다. 이처럼 아날로그 파형과 계단 모양의 파형 사이의 차이에 의하여 '쉬~~'하는 양자화 잡음이 발생한다(그림 3.29). 이러한 양자화 잡음을 줄이기 위해서는 비트 수를 높이는 것이 가장 좋다. 뿐만 아니라 양자화 잡음을 줄이기 위하여 디서(dither)라는 잡음을 만들어넣는 경우가 있다. 실제로 디서는 양자화 잡음을 줄이는 것이 아니고 양자화 잡음을 희석시켜 귀에 잘 들리지 않게 만든다. 예를 들면, 방향제를 사용하여 화장실에서 나는 냄새를 희석시켜 사람이 잘 느끼지 못하게 만드는 것과 같다.

③ 부호화

〈그림 3.30〉에서 보여주는 것처럼 어떤 아날로그 신호를 여러 개의 점들로 표본화한 후에 그 크기를 8개의 레벨을 갖는 3비트(표 3.2)로 표현하였다. 이처럼 신호의 크기를 2진수로 표현하는 과정을 부호화(coding)라고 한다. 화살표로 표시된 양(+)의 진폭을 갖는 데이터들의 레벨을 직사각형 박스 안에 표시하였다. 여기서 2, 5, 7, 4 그리고 0을 010, 101, 111,

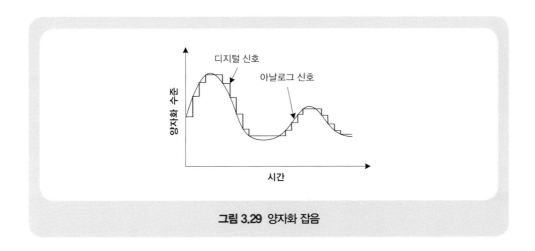

그림 3.29 양자화 잡음

표 3.2 3비트에서의 8개 레벨

레벨	부호	레벨	부호
0	000	4	100
1	001	5	101
2	010	6	110
3	011	7	111

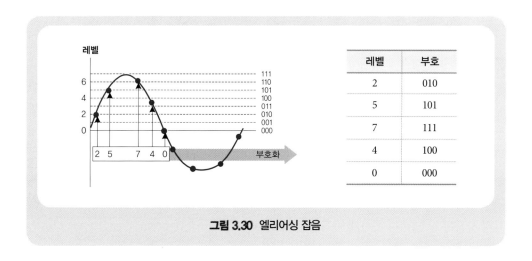

그림 3.30 엘리어싱 잡음

100과 000으로 표현하는 것을 부호화라고 한다. 〈그림 3.30〉에서 보여주는 양(+)과 음(-)의 레벨을 구분하기 위하여, '1'은 '+'를 그리고 '0'은 '-'로 정의하여 부호의 맨 왼쪽 앞에 추가로 적는다. 예를 들어, 동일한 100이라고 하여도 1100은 +레벨의 100을, 그리고 0100은 -레벨의 100을 말한다.

(2) 디지털 신호처리

마이크로폰에서 나온 연속적인 전기신호를 디지털 기술에서는 일련의 숫자들로 표시한다. 이들 숫자는 수학적인 연산에 의하여 변환될 수 있다. 예를 들어, 어떤 표본화 신호의 크기를 2배로 증폭하려면 신호의 크기를 부호화한 숫자에 단순히 2를 곱하면 된다. 만약 더 큰 신호를 얻고 싶으면 그 신호에 더 큰 숫자를 곱하면 된다. 이처럼 표본화 신호에 적절한 수학적 연산을 실행하면 신호에 여러 가지 변화를 일으킬 수 있다. 예를 들면, 신호의 필터링, 잡음제거 그리고 신호의 발생 및 검출 등이 가능하다. 이와 같이 아날로그 신호가 표본화 및 양자화를 거쳐 부호화된 이후에 여러 기능들을 수행하는 데 필요한 수학적 연산이 적절하게 이루어지는 과정을 디지털 신호처리(Digital Signal Process, DSP)라고 한다.

(3) 디지털-아날로그 신호변환

디지털 신호처리기(DSP)에서 증폭을 비롯하여 여러 기능들을 수행하기 위해 수학적 연산을 통해 신호처리를 마친 신호도 1과 0으로 표현된 부호에 불과하다. 이처럼 부호화된 신호는 리시버에서 받아들여질 수가 없다. 왜냐하면 리시버는 연속적인 아날로그 신호에 의해서만 작동하기 때문이다. 따라서 디지털 신호를 다시 아날로그 신호로 바꿔야 하는데, 이 과정을 디지털-아날로그 신호변환(digital to analog converter, DAC) 또는 복호화라고 부른다.

　요즘에는 시그마-델타 디지털-아날로그 신호변환과 유사한 원리를 이용한 디지털-디지털 신호변환(Digital to Digital Converter, DDC)이 있다. 전력 소비량이 매우 작은 디지털-디지털 신호변환 방식은 PCM(Pulse Code Modulation) 신호를 디지털 도메인에서 증폭할 수 있는 PWM(Pulse Width Modulation) 신호로 변환시킨다. PWM 증폭은 비선형성이나 트랜지스터 잡음에 영향을 받지 않는다. 신호가 마지막 신호처리과정인 저음통과필터를 통과할 때에 저음통과필터는 PWM 신호를 리시버가 작동시킬 수 있는 아날로그 신호로 변환시켜 준다.

(4) 보청기에서의 디지털 기술특성

아날로그 보청기가 가지고 있는 이득, 최대출력, 주파수대역, 압축, 내부잡음과 소비전류 등과 같은 기능이나 특징이 디지털 보청기에도 동일하게 들어있다. 그러나 디지털 보청기에는 음질과 신호처리용량에 관련된 기능들이 추가되어 있다. 특히, 음질과 신호처리의 정교함에 영향을 크게 줄 수 있는 여섯 가지 요소의 특징은 다음과 같다.

① 처리속도
모든 디지털 신호처리기(DSP)는 1초 동안에 처리할 수 있는 명령 또는 연산의 횟수가 있는데 이를 디지털 신호처리기의 처리속도(Instructions Per Second, IPS)로 볼 수 있으며 MIPS(Million Instruction Per Second)의 단위를 사용한다. 어떤 디지털 신호처리기의 처리속도가 40MIPS라면 1초에 4천만 개의 명령이나 연산을 수행할 수 있다는 의미이다. 일반적으로 신호처리가 복잡할수록 높은 처리속도가 요구된다. 그러나 좀 더 복잡한 신호처리를 수행하기 위해 MIPS를 증가시키면 그만큼 전류의 소비가 커져서 건전지의 수명이 단축된다.

② 표본화 비율
디지털 신호처리기에서의 표본화 비율(sampling rate)은 증폭에도 영향을 준다. 우선 디지털 신호처리기를 통해 입력신호를 증폭할 때에 한계가 있다. 다시 말하면, 이론적으로는 표본화 주파수의 최대 50%까지 증폭할 수 있지만 실제로는 이보다 적은 약 40~45%까지 증폭되는 경우가 많다. 두 번째, 표본화 비율이 불필요할 정도로 지나치게 높으면 보청기가 수행할 수 있는 신호처리의 다양성은 그만큼 감소한다. 그 이유는 리시버에서 재생하지 못하는 고음의 한계주파수보다 높은 주파수의 소리를 각각의 표본에서 불필요하게 연산을 수행하기 때문이다. 그 결과로서 디지털 신호처리기에서 처리할 수 있는 명령이나 연산의 양은 감소하게 된다.

③ 비트

디지털 신호처리기에 입력된 신호의 크기(전압)를 나타내는 수준(level)의 숫자는 비트(bit)에 의해 결정된다고 앞에서 설명하였다. 비트 수가 높아질수록 수준의 숫자가 증가하여 신호의 크기를 작은 구간으로 나눌 수 있기 때문에 좀 더 정확하게 신호의 크기를 나타낼 수 있다. 만약 비트 수가 낮으면 수준의 숫자가 줄어들면서 수준 사이의 간격이 증가하여 양자화 잡음이 발생한다. 따라서 양자화 잡음의 발생을 줄이기 위해서는 비트 수를 높여야 한다.

정점절단을 일으키지 않는 범위 안에서의 가장 큰 신호와 양자화 잡음 사이의 크기 차이(=역동범위)를 쉽게 계산할 수 있다. 양자화 잡음은 가장 큰 신호로부터 6bdB를 뺀 수준이 되는데, 여기서 b는 비트 수를 의미한다. 예를 들어, 16비트를 갖는 디지털 신호처리기의 양자화 잡음은 가장 큰 신호로부터 96dB이 낮은 수준이 된다. 이때의 96dB은 신호와 양자화 잡음 사이의 신호대잡음비(SNR)에 해당한다. 정점절단을 일으키기 직전까지의 최대입력이 100dB SPL인 보청기에 30dB SPL의 크기를 가진 신호가 들어온다고 가정하자. 이때에 양자화 잡음에 의한 SNR은 96dB에서 70dB(=100dB SPL-30dB SPL)를 뺀 26dB이 된다. 일반적으로 비트 수를 높이면 디지털 신호처리기의 역동범위가 증가되어 양자화 잡음의 영향을 줄일 수 있다. 보청기에서는 각 기능에서 요구되는 역동범위에 따라서 다른 비트 수를 사용할 수 있다.

④ 전류 소모

보청기의 디지털 신호처리기에 흐르는 전류의 소모량에 따라서 건전지의 수명과 크기가 결정된다. 이들은 디지털 신호처리기의 처리속도와 집적회로를 구동하는 전압 그리고 집적회로의 설계기술 등에 의존한다. 전류의 소모량은 보청기 외형의 크기를 결정하는 데도 직접적인 영향을 준다.

⑤ 시간지연

어떤 신호가 디지털 신호처리기에 입력되어 신호처리를 거친 후에 다시 출력될 때까지는 시간이 걸린다. 이처럼 디지털 신호처리기에서 입력과 출력 사이에 발생하는 시간차이를 시간지연(time delay)이라고 한다. 이러한 시간지연은 아날로그-디지털 신호변환(ADC), 필터링 또는 다른 신호처리과정에서 발생할 수 있다.

보청기를 착용한 난청인의 고막에 도달하는 모든 소리에 시간지연이 발생하는 것은 아니다. 예를 들면, 보청기의 환기구(vent), 귀꽂이에서 새어나온 소리, 골전도 또는 외이도를 통해 고막에 도착하는 저음에는 시간지연이 발생하지 않는다. 이들 소리는 보청기를 거치

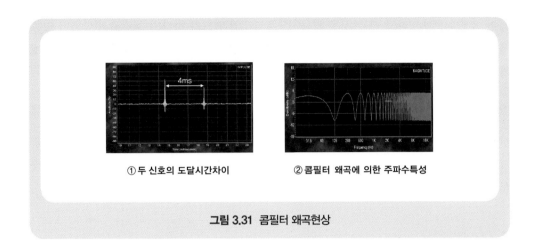

① 두 신호의 도달시간차이　　② 콤필터 왜곡에 의한 주파수특성

그림 3.31　콤필터 왜곡현상

지 않고 고막에 직접 도달하기 때문이다.

만약 어떤 난청인이 환기구를 가진 디지털 보청기를 착용한 경우에 환기구와 보청기를 각각 통과한 1,500Hz 이하의 소리들이 고막에 도달하는 시간들 사이에는 차이가 있다. 다시 말하면, 환기구를 통해 들어오는 소리보다 디지털 보청기를 통해 들어오는 소리가 시간지연으로 인해 좀 늦게 고막에 도달한다. 이들 환기구와 보청기를 통해 도달하는 시간차이(T_d)에 의해 아래의 식에 따르는 특정한 주파수(f)에서 음압레벨이 크게 감소된 딥(dip)이 생기는 콤필터 왜곡(comb distortion)이 발생한다. 콤필터 왜곡의 발생으로 인해 보청기의 주파수반응특성이 크게 달라질 수 있다(그림 3.31).

$$f = N / 2T_d \qquad (N = 1, \ 3, \ 5...)$$

⑥ 채널과 밴드

현재 사용하고 있는 거의 모든 보청기는 디지털방식의 다채널(multi-channel)과 다밴드(multi-band)형태이다. 많은 사람들이 채널과 밴드를 동일한 것으로 생각하는 경우가 있지만 그렇지 않다. 실제로 이들 모두는 보청기의 주파수반응특성을 몇 개의 주파수영역으로 나눌 것인가를 의미한다. 그러나 이들 사이에는 각각의 주파수영역 안에서 무엇을 조정할 것인가에 의해 엄연한 차이를 가지고 있다.

우선 밴드(band)는 전체 주파수대역(125~8,000Hz)을 몇 개의 작은 주파수영역으로 나누었는지에 대한 숫자에 불과하다. 예를 들어, 8밴드는 보청기에서 사용하는 125~8,000Hz의 주파수대역을 8개의 작은 주파수영역으로 나누었다는 의미이다.

반면에 채널(channel)의 숫자는 디지털 신호처리기(DSP)의 숫자를 의미한다고 볼 수도 있다. 다시 말하면, 전체 주파수대역(125~8,000Hz)을 몇 개의 밴드(주파수영역)로 나눈 다음에 각 밴드별로 디지털 신호처리기를 장착할 수도 있고 아니면 2개 이상의 밴드를 결합시켜 하나의 디지털 신호처리기를 장착할 수도 있다. 따라서 1개 이상의 밴드로 구성된 주파수특성이 하나의 디지털 신호처리기로 조정될 때에 이들 밴드를 채널이라고 부른다. 예를 들어, 8채널 16밴드라고 하는 것은 평균적으로 2개의 밴드가 하나의 채널로 결합되어 있음을 말한다. 비선형증폭기의 이득, 압축비율, 압축역치, 압축시간과 해제시간들은 각 채널에 장착된 디지털 신호처리기별로 조정된다.

(5) 디지털과 아날로그 보청기의 비교

현재 아날로그 보청기에 관련된 기술들은 더 이상 발전되지 않고 정체되어 있는 상황이다. 그 이유는 디지털 보청기가 갖는 장점들이 아날로그 보청기에 비하여 상대적으로 많기 때문일 것이다. 이들의 장점을 살펴보면 다음과 같다.

● 기능의 다양화

아날로그 보청기에 비하여 좀 더 다양한 기능을 수행할 수 있는 것이 가장 큰 장점이다.

● 소비 전력

아날로그 보청기와 유사한 기능들을 수행하는 데 필요한 전력이 디지털 보청기에서는 크게 줄어든다. 예를 들면, 아날로그 보청기에서 광대역역동범위압축(WDRC) 기능을 수행하는 데 필요한 전류가 0.1mA인데 비하여 디지털 보청기에서는 불과 0.005mA의 전류만 있으면 된다. 이처럼 집적회로(IC)에서 소비하는 전력이 작을 경우에 동일한 용량의 건전지를 좀 더 오랫동안 사용할 수 있다. 만약 건전지의 동일한 사용일수를 기준으로 한다면 건전지의 크기를 줄일 수 있어서 보청기를 좀 더 작게 만들 수가 있다.

● 보청기의 크기

집적회로(IC)는 보청기의 크기를 결정하는 데 가장 큰 영향을 줄 수 있다. 따라서 집적회로를 설계하는 기술의 발전으로 말미암아 크기가 감소되면 보청기의 크기도 감소시킬 수 있다. 따라서 디지털 보청기의 기능들이 더 다양해졌음에도 불구하고 집적회로의 가로와 세로의 크기가 수 mm에 불과하기 때문에 보청기의 크기가 많이 줄어들었다. 실제로 집적회로의 발전은 크기와 전력소비량을 함께 감소시켰기 때문에 소비전력과 보청기의 크기 사이에도 관련성이 존재한다. 만약 집적회로에서 소비되는 전력량이 감소하지 않는다면 동일한 사용일수를 얻기 위한 건전지의 크기로 인하여 보청기 크기의 감소효과가 크지 않을 수도 있다.

● 회로 잡음

아날로그 기술에서 신호를 처리하는 동안에 회로잡음이 발생할 수 있다. 그러나 디지털 기술에서는 회로잡음에 의하여 신호의 파형이 다소간 변한다고 하여도, 이 신호를 통해 부호화하는 데는 큰 문제가 없다. 따라서 어느 정도의 회로잡음에 의해서는 영향받지 않는다.

● 출력

디지털 기술에서 입력신호에 대한 신호처리는 수학적인 연산에 의해 수행된다. 따라서 디지털 보청기가 갖고 있는 다양한 기능들에 대하여 사용자가 원하는 출력을 각각의 기능에서 정확하게 얻을 수가 있다.

● 신호의 안정성

아날로그 방식의 신호처리는 주변의 온도나 습도에 의해 변할 수 있다. 그러나 디지털 방식은 입력신호가 부호화되기 때문에 외부조건에 의한 영향을 거의 받지 않는다.

● 프로그램의 편리성

아날로그 보청기에서 각 기능들을 조정할 때에는 트리머를 이용한다. 그러나 디지털 보청기에서의 기능들은 Hi-Pro 박스를 통해 컴퓨터에서 프로그램을 통해 제어할 수 있기 때문에 매우 편리하다. 뿐만 아니라 아날로그 보청기에서 조정할 수 없었던 기능들도 디지털 보청기에서는 조절할 수 있다. 실제로 아날로그 방식에서 저음의 주파수특성이나 최대출력 등을 바꾸려면 그에 관련된 부품을 교체하는 방식으로 이루어졌으나 디지털 보청기에서는 프로그램으로 쉽게 조정할 수 있다.

보청기에 디지털 기술을 사용하였을 때에 장점만 있는 것은 아니다. 다시 말하면, 디지털 보청기에서 여러 개의 필터들을 사용함에 따라서 전체 주파수반응곡선에 딥(dip)이 만들어질 수도 있다. 각각의 필터에서 출력된 작은 주파수영역의 주파수반응특성들이 모두 연결되어 전체 주파수대역에 대한 주파수반응특성이 만들어지는 과정을 살펴보자. 서로 이웃하는 필터들의 차단주파수(cutoff frequency)는 동일하지만, 이들이 각각 가지고 있는 위상은 서로 다를 수가 있다. 이들 사이의 위상차이가 180°인 상태에서 서로의 주파수반응곡선들을 합성하면 〈그림 3.32〉에서와 같이 차단주파수에서 커다란 딥이 만들어져 음질이 크게 감소한다.

디지털 보청기를 통해 재생된 소리의 음질이 CD와 동일하다고 말하는 경우가 있다. 이는

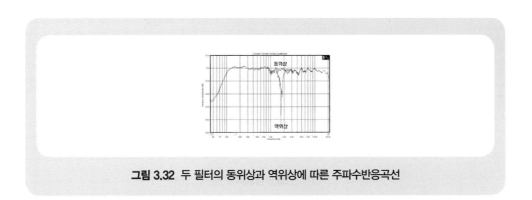

그림 3.32 두 필터의 동위상과 역위상에 따른 주파수반응곡선

CD와 디지털 보청기가 동일한 디지털 기술을 사용한다는 의미로 이들 사이의 음질이 동일하다고 볼 수는 없다. CD의 경우에는 모든 신호가 디지털 신호로 전환되어 있는 상태이기 때문에 배경소음이나 잡음이 들어갈 수가 없다. 그러나 보청기의 경우에는 청취환경에 따른 배경소음과 마이크로폰에서 발생하는 잡음들이 목적음과 함께 아날로그-디지털 신호변환기(ADC)에서 디지털 신호로 전환된다. 그리고 이들은 디지털신호처리(DSP)를 거쳐 리시버에서 함께 재생하기 때문에 CD와 동일한 음질을 유지하기는 어렵다.

3) 선형증폭기

보청기에서 입력의 크기에 관계없이 일정한 이득을 제공하는 증폭기를 선형증폭기(linear amplifier)라고 하였다. 〈그림 3.33〉에서 보여주는 것처럼 증폭기에 들어가는 입력이 40dB, 60dB 그리고 80dB일 때의 출력이 70dB, 90dB 그리고 110dB로 이들 모든 입력에 대한 이득이 30dB로 동일하다. 입력이 지속적으로 커짐에 따라서 출력이 증가하다가 어느 수준부터는 포화되면서 정점절단현상이 발생하여 더 이상 증가하지 않는다(그림 3.23①). 그리고 압축방식의 비선형증폭기에 있는 여러 개의 채널들 중에서 특정한 채널에서는 입력을 선형적으로 증폭하기도 한다.

4) 비선형증폭기

보청기에 사용되는 선형증폭기에서는 입력의 증가에 따른 출력의 이득이 동일하다. 다시 말해, 입력이 10dB씩 증가하면 출력도 동일하게 10dB씩 증가하여 입력과 출력 사이의 증폭률(=출력증가량/입력증가량)이 1이라는 것이다. 이처럼 입력의 증폭률은 보청기의 출력이 최대가 될 때까지 지속적으로 유지된다(그림 3.23①).

비선형증폭기의 경우에는 입력과 출력 사이의 증폭률이 어느 특정한 입력수준(input level)까지는 1(=선형증폭률)로 유지되다가 그 이상부터는 증폭률이 1이하로 감소한다. 이

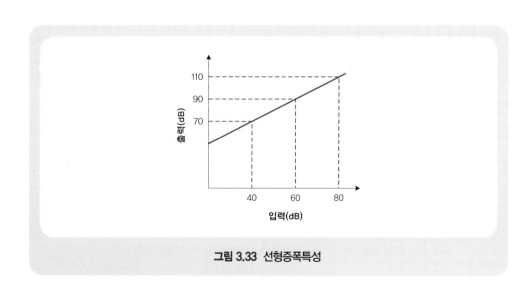

그림 3.33 선형증폭특성

처럼 보청기의 출력이 최대에 이르기 이전에 2개 이상의 증폭률을 갖는 경우를 비선형증폭기(nonlinear amplifier)라고 부른다(그림 3.23②). 보청기에서 사용하는 가장 대표적인 비선형증폭기의 실례가 바로 압축기이다. 여기서 **압축**이라 함은 입력의 증가량에 비해 출력의 증가량이 작다는 것을 의미한다(입력의 증폭률<1). 따라서 입력이 마치 압축되어 출력이 감소하는 현상처럼 보이기 때문에 **압축방식**이라고 부른다. 이 절에서는 압축방식의 증폭기에 대한 특징들을 다음과 같이 자세히 살펴보고자 한다.

(1) 압축방식의 필요성

감각신경성 난청이 있는 사람에게 왜 비선형증폭기가 필요한지에 대해서는 이미 앞에서 설명하였다. 소리의 크기만 높여주어도 청력의 손실을 크게 회복할 수 있는 전음성 난청과는 달리 감각신경성 난청의 경우에는 소리를 크게 들려주어도 역동범위가 증가하지 않기 때문이다. 따라서 난청인의 좁아진 역동범위 안에서 모든 크기의 소리를 다 들을 수 있도록 만들기 위해서는 선형방식보다 비선형방식의 증폭기가 더욱 적절할 수 있다.

선형증폭방식에 비해 압축방식이 항상 장점만 있는 것은 아니다. 예를 들어, 선형증폭기와 압축역치가 낮은 압축방식의 비선형증폭기에 작은 소리가 입력되었다고 하자. 선형증폭기에 비해 비선형증폭기가 더 많은 이득을 제공하기 때문에 그 소리를 더 잘 알아들을 수 있다. 그러나 더 큰 이득의 제공은 환기구나 보청기와 외이도 사이의 틈으로 새어나오는 누설음의 크기를 높여서 음향되울림 현상을 일으킬 수도 있다.

사람들과 대화를 나눌 때의 어음명료도에 대하여 압축 방식이 갖는 특징들을 살펴보면 다음과 같다.

● 출력제한
압축방식은 정점절단에 의해 고조파 왜곡의 발생을 감수하면서까지 추가적인 출력의 보강이 필요한 심도 이상의 난청인을 제외한 모든 난청인에게 권장할 수 있다. 우선 고도 및 심도난청의 경우에 모든 크기의 소리를 좁아진 역동범위 안에 적용하기 위해서는 압축제한(compression limiting)방식이 유리할 것이다. 중도와 고도난청의 경우에는 압축제한방식이 특별한 장점을 제공하는 것은 아니지만 그렇다고 어떠한 단점이 존재하는 것도 아니다. 따라서 이들도 압축제한방식의 보청기를 무난하게 사용할 수 있다. 마지막으로 청력손실의 정도가 약하여 정점절단으로 인한 왜곡을 인식할 수 있는 경도 난청의 경우에는 압축제한방식을 선호한다.

● 보통 소리의 입력
만약 난청인이 선형증폭기로도 볼륨을 조절하여 편안한 크기의 음량을 얻을 수 있다면 비선형증폭기가 반드시 필요한 것은 아니다. 압축방식의 증폭기를 통해 말소리의 어음명료도를 선형증폭기보다 더 높일 수 있는 것이 아니기 때문이다. 압축을 하지 않은 상태에서 보통 크기의 말소리가 압축방식의 보청기에 입력될 때에 느린 압축방식은 말소리에 특별한 영향을 주지 않는다. 그러나 압축을 빠르게 조정하여도 전반적인 어음명료도는 크게 달라지지 않는다.

● 작은 소리의 입력

만약 작게 말하는 사람의 말소리가 압축방식의 증폭기에 입력되면 어음명료도가 선형방식에 비해 더 높아질 수 있다. 왜냐하면 선형방식보다도 압축방식이 어음청취능력과 이득을 더 많이 제공하기 때문이다.

● 큰 소리의 입력

만약 보통 크기보다 큰 소리가 압축방식의 증폭기로 들어온다면 선형방식에 비해 말소리를 듣는 편안함이 증가할 것이다. 왜냐하면 선형방식보다도 압축방식은 큰 소리에 대해 작은 이득을 제공하기 때문이다.

소리의 크기에 따라서 증폭기의 이득이 자동으로 조절된다면 난청인이 스스로 볼륨을 조절할 필요가 없어서 편리하다. 뿐만 아니라 볼륨을 수동으로 조절하는 데 불편함이 있는 신체적으로 장애를 가진 난청인에게는 매우 큰 장점이 될 것이다.

자동압축방식의 단점을 살펴보기 위하여 1초 이하로 빠르게 압축하는 경우를 하나의 실례로 들어보자. 만약 작은 소리가 입력될 경우에 그 소리가 난청인이 듣기 원하는 소리인지 아니면 원하지 않는 소리인지를 구별하기가 어렵다. 그 작은 소리가 원하지 않는 소음이라면 선형증폭방식에 비하여 더 시끄러워질 것이다. 따라서 작은 소리의 특성이 말소리에 가까운지 아니면 소음과 비슷한지를 보청기가 성공적으로 판단할 수 있어야만 이 약점을 극복할 수 있다. 뿐만 아니라 압축방식이 자동적으로 이득을 조절할 경우에 음향되울림이 발생할 가능성이 좀 더 높아진다. 압축이 빠르게 작동함으로 인하여 소리와 소리 사이에 나타나는 음압레벨의 차이를 감소시킬 수 있다. 그 결과로서 빠른 자동압축방식이 오히려 어음명료도를 낮추는 경우가 발생할 수 있다.

(2) 압축방식의 기본특성

입력신호를 압축방식으로 증폭하는 과정에는 선형증폭방식에 없는 여러 가지 기본적인 특징이 있다. 이들은 압축방식의 비선형증폭기를 이해하고 사용하는 데 있어서 중요한 역할을 한다.

① 압축역치

감각신경성 난청으로 인해 좁아진 역동범위를 고려하여 모든 크기의 소리를 압축할 필요는 없다. 만약 작은 크기의 소리가 압축되어 충분히 증폭되지 못한다면 난청인은 그 소리를 잘 알아듣지 못할 수도 있다. 따라서 작은 소리는 압축하지 말고 충분히 크게 증폭하여 난청인이 잘 들을 수 있도록 하여야 한다. 반면에 작은 소리에 제공했던 이득을 동일하게 큰 소리에 적용하면 그 소리가 지나치게 커져서 난청인으로 하여금 불쾌감을 일으킬 수 있다.

증폭기로 입력되거나(입력압축방식) 또는 증폭기에서 출력되는(출력압축방식) 신호의 특정한 크기를 기준으로 정하고, 이 크기보다 입력이나 출력이 적은 경우와 큰 경우로 구분하여 서로 다른 증폭률을 적용하여 증폭하면 좋다. 증폭기의 입력 또는 출력이 이 특정한 크기보다 적은 경우의 증폭률은 1보다는 크거나(압축비율<1) 같은 반면에, 큰 경우의 증폭률은 1보다 작아서(압축비율>1) 압축을 한다. 여기서 증폭률이 1보다 크면 확장기(expander)라고 부르고, 1과 동일하면 선형방식의 증폭기가 된다. 증폭기의 입력 또는 출력 신호를 압축하기 시작하는 음압레벨을 압축역치[Compression Threshold(CT), Compression Kneepoint(CK), Threshold Kneepoint(TK)]라고 한다(그림 3.34). 비선형보청기에서의 압축역치는 난청인의 개인적 청력조건에 따라서 보청기전문가에 의해 결정된다.

성능분석기를 통해 압축방식의 비선형보청기에서 측정된 입력과 출력 사이의 관계가 〈그림 3.35〉와 같다고 하자. 점선으로 표시된 선형증폭의 출력과 실선으로 그려진 압축방식의

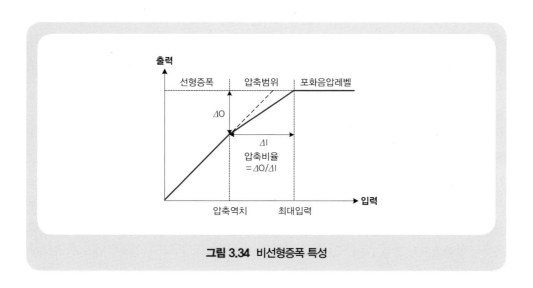

그림 3.34 비선형증폭 특성

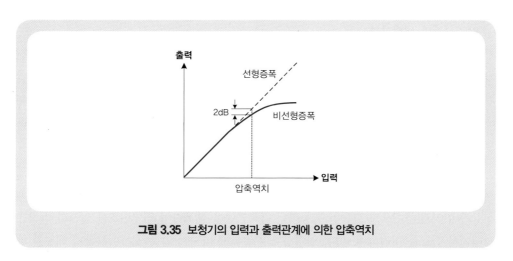

그림 3.35 보청기의 입력과 출력관계에 의한 압축역치

출력 사이의 차이가 2dB이 되는 입력을 압축역치라고 한다.

② 압축비율

압축역치보다 큰 신호가 입력될 경우에 압축기능이 작동하기 시작한다. 압축역치 이상의 신호성분을 압축하는 과정에서 얼마만큼 압축할 것인가를 결정해야 한다. 예를 들면, 2:1로 할 것인지 또는 3:1로 압축할 것인지 아니면 더 높은 비율로 압축할 것인지를 결정해야 한다. 여기서 2:1은 입력신호의 크기를 50%로 그리고 3:1은 33.3%로 줄이는 것을 의미한다. 이처럼 입력신호의 크기를 얼마만큼 감소시킬 것인가를 나타내는 비율을 압축비율(compression rate)이라고 한다. 〈그림 3.34〉에서 보여주는 것처럼 비선형증폭기의 압축비율은 입력음압레벨의 증가량(ΔI)과 출력음압레벨의 증가량 (ΔO)사이의 비율($=\Delta I/\Delta O$)로 주어지는데, 이는 증폭률($=\Delta O/\Delta I$)의 역수에 해당한다.

만약 압축역치가 50dB이고 압축비율이 2:1인 경우에 70dB의 입력신호가 들어온다고 가정하자. 이 경우에 압축역치의 초과분인 20dB(=70dB-50dB)은 50%로 압축되고 10dB만큼만 증폭되어 총 60dB로 출력될 것이다. 광대역역동압축방식의 보청기에서는 1.5:1에서 3:1 사이의 압축비율을 많이 사용한다. 압축비율이 8:1이 넘는 경우를 압축제한방식이라고 부르는데 이는 압축비율이 너무 높아서 압축이라고 하기보다는 리미터처럼 출력제한의 특성에 매우 가까워진다. 따라서 압축제한방식은 압축기와 리미터를 조합해놓은 것으로서 높은 압축비율을 갖는 것이 특징이다.

③ 압축범위

압축방식의 비선형증폭기에 입력되는 신호의 음압레벨이 압축역치를 초과하면 압축기능이 시작된다. 이때에 자동이득조절기가 입력신호를 압축하는 음압레벨의 범위는 압축역치부터 불쾌수준 또는 임상적인 최대출력 사이가 될 것이다. 따라서 압축기능이 실제적으로 작동하는 압축역치와 불쾌수준(또는 최대출력) 사이의 음압레벨구간을 압축범위(compression range)라고 한다.

④ 압축시간과 해제시간

자동차를 운전하고 있는 운전자가 도로를 횡단하는 보행자를 보았다고 가정하자. 이 운전자가 브레이크를 사용하여 자동차의 속도를 줄이다가 보행자가 도로를 완전히 횡단한 난 것을 확인하고 난 이후에 다시 속도를 높이는 경우로 생각해보자(정차는 하지 않음). 이때에 운전자가 어떤 방식으로 브레이크를 발로 밟았다가 놓는가에 따라서 운전을 비롯한 다른 승객들의 승차감은 달라질 것이다.

마이크로폰으로 계속해서 들어오는 신호의 크기는 매우 다양할 것이다. 이들 신호 중에서 압축역치보다 큰 신호는 압축기능을 작동시킨다. 그러다가 압축역치보다 작은 크기의 신호가 이어서 들어오면 그동안 작동하던 압축기능을 해제하여 입력신호를 압축하지 않은 상태에서 신호를 처리하게 된다. 입력신호의 종류에 따라서 압축기능의 시작과 해제를 매

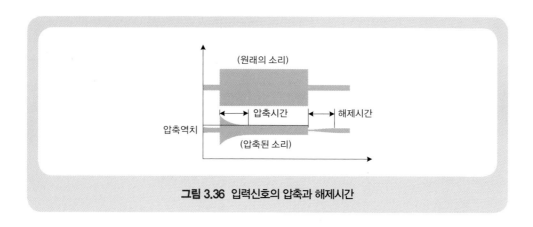

그림 3.36 입력신호의 압축과 해제시간

우 자주 시행해야 하는 경우가 있다.

비선형증폭기에서 압축기능이 시작되는 과정을 어택(attack)이라고 부르며 어택이 시작된 이후에 입력신호가 압축비율에 의해 목표음압레벨로 감소할 때까지 걸리는 시간을 **압축시간**(attack time)이라고 한다(그림 3.36). 성능분석기를 이용하여 입력신호의 압축시간을 측정하기 위한 IEC와 ANSI‑1987 규정들이 약간 다르다. IEC규정에서는 55dB SPL에서 80dB SPL로 25dB SPL만큼을 순간적으로 증가시킨 후에, 압축에 의해 출력이 감소하여 목표음압레벨로부터 2dB 이내로 안정화될 때까지의 시간을 말한다. 그러나 ANSI‑1987에서는 90dB SPL까지 35dB SPL을 높인 후에, 압축에 의해 출력이 감소하여 목표음압레벨로 3dB 이내에서 안정화될 때까지 걸리는 시간으로 한다.

마이크로폰으로부터 입력되는 신호가 압축역치보다 작은 크기로 변했다고 해서 그 순간에 압축기능이 해제될 수는 없다. 따라서 입력신호가 압축역치보다 작아짐에 따라서 압축기능이 완전히 해제될 때까지 걸리는 시간을 해제시간(release time)이라고 부른다(그림 3.36). 압축기능이 완전히 해제되면 입력신호는 압축되지 않고 그대로 압축기를 통과하여 신호처리를 받는다.

자동이득조절기로 들어오는 신호의 지속시간(duration)이 압축시간이나 해제시간보다 길어서 압축이나 해제가 완전하게 일어날 수 있는 경우를 정적압축(static compression)이라고 부른다(그림 3.37①). 그러나 〈그림 3.37②〉와 같이 압축시간이나 해제시간에 비해 ①과 ②만큼 짧은 시간을 갖는 입력신호(예 : 펄스)가 입력될 수 있다. 이 경우에는 압축역치에 비해 ⓐ만큼 높은 음압레벨에서 그리고 ⓑ만큼 입력신호에 비해 적게 회복된 상태에서 압축기능이 종료된다.

〈그림 3.37②〉처럼 시간의 길이가 짧은 신호들이 연속해서 빠르게 입력되는 경우가 있다. 이때를 정적압축으로 가정하여 주어진 압축시간과 해제시간은 실제로 짧은 신호에서 정상적으로 작동하지 못하게 된다. 다시 말하면, 짧은 신호에서 작동하는 실제적인 압축시간과 해제시간은 정적압축의 경우보다 짧아진다. 이처럼 짧은 시간을 갖는 큰 신호와 작은 신호가 연속적으로 빠르게 입력될 때에 실제로 작용하는 압축비율을 유효압축비율(effective compression ratio)이라고 한다. 유효압축비율은 압축시간이나 해제시간보다 짧은 시간을

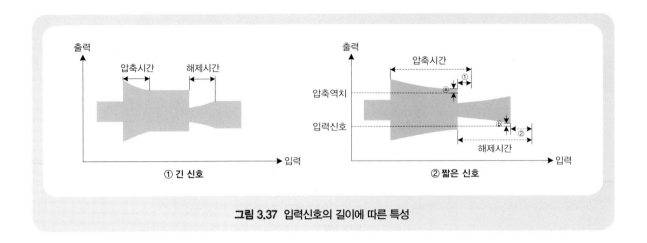

그림 3.37 입력신호의 길이에 따른 특성

갖는 큰 신호와 작은 신호의 길이에 의존하는데 정적압축에서의 압축비율보다 항상 낮다. 입력신호의 크기가 연속적으로 변하는 예들로 음소(phoneme)나 음절(syllable)을 들 수 있다. 음절의 평균적인 지속시간(duration)이 약 120ms(=0.12초)인 가운데 압축시간과 해제시간이 120ms보다는 작기 때문에 정적압축처럼 취급할 수 있다.

압축역치보다 큰 신호가 들어왔을 때의 압축시간과 해제시간은 어느 정도가 적당할까? 현재의 디지털 기술은 0ms에 매우 가까운 압축시간과 해제시간을 만들 수 있다. 그러나 압축시간의 경우에는 2~12ms 정도를 대체로 사용하고 있다. 이처럼 압축시간을 짧게 함으로써 큰 소리로부터 난청인의 청각을 보호할 수 있다. 그러나 압축시간은 아래에서 설명할 해제시간에 의해서도 달라질 수 있다.

비선형보청기의 압축기능에 대한 해제시간은 압축시간에 비하여 길다. 요즘에는 해제시간이 20~30ms처럼 짧은 경우도 있지만, 3~5초와 같이 긴 경우도 있다. 만약 해제시간이 지나치게 짧으면 말을 할 때에 입으로부터 많은 공기가 한꺼번에 순간적으로 튀어나오면서 만들어지는 '퍽퍽' 소리와 유사한 펌핑(pumping)현상이 발생할 수 있다(그림 3.38). 사람이 말을 하는 동안에 이득의 변화가 심하여 소리의 크기가 순간적으로 변하는 펌핑현상이 발

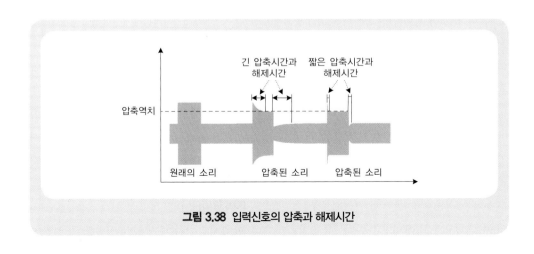

그림 3.38 입력신호의 압축과 해제시간

생하는 것이다. 반면에, 해제시간이 너무 길면, 작은 크기의 신호에 충분한 이득이 제공되지 못하는 'dead spot'이 발생할 수 있다(그림 3.38). 이처럼 짧은 또는 긴 해제시간에 대한 만족도는 난청인에 따라서 다르게 나타난다.

실제로 각 난청인의 청력조건에 적절한 해제시간을 얻는 것은 매우 어려운 일이다. 어떤 난청인에게 적절한 해제시간이 다른 난청인에게는 적절하지 않을 수도 있다. 이처럼 각각의 난청인에 따라 적절한 해제시간을 처방하기 위해서는 이에 대한 많은 임상적인 경험들이 요구된다. 비록 압축역치, 압축비율 그리고 해제시간을 필터를 통해 조정할 수 있다고 하여도 충분한 경험이 생길 때까지 제조사에서 설정해놓은 해제시간을 사용하는 것이 좋다.

요즘에는 입력신호의 특성에 따라서 압축시간과 해제시간을 자동적으로 조절하는 보청기도 있다. 예를 들면, 펄스처럼 신호의 길이(시간)가 짧은 반면에 크기가 큰 신호가 입력될 경우에는 압축과 해제를 매우 빠르게 하는 반면에, 말소리와 같은 신호가 들어오면 해제를 느리게 하여 펌핑현상이 일어나지 않도록 하는 이중시간압축(dual time compression) 방식이 있다.

(3) 출력/입력 압축방식

마이크로폰에서 나온 전기신호를 압축하는 자동이득조절방식에는 두 가지가 있다. 다시 말하면, 볼륨에 입력되기 이전의 전기적 소리신호를 압축하는 입력압축(input compression, AGCi)방식이 있고, 마이크로폰으로 입력된 신호가 볼륨과 증폭기를 거치면서 증폭이 완료된 신호를 압축하는 출력압축(output compression, AGCo)이 있다. 이들 사이의 가장 큰 차이점은 압축여부를 판단하는 데 필요한 전기신호의 표본점(sampling point)이다. 다시 말하면, 이 표본점이 입력압축방식의 경우에는 볼륨의 앞에 있는 반면에 출력압축방식은 볼륨과 증폭기의 뒤에 위치한다. 이 차이를 표본점이 볼륨 앞에 있느냐 아니면 뒤에 있느냐 하는 형태로 간단히 표현할 수도 있다.

수동식 볼륨을 사용하는 보청기의 경우에는 입력압축방식과 출력압축방식에 따라서 보청기를 조절하는 방법이 많이 다르다. 그러나 지금은 수동식 볼륨을 사용하는 보청기가 많이 쓰이지는 않는다.

① 출력압축방식

〈그림 3.39①〉에서 보여주는 것처럼 볼륨과 증폭기를 거친 출력신호의 크기가 일정한 수준(압축역치)을 초과할 경우에 압축기라고 불리는 자동이득조절기(Automatic Gain Control, AGCo)에서 신호를 압축하여 출력의 크기를 조정하는 방식을 말한다. 따라서 증폭기에서의 출력이 높을수록 보청기의 이득은 감소한다. 이때에 볼륨은 입력신호의 이득을 조정하여 입력신호가 증폭기로 들어가기 이전에 신호의 크기를 바꾼다. 큰 입력신호가 자동이득조절기에서 적절하게 압축된 이후에 마지막으로 리시버에 입력되어 소리로 재생된다(그림 3.39①). 이와 같은 순서로 큰 소리를 적절하게 압축하여 리시버에서 재생시키는 것을 출력압축방식이라고 하며 압축방식의 보청기에서 가장 간단한 구조의 자동이득조절기(AGCo)

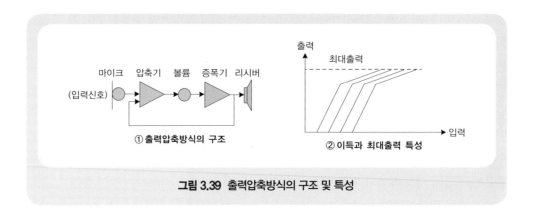

그림 3.39 출력압축방식의 구조 및 특성

이다. 이는 증폭기에서 출력된 신호의 강도가 높을수록 적은 이득을 제공하기 때문에 비선형보청기에서 가장 간단한 자동이득조절기로 취급한다.

〈그림 3.39②〉는 볼륨의 조정을 통해 마이크로폰에서 출력된 신호의 크기를 네 가지로 변화시켜 증폭기에 입력한 결과를 보여준다. 이 신호들이 증폭기에서 출력될 때의 크기가 압축역치보다 높으면 증폭기에 입력될 때의 크기에 상관없이 동일한 비율로 압축이 이루어진다. 여기서 압축역치는 볼륨(이득)에 따라서 높아질 수도 있고 낮아질 수도 있다. 그 결과로서 입력신호의 크기에 상관없이 동일한 최대출력(OSPL90)을 갖는다. 어떤 마이크로폰의 입력이 볼륨에 의해 이득이 변화된 상태에서 증폭기에 입력되어도 마찬가지의 결과를 얻는 것이다. 따라서 출력압축방식에서 볼륨의 변화는 보청기의 이득을 달라지게 할 수는 있어도 최대출력에는 아무런 영향을 주지 않는다.

〈그림 3.39②〉에 나타난 이득에 따른 최대출력의 특성을 〈그림 3.40〉에서 보여주는 주파수반응곡선으로도 이해할 수 있다. 왜냐하면 제조사에서는 보청기의 압축방식에 대한 특성을 〈그림 3.40〉과 같은 주파수반응곡선의 형태로 자주 보여주기 때문이다. 〈그림 3.40〉에서 보면 네 가지의 볼륨 위치에 따른 주파수반응곡선들이 동일한 형태를 유지하며 이득의 변화만큼 단순히 높아지거나 낮아지는 것을 볼 수 있다. 그러나 최대출력은 볼륨의 위치에

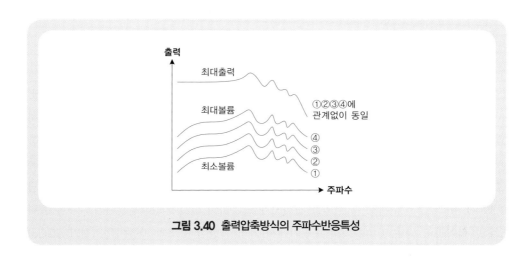

그림 3.40 출력압축방식의 주파수반응특성

따른 이득의 변화에 관계없이 항상 일정하다. 비록 볼륨을 조정하여 이득을 변화시켜도 보청기의 최대출력이 변하지 않는다는 것을 보여준다.

출력압축방식은 20dB 이하의 역동범위를 갖는 고도와 심도 난청인에게 좀 더 적절하다고 할 수 있다. 보청기의 볼륨이 최대출력에 아무런 영향을 주지 않기 때문이다. 다시 말하면, 출력압축방식에서는 압축역치를 불쾌수준(UCL)에 매우 가깝도록 높게 설정할 수 있다. 만약 압축역치가 100dB 이상으로 높아지면 압축역치와 불쾌수준 사이의 차이가 크게 감소한다. 따라서 압축역치와 불쾌수준의 차이가 매우 작아지기 때문에 5:1 이상의 높은 압축비율을 사용해야 한다. 이와 같은 경우에는 난청인의 불쾌역치와 매우 가까운 압축역치까지 선형적으로 증폭하는 가운데 불쾌역치와 압축역치 사이의 나머지 좁은 구간에서만 압축을 시행하기 때문에 출력제한방식의 선형증폭에 매우 가깝다. 따라서 출력압축방식으로 음량의 규격화를 정상적으로 실현하기에 어려운 점은 있지만 청력손실이 심한 난청인들에게 높은 출력을 제공할 수 있다.

② 입력압축방식

〈그림 3.41〉에서 보여주는 입력압축방식은 압축여부를 판단하는 데 필요한 표본점이 볼륨의 앞에 위치한다. 자동이득조절기의 작동이 시작되는 압축역치는 마이크로폰에서 출력되는 신호의 크기에 관계없이 일정하다. 볼륨도 표본점의 뒤에 위치하기 때문에 압축역치에 아무런 영향을 주지 않는다. 따라서 볼륨의 조정에 의해 이득과 최대출력(OSPL90)은 변화되지만 압축역치는 달라지지 않는다(그림 3.41). 압축역치는 보청기의 최대출력에 영향을 주지 않지만 볼륨을 조정하여 이득과 최대출력을 바꿀 수 있다. 예를 들어, 볼륨을 낮추면 증폭기에서의 이득이 줄어들어 출력이 낮아지기 때문에 최대출력도 함께 감소한다. 따라서 입력압축방식에서의 볼륨은 증폭기의 출력에 대한 크기만을 변화시키는 역할을 한다. 이러한 특성이 출력압축방식과 크게 다른 특징들 중에 하나이다.

경도와 중도난청의 청각재활에 많이 사용되는 입력압축방식은 입력신호가 증폭기에서 증폭되기 이전에 압축이 일어나기 때문에 왜곡이 적게 발생한다. 그 결과로서 입력압축방식

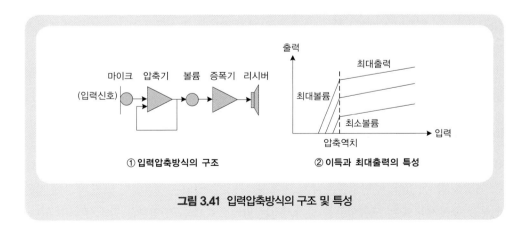

그림 3.41 입력압축방식의 구조 및 특성

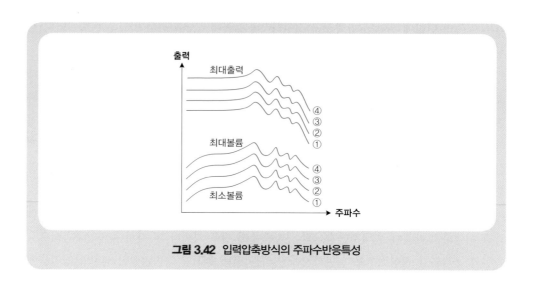

그림 3.42 입력압축방식의 주파수반응특성

은 출력압축방식보다 좀 더 좋은 음질을 얻을 수 있다.

〈그림 3.42〉에서는 볼륨에 의한 이득과 최대출력의 변화를 주파수반응곡선으로 보여준다. 볼륨의 조정을 통해 네 가지의 이득과 최대출력을 표시하였다. 이득이 높아질수록 최대출력도 함께 증가하는 것을 볼 수 있다.

(4) 광대역역동범위압축

감각신경성 난청으로 인해 좁아진 역동범위 안에서도 모든 크기의 소리를 인식할 수 있도록 자동이득조절기가 소리의 크기를 압축한다고 설명하였다. 특히, 경도 및 중도난청의 경우에는 청력손실의 정도가 적기 때문에 대체로 낮은 압축역치와 압축비율을 사용한다. 이처럼 압축역치를 낮추면 압축이 일어나기 시작하는 입력의 크기가 낮아지기 때문에 압축이 수행되는 범위가 넓어진다. 그리고 압축비율이 낮으면 소리의 왜곡이 감소하기 때문에 음질을 향상시키는 데도 도움이 된다.

입력압축방식으로 55dB SPL 이하의 압축역치와 4:1 이하의 압축비율(일반적으로 2:1)을 가지고 넓은 범위의 입력을 압축하는 방식을 광대역역동범위압축(Wide Dynamic Range Compression, WDRC)이라고 한다. 작은 소리에 대해서는 큰 이득을 제공하여 듣기 편하게 만들어주는 반면에(그림 3.43의 a), 큰 소리에 대해서는 이득을 작게 제공하여 소리가 지나치게 커지는 것을 방지한다(그림 3.43의 b). 그 결과로 소리가 갖는 모든 음량을 감각신경성 난청인의 좁아진 역동범위 안에 규격화시킬 수 있도록 해준다.

(5) 음역압축방식

비선형방식의 압축보청기는 소음이 강한 청취환경에서도 어음의 명료도를 향상시키는 데 큰 역할을 할 수 있다. 주변소음은 주로 저음성분들로 구성되는 경우들이 많기 때문에 저음성분을 줄이거나 또는 고음성분을 증가시키는 방식으로 소음의 영향을 감소시킬 수 있다.

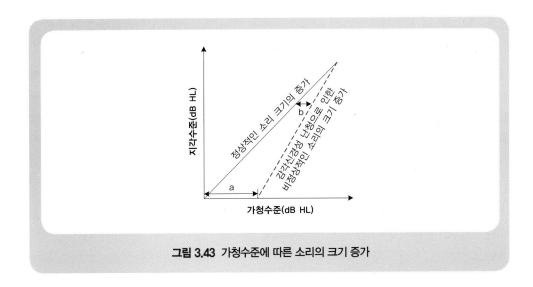

그림 3.43 가청수준에 따른 소리의 크기 증가

따라서 보청기에서 사용하는 125~8,000Hz의 주파수대역을 저음역과 고음역으로 나눈 후에 이들 각각의 음역에 해당하는 주파수반응곡선을 입력신호의 크기에 따라서 변화시키는 것을 음역압축방식(Level Dependent Frequency Response, LDFR)이라고 한다. 이는 저음역과 고음역에서 서로 다른 압축비율을 갖는 일종의 광대역역동범위압축방식으로서 각 음역에서의 주파수반응곡선을 조정함으로 인하여 각 음역에서의 이득도 달라진다. 만약 보청기로 입력되는 신호의 크기가 증가할 때에 저음역을 감소시키면 저음압축방식(Bass Increase at Low Level, BILL)이라고 하는 반면에 고음역을 감소시키면 고음압축방식(Treble Increase at Low Level, TILL)이라고 부른다(그림 3.44). 어떤 보청기의 경우는 저음역을 위한 채널들에서는 저역압축방식을, 그리고 고음역을 위한 채널들에서는 고음압축방식을 사용하기도 한다.

　수평형이나 완경사형 난청에 매우 적절한 저음압축방식은 소음이 많은 청취환경에서 어음명료도를 높이기 위한 방법으로 사용된다. 〈그림 3.44①〉에서 보여주는 것처럼 입력신

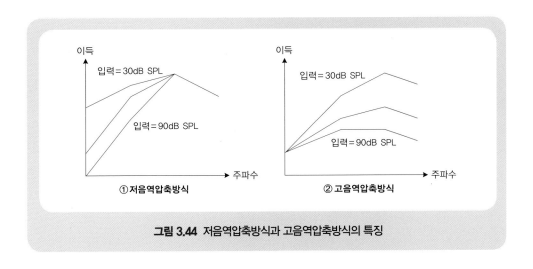

그림 3.44 저음역압축방식과 고음역압축방식의 특징

호가 감소할수록 저음성분에 대한 이득은 오히려 증가한다. 그러나 입력신호의 크기가 증가하여 어느 특정한 수준을 넘으면 저음억제필터가 작동하여 저음성분의 통과를 억제한다. 그 결과로 저음성분의 이득이 크게 줄어들어(고음성분에 비하여 크게 낮아짐) 소음과 함께 들어오는 어음의 명료도가 상대적으로 높아진다. 다시 말하면, 소음이 포함된 입력신호의 크기가 클수록 저음성분의 억제가 증가하여 고음성분이 상대적으로 크게 강조되기 때문에 어음명료도가 높아진다.

고음역의 좁아진 역동범위를 보상하기에 좋은 고음압축방식은 저음압축방식에 정반대가 된다. 저음압축방식에서와 같은 방식으로 입력신호가 작아질수록 고음성분에 대한 이득은 오히려 증가한다(그림 3.44②). 그러나 입력신호의 크기가 지나치게 커지면 고음억제필터를 통해 고음의 이득을 크게 감소시킴으로써 전체 주파수에 대한 주파수반응곡선을 편평하게 만든다.

(6) 곡선압축방식

입력신호의 크기를 일정한 구간으로 나누어 각 압축구간별로 압축비율을 다르게 변화시킬 때(또는 동일하게 할 수도 있음)에 이들 압축구간의 숫자를 크게 늘리는 가운데 압축비율을 지속적으로 높이면 입력과 출력 사이의 관계가 곡선이 된다. 이처럼 입력신호의 증가에 따라서 압축비율을 연속적으로 증가시키는 압축방식을 곡선압축(curvilinear compression)이라고 한다(그림 3.45). 이때에 서로 인접한 압축구간들 사이에 존재하는 압축역치는 정확히 알 수가 없다. 입력신호의 크기가 90dB SPL 정도 되었을 때에 압축비율이 가장 높으며 큰 입력신호에 대한 증폭은 출력제한방식과 매우 유사해져서 출력이 포화(saturation)되는 것도 막을 수 있다. 그리고 신호의 크기가 작아지는 경우에는 광대역역동범위압축방식에 따른다.

(7) 압축방식의 장점

심도 이상의 전음성 난청을 갖는 경우에도 높은 출력을 낼 수 있는 선형방식의 증폭기를 사

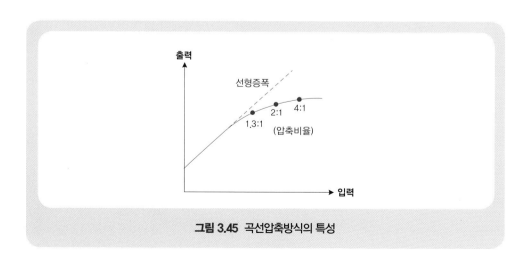

그림 3.45 곡선압축방식의 특성

용하는 것이 좀 더 바람직할 때가 있다. 그러나 역동범위가 좁은 감각신경성 난청의 경우에는 압축방식이 더 유용할 것이다. 이처럼 압축방식의 자동이득조절기를 사용할 때의 장점들을 살펴보면 다음과 같다.

● 쾌적감과 왜곡

첫 번째, 압축방식의 자동이득조절기에서는 선형증폭기에서 발생하는 정점절단에 의한 고조파 왜곡의 발생을 억제할 수 있다. 입력압축방식이든 아니면 출력압축방식이든 관계없이 이들의 자동이득조절기에서는 정점절단현상의 발생을 억제하기 때문이다. 다시 말하면, 자동이득조절기에서 증폭기에 입력되는 신호 또는 증폭기에서 출력되는 신호를 압축하여 출력이 포화되는 것을 억제한다.

　두 번째, 작은 크기의 소리로 대화할 때와 같이 마이크로폰으로 입력된 신호가 작을 경우에도 소리의 크기를 듣기에 편안한 수준으로 증폭한다. 선형증폭기에서 큰 소리가 지나치게 증폭되는 것을 억제하려고 하면 작은 소리를 충분히 증폭하지 못하는 단점이 발생한다. 그러나 압축방식의 경우에는 작은 소리를 편안하게 들을 수 있을 정도로 충분히 증폭하는 가운데 큰 소리에 대한 이득은 작은 소리보다 크게 감소시킨다.

　세 번째, 마이크로폰에 큰 입력신호가 들어오는 경우가 있다. 만약 선형증폭기를 사용한다면 작은 소리를 편안하게 듣기 위해 제공되는 큰 이득이 큰 입력신호에도 동일하게 제공된다. 그 결과로서 보청기에서 출력되는 소리의 음압레벨이 난청인의 불쾌수준을 넘어갈 수도 있으며 정점절단현상을 일으켜 고조파 왜곡을 일으킬 수도 있다. 비록 정점절단현상이 발생하지 않는다고 하여도 지나치게 증폭된 소리에 의하여 난청인에게 남아있는 잔존청력이 추가로 손상될 수도 있다. 그러나 압축방식의 경우에는 큰 입력신호에 대하여 매우 작은 이득을 제공하거나 이득을 거의 제공하지 않기 때문에 큰 신호에 의해 잔존청력이 추가로 손실되는 것을 걱정할 필요가 없다.

● 음소압축 또는 음절압축

대부분의 말소리는 자음과 모음으로 구성되어 있다. 일반적으로 자음의 강도는 약한 편인데 비하여 모음의 강도는 상대적으로 강하다. 실제로 강한 말소리에서의 모음과 약한 소리에서의 무성자음은 약 30dB 정도의 차이를 갖는다. 감각신경성 난청으로 인하여 역동범위가 좁아진 경우에 모든 크기의 소리를 편안하게 들을 수 있도록 볼륨의 위치를 결정하는 것은 매우 어려운 일이다. 비록 넓은 역동범위를 가지고 있어도 말소리를 구성하는 모음과 자음 사이의 큰 강도 차이가 일시적으로 모음이 자음을 차폐하는 현상을 일으킬 수도 있다. 이러한 문제점들이 발생하는 것을 억제하기 위해서 자동이득조절기를 빠르게 작동(fast-acting)시키는데, 이를 음소압축(phonemic compression) 또는 음절압축(syllabic compression)이라고 한다.

　자동이득조절기의 빠른 압축은 음소 또는 음절들 사이의 강도들이 갖는 관계를 변화시킬 수 있다. 다시 말하면, 이들이 갖는 강도 사이의 비율이 빠른 자동이득조절기능에 의해 바뀔 수 있다. 그 결과로 난청으로 인해 잘 듣지 못하던 소리를 좀 더 잘 들을 수 있지만 청취된 말소리가 명확히 무엇인지에 대한 명료도는 오히려 감소할 수 있다.

자동이득조절기가 빠르게 작동할 때에 나타나는 단점도 있다. 2음절 이상의 단어에는 음절과 음절 사이에 소리가 없는 시간이 존재한다. 이들 사이의 시간에 어떤 소음도 존재하지 않는다면 아무런 문제가 없다. 그러나 관심이 없는 다른 사람들의 말소리나 작은 크기의 주변소음이 존재할 수 있다. 이때에 대화자들 사이에 말소리가 없는 시간구간에서 이 소음이 증폭되어 지각될 수도 있고, 대화자들 사이의 말소리가 존재하는 시간에서는 자동이득조절기가 이 소음의 크기를 말소리에 비해 상대적으로 작게 감소시킨다. 이처럼 음절 사이에 존재하는 작은 크기의 소음이 빠르게 증폭되면 대화음의 어음청취능력이나 어음명료도가 감소할 수 있다.

해제시간이 약 50ms보다 짧은 가운데 음절들 사이에서 빠르고 크게 증폭되는 소음을 인식할 수 있는 난청인들도 있다. 이처럼 소리의 크기가 갑작스럽게 커질 때에 '퍽퍽' 소리를 발생시키는 펌핑 잡음은 다채널보다 단채널에서 쉽게 일어나며 말소리와 잡음이 서로 다른 방향에서 들어올 때에 더욱 뚜렷하게 발생한다.

● 장시간 역동범위

자동이득조절기의 빠른 압축은 시간적으로 인접한 음절 사이의 강도 비율을 바꾼다고 앞에서 설명하였다. 그 결과로 큰 소리와 작은 소리 사이의 평균적인 강도차이는 30dB에서 10dB로 감소한다. 말소리에 대해 적용하는 압축시간과 해제시간을 일반적인 경우보다 훨씬 길게 설정한다면, 서로 인접한 음절들 사이에 주어지는 강도비율을 그대로 유지시킬 수 있다. 이와 같은 방법으로 연속되는 음절을 압축하면 말소리의 역동범위를 줄일 수가 있는데, 이를 장시간 역동범위(long-term dynamic range)라고 부른다. 장시간 역동범위의 특징을 살펴보면 빠르게 작동하는 압축보다 이득이 훨씬 적게 변하기 때문에 음절 사이의 강도비율이 입력과 출력 사이에서 매우 유사해진다.

● 편안함의 증가

청력손실을 극복하기 위해 소리를 지나치게 증폭하면 오히려 너무 큰 소리로 인하여 불쾌감이 발생할 수 있다. 난청인도 불쾌역치에 근접할 정도의 큰 소리에 장시간 동안 노출되는 것을 좋아하지 않는다. 압축제한방식에서 압축역치를 불쾌역치의 근처까지 높일 수 있기 때문에 이러한 단점이 발생할 수도 있다. 이를 억제하기 위하여 보청기의 포화음압레벨(SSPL)을 낮추는 것이 반드시 좋은 방법이라고 할 수는 없다(불쾌역치 > 포화음압레벨인 경우). 포화음압레벨이 낮아질수록 소리의 크기가 난청인의 불쾌수준으로부터 멀어지기 때문에 편안할 것으로 생각할 수 있지만 오히려 보청기의 기능적 역동범위가 난청인의 임상적 역동범위보다도 작아질 뿐만 아니라 불쾌역치 근처의 큰 소리를 잘 듣지 못한다. 따라서 작은 크기의 입력부터 압축비율이 서서히 높아지는 가운데 소리의 크기가 매우 커져야만 불쾌역치에 도달하는 광대역역동범위압축(WDRC)방식이 좀 더 편안함을 제공할 수 있다.

● 음량의 규격화

압축방식의 비선형증폭기에 대한 가장 큰 장점들 중에 하나가 감각신경성 난청인이 소리를 청취할 때에 지각하는 음량을 규격화(normalization)시킬 수 있다는 것이다. 여기서 규격화란 다음과 같은 의미를 갖는다. 우선 〈그림 3.46①〉처럼 소리의 음량을 아주 작은 소리, 작은 소리, 편안한 가운데 약간 작은 소리, 편안한 소리, 편안한 가운데 약간 큰 소리, 큰 소리, 아주 큰 소리 등의 7단계로 나누었다고 하자. 각 단계에 해당하는 느낌을 주는 음량이 건청인과 난청인 사이에는 차이가 존재한다(그림 3.46①). 예를 들면, 난청인에게 편안한 소리의 느낌을 주는 음량(음압레벨)이 되기 위해서는 건청인에서보다 더 큰 입력(음압레벨)이 필요하다는 것이다. 이처럼 난청인이 건청인과 동일한 느낌을 받는데 필요한 각 단계별 음량(이득)을 계산하여 난청인에게 제공하는 것을 규격화라고 한다.

예를 들면, 건청인이 각 단계의 느낌을 받는데 필요한 소리의 크기(음압레벨)를 〈그림 3.46①〉에 나타내었다.[9] 그리고 어떤 감각신경성 난청인이 각 단계별로 동일한 느낌을 얻는데 요구되는 음압레벨도 〈그림 3.46①〉에서 함께 보여준다. 각 단계별로 건청인과 난청인 사이의 음압레벨 차이를 〈그림 3.46②〉에서 보여주는데, 이 차이가 바로 증폭기에서 제공하는 삽입이득(insertion gain)이 된다. 만약 소리의 입력크기에 따라 〈그림 3.46②〉의 삽입이득이 어떤 감각신경성 난청인에게 제공된다면 그 난청인은 건청인과 각 단계별로 동일한 음량의 느낌을 받을 수 있을 것이다. 증폭기에 입력되는 소리의 크기별로 이들 삽입이득이 제공된 음압레벨이 바로 보청기의 출력(=입력음압레벨+삽입이득)이 된다(그림 3.46③).

음량의 규격화를 수행하기 위하여 압축을 채널별로 수행할 수 있는 다채널 보청기가 가장 일반적으로 사용되고 있다. 왜냐하면 음량의 규격화를 실현하기 위한 압축의 정도가 주

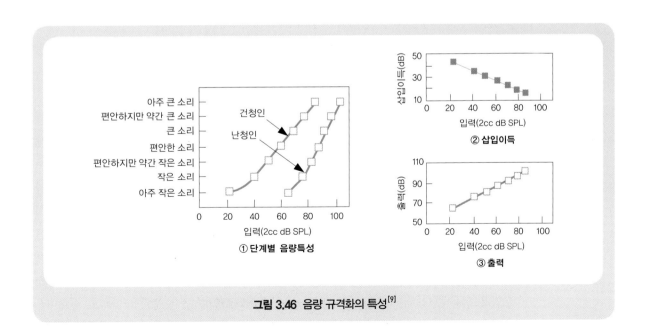

그림 3.46 음량 규격화의 특성[9]

파수에 따라서 달라질 수 있기 때문이다. 다시 말하면, 압축의 정도는 음량의 인지능력에, 음량의 인지는 청력손실에, 그리고 청력손실은 주파수에 의존하기 때문이다.

● 어음명료도의 최대화

다채널 압축방식에서는 말소리의 명료도를 최대로 높이기 위하여 각 채널에 해당하는 어음청취능력을 주파수대역별로 조절할 수 있다. 대부분의 주파수대역에서는 음량이 규격화되도록 각 채널별로 어음청취능력을 조정하지만, 일부의 채널에서는 말소리에 대한 명료도를 최대화하기 위하여 음량의 규격화와 관계없는 조정이 이루어질 수도 있다. 이에 대한 자세한 내용은 뒤에 나오는 보청기 처방에서 다루게 될 것이다.

● 소음의 감소

보청기를 착용한 난청인이 가장 심각하게 생각하는 문제들 중에 하나가 바로 소음이다. 이처럼 난청인이 듣고자 하는 목적음이 주변소음들과 함께 보청기로 입력될 때에 발생하는 어음명료도의 감소를 압축방식의 신호처리에 의해 줄일 수가 있다. 여기서 주변소음이 목적음에 미치는 영향은 다음과 같다.[9]

- 음원과의 거리, 회절, 잔향 그리고 음원의 특성에 의하여 소음에 들어있는 저음성분의 강도가 말소리의 저음성분보다도 높다.
- 말소리에 들어있는 저음성분은 소음 속에 들어있는 강한 저음성분에 의해 차폐가 발생하여 저음성분에 들어있는 어음정보를 거의 전달하지 못한다.
- 소음 속에 들어있는 강한 저음성분은 말소리의 고음성분을 쉽게 상향차폐할 수 있다.
- 소음의 음량을 결정하는 데 소음의 저음성분이 가장 큰 역할을 한다.
- 조용한 것보다는 시끄러운 소음환경이 더 큰 문제를 일으킨다.

매우 시끄러운 청취환경에서 들어오는 소음의 저음성분을 줄여야만 저음성분에 의해 발생하는 상향차폐, 과대음량, 유용한 어음정보의 손실 등을 감소시켜 어음청취에 대한 만족도를 높일 수 있다.

저음과 고음성분의 강도가 대체로 유사하게 구성된 목적음(예 : 말소리)과 소음이 함께 보청기로 들어온다고 가정하자. 이때에 소음을 구성하는 저음성분의 강도는 목적음에 비해 훨씬 높은 반면에 1kHz 이상의 고음 강도가 목적음에 비해 크게 낮다고 하자. 이 경우에 소음을 구성하는 강한 저음성분이 목적음의 전체 주파수 성분을 상향차폐하여 어음명료도를 낮추는 가운데(1kHz 이상에서는 목적음의 강도가 소음보다 높다고 하여도), 소음의 저음성분이 갖는 높은 음량으로 인하여 불쾌감이 일어날 수도 있다. 이러한 현상이 발생하는 것을 억제하기 위하여 각 주파수에서의 신호대잡음비(SNR)에 비례하는 이득을 압축방식에 의해 제공하는 경우가 있다(Wiener filtering). 그 결과로 1kHz 이상의 주파수대역에 대한 어음정보만을 얻을 수 있지만 소음에 들어있는 저음성분으로 인한 높은 음량을 낮추고 신호대잡음비를 크게 높여 소음의 기여도를 크게 낮추는 가운데 상향차폐의 발생을 억제하는 등의 긍정적인 효과들이 함께 나타나서 말소리에 대한 어음명료도가 높아질 수 있다.

주변소음을 줄이기만 한다고 해서 목적음에 대한 어음명료도가 항상 높아지는 것은 아니다. 다시 말하면, 소음과 목적음의 주파수특성(스펙트럼)이 서로 유사할 경우에는 그 효과가 별로 크지 않을 수 있다. 이러한 경우가 매우 일반적이라고 할 수 있는데 여러 사람이 가까이 모여서 함께 이야기를 나누는 경우를 하나의 실례로 들 수 있다. 왜냐하면 사람은 여러 명이지만 그들이 갖는 각각의 음성에 대한 주파수특성은 서로 유사하기 때문이다.

보청기에서 소음을 자동으로 감소시키는 기능을 자동신호처리(Automatic Signal Processing, ASP)라고 부른다. 그러나 목적음과 함께 들어오는 소음성분을 감소시키기 위하여 소음 또는 목적음의 주파수특성을 측정하지 않고, 다만 목적음과 소음으로 구성된 입력신호의 전체적인 음압레벨만을 측정하여 저음성분만을 압축한다. 여기서 저음성분에 대한 압축정도는 주변소음의 음압레벨이 높을수록 증가한다.

소음을 감소시키는 기능은 난청인에게 또 다른 혜택을 줄 수 있다. 보청기를 착용한 상태에서 다른 사람과 대화를 나누고 있다고 가정하자. 이때에 일반적인 선형보청기를 사용하면 자신의 목소리가 상대방의 목소리보다 크게 들려서 음질에 나쁜 영향을 줄 수 있다. 그러나 보청기가 소음을 제거하는 기능을 가지고 있다면 자신의 목소리에 대한 전반적인 크기와 저음성분의 크기를 줄여주어 편안함을 높여준다. 소음을 효과적으로 감소시키기 위하여 소음과 목적음의 주파수특성이 천천히 변하는 경우(long-term spectrum)에는 압축시간과 해제시간을 느리게 하는 반면에 정반대의 경우(short-term spectrum)에는 빠르게 하는 것이 좋은 것으로 알려져 있다.

지금까지는 소음을 감소시키기 위하여 저음성분을 줄이는 방법에 대해서만 설명하였다. 그러나 현재 판매되고 있는 다채널 보청기들 중에는 어떤 특정한 채널(주파수대역) 속에 들어있는 소음성분만을 줄일 수도 있다. 다시 말하면, 소음이 어느 특정한 주파수대역만을 가져서 그에 해당하는 채널에만 존재하는 경우로 그 채널에서의 신호대잡음비는 소음으로 인하여 매우 낮다. 이러한 경우에서 소음의 크기를 알려면 각 채널에서의 신호대잡음비를 계산하면 된다. 신호대잡음비의 계산은 소음의 음압레벨은 대체로 일정한 반면에 말소리에 대한 음압레벨이 변하는 특성을 이용한다. 만약 목적음이 한 사람이 말하는 강연이고 소음이 음악처럼 소리의 크기가 대체로 일정하다면 소음이 감소되는 효과는 클 것이다. 그러나 목적음이 음악이고 소음이 한 아이가 연속해서 떠드는 소리일 경우의 소음감소효과는 크지 않을 수도 있다.

(8) 압축방식의 조합

보청기가 동일한 특성을 갖는 자동이득조절기들만으로 구성될 필요는 없다. 왜냐하면 각 난청인의 개인적 청력조건에 적절한 처방을 결정하기 위해서는 앞에서 설명한 압축방식의 여러 가지 특징들을 서로 조합하는 것이 바람직할 수 있기 때문이다. 따라서 자동이득조절기의 기능을 크게 나누어 살펴보면 다음과 같다.[9]

- 입력압축제한방식으로서 보청기에서 정점절단을 발생시킬 정도의 매우 큰 신호가 입력되는 것을 방지한다.
- 느리게 작동하는 압축방식으로서 long-term input level에 관련된 역동범위를 감소시킨다.
- 빠르게 작동하는 출력압축제한방식으로서 왜곡이 발생하지 않도록 보청기의 최대 출력을 초과하는 출력을 방지한다.

각각의 주파수대역(채널)에 서로 다른 압축조건들이 요구되는 경우가 많다. 이러한 조건을 만족시키기 위해서는 여러 개의 자동이득조절기가 병렬구조로 연결된 다채널 압축방식이 바람직하다. 그러나 나중에 설명하게 될 보청기의 환기구도 일종의 기계적인 저음필터로 간주할 수 있다. 따라서 보청기의 채널 수는 환기구의 존재 여부와 역할도 함께 고려하여 결정하는 것이 바람직하다. 예를 들어, 환기구가 갖는 고유의 기능과 더불어 저음필터의 기능까지 활용할 경우에는 단채널 보청기가 2채널 보청기가 된다.

(9) 단채널과 다채널 압축방식의 특성

다채널 압축방식이 어음청취능력을 향상시켜 말소리의 어음명료도를 높일 수 있다는 것은 잘 알려져 있다. 그러나 단채널 압축방식에 비하여 항상 장점만을 가진 것은 아니다. 예를 들면, 다채널 압축방식이 서로 다른 음소들 사이에서 나타나는 기본적인 차이를 줄일 수가 있다. 자동이득조절기는 작은 입력신호보다 큰 신호에 대한 이득을 줄이기 때문에 각 음소가 갖는 주파수특성(spectrum)에서 피크(peak)와 딥(dip) 사이의 차이를 감소시킨다. 그 결과로 음소에 대한 주파수반응곡선의 형태가 완만하게 변하여 각각의 음소들이 갖는 주파수반응특성에 나타나는 고유한 특징(spectral shape)이 줄어든다. 따라서 다채널 압축방식이 가청력을 증가시켰지만 자음이 발화되는 위치를 구분하기 어렵게 만들기 때문에 난청인이 각각의 음소를 구분하여 듣기가 어려워질 수 있다.

만약 다채널 압축방식에서 3:1 이상의 압축비율을 사용한다면 말소리에 대한 명료도를 낮추는 결과로 이어질 수 있다. 따라서 높은 압축비율이 필요한 고도 이상(역동범위가 좁은)의 난청인에게 다채널 압축방식을 적용한다면 말소리에 대한 명료도가 감소할 수 있다. 그러나 압축비율을 낮추면 채널 수의 증가에 따른 가청력의 향상으로 인해 어음명료도가 다소 높아질 수가 있다.

실제로 단채널 압축방식에 대한 다채널 압축방식의 긍정적인 효과는 주어진 청취환경에서 요구되는 가청력이 어느 정도인가에 달려있다. 그러나 청취환경에 따라 어느 정도의 가청력이 적정한지를 규정하기란 매우 어렵다. 따라서 압축방식의 채널 수가 많다고 해서 꼭 좋은 것은 아니라고 할 수 있다. 실제로 많은 난청인들이 단채널 압축에 비해 다채널 압축방식이 어떤 면에서 좋은지를 명확히 말하지 못하는 경우가 많다. 그러나 고음급추형의 청력손실을 가진 난청인의 경우에는 다채널 압축방식을 사용하면 어음명료도가 크게 향상되는 것으로 나타나고 있다. 뿐만 아니라 보청기에 입력되는 신호가 매우 작거나 또는 큰 경우에도 어음명료도가 향상되는 것으로 확인되고 있다.

보청기의 입력신호가 작을 경우에는 단채널 또는 다채널 압축방식에 관계없이 선형증폭에 비해 압축방식이 어음명료도를 더욱 향상시킨다고 한다. 그러나 입력신호가 큰 경우에는 이들 모두가 편안함을 증가시킬 수 있는 것으로 알려져 있다.

5) 기타

(1) 필터

사람이 들을 수 있는 모든 주파수(20~20,000Hz) 성분을 가진 전기신호가 있다고 가정하자. 그리고 백색잡음처럼 모든 주파수 성분이 갖는 음압레벨이 동일하다고 하자. 이 전기신호가 콘덴서 또는 코일을 통과하면 이 신호의 주파수특성이 변하게 된다. 다시 말하면, 어떤 주파수대역의 신호는 콘덴서 또는 코일을 통과하거나 혹은 통과하지 못한다. 만약 어떤 특정한 주파수대역의 신호가 이들을 통과하지 못한다면 이 주파수대역이 마치 전기적으로 여과(filtering)된 것과 동일한 의미를 갖는다. 따라서 특정한 주파수대역의 신호성분을 여과하는 전기적 장치를 필터(filter)라고 부르며 다음과 같이 크게 4종류로 나눌 수 있다.

● 저음역통과필터
전기회로에 사용되는 코일은 고음에 대하여 높은 저항을 가진다. 따라서 전기신호가 코일을 통과하면, 주파수가 낮은 저음에는 영향을 거의 주지 않는 반면에 고음의 통과를 크게 방해한다(그림 3.47①). 코일에 의하여 차단되지 않는 낮은 주파수의 음압레벨에서 3dB이 감소하는 음압레벨에 해당하는 주파수를 차단주파수라고 한다.

● 고음역통과필터
〈그림 3.47②〉에서 보여주는 것처럼 고음역통과필터(high-pass filter)는 저음역통과필터(low-pass filter)와 정반대의 특성을 갖는다. 전기신호가 저음에 대해 높은 저항을 갖는 콘덴서를 통과하면 저음의 통과는 억제되는 반면에 고음의 통과에는 영향을 주지 않는다.

● 대역통과필터
콘덴서와 코일을 서로 조합하여 사용하면 콘덴서에 의해서는 저음이 그리고 코일에 의해서는 고음이 통과를 제한받게 된다. 따라서 이들 차단주파수 사이의 주파수대역만이 통과하기 때문에 대역통과필터(band-pass filter)라고 한다(그림 3.47③).

● 대역저지필터
대역통과필터에서와 마찬가지로 대역저지필터(band-stop filter)는 콘덴서와 코일을 서로 조합하여 사용한다. 콘덴서에 의한 저음의 차단주파수가 코일에 의한 고음의 차단주파수보다 작으면 〈그림 3.47④〉와 같이 일정한 주파수대역의 통과를 저지하게 된다.

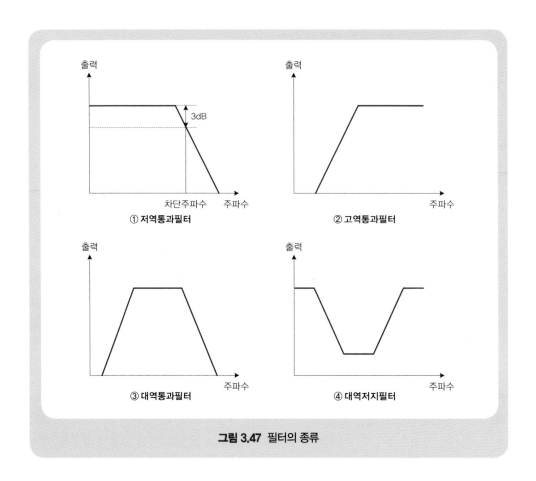

그림 3.47 필터의 종류

　보청기의 각 기능들을 수행하기 위하여 한 종류의 필터만을 사용하는 것은 아니다. 여러 종류의 필터들이 직렬, 병렬 또는 직렬-병렬 방식으로 연결되어 사용된다. 이들 연결 방식에 따른 특징을 살펴보면 다음과 같다.

● 직렬방식
〈그림 3.48〉과 같이 고음역통과필터와 저음역통과필터가 있다고 하자. 마이크로폰에서 나온 입력신호가 전치증폭기(pre-amplifier)를 거쳐 이들 필터로 들어오는데 먼저 고음역통과필터를 통과한 이후에 다시 저음역통과필터로 입력되는 순서로 진행된다. 이처럼 필터가 직렬방식으로 연결되어 있어서, 입력신호가 필터들을 순차적으로 통과하는 것을 직렬방식(serial structure)이라고 한다.

　직렬방식은 아날로그 보청기에서 일반적으로 사용되었는데 지금은 많이 사용하지 않는다. 고음역통과필터와 저음역통과필터가 직렬방식으로 연결된 경우에 저음과 고음영역에서의 기울기를 조정하여 주파수반응곡선을 변화시킬 수 있지만 각 난청인의 청력특성에 적합한 주파수반응특성을 얻기는 쉽지 않다.

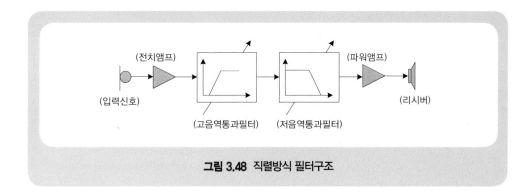

그림 3.48 직렬방식 필터구조

● 병렬방식

여러 개의 필터들이 〈그림 3.49〉와 같이 병렬방식으로 연결된 경우가 있다. 이들 필터들에 의하여 보청기에서 사용하는 전체 주파수대역을 여러 개의 작은 주파수영역(밴드 또는 채널)으로 나눌 수가 있다. 그 결과로서 각각의 밴드(또는 채널)에 들어있는 주파수 성분의 음압레벨을 비롯한 여러 가지 특성들을 다른 밴드(또는 채널)들과 독립적으로 조정할 수 있다. 이처럼 각 밴드(또는 채널)별로 음압레벨이 조정된 이후에 모든 밴드(또는 채널)들이 다시 합쳐져서 전체 주파수반응특성을 이룬다.

　병렬방식의 필터구조에는 장점만이 아닌 단점들도 존재한다. 〈그림 3.50〉에서와 같이 2개의 대역통과필터들이 서로 결합되었다고 가정하자. 이들 각각의 대역통과필터에서는 2개의 차단주파수 이상(f_1) 또는 이하(f_2)의 주파수 성분에서 음압레벨이 점선처럼 한꺼번에 소멸되는 것이 아니고 실선처럼 특정한 기울기에 의해 감소한다. 따라서 2개의 대역통과필터가 서로 인접하면 이들이 서로 겹치는 영역이 만들어진다. 이들 대역통과필터에서 나온 각각의 출력들이 전체 주파수반응곡선을 얻는 과정에서 서로 겹치는 영역이 합쳐지게 된다. 어떤 특정한 주파수에서는 최소한 2개 또는 3개 이상의 대역통과필터에서 나오는 출력

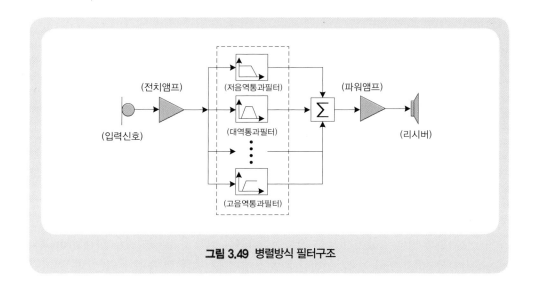

그림 3.49 병렬방식 필터구조

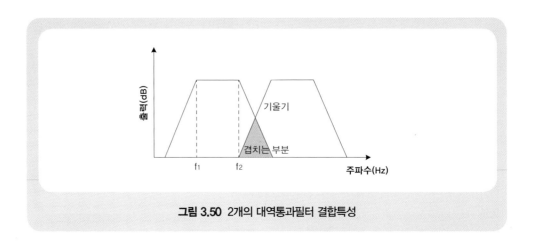

그림 3.50 2개의 대역통과필터 결합특성

들이 서로 합쳐지는 현상이 발생할 수도 있다. 그 결과로 전체 주파수반응곡선이 평탄한 직선의 형태가 아닌 리플(ripple)들이 많이 존재하는 형태가 될 수 있기 때문에 음질이 왜곡될 수 있다.

마이크로폰에서 나온 신호가 동시에 각각의 필터로 입력되지만 각 필터들에서 신호가 출력되는 시간은 서로 다르다. 이는 각 필터에서 나오는 출력들 사이에 시간지연이 발생한다는 의미이다. 각각의 출력들이 합쳐지는 과정에서 시간지연에 의한 위상차이로 인해 음질의 왜곡이 발생한다.

● 직렬-병렬방식

병렬방식은 직렬방식에 비하여 장점을 가지고 있지만 주파수반응특성과 시간지연에 의한 음질의 저하가 발생한다고 앞에서 설명하였다. 이러한 주파수반응특성의 변화와 시간지연이 발생하는 것을 억제하기 위하여 직렬과 병렬방식을 혼합하여 사용한다(그림 3.51). 만약 직렬방식으로 연결될 때에 FIR(finite impulse filter) 필터를 사용한다면 이들에 의한 음질은 왜곡을 억제하는 효과가 상대적으로 더 커진다.

(2) 다채널방식

수동식 아날로그 보청기의 경우에는 선형 또는 비선형방식의 증폭기를 단 하나만 가지고 있다. 따라서 이득을 비롯하여 저음과 고음의 주파수반응특성, 압축비율과 압축역치 등을 하나의 증폭기로 제어하는 방식을 단채널(single channel) 보청기라고 한다.

프로그램식 아날로그 보청기에서는 주파수대역을 저음과 고음으로 나누고 이들 영역에 대한 증폭시스템을 별도로 가진다. 다시 말하면, 저음영역과 고음영역에 대하여 별도의 선형 또는 비선형증폭기(자동이득조절기)를 설치하고 프로그램을 통해 그들을 각각 조절한다. 이처럼 보청기의 주파수대역(125~8,000Hz)을 2개 이상으로 나눈 다음에 각각의 주파수영역별로 별도의 증폭기(또는 자동이득조절장치)가 운영되는 것을 다채널(multi-channel)방식이라고 한다. 서로 인접한 채널들 사이에는 이들의 경계가 되는 차단주파수

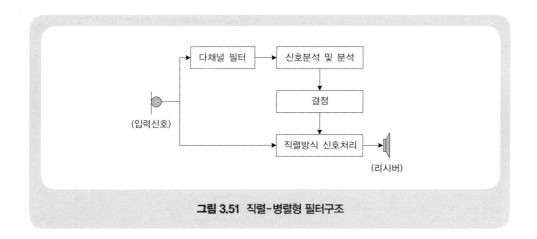

그림 3.51 직렬-병렬형 필터구조

(cutoff frequency)가 존재한다. 〈그림 3.52〉에서 보여주는 것처럼 차단주파수를 경계로 하여 서로 인접한 채널들 사이의 주파수대역이 연결되어 간다. 다채널 보청기에서의 차단주파수는 채널 수에서 1을 뺀 만큼의 개수가 존재한다.

　단채널 보청기에 비하여 다채널 보청기는 난청인에게 더 많은 이점을 제공할 수 있다. 첫 번째, 저음부터 고음까지 청력손실의 정도가 대체로 유사한 수평형 전음성 난청을 생각해 보자. 전음성 난청의 경우에 소리의 크기를 높여도 역동범위가 크게 변하지 않기 때문에 소리의 크기를 단순히 높여만 주어도 청력손실을 회복할 수 있다. 따라서 대화음을 편안한 상태로 듣는 데 필요한 보청기의 이득을 모든 주파수에 대해 동일하게 제공해도 된다.

　저음성분이 강한 소음 속에 어떤 대화음이 들어있다고 가정하자. 소리의 음량을 주도하는 저음성분의 강도가 소리의 명료도에 깊이 관여하는 고음성분의 강도에 비하여 상대적으로 크다면 소음이 대화음을 차폐하여 명료도가 크게 줄어들 수 있다(그림 3.53). 따라서 소음이 많은 청취환경에서 고음성분의 강도는 그대로 유지시키는 가운데 저음성분의 강도만을 낮출 수 있으면 대화음의 명료도를 높이는 데 도움이 될 수 있다. 이처럼 저음과 고음성분을 별도로 분리하여 이득을 비롯한 보청기의 여러 기능들을 조정하기 위해서는 최소한 2개의 채널이 있어야 한다. 보청기 채널의 숫자가 늘어날수록 주파수영역을 더 작게 나누어 보청기의 여러 기능을 조정할 수 있기 때문에 각각의 난청인들이 갖는 개인적 청력조건에

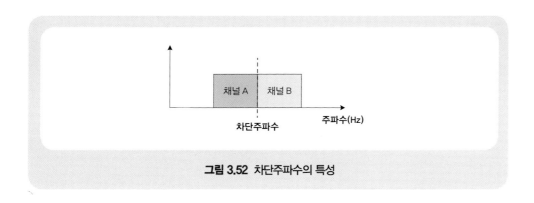

그림 3.52 차단주파수의 특성

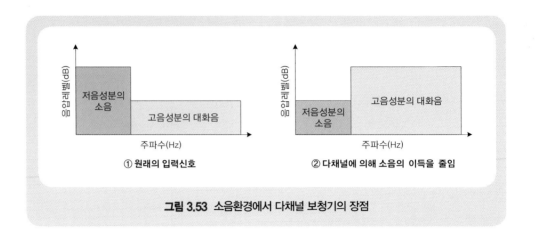

그림 3.53 소음환경에서 다채널 보청기의 장점

좀 더 적절한 적합(예 : 이득, 압축비율, 압축역치, 최대출력 등)을 제공할 수 있다.

〈그림 3.54①〉의 청력도에 나타난 것과 같은 고음급추형 감각신경성 난청을 갖는 사람의 경우를 생각해보자. 이때에 감각신경성 난청은 누가현상의 발생으로 인하여 역동범위가 좁아지기 때문에 선형증폭기보다 압축방식의 비선형증폭기를 사용한다고 가정하자. 500Hz와 3,000Hz의 청력을 건청인의 상태로 회복시키기 위해서는 〈그림 3.54 ⓐ와 ⓑ〉와 같이 서로 다른 가청수준(dB HL)에 따른 지각수준(dB SL)의 변화가 필요하다. 500Hz(1점 쇄선)와 3,000Hz(2점 쇄선)에서 청력손실의 정도에 따라 가청수준과 지각수준 사이의 곡선들이 서로 다르기 때문이다. 따라서 건청인이 갖는 가청수준과 지각수준 사이의 관계를 나타내는 직선에 이들의 특성(500Hz : 가는 점선, 3,000Hz : 굵은 점선)을 접근시키기 위해서는 서로 다른 적합이 필요할 것이다. 이와 같이 주파수대역에 따라 다른 청력손실의 특성들을 각각 독립적으로 적합시키기 위해서는 다채널방식의 보청기가 바람직할 수 있다.

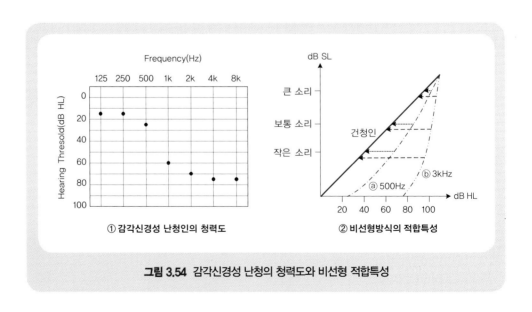

그림 3.54 감각신경성 난청의 청력도와 비선형 적합특성

(3) 다중기억장치

사람이 소리를 듣는 청취환경은 매우 다양하다. 여러 청취환경 속에서 보청기를 통해 목적음을 골라서 듣는 것은 어려운 일이다. 따라서 보청기의 착용효과를 높이기 위하여 각각의 청취환경에 알맞은 주파수반응특성을 별도의 기억장치(memory)에 저장해두고, 각각의 청취환경에 적절한 적합특성을 선택하여 사용할 수 있다. 요즘에는 청취환경에 적절하도록 보청기의 주파수반응특성이 자동으로 변하기도 한다. 그러나 난청인의 감정에 의해 변화된 목적음이나 음질을 보청기가 정확하게 알 수 없어서 기억장치를 수동으로 선택하는 것이 더 바람직할 수도 있다.

3. 리시버

소리는 마이크로폰을 통해 전기신호로 전환된 다음에 증폭기를 거쳐 리시버로 입력된다. 리시버에서는 증폭기에서 나온 전기신호를 다시 소리로 바꾸어준다. 마이크로폰과는 정반대의 역할을 하는 것으로 보청기가 아닌 일반적인 음향기기에서는 스피커라고 부른다. 보청기에 사용되는 부품들 중에서 내구성이 가장 약한 편에 속한다.

1) 리시버의 종류

(1) 공기전도방식

일반적인 귀걸이형이나 귓속형 보청기의 경우에 BA형(Balanced Armature type) 리시버를 사용한다. 일반적인 다이나믹 스피커에서 사용하는 구동원리와는 크게 다른 구조를 갖는다. 〈그림 3.55〉에서 보여주는 것처럼 증폭기에서 증폭된 전기신호는 아마튜어(armature)를 감고 있는 보이스 코일에 입력되어 자기장을 형성한다. 이때에 사용되는 아마튜어는 자기장에 의해 자화(magnetize)가 강하게 일어나는 가운데 잘 움직일 수 있는 얇은 퍼멘더(permendur)로 제작된다. 보이스 코일에서 발생한 자기장에 의해 자석이 된 아마튜어의 한쪽 끝(영구자석 사이에 위치)이 전류의 방향에 따라서 자석의 극성(S극 또는 N극)을 바꿔가며 영구자석의 극성과 상호작용하여 상하로 운동하게 된다. 이 상하운동을 통하여 아마튜어와 진동판 사이를 연결하는 드라이브 핀(drive pin)이 진동판을 연쇄적으로 운동시켜 소리가 발생한다.

(2) 골전도방식

공기전도방식의 리시버는 영구자석이 고정되어 있는 반면에 보이스 코일이 운동하는 구조이다. 그러나 골전도방식은 정반대로 전기신호가 입력되는 보이스 코일이 고정된 가운데 영구자석이 케이스 안에서 운동하는 형태이다(그림 3.56). 이처럼 영구자석이 운동하는 이유는 소리가 아닌 진동을 만들어내려면 진동체의 질량이 무거워야 효율적이기 때문이다. 그러나 영구자석이 실제로 운동하는 것은 아니고, 영구자석이 운동하려고 하는 힘을 반작

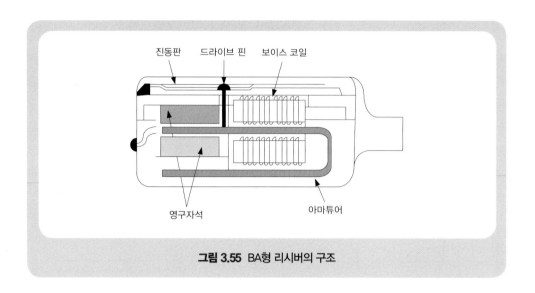

그림 3.55 BA형 리시버의 구조

용의 형태로 스프링에 전달한다. 그러면 스프링의 진동이 다시 케이스로 전달되고 이 케이스의 진동이 결과적으로 두개골을 진동시키는 것이다.

2) 주파수반응특성

마이크로폰처럼 리시버도 증폭기를 거쳐 입력된 전기신호에 대하여 소리의 형태로 출력한다. 만약 리시버에 들어오는 입력이 모든 주파수에서 동일한 크기를 갖는다고 하면 리시버에서의 출력도 주파수에 관계없이 동일한 음압레벨로 출력될 것이라고 생각하지만 실제로는 그렇지 않다. 이처럼 주파수에 따라서 전기신호를 소리로 변환시키는 효율이 다른 것이 일반적인데 이러한 특성을 보여주는 그래프를 리시버의 주파수반응곡선이라고 한다.

리시버가 보청기에 장착되지 않은 상태에서 리시버 자체가 갖는 고유의 주파수반응특성은 보청기의 종류에 관계없이 동일할 수도 있다. 그러나 리시버가 보청기의 외형(shell) 안

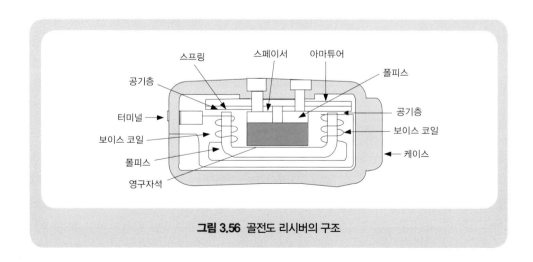

그림 3.56 골전도 리시버의 구조

에 장착되었을 경우의 주변 조건은 서로 다를 수가 있다. 따라서 보청기에 사용되는 리시버의 주파수반응특성은 귀걸이형과 귓속형으로 크게 나눌 수 있다. 그 이유는 앞에서도 설명한 바와 같이 별도의 음도관(ear tube)에 의해 리시버와 귀꽂이가 연결되는 경우와 리시버가 보청기의 외형 안에 일체형으로 들어있는 경우에 따라서 음향특성이 달라지기 때문이다. 리시버가 보청기의 외형 안에 장착된 상태에서 갖는 주파수반응특성들을 종류에 따라서 살펴보면 다음과 같다.

(1) 귀걸이형 보청기

귀걸이형 보청기의 리시버에서 나오는 주파수반응곡선에는 여러 개의 피크(peak)가 존재하는데 이들은 크게 세 가지의 원인들에 의해 발생하는 것으로 알려져 있다.

첫 번째, 리시버가 귀의 외이도에 위치하지 않는 형태의 구조를 갖는 전통적인 귀걸이형 보청기의 경우에는 음도관에 의해 본체에 있는 리시버와 귀에 삽입되는 귀꽂이 사이가 연결된다. 귓속형 보청기에 비하여 소리를 고막에 전달하기 위하여 음도관이라는 하나의 단계를 더 거치는 것이다. 이때에 소리가 음도관을 거치는 동안에 관(tube)에서 기주공명이 발생한다.

기주공명에서는 관의 양쪽 끝이 열려있는 경우와 어느 한쪽이 닫혀있는 경우에 따라서 공명진동수가 달라진다. 보청기의 본체 속에 들어있는 리시버에 연결되는 음도관의 끝은 음향임피던스가 높은 반면에 귀꽂이에 연결된 음도관의 끝은 상대적으로 음향임피던스가 낮다. 그 이유는 리시버의 음구 크기가 음도관의 직경보다 작아서 리시버 방향의 음도관 끝에서의 음향임피던스가 음도관의 내부에 들어있는 공기의 음향임피던스에 비해 작기 때문이다. 반면에 음도관이 연결된 귀꽂이의 출구 면적은 음도관보다 크기 때문에 귀꽂이 방향의 음도관 끝에서의 음향임피던스는 음도관의 내부에 들어있는 공기의 음향임피던스에 비해 낮다. 여기서 음도관이 아닌 귀꽂이의 출구 면적을 고려하는 것은 보청기를 빠져나오는 소리의 최종 출구가 음도관이 아닌 귀꽂이이기 때문이다.

음도관의 양쪽 끝에서 갖는 음향임피던스의 차이로 인하여 음도관은 음향학적으로 일종의 한쪽 끝이 막힌 기주로 취급할 수 있다. 이러한 경우에 발생하는 공명주파수(f_n)는 아래의 식에 의해서 구할 수 있다. 여기서 c와 ℓ은 음속과 음도관의 길이(m)를 나타낸다.

$$f_n = nc/4\ell, \ (n=1, 3, 5...)$$

만약 음도관의 길이가 80mm라고 가정하여보자. 이 음도관의 길이를 위에 있는 식에 대입하면 처음 3개(n=1,2,3)의 기주공명이 1,062Hz, 3,187Hz와 5,312Hz에서 발생하는 것을 〈그림 3.57〉에서 볼 수 있다(단, 음속=340m/s로 가정).[10]

두 번째, 리시버에 있는 진동판의 운동에 관련된 기계적인 공명주파수이다. 리시버도 일반적인 음향기기에서 사용하는 스피커의 또 다른 이름임을 앞에서 지적한 바 있다. 스피커(리시버)에서 기계적으로 갖는 고유의 공명주파수(f_o)는 진동계의 질량(M)과 진동판을 케이

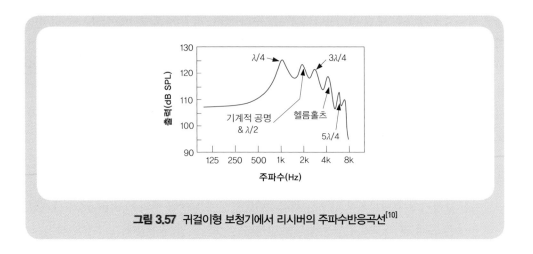

그림 3.57 귀걸이형 보청기에서 리시버의 주파수반응곡선[10]

스에 고정시켜 주는 에지(=서라운드)의 강성(stiffness, s)에 의해 아래의 식처럼 정의된다.

$$f_o = 1/2\pi \cdot (s/M)^{1/2}$$

리시버에서의 기계적인 공명주파수는 음도관에 의해서 영향을 받는다. 리시버의 기계적인 공명주파수에서는 리시버에 연결되는 음도관에서의 음향임피던스가 낮아지기 때문에 음도관의 양단이 열려있는 기주로 취급할 수 있다. 따라서 기계적인 공명주파수에서 음도관에 의해 추가적으로 발생하는 공명주파수(f)도 아래의 식에 의해 구할 수 있다.

$$f = c/2\ell$$

만약 음도관의 길이가 80mm라면, 음도관에 의해 추가적으로 발생하는 공명주파수는 2,125Hz가 된다. 이때에 리시버의 고유한 기계적인 공명주파수가 2kHz 근처라면 서로 중첩된다는 것을 〈그림 3.57〉에서 보여준다.

세 번째, 마이크로폰에서 설명했던 바와 같이 리시버의 형태도 일종의 헬름홀츠 공명기로 볼 수 있다. 따라서 헬름홀츠 공명에 의한 피크가 〈그림 3.57〉의 4kHz 근처에서 보여주고 있다. 이 공명주파수는 리시버 안에 있는 공기의 체적과 음도관을 채우고 있는 공기의 질량에 의해 변할 수 있다.

(2) 귓속형 보청기

귀걸이형 보청기에서 소리를 외이도의 안쪽으로 넣어주기 위해서는 음도관이 필요하지만 귓속형 보청기에서는 별도의 음도관을 사용하지 않는다. 따라서 음도관에 의해 만들어지는 피크들이 귓속형 보청기의 리시버에서 나온 주파수반응곡선에 나타나지 않는다. 따라서 귓속형에서는 리시버 자체가 가지는 기계적인 공명과 헬름홀츠 공명에 의한 공명주파수들만이 존재한다.

첫 번째, 리시버의 고유한 기계적인 공명주파수에 관련된 이론은 귀걸이형과 동일하다.

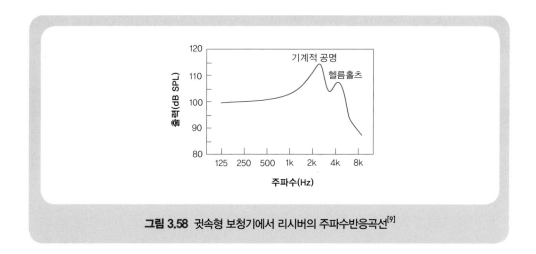

그림 3.58 귓속형 보청기에서 리시버의 주파수반응곡선[9]

다만 귓속형 보청기가 삽입되는 위치가 외이도의 안쪽이기 때문에 보청기의 크기가 작아지고 이로 인하여 리시버의 크기도 귀걸이형에 비하여 감소한다. 리시버의 크기 감소는 리시버 안에 들어있는 진동판의 질량을 감소시키면서 에지의 강성에도 변화를 준다. 그 결과로 귓속형 리시버의 기계적인 공명주파수가 귀걸이형에 비하여 다소 높아진다.

리시버의 기계적인 공명은 2.5~3kHz의 범위에서 발생하는 것이 바람직하다. 만약 난청인이 보청기를 외이도 안에 착용하면 건청인들처럼 외이도공명이 효과적으로 발생하지 않기 때문에 이를 인위적으로 만들어주는 효과가 존재하기 때문이다.

두 번째, 귀걸이형 보청기의 리시버에서와 마찬가지로 리시버의 구조에 의해 헬름홀츠 공명이 발생한다. 〈그림 3.58〉에서 보면 첫 번째 피크는 리시버 자체가 갖는 기계적인 공명에 의한 피크이고 두 번째 피크가 바로 헬름홀츠 공명에 의한 피크이다.[9]

귓속형 보청기에 들어가는 리시버의 주파수반응특성은 제조업체 또는 모델에 따라서 다소 달라질 수 있다. 이는 보청기에 사용되는 증폭기 출력단에서의 전기임피던스(electrical impedance)에 의해 영향을 받기 때문이다. 그 결과로서 리시버의 주파수반응특성을 약간 변화시키기도 하지만 소수의 업체와 모델들에 한해서만 적용한다.

4. 귀꽂이와 보청기의 외형

공기전도방식의 보청기는 상자형, 귀걸이형과 귓속형 보청기들로 그 형태를 크게 나눌 수 있다고 앞에서 설명하였다. 여기서 상자형과 귀걸이형 보청기들은 보청기의 본체(마이크 +DSP+리시버+건전지)가 귓속형처럼 외이도 안에 들어가는 것이 아니고 귀의 외부에 위치한다. 따라서 난청인의 귓속에 소리를 들려주기 위하여 귀꽂이(earmold)를 사용한다. 이때에 소리를 재생하는 리시버는 귀꽂이 안에 들어있거나 또는 보청기 본체에 위치한다. 리시버가 보청기 본체에 위치하는 전통적인 경우에 리시버와 귀꽂이는 음도관(eartube)에 의해 연결된다. 여기서 음도관은 귀꽂이와 더불어 보청기를 귓바퀴의 위쪽에 고정시키는 지지대

역할도 동시에 한다. 귓속형 보청기의 경우에는 보청기가 귓속에 삽입되기 때문에 별도의 귀꽂이가 요구되지 않는다. 따라서 보청기의 외형이 귀걸이형 보청기에서의 귀꽂이 역할을 동시에 한다.

귀꽂이의 유형은 재질과 형태에 의하여 매우 다양하게 제조되고 있다. 각 보청기 제조사 별로 여러 종류의 귀꽂이를 가지고 있으며 이들 종류가 제조사에 따라 서로 다르기 때문에 귀꽂이의 전체적인 종류는 매우 다양하다. 청각전문가가 모든 귀꽂이의 특성들을 종류별 로 완벽하게 이해하기란 쉽지 않은데 다음과 같은 요소들을 고려하여 귀꽂이의 형태를 선 정한다.

- 청력손실의 유형과 정도
- 음향되울림이 발생하지 않는 정도에서 외이도의 개방 정도(음향되울림의 억제를 위한 알고리즘 포함)
- 외이의 크기, 형상과 강성
- 난청인의 피부 민감도

보청기의 귀꽂이와 외형에는 뒤에서 설명하게 될 환기구를 만들어 넣을 수도 있다. 여기 서 환기구란 보청기가 외이도에 삽입되었을 때에 보청기와 고막 사이의 잔여공간과 외이도 의 바깥부분을 연결해주는 관을 말한다. 환기구는 잔여공간에 있는 공기를 외부 공기와 순 환시켜 주는 역할을 한다.

귓속형 보청기에서 리시버의 음구와 보청기에서 소리가 빠져나오는 음구 사이와 귀걸이 형 보청기의 귀꽂이 안에 있는 관을 'sound bore'이라고 부르는데 이 관은 소리를 전달하는 일종의 음도관에 해당한다(뒤에서 설명). 동일한 조건에서 환기구와 음도관의 길이 또는 직 경에 따라서 보청기의 주파수반응특성이 변할 수 있다.

이 절에서 모든 귀꽂이의 특성들을 설명하기란 어렵기 때문에 대표적인 귀꽂이의 재질과 유형들에 대해서만 다음과 같이 살펴본다.

1) 귀꽂이와 보청기 외형의 재질

보청기의 귀꽂이나 외형은 여러 종류의 재료로 만들 수 있다. 일반적으로 이들에 사용되는 재질을 단단한 경질(hard)형과 부드러운 연질(soft)형으로 크게 나눌 수 있지만, 일반적으로 이들 재질의 경도(hardness)는 성분물질들의 혼합방법에 따라서 달라진다. 한 종류의 재료 로 이들을 제조하지만 두 가지 이상의 재료를 적절히 혼합하여 이들의 단단한 정도를 조절 하는 경우도 있다. 보청기를 착용하였을 때에 단단한 뼈와 약 0.2mm 두께의 민감한 피부로 덮여있는 외이도의 안쪽 부분(경골)에 위치하는 보청기의 외형은 부드러운 연질재료로 만 들고, 연골로 된 좀 더 두껍고 덜 민감한 피부로 둘러싸인 외이도의 입구 쪽은 경질의 재료 로 만든 다음에 이들을 서로 결합하는 방식도 사용된다. 이는 연질형과 경질형 재질들이 갖 는 장점만을 서로 합치는 형태이지만 이들이 결합되는 연결지점이 견고하지 못하여 쉽게 망 가진다는 단점이 있다. 그리고 귀꽂이나 외형의 재질에 따라서 주파수반응곡선과 같은 소리의 음향특성을 비롯하여 착용감과 내구성 등이 변할 수 있다.

  귀꽂이나 외형의 재질들 중에서 어떤 것이 더 좋고 또는 더 나쁘다고 말하기는 쉽지 않다. 이 재질들은 각각의 장점과 단점을 동시에 가지고 있기 때문에 이들 장점과 단점이 난청인의 개인적인 특성에 따라서 다르게 평가될 수 있다. 각각의 난청인들에게 적절한 재질을 결정하는 데 고려되는 요소들은 다음과 같다.

- 외이도의 형태와 정확히 일치하게 제작되어 착용감이 좋다.
- 보청기를 귀에 삽입하거나 빼기 쉽다.
- 보청기를 닦기가 쉽다.
- 음향되울림이 발생하지 않는다.

  귀꽂이와 외형의 제작에 많이 사용되고 있는 재질로는 아크릴, 비닐, 실리콘과 폴리에틸렌 등이 있다. 여기서 아크릴과 폴리에틸렌은 경질재료에 속하고, 비닐과 실리콘은 연질재료로 분류할 수 있다. 아크릴과 유사한 물성을 가지고 있는 폴리에틸렌은 음향되울림이 좀더 쉽게 일어날 수 있어 많이 사용되지 않지만 다른 재료들에 비하여 자극성이 가장 낮다. 폴리에틸렌을 제외한 나머지 재료들이 갖는 특성들에 대해 자세히 살펴보면 다음과 같다.

(1) 아크릴

루싸이트(lucite)라고 불리는 경질재료인 아크릴(acrylic)을 가장 많이 사용한다. 이 재료의 경도가 매우 높아서 이들을 산등성이(ridge)처럼 볼록하게도 만들 수가 있다. 이 재료로 두께를 얇게 만들어도 모양이 줄어들지 않고 내구성이 매우 좋다. 뿐만 아니라 독성이 없고 귀지와 같은 이물질을 닦아내기 쉬우며 어떤 형태로도 만들기가 쉽다. 이들의 표면은 매끄럽기 때문에 보청기를 외이도에 삽입하거나 빼기가 수월하다.

  이들 재료는 장점뿐만 아니라 단점도 역시 존재한다. 예를 들면, 경도가 높아서 형상을 쉽게 수정하기 어렵다. 그리고 외이도 형상에 이들의 모양을 정확하게 일치(sealing)시키기가 어렵기 때문에 약 50dB 이상의 이득이 요구되는 고도난청 이상의 경우에 적합하지 않을 수도 있다. 보청기의 귀꽂이(또는 외형)와 외이도 사이의 틈으로 소리가 누설되어 음향되울림을 발생시킬 수가 있기 때문에 고출력을 얻기가 어렵다. 귀꽂이를 외이도에 삽입했을 때에 귀의 부상이 염려되는 아동의 경우에는 사용하지 않는 것이 좋다.

  아크릴 재료의 경우에 다소 부드럽게 만들 수도 있다. 이 경우에 귀꽂이와 외형의 유연성이 약간 좋아지고 좀 더 정확하게 외이도의 형태와 모양을 만들 수 있어서 외이도와의 밀착(sealing) 효과를 높일 수 있다. 이로 인하여 보청기의 삽입이득을 좀 더 높일 수 있으며 보청기의 착용감도 다소 좋아질 것이다. 그러나 귀꽂이와 외형이 다공질(porous) 특성을 갖기 때문에 귀지와 같은 이물질을 깨끗이 닦아내기가 어려울 수 있다. 뿐만 아니라 경질의 아크릴에 비하여 내구성이 감소한다.

(2) 비닐

비닐(vinyl)이나 실리콘(silicon)과 같이 아주 부드러운 연질의 재료를 사용하면 외이도와 귀꽂이 또는 보청기 외형 사이의 밀착도를 높여줄 뿐만 아니라 착용감을 크게 개선할 수 있다. 귀를 자주 만지는 어린이의 경우에 이들 재료를 사용하면 귀를 좀 더 보호할 수 있다. 비닐로 귀꽂이나 외형을 제작하였을 때에 얻을 수 있는 또 다른 장점을 살펴보면 다음과 같다.

- 아크릴 종류인 루싸이트에 비해 착용감이 좋다.
- 중도부터 고도난청의 청력손실을 갖는 난청인에게 사용할 수 있다.
- 귀꽂이나 보청기의 표면이 루싸이트만큼은 아니지만 실리콘에 비해서는 좀 더 매끄럽기 때문에 삽입과 빼기가 대체로 용이하다.

귀꽂이나 외형들이 비닐로 제작되었을 때에 나타날 수 있는 단점으로는 다음과 같은 것들이 있다.

- 이들의 사용기간은 대체로 4개월에서 2년 정도로 내구성이 좋은 편이 아니다.
- 부드러운 물성으로 인하여 이들의 변형이 루싸이트보다 더 어렵다. 예를 들면, 귀꽂이나 외형에 존재하는 환기구의 직경을 바꾸려고 할 때에 자칫 잘못하면 이들이 부서질 수도 있다.
- 시간이 지나면서 변색이 일어나기 쉽다.
- 비닐의 사용이 알레르기 반응을 일으킬 수도 있다.
- 물성이 연성을 갖기 때문에 skeleton형 귀꽂이를 제작하기는 어렵다.

(3) 실리콘

실리콘은 비닐과 더불어 부드러운 물성을 갖는 재료이다. 실리콘으로 제작된 귀꽂이와 외형의 표면 특성은 부드러움과 접착성 등으로 설명할 수 있다. 우선 다소 달라붙는 느낌을 주면서도 부드러운 특성을 가진 경우에는 난청을 가진 아동들에게 더욱 적합하다. 고도 또는 심도난청을 가진 경우에도 사용할 수 있으며 피부에 알레르기를 거의 일으키지 않는다는 장점이 있다. 그러나 피부가 너무 오랫동안 귀꽂이나 보청기 외형과 밀착(occlusion)되어 있거나 또는 귀꽂이가 제작될 때에 경화되지 않은 미량의 단량체(original monomer)에 의해서 피부 알레르기가 발생할 수 있으니 유의하여야 한다. 만약 실리콘만이 아니라 다른 재료들의 사용에 의하여 알레르기 반응이 일어난다면 다음과 같은 방법으로 알레르기를 없앨 수 있다.

- 귀꽂이나 보청기의 외형을 열로 경화시켜서 반응하지 않고 남아있는 단량체를 없앤다.
- 실리콘이나 폴리에틸렌과 같은 재질로 교체한다.
- 귀꽂이나 외형을 금으로 코팅한다. 그러나 어떤 사람은 금에도 피부반응을 일으키는 경우가 있다.

- 피부에 알레르기 테스트를 통해 알레르기를 일으킬 수 있는 재질을 피한다.
- 좀 더 개방된 귀꽂이를 사용하여 피부와 접촉하는 면적을 줄인다.
- 반대쪽 귀에 보청기를 착용하도록 한다.
- 위의 방법들로 알레르기가 없어지지 않으면 골도 보청기의 사용을 고려한다.

다른 재료들처럼 실리콘으로 귀꽂이나 외형을 만들었을 때에도 단점이 발생한다. 예를 들면, 실리콘 재질이 갖는 부드러운 특성은 이들의 변형을 경도가 높은 루싸이트에 비해 어렵게 만든다. 부드럽고 달라붙는 느낌은 귀꽂이나 보청기를 외이도에 삽입하거나 빼는 것을 다소 어렵게 만든다. 연한 피부를 가진 난청인의 경우에 피부가 쉽게 긁히는 현상이 일어날 수도 있다.

보청기의 귀꽂이와 외형의 재료는 여러 가지 화학성분들의 혼합으로 만들어진다. 이때에 사용되는 가장 기본적인 화학성분들에 대한 경도와 그들의 장점과 단점을 〈표 3.3〉에 나타내었다.

2) 귀꽂이와 보청기 외형의 종류

청각의 고막에 소리를 전달하는 귀꽂이의 형태는 난청인의 청력상태와 외이도 형상 그리고 여러 가지 음향특성들에 의해 달라진다. 예를 들면, 귀꽂이의 형태는 청각의 외이도를 완전히 막아버리는 폐쇄형(occluded type)과 그렇지 않은 개방형(non-occluded type, opening)으로 크게 나눌 수 있다. 여기서 개방형 귀꽂이를 CROS 또는 Janssen 귀꽂이라고도 부른다. 폐쇄형의 경우에 외이도가 완전히 폐쇄됨에 따라서 폐쇄효과가 증가하는 반면에 귀꽂이에 의해 폐쇄된 외이도의 개방정도가 증가할수록 폐쇄효과는 감소한다. 그리고 개방된 외이도 부분으로 소리가 외부로 새어나가서 보청기의 삽입이득도 변하게 된다. 따라서 고막 근처에서 측정한 주파수반응특성들이 서로 달라진다.

귀꽂이와 외형의 형태가 달라지면 갑개와 외이도에서 이들이 자리하는 위치가 변한다. 특히, 귀꽂이는 상자형과 귀걸이형 보청기들에 사용되는 반면에, 외형은 귓속형 보청기의 외관을 말한다. 따라서 귀걸이형 보청기와 귓속형 보청기에 사용되는 귀꽂이와 외형의 형태는 다음과 같다.

(1) 귀꽂이의 종류

앞에서도 설명했던 바와 같이 귀꽂이는 다양한 유형과 이름들을 가지고 있다. 그래서 귀꽂이의 이름을 안다고 해서 그 귀꽂이의 특성을 정확하게 짐작하기란 매우 어렵다. 왜냐하면 각 보청기 제조사별로 귀꽂이의 이름을 붙이는 방식이 다르기 때문이다. 뿐만 아니라 동일한 제조사라고 하여도 귀꽂이의 이름을 의미가 없는 문자나 숫자만을 이용하여 만들거나 아니면 기능이나 발명자 또는 유형에 따라서 일관성을 주지 않고 만들다보니 그들의 이름만으로 특성들을 짐작하기란 매우 어렵다.

1976년 NAEL(American National Association of Earmold Laboratories)에서는 귀꽂이의

표 3.3 귀꽂이와 외형의 재질에 따른 경도 및 장점과 단점

재질		경도	장점	단점
아크릴	Poly-metheyl-methacrylate (예 : lucite)	*	-사용에 따라 크기축소나 변질이 되지 않음 -갈거나 구멍 뚫고 접착하기 쉬움 -표면이 매끄러워서 보청기의 삽입과 빼기가 쉬움 -보청기 세척이 쉬움	-보청기를 외이도의 좁은 영역에 삽입할 때에 크기가 줄지 않음 -외이도 형상이 변하면 소리가 쉽게 새어나옴 -부서졌을 때에 다칠 수 있음
	Hydroxy-ethyl-methacrylate	*		
비닐	Poly-vinyl-chloride (예 : Polysheer)	40~50	-착용감이 좋음 -삽입이득을 높일 수 있음 -Poly-ethyl-methacrylate는 체온에서 부드러워지고 상온에선 단단해져 삽입이 쉬움	-사용시간이 증가하면 줄어들고 단단해지며 변색됨 -환기구의 조정이 어려움
	Poly-ethyl-methacrylate (예 : Vinylflex)	–		
실리콘	dimethyl-methyl-hydrogen-siloxane (예 : MDX)	20~40	-착용감이 좋음 -사용시간이 늘어도 줄어들지 않음 -알레르기를 일으키지 않음 -색상이 다양함	-갈기가 불가능함 -구멍을 뚫기 어려움 -환기구를 접착제로는 붙일 수 없음
	poly-dimethyl-siloxane (예 : Mediflex)	50~70		
고무	ethylene-propylene-copolyme (예 : Microlite)	–	부드럽고 가벼움	
폴리에틸렌 (polyethylene)		*	-알레르기를 일으키지 않음 -갈거나 구멍 뚫고 접착하기 쉬움	-보청기를 외이도의 좁은 영역에 삽입할 때에 크기가 줄지 않음 -외이도 형상이 변하면 소리가 쉽게 새어나옴

※ * : 정량적인 수치로 표시 불가

이름을 유형에 따라 몇 가지의 형태로 분류했지만 그 이후에도 새로운 형태들이 계속해서 개발되고 있다. 뿐만 아니라 아직까지도 보청기를 제조하는 제조사에 따라서 다른 이름들을 사용하기도 한다. 귀꽂이에서 각 부분의 명칭은 귓바퀴와 외이도에서의 그들과 동일하게 사용하는 것이 많다(그림 3.59). 주간절흔과 대주들에 의해서만 둘러싸인 부분을 Canal Lock이라고 한다.

① 전통적인 귀꽂이

⟨그림 3.60⟩에는 상자형과 귀걸이형 보청기들에 사용되는 여러 형태의 귀꽂이들을 보여준다. ⟨그림 3.60⟩에서 보여주는 귀꽂이의 형태에는 음도관(sound bore)의 내부직경에 따른

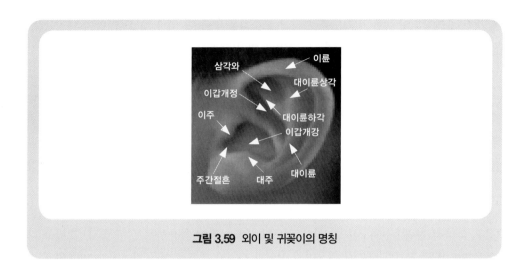

그림 3.59 외이 및 귀꽂이의 명칭

종류를 포함하지 않는 반면에 음도관의 직경이 귀꽂이의 길이방향으로 점차 넓어지거나 좁
아지는 경우를 포함하고 있다.

〈그림 3.60〉에서 Carved Shell은 갑개의 모든 부분을 이용하기 때문에 귀꽂이가 외이도

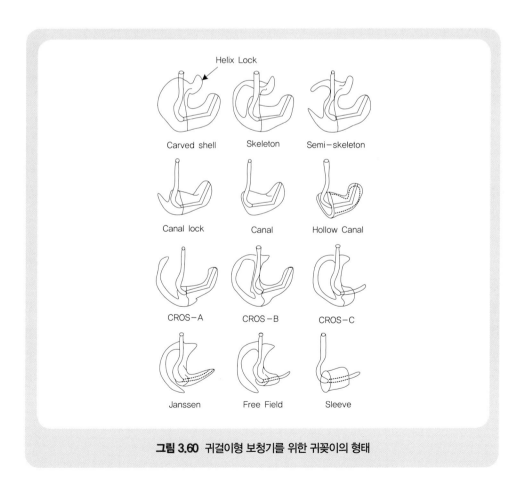

그림 3.60 귀걸이형 보청기를 위한 귀꽂이의 형태

에 정확히 안착되어 높은 밀폐도를 가져서 고출력을 얻을 수 있다. 고도 이상의 난청을 가진 경우와 어린이에게 많이 사용된다. 그러나 외이도에 지나치게 꽉 끼면 착용감이 떨어지고 보청기를 삽입하기가 어려워진다.

Skeleton 귀꽂이의 경우에는 Carved Shell과 매우 유사한데 갑개의 중앙에 구멍이 있는 것이 특징이다. 일반적으로 전통적인 귀걸이형 보청기에 많이 사용된다. 그리고 넓은 범위의 청력손실에 적용되고 있다. Semi Skeleton과 Canal Lock은 Skeleton 귀꽂이의 중앙 주변을 제거한 형태로서 Skeleton을 변형한 것이다. 보청기의 착용감을 높이고 귀꽂이를 삽입하거나 뺄 때에 용이하며 폐쇄효과를 줄일 수 있다는 특징이 있다.

Canal 귀꽂이는 외이도를 꽉 채우는 것이 아니기 때문에 밀폐도가 낮아져서 출력이 감소한다. 따라서 청력손실의 정도가 낮은 경도나 중도난청에 사용하는 것이 좋다. 그리고 다른 유형에 비해 크기가 작아서 귀꽂이의 삽입과 빼기가 대체로 쉬운 편이지만 자주 빠질 수가 있어서 귀꽂이의 착용에 자주 신경을 써야 한다. 턱이 움직일 때에 외이도의 직경이 많이 변하는 경우에 귀꽂이의 착용감을 높이기 위하여 부드러운 재질과 결합하여 사용하기도 한다.

일종의 Skeleton인 CROS 귀꽂이는 갑개를 전부 사용하는 가운데 주간절흔(heel), 갑개(concha) 그리고 이갑개정(helix lock)의 형태를 이용하여 여러 가지 종류로 만들 수가 있다. CROS-C의 경우에는 외이도에 삽입되는 귀꽂이가 거의 없다. 이때에 외이도 안으로 삽입되는 음도관은 외이도의 직경보다 작아서 폐쇄효과를 일으키지 않는다. 일반적으로 CROS형 귀꽂이는 중음과 고음 영역에서 중도 이하의 난청을 위한 귀걸이형 보청기에 많이 사용된다. 뿐만 아니라 개방된 부분으로도 보청기를 거치지 않은 원래의 소리가 들어오기 때문에 저음에 대한 청력이 정상적인 감각신경성 난청인의 청력재활에 많은 도움이 될 수 있다.

일반적으로 〈그림 3.60〉의 상단에 있는 6개(Carved Shell~Hollow Canal)의 경우에는 귀꽂이를 외이도에 삽입하였을 때에 외이도가 완전히 밀폐되는 폐쇄형이다. 이들 밀폐형의 경우에는 폐쇄효과를 줄이기 위하여 환기구를 설치할 수도 있다. 하단에 있는 나머지 6개(CROS-A~Sleeve)의 형태는 이들 귀꽂이를 외이도에 삽입하여도 외이도의 아랫부분이 뚫려있는 개방형 귀꽂이를 보여준다.

Carved Shell, Skeleton, Semi Skeleton에는 이갑개정(helix lock)이 있다. 이갑개정은 귀꽂이를 외이도에 잘 안착시킴으로써 보청기의 안전성과 착용감을 높여주고 음향되울림의 발생을 다소 감소시킨다. 실제로 귀걸이형 보청기의 귀꽂이를 외이도의 제 위치에 삽입하지 못하는 난청인들도 많다. 이런 경우에 귀꽂이와 외이도 틈새로 새어나오는 소리로 인하여 음향되울림이 발생할 수 있다. 그러나 이갑개정이 귓바퀴를 누르는 압박감이 발생하여 보청기 착용의 불편함을 증가시킬 수도 있다. 따라서 이갑개정이 필요하지 않은 경우에는 귀꽂이에서 이를 제거하는 것이 좋다.

② Mini-BTE 귀꽂이

요즘에는 Mini-BTE라고 불리는 RITA와 RITE(RIC) 귀걸이형 보청기의 수요가 증가하고 있다. 이들의 경우에 귓본의 제작을 통해 각 난청인의 외이도나 외이의 형상에 맞는 귀꽂이를 사용하기도 하지만 대체로 제조사가 미리 제작해 놓은 귀꽂이를 사용한다. 다시 말하면, 난청인이 자신의 외이도에 맞는 귀꽂이를 원하거나 필요한 경우에는 귓본의 제작을 통해 맞춤형으로 제작하지만 일반적으로 제조사에서 미리 제작하여 공급하는 기성형 제품을 구입하여 사용한다. 기성형 귀꽂이에서 외이도와 접촉하는 부드러운 실리콘 재질의 플랜지 (flange)를 팁(tip) 또는 돔(dome)이라고 부르며, 돔 또는 튤립(tulip) 모양의 형태를 갖는다. 이 경우에는 맞춤형 귀꽂이에 비하여 착용감이 다소 떨어질 수 있다. 아직까지는 청각전문가들도 맞춤형 귀꽂이를 사용하는 것이 좋은지 아니면 기성형 제품을 사용하는 것이 바람직한지에 대하여 명확한 판단을 내리지 못하고 있다.

Mini-BTE의 경우에는 여러 가지 크기의 플랜지들과 서로 다른 길이를 가진 음도관(또는 전선)들이 들어있는 모듈(module) 상자를 제조사에 따라 무상으로 제공받을 수가 있다. 이 상자에는 음도관을 자를 수 있는 절단기(shaper), 측정 게이지(gauge), 귀지방지장치(wax guard)와 귀지제거용 철사들이 함께 들어있는 경우가 많다. 그러나 이 상자 안에 들어있는 플랜지나 음도관(또는 전선)들에 관련하여 이름이나 크기 또는 길이에 대한 표기법이 아직까지 국제적으로 규정되지 않았기 때문에 이들의 사용에 다소 유의하여야 한다.

〈그림 3.61〉에서 보여주는 것처럼 RITA 또는 RITE(RIC) 귀걸이형 보청기의 귀꽂이는 밀폐형 또는 개방형으로 다시 나눌 수 있다. 여기서 일반적으로 많이 사용하고 있는 개방형은 귀꽂이에 구멍이 뚫려있는 경우로 외이도에 귀꽂이가 삽입되어도 외이도가 완전히 밀폐되지 않고 일부분이 개방된다. 반면에 밀폐형은 구멍이 없는 귀꽂이로서 외이도가 귀꽂이의 삽입으로 인하여 완전히 밀폐된다.

난청인에게 적절한 플랜지의 크기와 음도관(또는 전선)의 길이를 선정하는 것은 매우 중요한 일이다. 다시 말하면, 플랜지의 크기가 너무 크면 착용감이 떨어지는 반면에 플랜지가 지나치게 작으면 외이도에서 쉽게 빠질 수가 있다. 그리고 음도관(또는 전선)의 길이가 너무 길면 귓바퀴에 있는 보청기의 본체가 뒤로 밀려나가는 반면에, 너무 짧으면 귀꽂이가 외이도에서 자꾸 빠지려고 해서 보청기의 착용감을 크게 감소시킨다. 뿐만 아니라 적절하지

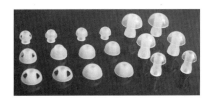

그림 3.61 실리콘 재질의 밀폐형 또는 개방형 귀꽂이

않은 음도관(또는 전선)의 길이로 인하여 귓바퀴에 통증을 유발할 수도 있다. 따라서 각 제조사에서는 여러 가지 크기와 길이를 가진 플랜지와 음도관(또는 전선)을 난청인에게 제공하고 있다. 어떤 제조사에서는 RITA BTE의 경우에 4종류 길이의 음도관과 4종류 크기의 플랜지를 제공한다. 이들이 서로 조합될 수 있는 경우가 총 16(=4x4)개로서, 청각전문가는 이들 중에서 난청인의 청력조건에 맞는 조합을 선정하면 된다. RITE BTE의 경우에는 RITA BTE보다 더 많은 조합의 종류를 갖는다. 왜냐하면 전선의 길이와 플랜지의 크기만이 아니라 리시버의 크기(=파워)도 선택해야 하기 때문이다.

Mini-BTE에서 귀꽂이를 맞춤형이 아닌 기성형 제품들로 사용할 때에 항상 좋은 점만 있는 것은 아니다. 따라서 기성형 제품을 사용했을 경우에 대한 장점과 단점은 다음과 같다.

첫 번째, 개방형 기성제품을 사용했을 때의 장점을 다음과 같이 설명할 수 있다.

- 개방도
  밀폐형 귀꽂이가 외이도에 삽입되면 폐쇄효과가 발생한다. 이런 경우에 실이폐쇄반응(REOR)과 실이공명반응(REUR)이 서로 동일하지 않다. 그러나 개방형 귀꽂이를 외이도에 삽입한 경우에는 귀꽂이의 개방정도(openness)에 따라서 이들이 서로 동일할 수도 있다. 이는 귀꽂이가 외이도에 삽입되었는데 불구하고 폐쇄현상이 발생하지 않는 것을 의미한다. 따라서 보청기를 착용하지 않을 때에 일어나는 외이도 공명에 의한 이득이 자연스럽게 발생한다.

- 당일 착용
  만약 청각전문가가 미리 보유하고 있는 기성형 귀꽂이를 사용할 경우에 난청인은 청력검사부터 보청기의 착용까지 모두 당일에 이루어질 수 있다. 이는 난청인이 제조사에서 보청기의 제작에 필요한 시간을 기다린 후에 다시 청각전문가를 방문해야 하는 번거로움을 줄일 수가 있다. 뿐만 아니라 난청인이 보청기 착용여부에 대해 빠른 결정을 내릴 수 있도록 도와주기도 한다.

- 편안함
  개방형 귀꽂이는 맞춤형에 비해 외이도의 벽을 약하게 압박을 하고 폐쇄감이 줄어들기 때문에 좀 더 편안하게 느낄 수 있다.

- 가격
  제조사에서 귀꽂이를 별도로 제작할 필요가 없기 때문에 동급의 맞춤형 제품에 비하여 가격이 싼 경우가 많다.

- 관리
  만약 난청인이 가정에서 사용하고 있는 간단한 기구(예 : 전구 교체 등)들의 고장을 수리할 수 있다면 변형되거나 탈색된 플랜지나 음도관의 교체는 어려운 일이 아니다.

두 번째, 개방형 기성제품을 사용했을 때의 단점을 다음과 같이 설명할 수 있다.

- 음향되울림

  고도 이상의 청력재활을 위해 높은 이득이 필요한 경우에 귀꽂이의 개방된 부분으로 새어나온 소리에 의해 음향되울림이 발생할 수 있다. 실제로 개방형 귀꽂이를 사용했을 때에 높은 출력으로 인한 음향되울림의 발생을 억제하는 것은 쉽지 않다.

- 귀꽂이의 삽입

  귀꽂이가 작고 가볍기 때문에 일부의 난청인에게는 귀꽂이를 외이도 안으로 삽입하는 데에 어려움이 있을 수 있다.

- 귀꽂이의 보유

  난청인이 말을 하거나 음식물을 씹을 때에 턱이 움직인다. 턱의 운동은 외이도의 직경을 변화시키는 요인으로 다시 이어진다. 따라서 가볍고 얇아서 외이도에 느슨하게 삽입된 귀꽂이가 턱의 운동으로 인해 난청인도 느끼지 못하는 가운데 외부로 빠질 수 있다.

- 플랜지의 교체

  기성형 플랜지의 사용은 맞춤형 귀꽂이에 비하여 좀 더 자주 교체해야 하는 번거로움이 있다.

③ 귀꽂이의 제작특성

귀꽂이의 제작에 관련된 기술들이 모두 이론적으로 예측될 수 있거나 또는 난청인의 청력 조건별로 정확하게 정리된 것은 아니다. 다시 말하면, 난청인의 청력상태나 보청기의 착용감을 높여주는 기술들 중에서 청각전문가의 경험에 의존하는 경우도 많이 있다. 귀꽂이의 제작에 관련하여 청각전문가들의 오랜 경험을 통해 권장할 수 있는 사항들은 다음과 같다.

- 음향되울림이 발생하지 않는 범위 안에서 환기구가 없는 가운데 귀꽂이의 크기가 클수록 보청기의 최대이득이 항상 높은 것은 아니다. 이는 귀꽂이의 형태보다도 귀꽂이의 정확한 형상이 최대이득을 높이는 데 더 중요하다는 것이다.
- 귀꽂이의 유형에 관계없이 외이도의 길이는 다르게 만들 수 있다. 귀꽂이에 있는 외이도 부분이 정확하게 잘 제작된 가운데 길이가 길면 음향되울림의 발생을 줄일 수 있다. 만약 귀꽂이에 있는 리시버의 음구가 외이도 벽을 향하면 음향되울림이 쉽게 일어날 수 있다.
- 귀꽂이에 달려있는 외이도의 직경을 리시버가 있는 음구 쪽으로 갈수록 줄여서 가늘게 제작하면 보청기나 귀꽂이의 삽입이 다소 쉬워질 뿐만 아니라 착용감도 향상된다. 그러나 이런 경우에 음량되울림이 발생할 가능성도 함께 높아진다.
- Canal Lock은 귀꽂이나 보청기를 제 위치에 고정시키는 데 있어서 기대한 것만큼 도움이 되지 않을 수 있다.

- 피부에 찰과상이 쉽게 일어나는 노인의 경우에는 약간 달라붙는 것 같은 느낌을 주는 귀꽂이의 재질을 피하는 것이 좋다.
- 루싸이트처럼 경질의 재료로 제작한 귀꽂이는 버프 연마(buffing)와 그라인딩(grinding)을 통해 이들의 형태를 다소 수정하는 반면에 비닐이나 실리콘과 같은 연질 재료로 만들어진 이들은 수술용 칼(scalpel)이나 면도칼로 변형할 수 있다. 그러나 이들의 중요한 변형은 가급적 제조사로 다시 돌려보내서 하는 것이 좋다.

(2) 보청기 외형의 종류

귓속형 보청기의 경우에는 마이크로폰, DSP, 리시버와 건전지 등의 모든 부품이 보청기의 외형 안에 들어있다. 다시 말하면, 이들 부품을 넣는 외관(case)을 귓속형 보청기의 외형(shell)이라고 부른다. 이러한 귓속형 보청기의 외형은 난청인의 귓속으로 들어가기 때문에 각 난청인의 갑개와 외이도의 모양대로 작게 만들어야 한다. 따라서 귓속형 보청기의 외형은 난청인의 갑개 또는 외이도를 얼마만큼 이용할 것인가에 따라서 그 모양이나 형태가 달라진다. 이들 귓속형 보청기를 위한 외형의 형태는 제2장에서 설명한 '귓속형 보청기의 종류'를 참고하면 된다. 이처럼 귓속형 보청기의 종류를 보청기의 크기와 외이도 안에서의 위치에 따라서 〈그림 3.62〉에 다시 나타내었다.

3) 음도관

〈그림 3.63〉이 보여주는 것처럼 귀걸이형 보청기의 리시버에서 발생한 소리는 리시버와 보청기 본체의 끝(이어후크가 시작되는 부분) 사이의 음도관을 의미하는 음구와 이어후크(earhook), 음도관(eartube) 그리고 귀꽂이 안에 있는 음도관(sound bore)을 차례로 거치면서 귓속의 외이도 안으로 전달된다. 이 설명에서의 음도관은 이어후크와 귀꽂이를 연결하는 관으로 지정하기로 한다(그림 3.63). 그러나 음도관을 소리를 전달시키는 관이라는 넓은 의미로 해석할 경우에는 리시버로부터 귀꽂이에서 소리가 외이도로 빠져나오는 음구(tip)까지를 음도관으로 볼 수 있다. 뒤에서 설명하는 기주공명은 넓은 의미의 음도관으로서 리시버로부터 귀꽂이까지 소리가 통과하는 모든 통로로 취급할 것이다.

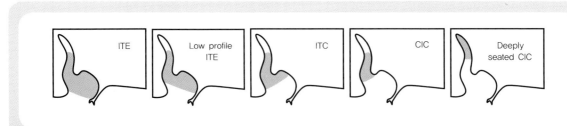

그림 3.62 귓속형 보청기의 종류

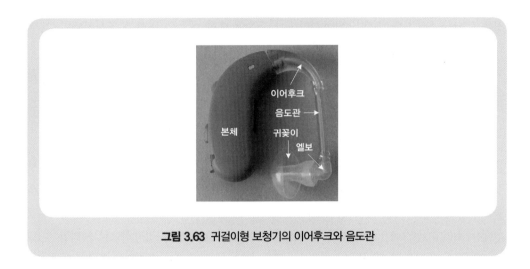

그림 3.63 귀걸이형 보청기의 이어후크와 음도관

일반적으로 귀걸이형 보청기를 비롯한 모든 유형의 보청기에서 리시버로부터 귀꽂이 또는 외형의 끝까지 길이는 약 8~15mm에 해당하고 내경은 0.5~1.5mm 정도에 속한다. 이어후크의 경우에 길이는 20~30mm 그리고 1.2~1.8mm의 내경을 갖는 반면에 이어후크에서 귀꽂이의 음구까지는 대개 40~45mm의 길이와 1.93mm의 내경을 갖는다. 따라서 귀걸이형 보청기에서 음도관의 평균길이를 약 75mm 정도로 말한다. 그리고 이어후크, 음도관과 귀꽂이 안에 있는 음도관(sound bore)의 기능과 이들에 관련된 음향특성에 대해 자세히 설명할 것이다.

(1) 이어후크

전통적인 귀걸이형 보청기에 있는 이어후크는 엘보(elbow) 또는 톤후크(tonehook)라고도 불린다. 이어후크의 기능은 크게 두 가지로 나눌 수 있다. 첫 번째는 귀꽂이를 귀에 고정시키는 기능이다. 어린이는 어른에 비하여 활동량이 많기 때문에 귀꽂이를 외이도에 잘 고정시키는 것이 매우 중요한 일이 될 수 있다. 난청인의 청력조건에 적절한 보청기의 특성을 얻을 수 있는 가운데 귀꽂이가 귀 안에 잘 고정되도록 이어후크의 크기와 재질을 잘 선정하여야 한다. 난청인에 따라 귀의 형상이 조금씩 다르기 때문에 이어후크의 재질을 다소 유연한 것으로 사용하는 것이 바람직할 수도 있다. 귀의 형상에 따라서 이어후크의 모양을 어느 정도 변형할 수 있어야만 귀꽂이를 좀 더 안전하게 고정시킬 수 있기 때문이다.

두 번째는 리시버에서 나온 소리를 음도관으로 전달하는 역할을 한다. 그러나 이어후크가 단순히 소리를 전달하는 역할만 하는 것이 아니고 소리를 전달하는 과정에서 기주공명이 발생하여 보청기의 음향특성을 변화시킨다. 이어후크도 일종의 음도관이기 때문에 관(tube)에서 일어나는 기주공명을 피할 수 없기 때문이다. Mini-BTE의 경우에는 이어후크를 사용하지 않기 때문에 이어후크로 인한 기주공명을 고민할 필요가 없다.

일반적으로 이어후크는 보청기 본체에 연결되는 입구에 비하여 음도관과 결합하는 출구의 직경이 작다. 그러나 1979년 Cox는 이어후크의 길이를 20mm부터 30mm까지 그리고 내경을 1.2mm에서 1.5mm까지 변화시키면서 고음에 대한 이득의 변화를 조사하였다.[10] 이 때의 입구와 출구 내경은 동일한 가운데 이어후크의 직경만을 변화시켰다. 그 결과로 이어후크가 짧아지고 내경이 커질수록 고음에서의 이득이 1~2dB 정도 증가하는 것으로 나타 났다.

(2) 음향 여과기

음향 여과기(음향댐퍼)를 사용하여 음도관에서 발생한 기주공명효과를 감쇠시키는 것은 보청기의 성능을 향상시킬 수 있는 방법이기도 하다. 공명주파수에서의 음압레벨이 난청인의 불쾌수준보다 높아지는 것을 방지하기 위해서는 보청기의 출력을 낮추어야만 한다. 이 경우에는 소리가 순간적으로 갑자기 커지는 말소리(peak speech)를 정상적으로 처리할 수 있는 헤드룸이 줄어들어 음질이 나빠진다. 만약 여과기를 이용하여 공명피크에서의 음압레벨을 10dB 낮출 수 있다면, 이는 헤드룸이 10dB 높아진 결과와 동일하기 때문에 갑자기 발생하는 큰 소리도 왜곡 없이 재생할 수 있다. 그러나 헤드룸을 그대로 유지할 경우에는 보청기의 출력을 그만큼 더 높일 수가 있다.

(3) 음도관

1979년 NAEL(National Association of Earmold Laboratories)에서 정한 음도관의 내부 및 외부 직경에 따른 명칭을 〈표 3.4〉에 나타내었다. 음도관의 번호가 높아질수록 내부직경이 감소하는 것을 볼 수 있다. #13에서 두꺼운 두께와 매우 두꺼운 두께처럼 두꺼운 음도관들은 음향되울림의 발생이나 음도관의 진동이 예상되는 고출력의 귀걸이형 보청기에 많이 사용된다. 〈표 3.4〉에서 음도관의 두께는 아래와 같이 구할 수 있다.

음도관의 두께 = (외부직경 − 내부직경) / 2

음도관의 길이와 내부직경 등을 변화시키면 이들 공명피크들의 주파수가 변한다. 만약 음도관의 길이를 증가시키면 기주공명에 의한 첫 번째 공명피크의 주파수가 낮아지는 가운데 저음의 출력이 상승하지만 중음과 고음의 경우에는 출력이 감소한다. 두 번째와 세 번째 공명피크의 진폭은 줄어든다. 이 특성을 이용하여 의도적으로 주파수반응곡선을 변화시키고 싶으면 음도관의 길이보다 내부직경을 조정하는 것이 더 바람직하다. 왜냐하면 음도관의 길이는 보청기의 위치와 귀의 크기에 의해서 결정되기 때문에 길이를 늘이거나 줄이면 귀꽂이가 귀에 적절히 고정되지 못할 수가 있기 때문이다. 따라서 주파수반응곡선을 조정하기 위하여 음도관의 길이를 임의로 바꿔서는 안된다. 만약 음도관을 이용한 기계적인 방식으로 보청기의 주파수반응곡선을 변화시키고 싶다면, 음도관의 길이가 아닌 내부직경을 조정하는 것이 좋다. 음도관의 직경이 증가할수록 공명을 일으키는 주파수가 높아지기 때문에 1~2kHz 사이의 이득은 증가하는 반면에 저음의 이득은 감소한다. 내경이 작고 긴 음도관의 경우에는 기주공명이 낮은 주파수에서 발생하는 반면에 내경이 크고 짧은 음도관에

표 3.4 음도관의 명칭과 내부 및 외부직경

(단위 : mm)

명칭	내부직경	외부직경	명칭	내부직경	외부직경
#9	φ3.00	φ4.01	#14 표준	φ1.68	φ2.95
#12 표준	φ2.16	φ3.18	#15 표준	φ1.50	φ2.95
#13 표준	φ1.93	φ2.95	#16 표준	φ1.35	φ2.95
#13 보통 두께	φ1.93	φ3.10	#16 얇은 두께	φ1.35	φ2.16
#13 두꺼운 두께	φ1.93	φ3.30	얇은 두께(Thin Tube)	φ0.75~0.95	φ1.0~1.2
#13 매우 두꺼운 두께	φ1.93	φ3.61			

※ 얇은 두께(Thin Tube) : Mini-BTE용 음도관으로서 NAEL에서 규정한 직경은 아님

서는 공명피크의 주파수가 높아지는 경향이 있다.

음도관의 재질과 두께도 음향되울림과 같은 음향현상에 영향을 줄 수 있다. 〈표 3.4〉에서 음도관의 번호(예 : #13)가 결정되면 음도관의 내경이 정해지지만 두께는 음도관의 외경에 의해 달라질 수 있다. 이처럼 음도관의 외경은 보청기를 착용한 외관상의 특징이나 보청기의 출력에 의해 결정된다. 다시 말하면, 외경이 클수록 음도관이 굵어져서 보청기의 착용이 다른 사람의 눈에 잘 띄게 된다. 그리고 청력의 손실이 클수록 보청기의 출력은 높아져야만 한다. 만약 보청기의 출력이 매우 높아지면 음도관이 진동하게 되고 이 진동은 음도관 주변의 공기가 또는 보청기 본체를 2차적으로 진동시킨다. 여기서 음도관 주변에 있는 공기가 진동한다는 것은 음도관이 소리를 발생시킨다는 것을 말한다. 따라서 공기 또는 보청기 본체의 진동은 보청기에 음향 또는 기계적인 진동되울림 현상을 발생시킬 수 있는 가능성을 그만큼 높여준다. 만약 높은 출력에도 불구하고 음도관의 두께가 얇으면 음도관의 벽(두께)을 통해 새어나오는 소리로 인하여 음향되울림이 발생할 수도 있다. 결과적으로 보청기의 출력을 높이고자 할 때에는 음도관의 두께도 함께 증가시켜야 한다는 것이다. 그러나 음도관의 두께가 두꺼워질수록 음도관의 모양을 난청인의 귀에 맞도록 변화시키기가 점점 어려워지기 때문에 음도관의 두께를 무조건 두껍게 하는 것은 좋은 방법이라고 할 수만은 없다.

(4) 기주공명

어떤 관으로 소리가 통과할 때에 특정한 주파수에서 음압레벨이 높아지는 현상을 기주공명이라고 한다. 귀걸이형 보청기에서 사용하는 이어후크와 음도관 그리고 귀꽂이 안의 음도관도 일종의 관으로 취급될 수 있기 때문에 이들 안에서 기주공명이 일어날 수 있다. 이때에 공명이 일어나는 주파수는 이들의 길이와 직경에 따라서 달라진다. 이들 관에서 기주공명이 발생하면 주파수반응곡선에 공명피크가 만들어진다. 예를 들어, 일반적으로 가장 많이 사용되는 75mm의 길이(L)를 갖는 음도관을 생각해보자. 이때에 음도관의 양쪽 끝이 뚫려

있는가 또는 한쪽 끝이 막혀있는가에 따라서 nc/2L 또는 nc/4L에 해당하는 주파수에서 공명이 발생한다. 따라서 양쪽 끝이 열린 nc/2L(n=1, 2, 3…)의 경우에는 약 2.3kHz, 4.6kHz와 6.9kHz에서 그리고 한쪽 끝이 막혀있는 nc/4L(n=1, 3, 5…)의 경우에는 약 1.1kHz, 3.3kHz와 5.5kHz에서 공명피크가 만들어진다. 이처럼 음도관에서 기주공명에 의해 만들어진 공명피크들은 주파수반응곡선과 더불어 음질을 변화시킨다. 보청기의 음질을 유지하기 위해서는 기주공명에 의해 발생한 공명주파수에서의 음압레벨을 원래의 상태로 낮추어야만 한다. 이처럼 음압레벨이 낮아지는 낮추는 것을 감쇠(damping)라고 하며 요즘에는 디지털 여과기(filter 또는 damper)를 사용하여 공명주파수에서의 음압레벨만을 감쇠시키는 평탄화 작업(smoothing)을 할 수 있다.

(5) 귀꽂이 음도관

귀꽂이는 음도관으로부터 소리를 받아들여 외이도 안으로 보내주는 구멍을 내부에 가지고 있다. 이 구멍을 귀꽂이 안의 음도관(sound bore)이라고 부르며 대개 이어후크와 연결되어 있는 음도관을 이 구멍 안으로 밀어넣는다. 이처럼 음도관과 이 구멍이 연결되는 방식은 크게 세 가지로 나눌 수 있다. 첫 번째는 음도관을 귀꽂이 음구로 완전히 통과시킨 후에 귀꽂이의 끝에 맞추어 음도관을 절단기로 자른다. 이때에 귀꽂이나 음도관이 움직이지 않도록 음도관의 표면에 접착제를 도포하여 귀꽂이 안에 있는 구멍에 넣는 것이 좋다. 귀꽂이의 내부에 들어와 있는 음도관을 귀꽂이 음도관으로 볼 수도 있다. 그리고 음도관과 귀꽂이의 끝에 나선형의 나사를 만들어 귀꽂이와 결합하는 경우도 있다.

귀꽂이의 내부로 들어온 음도관의 삽입정도에 따라서 고음에 대한 증폭효과가 달라질 수 있다. 다시 말하면, 귀꽂이와 음도관이 서로 결합될 때에 음도관이 귀꽂이 안으로 얼마만큼 들어오느냐에 따라서 고음의 음향특성이 변한다. 음도관이 귀꽂이 안으로 깊이 들어올수록 고음의 이득은 감소하는 것으로 알려져 있다. 이 결과는 고음에 대한 이득을 최대한으로 높이기 위해서는 음도관을 귀꽂이 안에 최소한으로 삽입하여야 한다는 것을 말해준다. 뿐만 아니라 귀꽂이 안에 있는 음도관의 길이가 증가할수록 고음의 증폭이득이 커지는 현상과도 동일하게 취급할 수 있다. 귀꽂이 안으로 삽입되는 음도관 길이의 감소는 귀꽂이 음도관의 길이 증가로 취급할 수 있기 때문이다.

두 번째는 음도관의 끝 부분이나 귀꽂이의 입구에 플라스틱 또는 금속으로 만든 링(ring) 형태의 고정장치(Continuous Flow Adaptor, CFA)를 만드는 경우가 있다(그림 3.64). 따라서 음도관의 끝부분에 만들어져 있는 고정장치를 귀꽂이 음도관의 입구에 살짝 밀어 넣어서 이들을 연결한다. 〈그림 3.64〉에서 보여주는 것처럼 음도관과 귀꽂이를 서로 연결할 때에 음도관의 끝을 약 90° 정도로 휘게 만들어야 귀꽂이를 귓속에 삽입하기가 쉬워진다. 따라서 음도관의 끝부분이 약 90°로 휘어졌다고 하여 엘보(elbow)라고도 부른다.

만약 고정장치를 사용하지 않고 음도관을 귀꽂이 음도관에 직접 삽입하면 귀꽂이와 음도관이 쉽게 분리될 수 있을 뿐만 아니라 이들이 연결된 부근에서 소리가 새어나오거나 고음의 출력이 감소할 수 있다. 이 현상을 방지하기 위하여 이들 사이에 〈그림 3.64〉에서 보여주

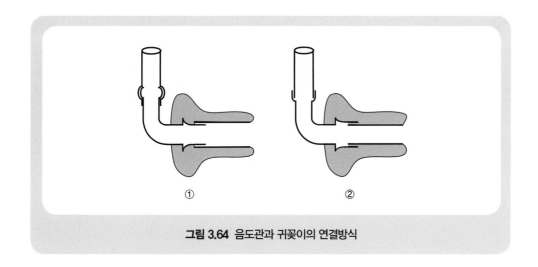

그림 3.64 음도관과 귀꽂이의 연결방식

는 고정장치를 만든 것이다. 여기서 귀꽂이 음도관의 내경은 음도관의 외경 또는 내경과 일치해야만 고음의 출력감소를 피할 수 있다. 〈그림 3.64①〉과 〈그림 3.64②〉는 귀꽂이 음도관과 음도관이 서로 연결될 때에 음도관이 귀꽂이 음도관의 내부로 끼워지는 경우와 음도관이 귀꽂이 음도관의 외부에 장착되는 경우들로 볼 수 있다.

　세 번째는 음도관과 단단한 플라스틱으로 제작된 Bakke 혼 또는 스텝 혼을 서로 연결하는 방식이다. 여기서 스텝 혼을 사용하면 뒤에서 설명할 Libby 혼과 유사한 음향특성을 얻을 수가 있다.

　〈그림 3.65〉에서 보여주는 것처럼 귀꽂이 음도관의 직경이 변하지 않거나(수평형), 고막방향으로 갈수록 점차 넓어지거나(혼형, belled bore) 또는 좁아질 수 있다(역혼형). 뿐만 아니라 귓속형 보청기의 경우에도 리시버와 보청기의 음구(소리가 보청기 밖으로 나오는 구멍) 사이를 연결하는 음도관(sound bore)도 수평형, 혼형과 역혼형의 형상을 가질 수 있다. 따라서 귀걸이형 보청기에서 귀꽂이 안에 있는 음도관이나 귓속형 보청기 안에 있는 음도관에 관계하지 않고, 이들 음도관의 형태에 따른 음향특성들을 수평형, 혼형과 역혼형 등으로 나누어 살펴보면 다음과 같다.

① 수평형

귀꽂이 안에 있는 음도관은 단순히 소리를 귀꽂이에서 외이도 안으로 전달하는 통로의 역할만 하는 것이 아니다. 길이와 내경의 변화에 의한 귀꽂이 음도관의 형상에 따라 음향특성이 달라진다. 만약 귀꽂이 음도관의 길이가 증가하거나 또는 귀꽂이 음도관의 내경이 감소하면 저음의 이득이 증가한다. 반면에 음도관의 길이가 짧아질수록 또는 내경이 감소할수록 고음의 이득이 증가한다. 만약 내경이 줄어드는 가운데 길이가 길어지면 주파수반응특성에서 강조되는 부분이 저음 쪽으로 이동한다. 반면에 내경이 커지면서 길이가 짧아지면 주파수반응에서의 강조가 고음 쪽으로 움직인다. 이러한 음향특성의 변화는 전통적인 귀걸이형 보청기만이 아니라 요즘에 판매가 증가하고 있는 Mini-BTE에서도 마찬가지로 나타

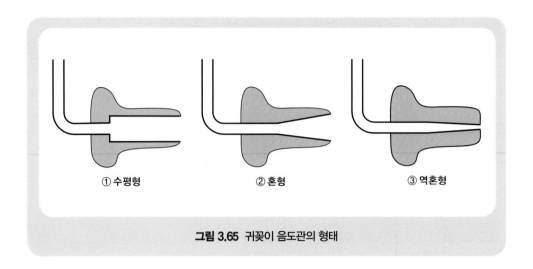

그림 3.65 귀꽂이 음도관의 형태

난다.

② 혼형

저음에 비해 고음의 청력이 급격히 감소하는 고음급추형 난청이 가장 대표적인 난청의 유형이다. 청력손실의 정도가 매우 큰 고도난청 이상의 경우에는 청력재활을 위하여 고음에서큰 이득을 요구한다. 만약 보청기에서 최대로 제공할 수 있는 고음의 이득이 청력재활에 부족한 경우가 있다. 이 경우에 청각전문가는 보청기의 종류나 형태를 다시 선정하거나 귀꽂이 음도관의 형태를 변형시켜 기계적인 방법으로 고음의 이득을 어느 정도 높일 수가 있다. 보청기의 형태를 교체하는 경우에는 제조사에서 보청기가 다시 제작하여 공급될 때까지 기다려야만 한다. 그러나 귀꽂이나 보청기 외형에서 소리가 외이도 안으로 방출되는 귀꽂이 음도관의 직경을 직접 증가시켜 고음의 이득이나 출력을 높일 수도 있다(그림 3.65②).

소리가 음도관을 따라서 외부로 방출될 때에 혼의 형태(그림 3.65②)를 가진 음도관에 의해 고음의 이득 또는 출력이 증가하는 현상을 혼 효과(horn effect)라고 한다. 이와 같이 귀꽂이 음도관을 혼의 형태로 제작했을 때에 나타나는 혼 효과가 갖는 특성을 살펴보면 다음과 같다.

- 혼 효과가 나타나기 시작하는 경계주파수(cutoff frequency, f_c)를 다음과 같이 이론적으로 계산하여 구할 수가 있다. 이 경계주파수보다 낮은 주파수에서는 혼 효과가 거의 나타나지 않는다.

$$f_c = [c \cdot \log(d_{out}/d_{in})] / (2\pi L)$$

여기서 c, d_{out}, d_{in}과 L은 음속, 귀꽂이 음도관에서 출구의 직경, 귀꽂이 음도관에서 입구의 직경과 혼의 길이를 의미한다. 이 식에서 혼의 길이가 짧을수록 경계주파수가 높아지는 것을 알 수 있다.

- 경계주파수부터 혼 효과에 의해 출력이 최대가 되는 주파수까지 출력이 지수함수적으로 증가한다. 여기서 출력이 최대가 되는 주파수에서의 파장은 혼의 형태를 갖는 귀꽂이 음도관의 길이에 4배가 된다.
- 가장 효과적인 혼들 중에 하나인 4mm Libby 혼(길이=22mm, 혼의 출구=4mm)의 경우에는 경계주파수가 약 1.7kHz에서 형성되며, 약 3.4kHz의 주파수에서 혼 효과 (=5~10dB)가 최대로 발생하는 가운데 약 8kHz까지 고음의 재생한계가 확장된다.
- 만약 혼의 출구직경을 4mm에서 3mm로 줄이면 고음의 재생한계가 8kHz에서 6kHz로 감소한다.
- 만약 4mm Libby 혼의 입구와 출구의 직경을 그대로 유지하는 가운데 혼의 길이를 22mm에서 32mm로 10mm 증가하면, 경계주파수가 약 4kHz로 상승하는 가운데 8kHz까지 출력이 최대에 이르지 못한다.
- 스텝 혼(stepped horn)의 유효길이(effective length)는 일반적인 형태의 연속 혼에 비하여 짧아진다(그림 3.66). 왜냐하면 연속 혼의 경우에 입구부터 출구까지 연속적으로 직경이 변하기 때문이다.

고음에 대한 청력손실이 큰 난청인의 경우에 혼형의 구멍(또는 음도관) 형태는 혼 효과를 얻는 데 도움이 될 수 있다. 이러한 혼 효과는 특히 귀걸이형 보청기의 경우에 큰 효과를 볼 수 있다. 왜냐하면 귀꽂이를 사용하는 귀걸이형 보청기에서는 귀꽂이의 길이로 인해 혼의 모양을 좀 더 뚜렷하게 갖출 수 있기 때문이다. 그러나 귓속형 보청기의 경우에는 리시버와 소리가 나오는 보청기의 음구 사이를 연결하는 귀꽂이 음도관의 길이가 짧아서 혼의 모양을 제대로 얻기가 어렵다. 따라서 귓속형 보청기의 음도관에서는 혼 효과로 인한 고음의 이득이나 출력의 증가를 귀걸이형 보청기만큼 기대하기가 어렵다. 귓속형 보청기에서도 고음에 대한 이득이나 출력을 다소간이라도 높이고자 할 경우에는 혼처럼 귀꽂이 안에 있는 음도관의 직경을 증가시키면 된다.

1976년 Killion은 환기구, 여과기와 혼들로 구성된 'earmold plumbing'을 소개하였다.[11] 이 혼은 직경이 다른 음도관들이 서로 결합된 스텝 혼의 형태를 갖는다. 그러나 귀에서 귀

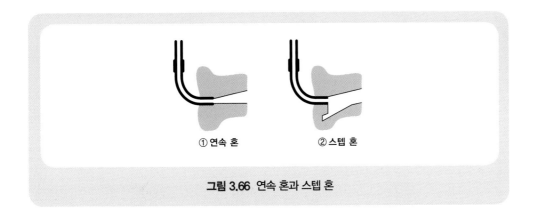

① 연속 혼   ② 스텝 혼

그림 3.66 연속 혼과 스텝 혼

꽂이를 뺄 때에 난청인이 음도관을 당기는 습관 때문에, 접착제를 사용하여 붙여놓았던 음도관들 사이가 떨어지는 현상이 자주 발생하였다. 이 혼은 1979년 Libby에 의해 Libby 혼이라고 부르는 일체형 혼으로 변형되었다.

〈그림 3.67〉에서와 같이 Libby 혼도 직경이 다른 3개의 음도관들을 결합시킨 일종의 스텝 혼의 방식을 취하고 있지만, 이들 사이를 접착제로 붙이지 않고 1개의 플라스틱 음도관으로 사출성형(injection-molding)을 통해 제작하였다. 이 혼은 지금까지도 널리 사용되며 특히 출구의 내경이 3mm와 4mm인 Libby 혼이 가장 많이 사용된다. 이어후크와 Libby 혼들이 연결되는 부근에 음향여과기(음향댐퍼)를 삽입하여 보청기의 전체 주파수반응곡선을 조정하기도 한다. 〈그림 3.67〉에서 혼의 마지막 11mm 부분은 귀꽂이와 결합되는 과정에서 일부가 잘려나갈 수도 있다.

4mm Libby 혼의 경우에는 난청인의 외이도 직경에 비하여 너무 큰 경우가 대부분이지만 고음에 대한 증폭효과는 가장 좋다. 특히 귀꽂이를 착용함에 의해 발생하지 않는 외이도 공명을 보상하기 위하여 2.7kHz에서의 공명피크를 인위적으로 만들 수가 있다. 이어후크의 끝부분에 1,500Ω의 음향여과기를 삽입하면 가장 무난한 주파수반응곡선을 얻을 수 있다. 고음에 대한 3mm Libby 혼의 이득은 8~10dB 정도인데 비해 4mm Libby 혼의 경우에는 10~12dB 정도로, 3mm Libby 혼에 비해 4mm Libby 혼에서 2dB 정도 높은 이득을 고음에서 더 기대할 수 있다. 특히 2.5~3kHz의 주파수대역에서는 4mm Libby 혼이 3mm Libby 혼에 비해 5~6dB 정도의 이득을 더 얻을 수 있다.

Libby 혼과 환기구를 함께 사용하면 더 좋은 효과를 얻을 수 있는 것으로 알려져 있다. 예를 들면, Libby 혼에서 얻은 고음에 대한 이득이 2mm 대각형 환기구를 동시에 사용하여도 거의 변하지 않는다고 1984년에 Pedersen이 보여주었다. 250~4,000Hz의 주파수대역에 대한 이득도 평균적으로 1dB 이하의 차이만을 보여주었다. 귀꽂이에 환기구를 설치하는 것은 외이도에서의 폐쇄효과를 줄일 수 있어서 어음명료도를 향상시킬 수 있다. 이와 같이

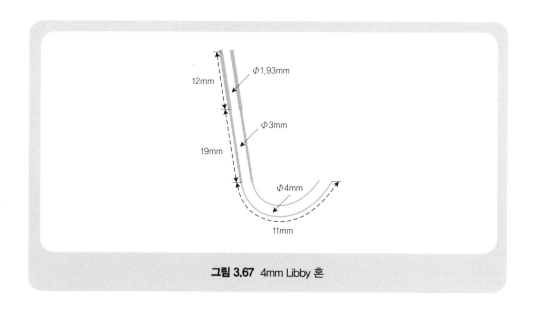

그림 3.67 4mm Libby 혼

Libby 혼과 적절한 크기의 환기구(SAV 또는 PVV)를 함께 사용함으로써 보청기의 착용에 대한 만족도를 더 높일 수 있다.

Libby 혼을 사용할 경우에 보청기의 음질도 향상되는 것으로 알려져 있다. 1991년에 Burgess와 Brooks는 일반 음도관이 귀꽂이에 연결된 경우에 비하여 말소리가 좀 더 분명한 가운데 자연스럽고 왜곡도 감소하여 더 편안하게 만든다고 주장하였다. 특히 마찰음(fricative)과 파찰음(affricate)의 음소(phoneme)들의 지각을 더 높이는 것으로 나타났다.

③ 역혼형

역혼형(그림 3.65③) 귀꽂이 음도관의 경우에는 유효음향질량과 임피던스를 증가시킨다. 귀꽂이 음도관의 직경이 감소하면 전체 주파수대역에 대한 주파수반응곡선에 변화가 생길 수 있다. 그러나 2kHz 이상의 고음에 대한 이득이나 출력은 감소하는 가운데 저음의 이득이 8~10dB 정도까지 증가할 수 있다. 이러한 특성은 고음보다 저음에 대한 청력손실이 큰 난청인에게 더 많은 도움이 될 수 있다. 고음에 의해 음향되울림이 쉽게 발생되는 경우에도 적절한 선택이 될 수 있다. 높은 출력이나 이득이 요구되는 고도 이상의 경우에서 음향되울림의 발생으로 인해 출력을 충분히 높이지 못할 수가 있다. 이때에 역혼형 혼을 사용하면 고음의 출력을 줄여 음향되울림의 발생을 억제할 수 있기 때문이다.

만약 귀꽂이 음도관을 역혼형으로 제작하면 귀꽂이 음도관에서 기주공명을 일으키는 공명주파수의 음압레벨을 낮추는 가운데 공명을 일으키는 주파수도 낮아진다. 이러한 음향특성은 제조사에서 마치 노치필터처럼 활용하고 있다. 여기서 노치필터(notch filter)는 매우 좁은 주파수대역의 출력을 감소시키는 전기적인 필터이다. 따라서 귀꽂이 음도관의 직경을 어느 정도의 크기로 줄이냐에 따라서 음압레벨의 감쇠정도를 조정할 수 있다. 만약 귀꽂이 음도관의 직경을 지나치게 줄인다면 기존의 기주공명주파수에서 음압레벨이 지나치게 낮아져 딥(dip)이 만들어지는 반면에 역혼형 혼이 갖는 고유특성에 의해 발생하는 새로운 공명주파수에서는 범퍼(bump)가 만들어져 주파수반응곡선이 크게 바뀔 수 있다. 예를 들면, 귀꽂이 음도관의 입구와 출구가 #13의 내경과 Mini-BTE에서 사용하는 음도관의 내경을 갖는 역혼형의 경우에 저음에서의 음압레벨은 약 6~7dB 정도 상승하는 반면에 중음과 고음에서의 출력이 약 20dB 정도까지 크게 감소하는 주파수반응특성을 갖는다.

4) 환기구

만약 다른 사람과 대화를 나눌 때 손가락으로 자신의 외이도를 완전히 밀폐하면 다른 사람의 목소리가 들리지 않는다. 그러나 자신이 만들어내는 목소리는 손가락으로 외이도를 막아도 잘 들린다(비록 자신의 목소리가 평소와 좀 다르게 느껴지지만). 이는 자신의 목소리가 두개골을 통해 내이로 전달되기 때문이다. 이와 같이 골전도 성분에는 관성 골전도, 율동 골전도(distortional bone conduction), 골고실 골전도(osseotympanic bone conduction) 등이 있다. 여기서 관성 골전도는 두개골의 진동에 의하여 이소골이 약 2kHz의 주파수로 진동하는 것을 말한다. 이소골의 진동은 마치 공기전도방식과 같이 난원창의 진동으로 이어져 와우에서 소리로 인식한다. 두 번째의 율동 골전도는 두개골의 진동이 와우에 있는 전정계와 고실계의 외림프액을 진동시키는 것이다. 골전도방식에 의해 소리를 인식하는 가장 주된 방식이다. 마지막으로 골고실 골전도는 두개골의 진동에 의하여 외이도의 피부가 진동을 하는 것이다. 따라서 골고실 골전도로 인하여 외이도 안에 소리가 만들어진다. 특히 외이도의 입구 쪽에 있는 연골부가 안쪽의 딱딱한 뼈로 되어 있는 경골부에 비해 효과적으로 골고실 골전도음을 발생시킨다. 외이도의 연골부에 있는 피부진동에 의한 골고실 골전도음이 폐쇄효과를 일으키는 가장 큰 원인이다.

만약 사람의 외이도에 보청기를 착용하면 기주공명을 일으키는 외이도의 길이가 변한다. 다시 말하면, 보청기를 착용하지 않았을 경우의 외이도 길이에 비하여 실질적으로 감소하기 때문이다. 이때에 실질적인 외이도의 길이는 보청기에서 소리가 나오는 음구로부터 고막까지의 거리로 간주된다. 따라서 외이도의 길이(ℓ)가 감소됨에 의해 외이도 공명(한쪽 끝이 막혀있는 기주공명)을 일으키는 공명주파수가 보청기를 착용하지 않았을 경우에 비해 더 높아짐을 아래의 식으로부터 알 수 있다.

$$f_n = nc/4\ell, \ (n = 1, \ 3, \ 5...)$$

외이도 공명을 일으키는 공명주파수의 상승은 2~4kHz 대역의 음압레벨이 낮아짐에 따라서 마치 저음영역의 음압레벨이 상대적으로 높아지는 것과 동일한 효과로 나타난다. 뿐만 아니라 보청기에서 발생한 소리(특히, 저음)는 고막과 보청기 끝에서 반사를 반복해서 일으킨다. 이와 같은 소리의 반사로 인하여 청각에서 지각되는 소리에 울림현상이 발생한다. 따라서 자신이 성대를 통해 발성한 목소리의 골전도 성분과 저음성분의 상대적인 증폭효과와 울림현상으로 인해 보청기(또는 귀꽂이)와 고막 사이의 음압레벨이 높아지는 가운데 소리가 울리는 현상을 폐쇄효과(occlusion effect)라고 부른다.

보청기를 착용했을 때에 발생하는 폐쇄효과는 자신과 타인의 목소리가 평소(보청기를 착용하지 않은 경우)와 다르게 느껴지도록 만든다. 어떤 난청인의 경우에는 보청기를 착용할 때에 발생하는 폐쇄효과로 인해 보청기의 착용을 기피하는 경우도 있다.

높은 이득이나 고출력이 필요하지 않은 경우에 폐쇄효과를 줄이기 위해서는 보청기의 삽입으로 인해 외이도가 완전히 막히지 않도록 하는 것도 바람직하다. 왜냐하면 보청기 외형의 크기가 외이도의 직경보다 작을수록 폐쇄효과가 그만큼 줄어들기 때문이다. 만약 보청기와 고막 사이의 잔여공간과 귀의 외부 사이에 공기가 자유롭게 출입할 수 있는 구멍(환기구)이 존재한다면 보청기에서 발생한 1.5kHz 이하의 소리가 이 구멍을 통해 귀의 외부로 빠져나갈 것이다. 그 결과로서 저음에 대한 이득이나 출력이 감소하고 음향반사로 인한 울림현상이 줄어들 수 있다. 이와 같이 환기구의 설치는 보청기의 착용으로 인한 폐쇄효과와 울림현상을 줄이는 것만이 아니라 다음과 같은 장점들도 함께 만들어준다.

- 저음에 대한 음압레벨이 보청기 착용 이전의 수준으로 유지되는 가운데 고음영역이 증폭되어 어음명료도가 향상된다.

- 외부의 공기와 순환되어 외이의 건강을 높여주며 습도가 높아지는 것을 막아주어 보청기의 수명을 연장할 수도 있다.
- 만약 고막에 천공이 있는 난청인의 경우에 보청기의 착용으로 인해 외이도가 막혀있으면 보청기와 고막 사이의 공기압력이 높아져서 고막의 천공이 지속적으로 확대될 수 있다. 따라서 보청기에 설치된 환기구를 통해 공기가 순환되면 귀의 외부와 이 잔여공간 사이의 공기압력이 동일해져서 고막의 천공이 계속해서 커지는 것을 예방할 수 있다.
- 보청기와 고막 사이의 잔여공간과 환기구의 공간이 합쳐진 체적에 의해 헬름홀츠 공명(Helmholtz resonance)이 250~1,000Hz에서 발생한다. 보청기를 착용하지 않았을 때에 외이도에서 발생하는 외이도 공명처럼 취급할 수 있으며 이 헬름홀츠 공명주파수(vent-associated resonance frequency)에서의 이득이 높아진다.
- 말소리가 보청기를 거치지 않고 환기구를 통해 고막으로 직접 전달되는 통로가 되기도 한다. 말소리가 환기구를 통과할 때에는 저음보다도 고음성분의 감쇠가 더 크게 발생한다. 이처럼 환기구를 통해 들어온 소리에 의하여 말하는 사람의 위치가 좀 더 쉽게 파악될 수 있을 뿐만 아니라 음색을 더 자연스럽게 만들어서 음질을 전반적으로 향상시킨다.
- 실제로 밀폐형 보청기 외형이나 귀꽂이를 사용하면 음식을 씹을 때나 걸어갈 때에 저음의 음압레벨이 높아져서 이들 소리가 들리는 경우도 있다.

환기구의 직경이 커질수록 보청기 착용에 의한 폐쇄효과가 줄어들기 때문에 각 난청인에게 적절한 환기구의 직경은 주로 보청기의 목표이득이나 출력에 의해 결정된다. 만약 정확하지 못하게 제작된 귓본이나 외이도의 유연성으로 인해 외이도가 완전히 막히지 않고 소리가 새는 통로가 있다면, 이 통로는 환기구와 유사한 역할을 하기 때문에 slit-leak 환기구라고도 불린다. 실제로 거의 대부분의 보청기에서 slit-leak 환기구가 형성된다. 왜냐하면 slit-leak 환기구가 형성되지 않도록 보청기의 외형이나 귀꽂이를 외이도에 정확히 맞추지 않고 조금이라도 크게 제작하면 많은 난청인들이 보청기의 착용에 불편함을 호소할 수 있기 때문이다. 따라서 slit-leak 환기구가 필연적으로 만들어지는 경향이 있는데, slit-leak 환기구의 크기는 보청기의 외형 또는 귀꽂이와 외이도 사이의 적합(fitting) 정도, 보청기의 외형이나 귀꽂이의 재질, 외형이나 귀꽂이가 외이도 안으로 삽입되는 정도 그리고 이들이 갑개를 어느 정도 채우는지에 따라서 달라진다. slit-leak 환기구의 크기는 음향되울림이 발생하지 않는 범위에서 잔여공간에서의 최대이득에 영향을 줄 수 있다. 그 결과로서, 고도 이상으로 심한 청력손실을 가진 난청인에게는 작은 크기의 외형(예 : CIC)을 가진 귓속형 보청기의 사용을 제한하는 것이 좋다.

가장 작은 직경(=0.06~0.8mm)을 갖는 환기구를 압력완화환기구(pressure relief vent)라고 부르는데, 이 환기구는 다른 목적보다 외이도의 잔여공간에서 공기압력이 높아지는 것을 억제하기 위해 설치되는 경우가 많다. 다시 말하면, 압력완화환기구의 설치로 인한 폐쇄효과의 감소가 크지 않고, 저음을 비롯한 주파수반응곡선의 변화가 거의 일어나지 않는다.

다만 보청기와 고막 사이의 잔여공간과 귀의 외부 사이에 공기순환이 일어나기 때문에 이들 사이의 공기압력이 동일해져 보청기의 착용감을 크게 높여준다. 만약 음도관이 짧은 귀꽂이에 직경이 약 1mm보다도 큰 환기구를 사용하면, 저음성분에 대한 주파수반응곡선의 변화가 일어난다. 난청인의 외이도 직경이 충분히 큰 경우에는 환기구의 직경을 3.5~4mm 까지 사용하기도 한다. 일반적으로 갑개 보청기의 경우에는 2.5mm 이하를, 그리고 외이도 보청기는 2mm 이하의 직경을 가진 환기구를 사용한다.

일반적으로 환기구의 직경이 4mm인 경우에는 1kHz 이하의 저음성분에 대한 이득의 감소가 크게 일어난다. 따라서 1kHz 이하에서의 청력손실이 30dB HL보다 크지 않은 경우에 사용한다. 여기서 1kHz에서 청력손실의 정도에 따른 최적의 환기구 종류를 〈표 3.5〉에 나타내었다. 만약 500Hz 이하의 소리에 대한 청력이 정상적이라면 환기구의 직경을 2mm 정도로 하는 것이 바람직하다. 그러나 환기구에 의해 이득이 감소되는 주파수보다 높은 주파수에서 기주공명을 일으킬 수 있다. 특히, 250Hz 이하의 주파수에 대해 이득을 감소시킬 수 있는 작은 직경을 갖는 환기구의 경우에 오히려 기주공명의 발생으로 인하여 역효과가 나타날 수도 있다. 이런 경우에 250Hz보다 약간 높은 주파수에서의 음압레벨이 약 5~10dB만큼 높아질 수 있다.

환기구의 직경과 길이의 조합이 달라지면 음압감쇠를 일으키는 차단주파수(cutoff frequency)가 변한다. 따라서 보청기의 외형이나 귀꽂이를 비롯한 여러 가지 조건들에 의하여 이들의 조합을 바꿀 수 있다. 만약 1,000Hz 이하의 주파수대역에서 음압감쇠가 필요한 경우에 선택할 수 있는 이들의 조합은 〈표 3.6〉에서 보여주는 것처럼 여러 가지가 있다. 예를 들면, 직경을 4.3mm로 하고 길이가 17.8mm의 환기구를 선택하거나 또는 직경이 1.5mm인 2.2mm의 길이를 가진 환기구를 사용할 수도 있다.

일반적으로 많은 난청인이 저음에 대한 청력손실의 정도가 크지 않고 대체로 양호한 편이다. 이런 난청인의 경우에 보청기를 통한 저음영역의 증폭은 크게 필요가 없다. 따라서 저음에 대한 청력손실이 적을수록 환기구의 직경을 증가시킬 수 있기 때문에 폐쇄효과를 더욱 감소시킬 수 있다. 그러나 환기구의 직경이 커질수록 음향되울림이 발생할 수 있는 가능성이 높아진다는 것에 주의를 기울여야 한다. 다시 말하면, 보청기에서 목표로 하는 이득에서 음향되울림을 일으키지 않도록 환기구의 직경을 결정해야 한다. 환기구의 설치에 의한

표 3.5 1kHz에서 청력손실에 따른 최적의 환기구 종류

청력손실(dBHL)	환기구 종류
30 이하	IROS 환기구
30~60	φ1~2mm
60 이상	압력완화환기구 또는 폐쇄형

표 3.6 귀꽂이의 직경과 길이의 조합에 따른 차단주파수

차단주파수(Hz)	직경(mm)	길이(mm)
250	1.1	17.8
	0.8	8.9
	0.5	4.4
500	2.2	17.8
	1.5	8.9
	1.1	4.4
750	3.0	17.8
	2.3	8.9
	1.6	4.4
1,000	4.3	17.8
	3.0	8.9
	2.1	4.4
	1.5	2.2

음향되울림은 2~4kHz의 주파수대역에서 귀 외부와 외이도의 잔여공간 사이에서의 음압레벨 차이가 큰 주파수에서 발생한다.

(1) 환기구의 종류

보청기에 제작되는 환기구는 모양과 크기가 매우 다양한 가운데 크게 두 종류로 나눌 수 있다. 우선 환기구를 보청기 외형의 아랫부분에 구멍을 내는 방식으로 만드는 것이 일반적인데, 이를 내부 환기구(internal vent)라고 부른다(그림 3.68①). 그러나 환기구를 보청기의 외형에 만들지 않는 대신에, 보청기의 외형을 외이도의 직경보다 작게 만드는 경우가 있다. 여기서 보청기의 외형으로 인해 채워지지 않은 외이도의 부분이 내부 환기구와 같은 역할을 한다. 비록 보청기 자체에 만들어진 환기구는 아니지만 이 부분이 내부 환기구의 역할을 동일하게 수행하기 때문에 외부 환기구(external vent 또는 trough vent)라고 부른다(그림 3.68②). 외부 환기구는 외이도의 직경이 지나치게 작거나 내부 환기구가 자주 막힐 때에 사용하며 직경이 매우 큰 slit-leak 환기구로 취급할 수도 있다.

　내부 환기구의 경우에 수평형과 대각형(또는 Y형) 환기구들로 나눌 수 있다(그림 3.69). 수평형 환기구의 경우에는 외이도의 직경이 충분히 클 때에 사용하는 반면에 그렇지 않은 경우에는 대각 환기구를 설치한다. 이들 형태에 대한 특징들은 다음과 같다.

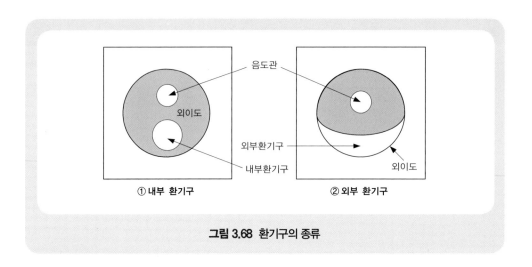

그림 3.68 환기구의 종류

① 수평형 환기구

수평형 환기구는 외형이나 귀꽂이 안에 있는 음도관과 대체로 평행하게 만들어진다. 일반적으로 대각형보다는 수평형 환기구를 먼저 선택한다. 왜냐하면 수평형 환기구를 사용하면 대각형에 비하여 고음에 대한 이득을 약 10dB 정도 더 높일 수 있기 때문이다. 이러한 효과는 환기구의 직경이 증가할수록 커진다.

② 대각형 환기구

대각형 환기구의 경우에는 〈그림 3.69②〉의 A지점에서 음도관과 환기구가 하나로 통합되는 특징을 갖는다. 다시 말하면, 음도관과 연결되는 귀꽂이 부분에서 귀꽂이 내부에 있는 음도관으로 구멍을 뚫어 환기구와 음도관이 A지점에서 합쳐지는 것이다. 이때에 귀꽂이의 안으로 삽입되는 음도관의 길이는 매우 작다. 고막 쪽에 있는 귀꽂이의 구멍은 소리를 외이도로 방출하는 음구와 환기구의 역할을 동시에 한다.

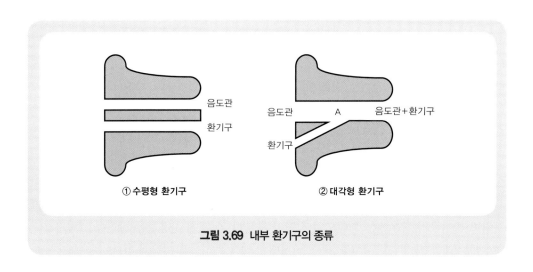

그림 3.69 내부 환기구의 종류

대각형 환기구는 외이도의 직경이 작을 경우에 사용하는데 고음의 감쇠를 최소화하기 위하여 귀꽂이 음도관의 길이를 줄이거나 음도관과 합쳐지는 지점을 가급적 안쪽(고막 방향)에 위치시키거나 또는 음도관을 혼형으로 제작하기도 한다. 만약 대각 환기구도 설치하기가 어려울 정도로 외이도의 직경이 작은 경우에는 〈그림 3.68②〉의 외부 환기구를 이용한다.

③ 가변형 환기구

각 난청인의 청력조건에 적절한 환기구의 직경을 정확히 예측하기란 매우 어렵다. 따라서 보청기의 적합(fitting)을 수행할 때에 환기구의 직경을 변화시키면서 각 난청인에게 적절한 직경을 선정하는 것이 좋다. 이처럼 환기구 직경의 선정작업을 수행하기 위해서는 환기구의 직경을 충분히 크게 만든 후에 왁스(wax)나 플라스틱 재료들을 이용하여 환기구의 직경을 줄여간다. 이러한 작업을 수행할 때에 다소 불편한 점이 있음을 완전히 부인할 수는 없다. 따라서 환기구의 외경은 동일한 가운데 내경이 다른 환기구들이 있다면 환기구의 직경을 선정하기가 매우 편리해질 것이다. 왜냐하면 보청기의 외형에 환기구의 외경과 동일한 구멍을 뚫은 다음에 내부직경이 다른 환기구들로 간편하게 바꿔가면서 난청인에게 적절한 환기구를 선정하면 되기 때문이다. 이러한 환기구의 세트를 가변형 환기구라고 부르며 현재 SAV(Select-A-Vent)와 PVV(Positive Venting Valve) 등의 가변형 환기구가 판매되고 있다 (그림 3.70). 가변형 환기구 세트에서 서로 인접한 직경의 환기구들이 갖는 음향특성은 큰 차이를 보이지 않을 수 있다. 특히, 환기구의 직경이 매우 작을 경우에는 보청기 외형과 외이도 사이에 존재하는 틈에 의한 slit-leak 효과에 의해 실제 환기구의 효과가 나타나지 않을 수도 있다.

MINI-SAV를 포함한 SAV와 PVV의 플러그 번호에 따른 환기구의 직경을 〈표 3.7〉에서 보여준다. 이들 모두는 투명한 스티렌(styrene)으로 만들어진 링(ring)과 폴리에틸렌(polyethylene) 플러그로 구성되어 있다. SAV를 위한 삽입채널은 4.7mm의 깊이와 3.6mm의 직경을 가지고 있다. MINI-SAV는 SAV에 비하여 환기구의 직경이 작은 것을 〈표 3.7〉에서 볼 수 있다. SAV를 제작하여 판매하는 제조사에 따라서 SAV 번호와 직경들이 서로 일치하지 않을 수가 있다. 다시 말하면, 각 번호에 해당하는 환기구의 직경이 제조사에 따라 다를 수 있다는 것을 의미한다. 심지어 보통은 #1이 가장 큰 직경을 갖는데 어떤 곳에서는 #5가 가장 작은 직경에 해당하는 경우도 있어 주의를 요구한다.

PVV의 경우에는 SAV와 거의 동일하지만 삽입채널이 SAV에 비하여 깊이와 직경이 다소 작다. 다시 말하면, PVV에서 삽입채널의 깊이는 2.5mm로 그리고 직경이 4.0mm로 줄어든다. SAV와 마찬가지로 PVV도 번호와 직경이 제조사에 따라서 다를 수 있음에 유의하여야 한다.

SAV와 PVV의 저음특성을 〈표 3.7〉에 나타난 #1부터 #3까지 비교하였을 때에 이들 사이의 차이는 거의 찾아보기 어렵다. 다만 저음에 대한 음압레벨 감쇠가 #4와 #5에서 다소 나타나는 것으로 알려져 있다. PVV에서는 SAV에 비하여 짧고 넓은 삽입채널을 사용하기 때

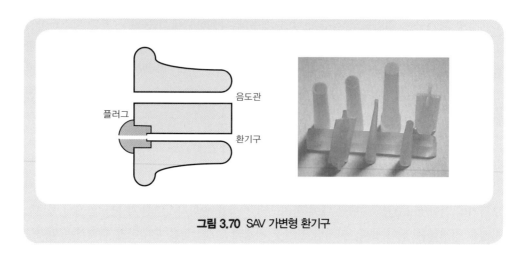

그림 3.70 SAV 가변형 환기구

문에 많은 청각전문가들이 SAV보다도 PVV의 사용을 좀 더 선호하는 경향이 있다. 왜냐하면 환기구의 설치에 의한 주파수반응곡선의 변화가 환기구의 채널보다는 환기구의 구멍에 의해 제어되기 때문에 삽입채널이 짧고 넓어야 한다. 만약 SAV처럼 삽입채널이 길고 좁으면 환기구의 직경을 변경시킨다고 하여도 저음에 대한 음압레벨의 감쇠정도가 거의 변하지 않는다. 다시 말하면, PVV에서와 같이 삽입채널의 구멍이 넓어야만 직경이 큰 환기구를 사용할 수 있으며 그 결과로 인하여 저음에 대한 음압레벨의 감쇠효과를 더 높일 수 있다.

(2) 환기구의 음향특성

보청기에서 환기구의 설치에 따른 폐쇄효과 및 음향되울림 등의 음향특성을 설명하고자 할 때에 음향관성의 개념을 도입하면 매우 유용하다. 여기서 음향관성(inertance)이란 소리를 발생시키기 위한 공기입자들의 운동에 관련된 관성을 말한다. 다시 말하면, 공기입자를 비롯한 모든 물체들이 정지해 있으면 지속적으로 정지상태를, 또는 운동하고 있으면 운동하는 상태를 계속해서 유지하려는 관성을 가진다(뉴턴의 관성의 법칙). 만약 정지해 있는 원형의 큰 물체에 힘을 가하여 굴리려고 할 때에, 어느 정도의 힘까지는 관성에 의해 이 물체가 구르지 않고 정지해 있는 상태를 유지하다가 지속적으로 가해지는 힘에 의하여 마침내 구르기 시작한다. 이처럼 소리를 발생하는 데 필요한 공기입자의 운동도 이와 마찬가지이다. 어느 정도의 힘이 공기입자에 주어질 때까지는 공기입자들이 움직이지 않다가 그 힘이 더 강해지면 비로소 운동을 시작하여 소리를 발생시킨다. 따라서 공기 중에서 소리를 발생시키기 위해서는 공기입자들이 정지해 있는 관성을 극복해야만 한다.

이처럼 소리를 발생시키는 것에 관련된 관성을 음향관성이라고 하는데 이는 소리의 발생에 관여하는 공기의 질량에 영향을 받는다. 모든 물체가 질량을 가지고 있는 것처럼 공기입자들도 마찬가지로 고유의 질량을 가지며 음향질량(acoustic mass)이라고 부른다. 여기서 소리를 발생시키기 위해 극복해야 하는 음향관성은 공기의 질량이 클수록 그리고 주파수가 높을수록 증가하는 특징을 가진다. 만약 환기구의 형상이 원기둥 모양을 갖는다면 그 안에

표 3.7 1kHz에서 청력손실에 따른 최적의 환기구 종류

(단위 : mm)

가변환기구	번호	직경
SAV	#1	0.8
	#2	1.6
	#3	2.4
	#4	3.2
	#5	4.0
	#6	Closed
MINI-SAV	#1	0.5
	#2	0.8
	#3	1.0
	#4	1.6
	#5	1.9
	#6	Closed
PVV	#1	0.5
	#2	0.8
	#3	1.6
	#4	2.4
	#5	3.2
	#6	Closed

들어있는 공기의 모양도 동일하게 원기둥의 형태가 될 것이다. 따라서 길고 가늘게 만들어진 환기구의 경우에는 그 안에 들어있는 공기의 음향질량(M_a, Henrys)이 증가하는 것을 아래의 식으로부터 계산할 수 있다. 여기서 ℓ과 d는 환기구의 길이와 직경을 말한다.

$$M_a = 1,500 \times (\ell/d^2)$$

음향질량이 높아질수록 환기구의 설치에 따른 효과는 감소한다. 환기구의 길이를 동일하게 유지하는 가운데 환기구의 직경을 1mm에서 2mm로 증가시켰다고 가정하자. 이때의 직경이 2mm로 되었을 때에 환기구의 단면적은 직경이 1mm였을 때에 비하여 4배로 증가하는 반면에 음향질량은 대략 1/4로 감소한다. 그리고 환기구의 직경을 2mm에서 3mm로 증가시켰을 때의 음향질량은 대략 절반 정도로 감소한다.

일반적으로 모든 지점에서의 직경이 동일한 환기구도 있지만 〈그림 3.71〉에서 보여주는 것처럼 다른 경우도 있다. 여기서 전체 음향질량은 L_1과 L_2의 음향질량을 더한 것과 동일하다. 만약 L_2보다 L_1의 음향질량이 매우 클 경우에는 전체 음향질량이 L_1과 유사하게 된다.

환기구의 한쪽 끝에 직경이 다른 플러그(plug)를 끼우는 SAV 환기구를 생각해보자. 이때의 플러그 모양은 직경과 길이가 환기구의 나머지 부분에 비해 작다고 하자. 다시 말하면, 플러그를 제외한 나머지의 환기구 부분은 플러그에 비하여 상대적으로 길고 직경도 크다. 이처럼 두 가지의 직경과 길이를 가진 SAV 환기구에서의 전체적인 음향질량은 이들 각각의 음향질량을 더한 것과 같다. 플러그 부분을 제외한 나머지의 환기구 부분이 가늘고 길 때의 음향질량은 높다. 그러나 짧고 굵은 환기구와 slit-leak 환기구가 결합될 경우의 음향질량은 매우 낮아진다. 실제로 작은 플러그가 환기구의 한쪽 끝에 끼워진다고 해서 전체적인 음향질량이 크게 변하는 것은 아니다. 따라서 SAV 플러그와 비슷한 정도의 크기로 환기구의 직경과 길이를 변화시킬 때에는 전체 음향질량변화가 크게 일어나지 않는다.

환기구의 모양도 음량질량의 변화에 영향을 줄 수 있다. 고막 보청기나 외이도 보청기처럼 플레이트가 작은 경우에 환기구의 크기가 제한받을 수 있다. 왜냐하면 작은 플레이트의 면적 안에 건전지 덮개(door)를 비롯한 각종 트리머와 환기구들이 함께 설치되어야 하기 때문이다. 이런 경우에 플레이트에 만들어지는 환기구의 직경이 1mm 이하가 될 수도 있다. 그러나 난청인의 외이도 직경이 큰 경우에는 플레이트의 반대쪽에 해당하는 환기구의 직경을 플레이트 쪽보다도 더 크게 만들 수가 있다. 이때의 환기구는 마치 역혼형(reverse horn)과 같은 모양이 된다. 이와 같이 역혼 형태의 환기구를 사용할 경우에 음향질량을 절반 정도로 줄일 수가 있는데, 플레이트 쪽의 환기구가 갖는 유효직경(effective diameter)은 1mm가 아닌 약 1.5mm로 증가한다.

보청기의 외형이나 귀꽂이에 환기구가 설치되면서 발생하는 음향특성들에 대하여 자세히 살펴보면 다음과 같다.

① 저음의 이득과 최대출력에 미치는 영향
보청기에 환기구가 설치되면 외부에서 만들어진 소리가 두 가지의 통로를 통하여 고막에

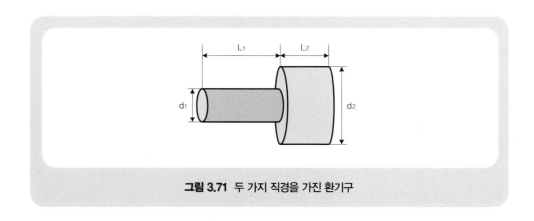

그림 3.71 두 가지 직경을 가진 환기구

도달한다. 첫 번째, 외부의 소리가 보청기의 마이크로폰으로 입력되어 증폭된 후에 리시버를 통해 다시 재생되어 고막에 도달하는 경로이다. 두 번째는 외부의 소리가 보청기를 거치지 않고 환기구를 통해 고막에 직접 도달하는 경우이다. 이와 같이 두 종류의 소리 유입은 보청기와 고막 사이의 잔여공간에서 서로 합쳐진 후에 고막에 전달된다. 이처럼 보청기의 환기구를 통해 귀의 외부로 빠져나가는 소리가 있는가 하면 반대로 환기구를 통해 유입되는 소리가 있어서 저음영역의 이득과 최대출력에 영향을 준다. 따라서 고막에 도달하는 소리의 음압레벨은 이들 소리성분의 결합이 된다.

- 보청기를 통해 입력되는 소리의 특성

보청기에서 증폭된 소리는 음도관을 통해 보청기와 고막 사이의 잔여공간으로 배출된다. 이 잔여공간의 부피가 작을수록 보청기에서 증폭되어 나온 소리의 음압레벨은 높아진다. 이 음압레벨은 보청기에 환기구를 설치함에 따라서 달라질 수 있다. 다시 말하면, 환기구를 통하여 일부의 소리(특히, 저음)가 귀의 외부로 빠져나갈 수 있기 때문이다. 그러면 얼마만큼의 소리에너지가 이 잔여공간에 남겠는가는 중이와 이 잔여공간의 음향임피던스(소리가 퍼져 나가는 것을 방해하는 것)에 대한 환기구에서의 음향임피던스의 비율에 의해 결정된다. 다시 말하면, 소리의 주파수가 증가할수록 환기구에서의 음향임피던스가 함께 증가하는 반면에, 잔여공간에서의 음향임피던스는 감소하게 된다. 이는 높은 주파수 성분이 환기구를 잘 통과하지 못하기 때문에 잔여공간에 머무르게 된다는 것을 의미한다. 반면에 좁은 주파수대역의 저음은 잔여공간에 머물러있기보다는 환기구를 통해 외부로 빠져나가기가 쉽다. 이러한 과정을 통해 보청기의 환기구 설치가 저음의 이득을 감소시키는 것이다.

저음의 이득을 감소시키는 정도는 환기구의 크기에 의존하는데 그 이유는 환기구의 크기가 앞에서 설명한 음향질량을 결정하기 때문이다. 음향질량이 동일한 가운데 서로 다른 크기를 갖는 환기구를 갖는 보청기의 주파수반응특성은 대체로 동일하다. 환기구의 크기에 따른 주파수별 음압레벨의 감쇠정도를 〈표 3.8〉과 〈그림 3.72〉에 나타내었다.[12·14] 〈그림 3.72〉에서는 환기구의 직경이 커질수록 저음에 대한 이득의 감소량이 증가한다는 것을 알 수 있다.

- 환기구를 통해 입력되는 소리의 특성

보청기와 고막 사이에 존재하는 증폭된 소리에서 저음이 환기구를 통해 외부로 빠져나갈 수 있다는 것은 앞에서 여러 번에 걸쳐 지적하였다. 이처럼 저음이 환기구를 통해 빠져나간다는 것은 외부의 소리 중에서 저음성분이 이 환기구를 통해 쉽게 유입될 수 있다는 것을 의미한다. 환기구를 통해 쉽게 유입 또는 유출되는 소리의 주파수대역은 거의 동일하다.

외부의 소리가 환기구를 통해 유입될 때에 환기구에서는 헬름홀츠 공명이 일어난다. 헬름홀츠 공명을 일으키는 공명주파수 이상부터 소리의 감쇠가 크게 발생하여 환기구를 통한 고음의 유입은 크게 줄어든다.

표 3.8 환기구의 크기에 따른 주파수별 음압레벨의 감소특성

(단위 : dB)

환기구의 직경 (mm)	환기구의 음향질량 (Henrys)	주파수(Hz)								
		250	500	750	1000	1500	2000	3000	4000	6000
없는 경우	-	-4	-2	-1	-1	0	0	0	0	0
1	26,700	-5	-2	-1	-1	1	0	0	1	1
2	7,000	-11	-3	-1	-1	1	1	1	1	2
밀폐형 돔	-	-10	-8	-3	-2	-2	-1	1	-2	0
IROS (ITE/ITC)	4,700	-16	-11	-4	-3	2	4	2	-1	0
3.5	2,400	-21	-12	-6	-4	1	2	2	1	1
Janssen (ITE)	2,100	-23	-13	-3	-3	1	6	4	-1	1
개방형 돔	830	-30	-24	-16	-12	-8	-3	5	0	0

〈그림 3.73〉에서는 환기구를 통해 유입되는 소리에 대한 보청기의 실이폐쇄이득 (Real-Ear Occluded Gain, REOG)과 실이공명이득(Real-Ear Unaided Gain, REUG) 의 주파수특성을 환기구의 직경에 따라서 보여준다. 우선 실이폐쇄이득(REOG)은 전 원을 끈 보청기를 착용한 상태에서 환기구로 들어오는 소리의 이득을 주파수별로 살 펴본 것이다. 이때에 이득을 계산하기 위한 기준음압레벨은 외부의 자유음장에서 주파 수별로 측정된 음압레벨이 된다. 환기구를 통해 들어오는 소리에 대한 실이폐쇄이득은 마치 실제로 보청기를 착용하고 전원을 켠 상태에서 측정하는 실이증폭이득(Real-Ear Aided Gain, REAG)과 동일한 개념으로 취급할 수 있다. 그리고 환기구의 직경이 증가

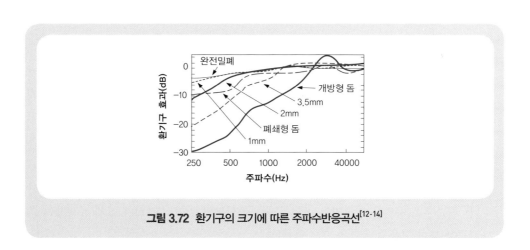

그림 3.72 환기구의 크기에 따른 주파수반응곡선[12-14]

할수록 고음영역의 실이폐쇄이득은 증가하는데, 이는 〈그림 3.72〉에서 보여주는 주파수반응특성과도 동일하다. 다시 말하면, 〈그림 3.72〉에서 저음에 대한 음압레벨을 동일한 수준으로 맞춘다면 고음영역에서의 이득이 환기구의 직경이 증가할수록 높아진다. 〈그림 3.73〉에서 실이공명이득도 실이폐쇄이득 특성과 거의 동일한 결과를 보여준다.[12-13, 15-17] 특히, 외이도가 크게 개방되었을 때에는 실이공명이득곡선과 실이폐쇄이득곡선이 거의 일치하는 것으로 볼 수 있다.

보청기의 착용을 통해 얻을 수 있는 실이삽입이득(Real-Ear Insertion Gain, REIG)은 실이증폭이득(REAG)에서 실이공명이득(REUG)을 빼 줌으로써 얻을 수 있다. 따라서 실이삽입이득과 동일한 개념의 실이폐쇄삽입이득(Real-Ear Occluded Insertion Gain, REOIG)을 아래와 같이 얻을 수 있으며, 삽입손실(Insertion Loss)이라고도 불린다. 여기서 실이증폭이득을 실이폐쇄이득으로 대체하는 것은 앞에서 설명한 바와 같이 이들의 개념이 서로 유사하기 때문이다.

$$REOIG = REOG - REUG$$

여러 가지 환기구의 크기에 따른 실이폐쇄삽입이득의 특성들을 〈그림 3.74〉에서 볼 수 있다.[12-13, 15-17] 각각의 그래프는 외이도가 완전히 개방된 경우부터 완전히 밀폐된 경우까지 환기구의 직경에 따른 주파수반응특성을 보여준다. 외이도가 완전히 개방되었을 때를 기준으로 하면 환기구의 직경이 감소함에 따라서 고음영역의 감쇠가 크게 발생한다는 것을 알 수 있다.

- 보청기와 환기구를 통해 들어온 소리들의 결합특성
외부의 소리가 보청기와 환기구를 통해 고막이 있는 외이도 안으로 들어오게 된다. 그러나 사람의 청각은 이들을 각각 분리하여 들을 수는 없고 보청기와 고막 사이의 잔여

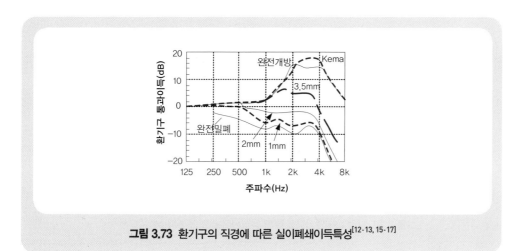

그림 3.73 환기구의 직경에 따른 실이폐쇄이득특성[12-13, 15-17]

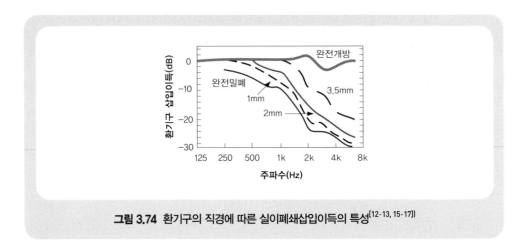

그림 3.74 환기구의 직경에 따른 실이폐쇄삽입이득의 특성[12-13, 15-17]

공간에서 이들을 서로 합쳐진 소리로 듣게 된다. 〈그림 3.75〉에서는 이들 각각의 소리와 서로 합쳐진 소리의 주파수반응곡선들을 보여준다.[13] 보청기를 통해 유입된 소리는 저음성분이 환기구를 통해 빠져나가서 주로 500Hz 이상의 고음들로 구성되어 있는 반면에 환기구를 통해 들어온 소리는 저음이 대부분을 차지하고 있다. 따라서 이들이 서로 상호보완적으로 결합하여 환기구를 제거하였을 때와 유사한 주파수특성을 갖는다.

이 소리들이 합쳐질 때에 이들 사이의 음압레벨 차이가 20dB 이상이면 최종 음압레벨은 높은 쪽의 음압레벨과 거의 차이가 없다. 왜냐하면 20dB 이상의 차이를 갖는 낮은 음압레벨의 소리는 높은 음압레벨을 갖는 소리의 음압레벨의 증가에 거의 기여(1dB 이하)하지 못하기 때문이다. 그러나 이들 사이의 차이가 20dB보다 작을 경우에는 고막에서의 음압레벨이 이들이 서로 합쳐진 수준이 된다. 이들이 합쳐지는 과정은 보청기를 통한 증폭음과 환기구를 통과한 소리들의 위상에 의존한다. 만약 이들의 음압레벨이 동일한 가운데 위상까지 같은 보강간섭이 일어난다면 이들의 합쳐진 전체음압레벨은 각각의 음압레벨에 비해 6dB이 높아진다. 이러한 현상은 250Hz와 750Hz에서 자주

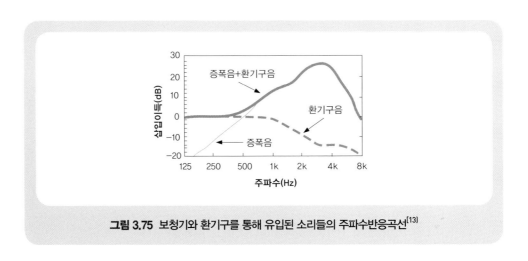

그림 3.75 보청기와 환기구를 통해 유입된 소리들의 주파수반응곡선[13]

일어난다. 그러나 보청기와 환기구를 통해 들어온 소리들의 위상이 정반대인 소멸간섭이 일어나는 경우도 있다. 따라서 환기구 효과는 환기구의 크기, 외이도와 고막의 특성과 보청기에서의 위상특성에 의존한다. 예를 들어, 이들 사이의 위상차이가 170°일 때에는 500Hz에서 커다란 딥(dip)이 만들어지는 것을 〈그림 3.76〉에서 볼 수 있다.[18] 이처럼 이들 사이의 위상차이가 동위상으로부터 증가할수록 딥의 깊이는 커지고 예리해지는 것을 볼 수 있다. 그러나 딥의 깊이가 10dB 이상으로 커지는 경우는 좀처럼 드물다. 왜냐하면 딥의 깊이가 10dB 이상이 되려면 어떤 주파수에서 이들 사이의 위상차이가 거의 180°가 되어야 하기 때문이다. 뿐만 아니라 작은 딥들은 소리의 지각에 있어서 커다란 차이를 만들지는 않는다.

디지털 보청기에서는 신호의 출력을 3~10ms 동안 지연시킬 수가 있다. 따라서 환기구를 통해 들어오는 소리와 디지털 보청기를 통해 들어오는 소리의 위상을 시간지연 기능으로 빠르고 연속적으로 동일(또는 유사)하게 만들어 줄 수 있다. 그 결과로서 이 소리들이 결합한 주파수반응곡선에는 〈그림 3.77〉에서 보여주는 것처럼 작은 피크와 딥들이 많이 존재하지 않는다.[19] 이들 피크와 딥이 나타나는 주파수대역은 보청기와 환기구를 통해 유입되는 소리들 사이의 음압레벨 차이가 10dB을 넘지 않는다. 이처럼 2개의 소리들 사이에 존재하는 시간지연으로 인하여 주파수반응곡선에 피크와 딥이 만들어지는 현상을 콤필터 왜곡이라고 부른다. 콤필터 왜곡에서 딥들이 만들어지는 주파수(f)는 아래와 같이 구할 수 있다고 앞에서도 지적하였다. 여기서 N은 1,3,5,7… 이고, T_d는 이들 소리 사이에 초 단위의 시간지연을 말한다.

$$f = N / (2T_d)$$

환기구가 설치된 보청기를 착용하였을 때에 저음에 대한 이득의 조정을 보청기와 환기구를 통해서 할 수도 있다. 보청기에서 음향신호를 전기적으로 조정할 때에는 이득에 양수(+)값 또는 음수(-)값을 입력하여 이득을 증가시키거나 또는 감쇠시킨다. 그러나 환기구에서는 특정한 주파수에 대한 이득을 0으로 접근시키면 이득이 줄어드는 반

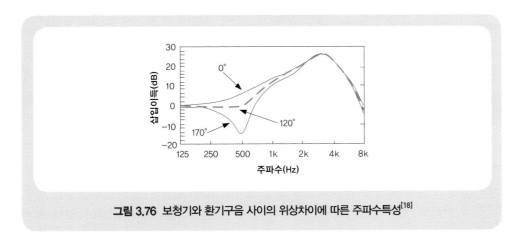

그림 3.76 보청기와 환기구음 사이의 위상차이에 따른 주파수특성[18]

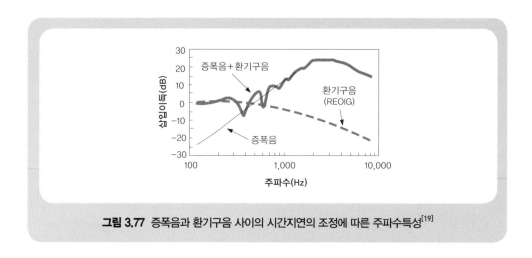

그림 3.77 증폭음과 환기구음 사이의 시간지연의 조정에 따른 주파수특성[19]

면에 0으로부터 멀리 떨어진 큰 양수값을 갖도록 하면 이득을 크게 높이는 결과를 가져온다. 이와 같이 보청기를 통해 전기적으로 또는 환기구를 통해 기계적으로 저음의 이득을 조정할 수 있지만, 환기구를 활용하는 경우의 음질이 전기적인 방법을 사용한 것에 비해 음질이 좋을 수 있다. 이는 전기적으로 이득을 조정하는 경우에 왜곡이 크게 발생할 수 있으나 기계적으로 조정하는 경우에는 왜곡이 일어나지 않기 때문이다.

② 폐쇄효과에 미치는 영향

귀의 외이도가 막힘으로 인해 발생하는 폐쇄효과에 대해서는 이미 앞에서 자세히 설명한 바 있다. 귀의 외이도가 밀폐됨으로 인해 발생하는 폐쇄효과는 보청기(또는 귀꽂이)와 고막 사이의 음압레벨을 잔여공간의 음향 컴플라이언스(acoustic compliance, =1/stiffness)와 함께 증가시킨다. 그 이유를 살펴보면 높은 음향 컴플라이언스를 갖는 잔여공간의 표면적(피부면적)이 넓거나 또는 피부가 쉽게 진동하여 더 많은 소리(음향에너지)를 잔여공간 안에 방사하기 때문이다. 이처럼 폐쇄효과에 대한 청각적 지각은 잔여공간에서 주관적으로 측정된 음압레벨 증가와 밀접한 관계를 갖는다.

〈그림 3.78〉에서는 밀폐형 귀꽂이의 사용에 의해 발생하는 폐쇄효과로 인해 외이도에서 상승하는 음압레벨을 외이도의 길이에 따라 나타내었다.[19·20] 이처럼 폐쇄효과로 인해 증가된 음압레벨은 외이도가 완전히 개방되었을 때의 음압레벨을 기준으로 하였다. 그리고 중심주파수가 315Hz인 1옥타브 밴드(1Oct. band)의 소리를 사용하였는데 그 이유는 외이도에서 폐쇄효과를 가장 크게 발생시키기 때문이다. 그 결과를 살펴보면 외이도의 입구부터 외이도의 길이가 증가(귀꽂이가 고막에 가까워짐)함에 따라서 폐쇄효과로 인한 음압레벨의 상승이 매우 급격하게 증가한 후에 서서히 감소하다가 다시 급격히 줄어든다. 이는 귀꽂이와 고막 사이의 거리가 길수록 폐쇄효과가 크게 발생하며 이들 사이의 거리가 짧아질수록 폐쇄효과가 감소한다는 것을 의미한다. 그 이유를 살펴보면 귀꽂이와 고막 사이의 잔여공간이 감소하면 귀꽂이에서 나온 소리의 음압레벨이 스스로 높아질 뿐만 아니라 고막 근처에 있는 외이도는 뼈로 둘러싸여 있어서 연골로 된 외이도의 입구부분에 비하여 폐쇄효과를

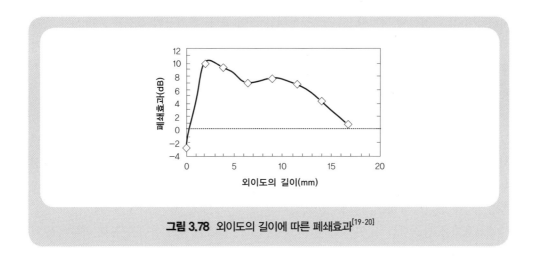

그림 3.78 외이도의 길이에 따른 폐쇄효과[19·20]

크게 만들어내지 못하기 때문이다.

　귀꽂이와 고막 사이의 잔여공간에서 음압레벨이 폐쇄효과로 인해 높아지는 것을 줄이기 위해서는 두 가지 방법이 있다. 첫 번째, 귀꽂이에 환기구를 설치하는 것이다. 〈그림 3.79〉는 귀꽂이에 설치된 환기구의 여러 직경에 따라서 자신의 목소리에 대한 음압레벨의 증가를 보여준다.[21] 환기구의 직경에 따른 음압레벨의 변화는 특히 저음영역에서 두드러지게 나타난다. 환기구의 직경이 증가함에 따라서 저음에서 폐쇄효과로 인한 음압레벨의 상승이 감소하는 것을 볼 수 있다.

　환기구의 직경이 불과 1mm인 경우에는 환기구의 설치로 폐쇄효과를 감소시키기에 부족한 면이 있다. 실제로 귀꽂이와 외이도 피부 사이의 틈에서 발생하는 slit‑leak 환기구의 역할보다 그 기능이 더 작을 수도 있다. 환기구의 직경이 2mm로 증가함에 따라서 폐쇄효과로 인한 음압레벨의 증가를 다소 감소시킬 수 있다. 이 정도의 직경으로는 외이도의 폐쇄효과를 완전히 없애기에 아직도 무리가 있다. 그러나 어떤 난청인은 이 정도의 직경으로도 자신의 목소리에 대한 만족도를 높게 표현하는 경우가 있어서 환기구의 직경을 이 정도부터

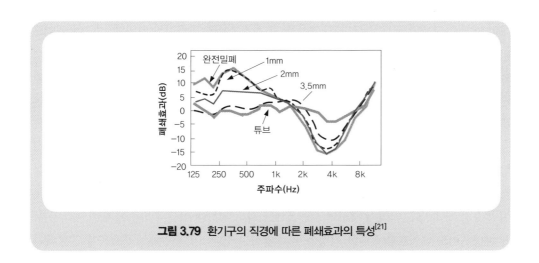

그림 3.79 환기구의 직경에 따른 폐쇄효과의 특성[21]

시험하여 각 난청인에 적절한 크기를 찾아내는 것이 좋다. 환기구의 직경을 3.5mm로 증가시키면 외이도가 충분히 크게 개방된 것과 유사한 결과를 얻을 수 있다. 다시 말하면, 이 경우에 발생하는 음압레벨의 상승은 거의 존재하지 않아서 폐쇄효과로 인한 음압레벨의 상승과 울림현상이 거의 없어진다.

지금까지의 환기구는 직경만 다를 뿐이지 길이가 거의 동일한 경우에서 얻은 결과이다. 그러나 환기구의 길이를 변화시키면 어떤 결과를 가져올까? 이에 대한 대답은 음향질량에서 찾아야 할 것이다. 다시 말하면, 환기구의 직경과 길이에 관계없이 음향질량이 같을 경우에 동일한 음향특성을 갖는다. 따라서 환기구의 길이가 짧아지면 환기구의 직경을 늘려 음향질량을 동일하게 유지시킬 수 있다.

폐쇄효과를 감소시킬 수 있는 두 번째 방법으로는 단단한 뼈가 아닌 연골로 이루어진 외이도의 모든 부분을 귀꽂이나 보청기 외형으로 빈틈없이 완벽하게 채우는 것이다. 외이도의 연골부분을 모두 귀꽂이나 외형으로 채우지 않은 경우에 비하여 폐쇄현상이 적게 발생한다. 이는 폐쇄효과의 발생을 억제하기 위한 쉬운 방법처럼 보이지만 실제로는 보청기를 착용하는 난청인에게는 그렇지 않을 수도 있다. 그 이유로 정확한 귓본의 채취를 첫 번째로 들 수 있다. 두 번째, 특히 귓속형 보청기의 경우에 난청인들이 보청기를 삽입하거나 빼기가 어려워진다. 세 번째, 귓속형 보청기의 외형이 외이도의 골부(bone portion)까지 깊숙이 삽입된 경우에 보청기를 오랫동안 착용하면 불편함이 발생하기 쉽다. 이러한 불편함을 줄이기 위하여 보청기의 끝부분을 부드러운 폼(foam)과 같은 재질로 제작하기도 한다. 폼으로 보청기의 끝을 제작하면 주기적으로 교체를 해주어야 하는 단점이 있다. 반면에 부드러운 플라스틱으로 만들면 보청기의 수명이 감소하는 특징을 가진다.

〈그림 3.80〉에서는 동일한 길이를 가진 세 가지 형태의 귀꽂이를 보여준다. 〈그림 3.80①〉의 경우에는 외이도의 입구부분이 귀꽂이와 잘 맞는 반면에 반대쪽(골부와 연골부의 경계부분)은 외이도의 피부와 귀꽂이가 다소 헐겁게 제작되었다. 이런 경우에는 연골의 진동으로 인해 발생된 소리가 폐쇄현상을 일으키는 공간 쪽으로 방사되기 때문에 폐쇄현상에 의한 음압레벨이 크게 높아진다. 왜냐하면 귀꽂이와 외이도 사이의 틈보다도 귀꽂이와 고막 사이의 음향임피던스가 낮기 때문이다. 〈그림 3.80②〉에서는 〈그림 3.80①〉과 정반대의 결과가 나타난다. 이는 골부와 연골부의 경계부분인 귀꽂이의 안쪽에 비하여 외이도의 입구부분이 다소 헐겁게 제작되었기 때문이다. 〈그림 3.80③〉은 〈그림 3.80①〉과 〈그림 3.80②〉의 중간에 해당한다. 다시 말하면, 귀꽂이의 양쪽 끝이 외이도와 잘 맞게 제작된 반면에 중간부분을 중심으로 다소간의 환기구의 역할을 할 수 있는 귀꽂이와 외이도 사이에 틈이 존재한다. 따라서 이 틈을 통해서 폐쇄효과의 발생을 억제할 수 있다.

지금까지는 외이도의 밀폐로 인해 발생하는 폐쇄효과를 줄일 수 있는 방법에 대하여 설명하였다. 이제부터는 250Hz와 500Hz에 대한 청력손실이 60dB이 넘는 난청인 자신의 목소리에 대한 폐쇄효과의 특징에 대하여 설명하겠다. 이 난청인은 저음에 대해 높은 이득이 필요한 상태이다. 따라서 청력의 손실을 보상하기 위하여 이들 주파수에 대한 이득을 높게 제공하여도 폐쇄효과에 대한 걱정은 하지 않아도 된다. 이 경우에는 골도음에 의한 폐쇄

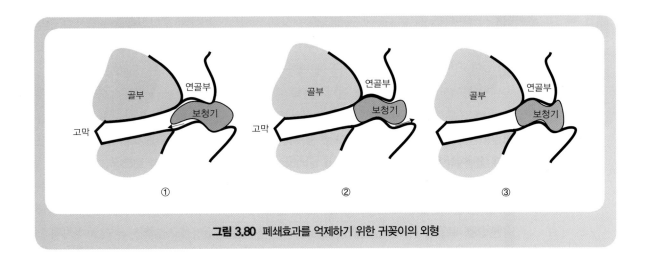

그림 3.80 폐쇄효과를 억제하기 위한 귀꽂이의 외형

효과로 발생하는 음압레벨의 상승이 오히려 손실된 청력의 보상에 도움이 될 수 있기 때문이다. 다만 보청기와 고막 사이의 잔여공간에서 폐쇄효과에 의해 만들어진 소리와 보청기에서 증폭된 소리가 서로 합쳐지는 과정에 주의를 기울이는 것이 좋다. 만약 이들 소리 사이의 위상차이가 증가할수록 소멸간섭(destructive interference)이 발생하여 저음의 음압레벨이 감소하는 반면에, 이들 사이의 위상차이가 감소하면 음압레벨이 높아지는 보강간섭(constructive interference)이 일어나기 때문이다. 그러나 저음성분의 이득을 어느 만큼으로 할 것인가는 난청인의 청력상태를 비롯한 여러 가지 조건들에 의해 달라진다.

난청인이 말할 때에 발생하는 폐쇄효과로 인하여 상승하는 음압레벨을 측정하기 위하여 실이측정기를 이용할 수 있다. 이때에는 골도음으로 인해 발생한 소리와 보청기에서 증폭되어 나온 소리가 함께 존재할 수도 있고, 그렇지 않은 경우도 있다. 그러나 실이측정기로 측정된 폐쇄효과의 물리량적 표현이 큰 의미를 갖지 않을 수가 있다. 왜냐하면 각 난청인에 적절한 폐쇄효과의 정도는 난청인 자신이 주관적으로 판단하기 때문이다. 다만 보청기를 착용한 난청인이 자신의 목소리에 대해 폐쇄효과로 인한 음질의 변화를 지속적으로 불평할 경우에 폐쇄효과의 정도를 측정해볼 필요는 있다. 그리고 보청기나 귀꽂이를 외이도의 안쪽에 깊숙이 위치시켜 폐쇄효과를 감소시키고자 할 경우에도 폐쇄효과가 얼마나 잔존하고 있는지를 측정해볼 수 있다. 이 경우에는 보청기나 귀꽂이에 환기구와 같은 구멍이 존재하여야 한다. 왜냐하면 폐쇄효과의 측정을 위한 탐침마이크로폰이 보청기나 귀꽂이의 외부로 지나갈 경우에 외이도의 골부에 있는 피부는 유연성이 적어서 아프거나 빈 틈이 생길 수 있기 때문이다.

③ 음향되울림에 미치는 영향

귓속형 보청기나 귀꽂이를 외이도에 착용했을 경우에 이들 사이에 생기는 틈새나 환기구를 통하여 보청기와 고막 사이의 잔여공간에 있는 소리가 귀의 외부로 새어나올 수 있다. 이 소리는 단순히 귀의 외부로 새어나온 것으로 끝나는 것이 아니고, 다시 마이크로폰으로 입력되는 피드백(suboscillatory feedback) 현상에 의해 보청기에서 음향되울림을 일으킬 수도 있다. 특히 음향되울림의 발생을 줄여주는 알고리즘이 없을 경우에 더욱 쉽게 발생할 수 있다. 만약 음향되울림이 발생할 경우에 메아리와 같은 울림(echo 또는 ringing) 현상이 어음 속에 만들어진다. 이들을 통해 귀의 외부로 새어나온 소리의 양을 측정하는 것은 보청기를 통해 얻을 수 있는 최대삽입이득을 결정하는 데 매우 중요한 요인이 된다. 〈표 3.9〉에서는 귀걸이형 보청기(BTE)와 귓속형 보청기(ITE & ITC)에서 환기구의 직경과 음향질량에 따른 최대삽입이득을 보여준다.

디지털 보청기에서 음향되울림의 발생을 억제할 수 있는 기능이 탑재되어 최대삽입이득이 약 10~15dB 정도 추가적으로 높아지는 것을 〈표 3.9〉에서 알 수 있다. 뿐만 아니라 귓속형 보청기나 귀꽂이를 삽입했을 때에 외이도의 개방 정도가 증가함에 따라서 보청기의 최대삽입이득이 감소하는 것도 볼 수 있다. 보청기의 종류나 조건에 따른 위의 결과들을 서로 비교할 때에 3kHz에서 얻은 데이터를 사용하는 것이 바람직하다. 그 이유를 살펴보면 보청기를 착용하지 않았을 때에 3kHz에서의 음압레벨이 외이도 공명으로 인하여 다른 주파수에 비해 가장 높기 때문이다. 실제로 보청기에서 목표로 하는 실이증폭이득(REAG)이 갖는 음압레벨이 3kHz에서 다른 주파수에 비해 가장 높다. 따라서 음향되울림 관점에서 〈표 3.9〉에 제시된 최대삽입이득은 음향되울림의 발생이 시작되는 음압레벨과 3kHz에서의 음압레벨 차이에 의해 결정될 가능성이 높다. 이 최대삽입이득값을 이용하여 환기구의 최대 크기를 결정할 수도 있다. 만약 3kHz에서 필요한 최대삽입이득이 36dB이면서 귀걸이형 보청기(BTE)를 사용할 예정이라면 환기구의 최대직경이 2mm가 될 것이다. 환기구의 직경이 이보다 작으면 최대삽입이득보다 더 높은 이득을 음향되울림 없이 얻을 수 있지만 폐쇄효과가 그만큼 크게 발생한다. 반면에 환기구의 직경이 더 큰 것을 사용하면 음향되울림 없이 목표로 하는 삽입이득을 얻을 수가 없기 때문에 이득을 더 높이게 되고 이로 인하여 음향되울림이 발생할 수 있다. 이처럼 〈표 3.9〉를 이용하여 얻어지는 환기구의 최대직경(또는 최대삽입이득)은 난청인의 개인적 특성에 따라서 달라질 수 있다. 특히 환기구가 없는 귓속형 보청기나 귀꽂이는 외이도와 보청기 사이에 있는 틈의 크기나 형상에 따라서 그 변화폭이 더 클 수 있다. 실제로 보청기에서 사용할 수 있는 최대삽입이득은 〈표 3.9〉에서 제시된 것보다 약 7dB 정도 높을 수 있다. 왜냐하면 보청기의 최대삽입이득을 계속해서 음향되울림을 일으키는 이득으로부터 몇 dB 정도 낮추어서 안전하게 설정하기 때문이다. 일반적으로 보청기가 음향되울림의 발생을 억제하는 기능을 가지고 있다면 보청기의 최대삽입이득이 평균적으로 3~8dB의 여유를 갖는다.

피드백에 의한 음향되울림현상은 환기구의 음향질량만이 아니라 형태에 의해서도 영향을 받는다고 알려져 있다. 예를 들면, 환기구의 형상을 혼(역혼)을 거꾸로 한 모양처럼 외이도 입구 쪽이 고막 쪽보다도 면적이 더 넓은 경우에 음향되울림현상이 줄어들 수 있다. 왜냐하면 소리가 환기구를 통해 고막 쪽으로 진행할 때 소리(특히, 6kHz 이상의 고음)의 일부가 외이도 바깥쪽으로 반사되어 마이크로폰으로 다시 입력될 수 있기 때문이다. 그러나 역혼의 형상으로 인해 마이크로폰으로 피드백될 수 있는 6kHz 이상의 소리는 보청기에서

표 3.9 BTE와 ITE & ITC에서 환기구의 직경과 음향질량에 따른 최대삽입이득

보청기종류	환기구의 직경 (mm)	환기구의 음향질량 (mm)	주파수(kHz)								
			0.25	0.50	0.75	1	1.5	2	3	4	6
BTE	완전밀폐¹⁾	–	–	65	66	64	60	56	41	45	50
	1	26,700	–	65	64	61	58	52	39	45	47
	2	7,000	–	60	60	57	54	49	36	41	48
	3.5	2,400	–	51	53	52	48	43	31	35	41
ITE	완전밀폐¹⁾	–	62	56	56	56	47	41	23	24	12
	평균밀폐²⁾	–	62	54	52	49	44	33	24	22	13
	1.5	14,200	61	57	54	53	48	37	26	25	15
	2	8,000	54	50	46	46	42	33	24	23	13
	IROS	4,700	44	42	40	38	38	32	19	16	12
	Janssen	2,100	42	41	40	39	36	31	17	16	13
ITC	완전밀폐¹⁾	–	58	52	49	52	45	39	31	33	13
	평균밀폐²⁾	–	52	48	44	45	42	37	23	28	11
	1.5	14,700	47	47	44	45	39	34	28	31	12
	2	7,800	44	41	38	38	38	32	21	27	17
	IROS	4,500	39	34	31	31	29	26	15	23	7

¹⁾:보청기의 외형이나 귀꽂이가 외이도를 완전히 밀폐한 경우
²⁾:보청기의 외형이나 귀꽂이가 외이도를 완전히 밀폐하지 않고, 평균적인 크기로 밀폐한 경우

음향되울림을 주로 일으키는 6kHz 이하의 소리에 비해 주파수가 높기 때문이다. 그럼에도 불구하고 역혼의 형상을 귓속형 보청기에서 많이 사용하는 것은 외이도의 안쪽에 위치하는 보청기의 끝이 반대편(외이도의 입구)에 비하여 좁아지기 때문이며 그뿐만 아니라 폐쇄효과도 줄일 수 있다. 그리고 동일한 음향질량과 폐쇄효과를 갖는 조건에서 환기구의 길이가 짧은 것이 긴 것에 비하여 음향되울림을 더 일으킬 수 있다.

음향질량을 낮추어 폐쇄효과를 줄이는 가운데 음향되울림을 일으킬 수 있는 고음이 환기구를 통해 마이크로폰으로 다시 입력(피드백)되는 것을 억제하기 위하여 cavity 환기구를 사용하기도 한다. 이 환기구는 귀꽂이 안에 공기로 채워진 공간(cavity)을 가지고 있으며 이 공간은 귀꽂이의 양쪽에서 2개의 작은 환기구를 통해 개방되어 있어서 저음을 여과시키는 필터의 역할을 한다. 이런 환기구를 만들기 위해서는 귀꽂이의 크기가 커야 하는데 제작하기가 매우 어려운 편이라서 많이 사용되지는 않는다.

④ 지향성에 미치는 영향

환기구를 가진 보청기를 착용할 경우에 보청기와 고막 사이의 잔여공간에는 보청기를 통해 증폭된 소리와 환기구를 통해 들어온 소리가 함께 존재한다고 앞에서 설명하였다. 이상적인 지향특성을 가진 마이크로폰을 사용할 경우에 보청기를 통해 얻은 증폭음이 환기구를 통해 입력된 소리에 비해 훨씬 좋은 지향특성을 얻을 수 있다. 따라서 지향성이 좋은 마이크로폰을 이용해 이상적인 지향특성을 얻을 수 있는 주파수대역을 넓히기 위해서는 보청기가 증폭할 수 있는 주파수를 최대한으로 낮추어야 한다. 이는 환기구의 직경을 최대한으로 작게 만드는 것과 동일한 의미이다.

환기구를 가진 보청기에서 이상적인 지향특성을 갖는 마이크로폰으로 입력된 보청기 증폭음의 좋은 지향성이 환기구를 통해 들어온 소리와 합쳐지는 과정에서 지향특성이 나쁘게 변할 수 있다. 만약 증폭음과 환기구를 통해 들어온 소리들 사이의 음압레벨 차이가 5dB 이하로 줄어들면, 보청기가 갖는 지향특성은 빠르게 사라진다. 특히 직경이 큰 환기구를 갖거나 개방형의 경우에는 마이크로폰이 가지고 있는 좋은 지향특성을 그대로 살리지 못할 수도 있다. 왜냐하면 광대역역동범위압축(WDRC) 보청기의 경우에는 입력음압이 높아질수록 이득이 감소하기 때문에 넓은 주파수대역의 증폭음이 환기구를 통해 들어온 소리에 비해 오히려 낮은 음압레벨이 될 수도 있기 때문이다. 따라서 마이크로폰의 좋은 지향성을 유지하기 위해서는 보청기에서 증폭된 소리의 음압레벨이 환기구를 통해 들어온 소리의 음압레벨보다도 약 10dB 이상은 높아야 한다.

⑤ 능동잡음감소에 미치는 영향

보청기의 지향특성과 마찬가지로 능동잡음(adaptive noise)은 전기적인 필터로만 감소시킬 수 있기 때문에 보청기를 통과한 증폭음에서만 없앨 수 있다. 보청기에서 나온 증폭음이 환기구를 통해 들어온 소리와 합쳐져 신호대잡음비(SNR)가 감소한다. 따라서 큰 직경의 환기구를 갖거나 개방형 귀꽂이의 경우에 능동잡음을 감소시키는 효율성이 감소한다.

⑥ 내부잡음에 미치는 영향

환기구의 설치는 저음영역의 내부잡음수준을 낮출 수 있다. 저음에서 정상적인 청력을 갖는 경우에 보청기의 내부잡음은 환기구의 직경을 크게 만들수록 적게 들린다.

⑦ 압축과 소비전류에 미치는 영향

환기구를 통해 입력된 낮은 주파수의 저음을 난청인에게 바로 지각시킬 수 있다. 다시 말하면, 직경이 큰 환기구가 설치된 비선형보청기를 착용한 난청인이 듣는 낮은 주파수의 저음은 증폭기를 거치지 않고 환기구를 통해서 들어온 것만으로도 충분할 수 있다. 이런 경우에 비선형보청기에서 저음에 대한 압축기능이 반드시 필요한 것은 아니다. 그러나 보청기에서는 저음에 대한 압축기능이 다른 주파수대역의 압축기능에 비하여 주도적이다. 이는 압축기에서 증폭하지 않아도 되는 저음성분의 신호처리를 위해 건전지의 전류를 많이 소비하게 된다. 특히 모든 주파수대역이 2~3개의 채널로만 나누어져 있다면 각 채널에서 담당해야 하는 주파수대역이 넓어진다. 이런 경우에 증폭이 필요하지 않은 주파수대역을 리시버가 재생하기 때문에 건전지의 전류를 낭비하게 된다.

보청기의 채널 수가 많은 경우에는 각 채널이 담당하는 주파수대역을 좁힐 수 있는데 저음과 같이 압축기능이 필요없는 채널의 경우에는 압축에서 배제하여 건전지의 소비를 줄일 수 있다. 다시 말하면, 환기구가 담당하는 주파수대역의 이득을 낮추면, 리시버에서 이 주파수대역을 재생하기 위한 전류의 소비를 줄일 수 있다. 특히 개방형 보청기의 경우에는 환기구를 통해 입력되는 저음영역을 담당하는 채널의 전원을 꺼서 보청기의 출력에 이들 주파수 성분이 포함되지 않도록 할 수도 있다.

5) 귀꽂이와 보청기 외형의 길이

귀걸이형 보청기의 귀꽂이와 귓속형 보청기들은 외이도 안에 삽입된다. 이들이 외이도 안으로 얼마만큼 깊이 들어가는가에 따라서 보청기와 고막 사이의 잔여공간 크기(체적)가 변한다. 이 잔여공간의 크기는 보청기에 출력된 소리의 음압레벨에 영향을 줄 수 있다. 예를 들어, 이들이 외이도 안으로 깊숙이 들어가서 잔여공간이 줄어들면 보청기에서 출력된 소리의 음압레벨이 증가하는데, 특히 저음에 대한 음압레벨의 증가가 두드러진다. 반면에 이들이 외이도의 입구 근처에만 위치한다면 저음보다 고음에 대한 음압레벨이 상대적으로 높아진다.

5. 음향 여과기

소리가 마이크로폰으로 입력된 후에 증폭기를 거쳐 리시버로 재생되는 전반적인 과정을 통해 보청기의 주파수반응곡선을 얻을 수 있다. 이때의 주파수반응곡선은 마이크로폰 또는 리시버에 대한 각각의 음향특성이 아니라 모든 부품들의 특성이 종합적으로 합쳐진 상태이다. 이 주파수반응특성이 바로 보청기가 출력하는 소리의 음향특성이 된다. 일반적으로 보청기의 주파수반응곡선은 주로 리시버와 음도관의 음향특성에 의해 평탄한 특성을 갖지 못한다. 다시 말하면, 이들에 의해 주파수반응곡선에는 피크와 딥이 존재한다는 것이다.

약 10~15dB의 크기를 갖는 건청인의 외이도 공명을 인위적으로 구현하기 위하여 2.5~3kHz에 피크를 의도적으로 만들어주지만 지나치게 큰 강도의 피크와 딥은 보청기에서 나오는 소리의 음질과 어음명료도를 감소시킬 수 있다. 뿐만 아니라 이들은 보청기의 주파수에 따른 최대출력곡선과 이득곡선에도 영향을 준다. 예를 들면, 주파수반응곡선에 존재하는 피크로 인하여 보청기의 출력이 난청인의 불쾌역치(UCL)를 넘는 경우가 발생할 수도 있다.

보청기에서 만들어진 공명피크의 이득이나 최대출력의 크기를 감소시키기 위하여 음향여과기(acoustic filter) 또는 음향 댐퍼(acoustic damper)라고 불리는 음향 저항기(acoustical resistor)를 리시버나 마이크로폰의 음구 또는 음도관에 삽입하여 사용하기도 한다. 음향 저항기는 소리가 갖는 음향에너지의 이동을 방해하기 때문에 음압레벨이 낮아진다. 이와 같은 음향 저항기(여과기 또는 댐퍼)를 사용하여 주파수반응곡선에 있는 피크의 크기를 감소시키면 음향되울림이 발생을 억제할 수 있어 보청기의 출력을 높일 수도 있다. 그리고 1kHz 이하의 음압레벨을 줄여서 상향차폐의 발생을 감소시켜 어음명료도를 높일 수가 있다. 귓속형 보청기(RITE, ITE, ITC, CIC)에서도 음향 여과기를 사용하기도 하지만 귀지와 습기 때문에 자주 교체해야 하는 불편함이 있다. 어떤 경우에는 음향 여과기가 리시버의 음구에 고정적으로 장착되어 나오는 경우가 있는데 이때에 여과기가 귀지나 습기에 의해 막히면 리시버 자체를 교환해야 하거나 보청기에서 갑자기 음향되울림이 발생할 수도 있다.

보청기에 사용되는 음향 여과기는 크게 두 가지 형태로 나눌 수 있다.

첫 번째, 금속으로 만들어진 작은 실린더나 물미(ferrule) 안에 일종의 방충망처럼 매우 촘촘한 그물망을 넣어서 만든다. 이런 방식으로 음향 여과기를 만들면 소리가 음향 여과기를 지나갈 때에 철사를 직접 투과하지 못하므로 철사들 사이에 있는 구멍으로 약간 돌아서 통과해야 한다. 이 과정에서 소리가 갖는 소리에너지를 잃게 만드는데 공기입자의 운동속도가 클수록 그물망을 더 촘촘하게 만들어 소리에너지를 줄인다. 특히 공명주파수, 음도관이 열려있는 위치 그리고 열려있는 음도관의 끝으로부터 파장의 1/2이 되는 지점 등에서 공기입자들의 운동속도가 가장 빠르다. 따라서 여과기를 이용하여 공명주파수에서의 소리에너지 감소를 크게 유도할 수 있다.

두 번째, 플라스틱으로 만들어진 스타 댐퍼(star damper)라고 알려진 별 모양의 음향 여과기가 있다. 그리고 플라스틱이 아닌 양의 털이나 플라스틱 폼으로 음향 여과기를 만들기도 하는데 이들 음향 여과기에 의해 공명주파수에서의 소리에너지가 감쇠하는 정도는 이들 재료의 밀도에 의한 임피던스, 길이 그리고 소리가 지나가는 통로의 숫자들에 의존한다. 특히 이들 음향 여과기의 임피던스는 각 재료의 길이에 의해 조절되기도 한다. 음향되울림을 발생시키는 데 원인이 되는 고음의 이득을 줄이기 위해 마이크로폰의 음구에 음향 여과기를 삽입하기도 한다.

음향 여과기에 의한 음압레벨의 감쇠효과는 음향 여과기를 설치하는 위치와 음향 여과기의 임피던스에 따라서 변한다. 예를 들면, 1~3kHz의 고음에 가장 크게 영향을 주는 음향 여과기를 어느 위치에 설치하는가에 따라서 그 효과가 달라진다. 만약 리시버의 기계적인 공명주파수나 귀걸이형 보청기에서 음도관에 의해 발생한 기주공명주파수에서의 이득을 음향 여과기를 이용해 감소시킨다고 하자. 이때에 공기입자의 운동속도가 가장 빠른 위치에 음향 여과기를 설치해야만 그 효과를 최대한으로 얻을 수가 있다. 예를 들어, 음도관에서 기주공명에 의해 발생한 1kHz, 3kHz, 5kHz 근처의 공명주파수에서는 음향 여과기를 귀꽂이 방향의 이어후크 끝에, 그리고 리시버의 기계적인 공명주파수(약 2kHz)에서는 리시버 방향의 이어후크 끝에 설치하는 것이 효과적이다. 귀꽂이 방향에 음향 여과기를 위치시키면 귀지에 의하여 막히는 경우가 자주 발생할 수가 있다. 〈그림 3.81〉에서는 1,500Ω의 임피던스를 갖는 음향 여과기의 사용 여부와 위치에 따른 보청기의 주파수반응곡선을 보여준다.[9]

〈그림 3.82〉에서는 음도관에서 음향 여과기의 위치에 따른 주파수반응특성을 보여준다.[22] 음향 여과기가 이어후크에 삽입되었을 때가 가장 높은 이득을 보여주는 반면에, 음향

여과기를 귀꽂이 내부에 위치시켰을 경우의 음압감쇠가 가장 크다는 것을 볼 수 있다. 일반적으로 음향 여과기가 귀꽂이에 가깝게 위치할수록 음압감쇠가 증가한다. 그리고 음압감쇠가 증가하는 가운데 주파수반응곡선을 평탄화시키는 것으로 나타났다.

〈표 3.10〉에서는 임피던스의 용량에 따라서 보청기의 이득과 최대출력(OSPL90)에 미치는 영향을 음향 여과기의 위치별로 보여준다. 일반적으로 임피던스가 높을수록 음향 여과기의 감쇠효과가 증가하는 것을 볼 수 있다. 음향 여과기의 임피던스 용량은 음향 여과기의 색깔로도 쉽게 확인할 수 있다(표 3.10). 각 난청인의 청력특성에 적절한 주파수반응곡선을 얻기 위해서는 음향 여과기를 이어후크의 양쪽 끝에 모두 사용하는 경우도 있다. 일반적으로 음향 여과기의 임피던스는 330~4,700Ω의 범위에서 주어지는데, 임피던스가 증가할수록 소리에너지의 감쇠가 증가하여 주파수반응곡선이 편평해진다.

특정한 주파수의 이득을 감소시키기 위한 음향 여과기와 환기구 그리고 귀꽂이 안에 있는 음도관들은 귀에 삽입된 보청기의 주파수반응곡선, 자신이 만들어내는 목소리의 음질과 음향되울림의 발생 등에 영향을 준다. 특히 주파수반응특성의 경우에는 이들 세 가지 요소들이 영향을 주는 주파수대역이 서로 다르다(그림 3.83).[7]

환기구의 경우에는 약 1kHz까지의 저음영역에 영향을 미친다. 그러나 외이도가 거의 열려있는 것처럼 환기구의 직경이 충분히 클 경우에는 거의 모든 주파수대역에 영향을 줄 수 있다. 이는 보청기가 삽입되지 않은 상태의 외이도에서 발생하는 외이도 공명처럼 취급될 수 있기 때문이다.

여과기는 주로 1~4kHz에 걸친 주파수대역의 반응곡선에 영향을 준다. 예를 들면, 귀걸이형 보청기의 경우에는 800~2,500Hz의 주파수대역에 그리고 귓속형 보청기는 1,500~3,500Hz의 대역에 주로 영향을 준다.

귀꽂이나 외형에 들어있는 음도관의 크기는 2kHz 이상의 주파수특성에 영향을 준다. 특히 귀걸이형 보청기의 경우에는 1kHz 이상을 그리고 귓속형 보청기는 5kHz 이상의 주파수대역에 영향을 준다.

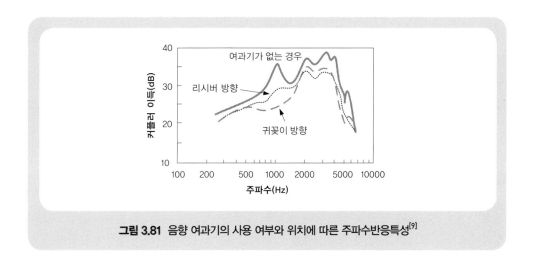

그림 3.81 음향 여과기의 사용 여부와 위치에 따른 주파수반응특성[9]

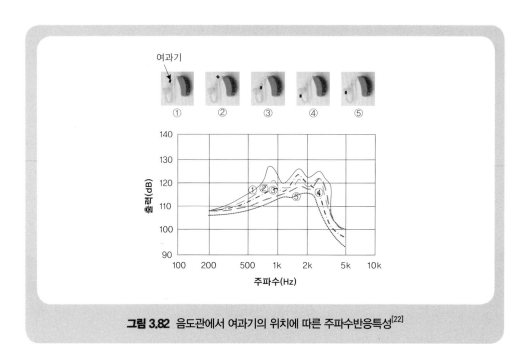

그림 3.82 음도관에서 여과기의 위치에 따른 주파수반응특성[22]

표 3.10 귀걸이형 보청기에서 임피던스의 용량에 따른 여과기의 효과[7]

(단위 : dB)

임피던스 (Ω)	위치	주파수(Hz)								
		250	500	750	1,000	1,500	2,000	3,000	4,000	6,000
330	리시버 방향	0	0	0	−1	−1	−1	−1	0	0
680		0	−1	−1	−3	0	−1	−1	0	0
1,500		−1	−2	−3	−7	−1	−2	−4	−1	−1
2,200		−1	−1	−2	−6	0	−3	−3	−4	−1
330	귀꽂이 방향	0	0	−1	−3	−1	−1	0	−1	0
680		0	0	−2	−6	−1	−1	−1	−1	−1
1,500		−1	−2	−6	−11	−3	−1	−2	−4	−1
2,200		−3	−4	−9	−16	−4	−1	−1	−5	−1

※단. 여과기의 위치는 이어후크를 기준

6. 텔레코일

보청기에서 말소리를 받아들이는 주된 방법은 크게 두 가지로 나눌 수 있다. 첫 번째는 보청기에서 마이크로폰을 통해 소리신호를 입력받을 수 있다. 이는 보청기에서 사용하는 가

표 3.11 여과기의 임피던스에 따른 색깔

임피던스(Ω)	색깔	임피던스(Ω)	색깔
330	회색	2,200	붉은색
680	흰색	3,300	주황색
1,000	갈색	4,700	노란색
1,500	초록색	–	–

장 일반적인 입력방법으로서 난청인이 다른 사람과 직접 말로 대화를 할 때에 주로 이용된다. 두 번째는 난청인이 다른 사람에게 전화를 걸거나 또는 받을 수가 있다. 난청인이 보청기를 착용하고 있음에도 불구하고 전화기에서 나오는 소리를 쉽게 이해하지 못하는 경우가 있다. 이 경우에 전화기의 스피커에서 발생하는 자기장을 보청기에 추가로 장착한 텔레코일을 사용하여 감지할 수 있다. 따라서 텔레코일을 이용하여 전화기에서 발생하는 소리를 보청기에 직접 입력할 수 있다.

귀걸이형 보청기나 갑개 보청기의 경우에 마이크로폰으로 전화기의 목소리를 직접 입력할 때에 실제로 문제가 발생할 수 있다. 난청인이 착용한 보청기(예 : 갑개 보청기)의 크기가 클수록 또는 전화기와 보청기(예 : 귀걸이형 보청기)에 있는 마이크로폰 사이의 거리가 멀수록 외부에서 발생한 소음이 보청기 안으로 유입되는 것을 차단하기 어렵기 때문이다. 동일한 청취환경에서 건청인은 전화기를 귀에 밀착시켜 소음의 유입을 최대한 막을 수 있지만, 보청기를 착용한 경우에는 보청기의 크기로 인하여 전화기를 귀에 밀착시키는 데 어려움이 있을 수 있다. 이 경우에 텔레코일을 보청기에 장착하면 전화기에서 나오는 말소리를 매우 깨끗하고 정확하게 들을 수 있어서 전화통화에 큰 도움이 된다.

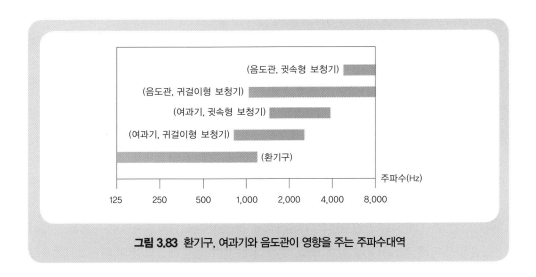

그림 3.83 환기구, 여과기와 음도관이 영향을 주는 주파수대역

소리를 전화기에 들어있는 수화기(스피커)로 재생하기 위해서는 수화기 안에 있는 보이스 코일로 전기신호를 입력시켜야 한다. 이때에 보이스 코일에서 발생한 자기장이 플레밍의 왼손법칙에 의하여 스피커의 진동판을 운동시켜 소리가 발생하는 것이다. 이러한 과정에서 발생하는 자기장은 소리를 재생시키는 데 주로 사용되지만 일부의 자기장은 전화기의 외부로 누설된다. 이와 같이 외부로 누설된 자기장이 근처에 있는 코일에 다시 전류를 만들어낼 수가 있다. 외부로 누설된 자기장의 세기도 스피커의 보이스 코일에서 발생한 고유의 자기장 세기와 함께 변하기 때문이다. 만약 코일에 영향을 주는 자기장의 세기가 시간에 따라서 지속적으로 변하면, 그 코일에 전류가 발생한다는 패러데이 법칙(Faraday's law)은 매우 잘 알려져 있는 사실이다.

코일에 영향을 주는 자기장의 세기가 변화하는 속도에 따라서 코일에 발생하는 전압의 크기도 달라진다. 뿐만 아니라 코일을 강자성 물질인 페라이트(ferrite)에 감으면, 페라이트의 자화에 의해 코일 안으로 통과하는 자기력선을 증가시켜 전압이 더욱 높아진다. 이처럼 코일에 발생되는 전압이 높아지면 전기적인 신호대잡음비(SNR)을 높일 수 있다. 코일에서 발생하는 전압을 높이기 위해서는 코일이 감겨진 반경을 증가시키거나 또는 코일이 감겨진 권선의 횟수를 늘려도 된다.

지금까지 설명한 바와 같이 전화기의 수화기로부터 누설된 자기장을 받아들여 보청기에서 전기적인 소리신호에 해당하는 전류를 발생시키는 코일을 텔레코일(telecoil)이라고 한다. 다만 수화기를 통해 누설되는 자기장의 세기가 약하기 때문에 보청기를 착용하고 있는 귀 근처에 전화기의 수화기를 가깝게 접근시켜야 한다(마치 건청인이 전화를 받는 것처럼).

이전에는 전화기의 수화기에 직접 붙여놓은 큰 텔레코일에서 나온 전기신호가 보청기의 ALD 장치를 거쳐 입력되었다. 지금은 텔레코일을 작게 만들어 보청기의 내부로 직접 입력하기 때문에 텔레코일에 따른 불편함이 크게 줄어든 상태이다. 텔레코일에서 나온 전기신호의 크기가 매우 작은 상태이기 때문에 이를 증폭해줄 수 있는 전치증폭기가 요구된다. 요즘에는 이 전치증폭기도 텔레코일 패키지 안에 함께 들어있기 때문에 텔레코일에 관련된 회로가 매우 간단하고 작아졌다. 뿐만 아니라 텔레코일은 전화기의 수화기에서 나오는 자기장의 변화만을 감지하는 것이 아니고, 제12장에서 설명하게 될 FM보청기에서 발신되는 전자기파 신호에도 똑같이 반응할 수 있다. 왜냐하면 FM보청기에서 전기신호의 송/수신에 사용되는 전자기파도 동일한 자기장이기 때문이다.

텔레코일을 통해 전화를 받을 수 있는 기능이 보청기에 추가되면 'M', 'T' 또는 'MT'를 선택할 수 있는 스위치나 푸시버튼(pushbutton)이 보청기에 추가적으로 장착된다. 여기서 'M'은 텔레코일을 사용하지 않고 마이크로폰을 통해 들어온 소리만을 듣는 경우에, 'T'는 전화를 받기 위하여 마이크로폰이 아닌 텔레코일만을 사용하는 경우에, 그리고 'MT'는 마이크로폰과 텔레코일을 동시에 사용하고자 할 때에 선택한다. 최근에는 마이크로폰과 텔레코일이 청취환경에 따라서 자동으로 선택되는 보청기도 있다.

만약 'MT'를 선택하면 텔레코일을 사용하고자 할 때에 마이크로폰으로 들어오는 소음이나 잡음들에 의해 음질이 감소할 수도 있다. 전화를 받는 동안에 전화기의 마이크로폰으로 주변소음이 들어가고, 이 소음이 다시 전화기의 스피커(수화기)로 출력되는 측음(side tone)이 만들어질 수 있다. 이 경우에 주변소음이 상대방의 전화 목소리와 함께 섞인 상태로 스피커의 보이스 코일에서 자기장이 발생된다. 이 자기장에 보청기의 텔레코일이 반응하면 바로 전화 목소리와 주변소음이 함께 들리게 된다. 따라서 주변소음이 전화기의 스피커를 통해 보청기로 전해지는 것을 억제하기 위하여 말을 하지 않을 때에 전화기의 마이크로폰을 막으면 도움이 된다. 그리고 작은 텔레코일이나 수화기로부터 발생된 자기장이 약할 경우에는 마이크로폰보다 텔레코일에서 발생한 소리에 내부소음이 크게 발생할 수도 있다. 신호대잡음비(SNR)가 약한 전기신호가 증폭기에서 증폭되는 과정에서 내부소음이 크게 발생할 수 있기 때문이다.

텔레코일이 전화기의 수화기로부터 들어오는 자기장을 감지할 때에는 크게 두 가지 특징이 있다. 첫 번째는 저음성분에 해당하는 자기장의 감지율이 낮다는 것이다. 따라서 텔레코일을 사용할 경우에는 이퀄라이저(equalizer)의 사용을 통해 저음성분에 대한 이득을 보상해주는 것이 좋다. 두 번째는 수화기와 텔레코일의 방향에 따라서 자기장의 감지율이 크게 변할 수가 있다. 예를 들면, 수화기에서 누설되는 자기장의 방향과 텔레코일의 방향이 90°를 이룬다면 텔레코일에서 감지되는 자기장은 없어진다. 이는 텔레코일을 통해 수신되는 신호가 없다는 것을 의미한다. 반면에 이들이 서로 평행하게 위치하면 텔레코일에 감지되는 자기장의 세기가 최대가 되기 때문에 전기신호의 품질이 크게 향상될 것이다. 따라서 이들이 서로 어떤 방향으로 위치하는가에 따라서 전화를 통한 대화의 품질이 달라질 수 있다. 그러나 전화기의 수화기에서 자기장이 누설되는 방향은 전화기의 제조사 또는 모델에 따라서 다르다. 이는 난청인이 전화기를 교체할 경우에 새로 구입한 전화기와 텔레코일이 서로 잘 반응할 수 있는 수화기의 방향을 찾아야 한다는 것을 의미한다. 최상의 통화품질을 계속해서 유지하기 위해서는 항상 그 방향으로 수화기를 유지하도록 하여야 한다. 이처럼 수화기와 텔레코일의 방향이 적절하지 못하여 통화품질이 감소하는 것을 방지하기 위하여 요즘에는 텔레코일에 연결된 증폭기의 이득을 보청기의 적합 프로그램을 통해 조정할 수 있도록 하기도 한다.

보청기에서 텔레코일의 사용이 가장 실질적으로 제한받을 수 있는 경우로는 전화기의 수화기에서 누설되는 자기장의 세기가 매우 약할 때이다. 다시 말하면, 이전에 제작된 수화기에서는 자기장의 누설이 많은 편이라서 텔레코일의 사용에 큰 어려움이 없었다. 요즘에는 수화기에서 자기장이 누설되는 것을 막을 수 있는 기술들이 크게 발달하면서 텔레코일이 작동하지 않는 경우가 지속적으로 증가하고 있다. 따라서 난청인의 보청기에 텔레코일의 장착을 추천할 경우에는 'hearing aid compatible(보청기와 호환이 가능하다는 의미)'이라고 적혀있는 전화기의 사용을 적극적으로 추천하는 것이 좋다. 여러 선진국에서는 이를 전화기에 표시하도록 적극적으로 권장하고 있다.

수화기에서 누설되는 자기장이 다른 장치나 제품들에서 발생하는 자기장들과 간섭을 일으켜 잡음이 일어나거나 소리가 왜곡될 수도 있다. 예를 들면, 근처에 많이 있는 형광등은 낮은 주파수의 버즈(buzz)를 발생시킬 수 있다. 그리고 텔레비전, 전기 모터 그리고 컴퓨터

모니터와 같은 전기제품들에서 발생하는 자기장에 의해서도 소음이 만들어질 수가 있다.

7. 볼륨

보청기에서 출력되는 소리의 크기를 조정하는 장치를 볼륨(volume 또는 gain control)이라고 한다. 볼륨은 보청기로 들어오는 신호의 크기를 조정하는 것이 아니고 마이크로폰에서 증폭기로 입력된 소리의 증폭이득을 조정하는 것이다. 일반적으로 다이얼 방식의 트리머를 많이 사용하는데, 다이얼이 움직이는 정도와 증폭량은 정비례하지 않는다.

8. 리모컨

일상생활에서 전자기기를 사용할 때에 전자기기에 달려있는 버튼이나 스위치를 통하여 기능변경을 시도할 수도 있지만, 요즘에는 리모컨(remote control)을 많이 사용한다. 보청기의 경우에도 여러 기능들에 대한 조정을 보청기의 외부에 달려있는 트리머를 이용하여 할 수도 있지만, 리모컨으로 조정할 수 있는 제품들이 출시되고 있다. 특히, 귓속형 보청기는 크기가 매우 작기 때문에 많은 트리머를 플레이트에 부착하기가 실질적으로 어려운 점이 있다. 뿐만 아니라 보청기가 귓속이나 귓바퀴의 뒤에 장착되기 때문에 트리머가 전혀 보이지 않아서 조정이 용이하지 않을 수도 있다. 따라서 리모컨을 사용하면 난청인이 스스로 보청기를 조정할 수 있는 기능들이 좀 더 많아질 것이다. 보청기보다는 리모컨의 크기가 훨씬 크고 눈으로 직접 버튼을 보면서 조작할 수 있기 때문에 조정이 매우 쉬울 수 있다. 리모컨을 주머니에 넣고 조작하면 보청기를 조정할 때에 다른 사람들의 시선을 끌지 않는 장점도 있다. 뿐만 아니라 보청기의 플레이트에서 꼭 조정해야 할 트리머가 아니라면 그 기능을 리모컨으로 옮겨서 조정할 수 있기 때문에 보청기의 크기를 줄일 수도 있다. 리모컨의 사용을 권장할 수 있는 경우를 살펴보면 다음과 같다.

- 난청인들이 쉽게 조작하기 어려울 정도로 작은 보청기를 사용할 경우
- 보청기가 잘 보이지 않는 곳에 위치하는 경우
  (예 : 고막 보청기처럼 외이도의 깊은 곳에 위치하는 경우)
- 보청기에 여러 가지 기능을 설치하는 경우
- 손이나 손가락의 움직임이 원활하지 못하거나 특별한 장애를 가진 경우

일반적으로 리모컨에서 조절할 수 있는 보청기의 기능들로는 볼륨, 텔레코일, 음향입력, 마이크로폰의 지향성, 소음억제기능, 음색(tone), 전원(on-off) 스위치 등을 들 수 있다. 만약 볼륨을 높이거나 낮출 때에 버튼을 한 번 누를 때마다 2dB 또는 3dB씩 단계적으로 음압레벨이 변한다. 이것은 플레이트에 달려있는 아날로그 방식의 볼륨과는 다르게 비연속적으로 음압레벨이 조정된다. 그러나 버튼을 지속적으로 누르고 있다면 음압레벨이 연속적으로 변하게 된다.

리모컨을 함께 사용하는 제품에서 보청기 또는 리모컨이 고장을 일으킬 수 있다. 이 경우에 청각전문가는 고장의 대상이 보청기인지 아니면 리모컨인지를 확인하여야 한다. 우선, 동일한 종류의 다른 리모컨으로 보청기를 조정할 수 있는 경우에는 리모컨에 문제가 있는 것이다. 이때에 청각전문가가 가장 먼저 확인해보아야 할 것은 건전지의 교체이다. 일반적으로 보청기용에 비하여 리모컨용 건전지의 수명이 상대적으로 길기 때문에 건전지의 교체를 잊어버릴 수도 있다. 어떤 경우에는 시중에서 구하기 어려운 특별한 건전지(수명이 약 5년)를 사용하기도 한다. 이때에는 리모컨을 제조사로 보내 건전지를 교체해야 한다. 만약 청각전문가가 신뢰할 수 있는 리모컨으로도 보청기가 조정되지 않는다면 이는 보청기를 제조사에 보내 고장을 수리하거나 또는 새로운 제품의 구매를 권장하는 것이 좋다.

만약 보청기를 착용하는 난청인이 심장박동기(pacemaker)를 함께 사용해야 한다면 리모컨의 사용을 조심해야 한다. 왜냐하면 보청기의 리모컨에서 나온 전파나 자기장이 심장박동기의 작동에 영향을 줄 수 있기 때문이다. 이들이 서로 전자파 간섭을 일으키지 않는 리모컨과 심장박동기의 종류를 선택해야 한다.

보청기와 리모컨 사이를 무선방식으로 연결하기 위하여 적외선, 초음파, 전파와 자기장 등을 이용하고 있다. 이들 방식에 대한 각각의 특성은 서로 다소간의 차이를 가지고 있는데 다음과 같다.

● 적외선방식

TV에서 사용하는 방식으로서 적외선을 사용하여 리모컨과 보청기가 서로 교신한다. 적외선은 일종의 빛이기 때문에 빛이 비추어지는 범위 안에 보청기가 위치해야만 리모컨이 작동한다는 단점을 가진다. 뿐만 아니라 밝은 햇빛 속에서도 리모컨의 작동이 불완전할 수 있다.

● 초음파방식

초음파는 주파수가 매우 높기 때문에 사람의 귀에는 들리지 않는다. 그러나 초음파도 일종의 소리이기 때문에 보청기에 있는 마이크로폰에서는 이 소리를 받아들일 수도 있다. 소리의 주파수가 높아질수록 소리가 퍼져나가는 각도가 좁아지기 때문에 초음파의 경우에 지향각이 매우 좁은 편이다. 따라서 적외선 방식처럼 보청기가 리모컨에서 발생시키는 초음파에 노출된 경우에만 작동한다.

● 전자기파방식

전자기파(electromagnetic radio wave)는 모든 방향으로 퍼져나가기 때문에 방향에 관계없이 보청기와 리모컨이 서로 교신할 수 있다. 뿐만 아니라 보청기와 리모컨 사이의 쌍방교신이 동시에 가능하다. 반면에 다른 전자기파와 섞여 간섭현상이 발생할 수도 있다.

● 자기장 유도방식

리모컨에서 보청기를 향하여 가청영역(20.~20,000Hz) 이상의 주파수를 갖는 자기장을 발생시켜 동시에 쌍방교신을 할 수 있다. 전자기파 방식처럼 자기장이 모든 방향으로 퍼져나가기 때문에 리모컨과 보청기 사이의 각도나 위치에 관계없이 작동할 수 있다.

9. 음향입력

많은 사람들이 휴대폰이나 MP3와 같은 소형 전자기기에 이어폰을 연결하여 음악을 듣는다. 만약 보청기를 착용하면 이어폰이 아닌 스피커를 통해서만 음악을 즐길 수 있다. 이때에 보청기를 통해 들리는 음악소리는 주변의 소음이나 잡음과 함께 섞여 음질이 떨어질 수 있다. 따라서 이들 음악을 전기적인 소리신호의 상태로 유선방식을 통해 보청기에 직접 입력시켜 줄 수 있는 입력단(jack)이 음향입력(Direct Audio Input, DAI)이다. 마치 보청기가 일종의 이어폰 역할을 하는 것이다.

외부의 음향신호를 받아들일 수 있는 입력단으로 들어온 소리신호는 보청기의 증폭기로 입력된다. 그러나 증폭기는 음향입력만이 아니고 마이크로폰에서 들어오는 신호도 동일한 지점을 통해 입력된다. 따라서 음향입력의 크기가 마이크로폰에서 들어오는 신호의 크기(약 1mV)와 같아야 한다. 음향입력과 마이크로폰으로 입력된 소리들 중에서 어떤 것을 선택할지에 대해 스위치를 많이 사용하였지만, 요즘에는 스위치보다 버튼이나 리모컨의 이용이 증가하고 있다. 뿐만 아니라 음향입력신호가 있을 경우에 음향 입력단이나 부트(boot)를 통해 자동적으로 음향입력신호를 선택하는 보청기도 있다.

10. 건전지

보청기에서 소리의 크기를 증폭할 수 있는 것은 건전지에서 파워를 공급하기 때문이다. 일반적으로 건전지는 2개의 전극과 이들 전극 사이를 채우는 전해질로 구성되어 있다. 이들 극과 전해질의 종류에 따라서 건전지의 종류를 나눈다. 보청기에서 가장 일반적으로 사용하고 있는 건전지는 아연공기전지(Zinc-air battery)이다. 여기서 2개의 전극은 아연(+극)과 산소(-극)로 구성되어 있다. 이 건전지의 양쪽 극에 아무것도 연결이 되지 않으면 1.4V가, 그리고 무엇인가 연결되어 있으면 1.2V의 전압이 건전지의 크기에 관계없이 출력된다.

보청기에 사용되는 건전지의 전압이 감소하면 보청기에서 나오는 소리가 약해지면서 왜곡이 발생하다가 작동을 중단한다. 건전지의 수명이 거의 다하였을 때에 'motor-boating'이라고 불리는 '모터 보트(motor-boat)' 소리와 유사한 저음이나 잡음을 내보내는 보청기도 있다. 반면에 디지털 회로들이 정상적으로 작동하는 데 필요한 전압이 되지 못하면 보청기의 전원을 자동으로 끄는 보청기도 있다. 요즘에는 1.0V 이하의 전압에서도 구동할 수 있도록 설계된 저전력 보청기도 있다.

보청기에서는 1.35V의 전압을 갖는 수은전지(Zn-HgO battery)도 사용하고 있다. 그리고 전극으로 산화은(AgO)과 아연(Zn)을 사용하여 1.5V의 전압을 갖는 은전지(Zn-AgO battery)도 있다. 이들 종류의 건전지는 수은의 위험성과 폐기할 때의 비용으로 인하여 요즘에 많이 사용하지 않는다. 상자형 보청기의 경우에는 본체가 별도로 되어 있기 때문에 건전지의 크기가 큰 AA 또는 AAA의 망간 건전지(1.5V)를 사용할 수도 있다. 망간 건전지에서 아연 전극을 리튬으로 교체한 리튬전지를 사용하기도 한다.

동일한 건전지 종류의 경우에 그 크기가 클수록 수명이 길어진다. 다시 말하면, 건전지의 크기가 클수록 건전지 안에 들어가는 전해질의 양이 증가하기 때문에 건전지의 수명은 더 길어진다. 건전지의 전기용량은 milliamp hour(mAh)으로 표시하는데, 100mAh는 0.5mA의 전류를 200시간 동안 공급할 수 있다는 의미이다. 만약 1mA 또는 2mA의 전류를 사용한다면 100시간 또는 50시간 동안 사용할 수 있다. 건전지를 사용할 수 있는 시간을 다음과 같이 구할 수 있다.

건전지의 사용시간 = 건전지의 전기용량 / 보청기의 소리전류

반면에 건전지의 사용일수는 다음과 같다.

건전지의 사용일수 = 건전지의 사용시간 / 1일 사용시간

만약 건전지에서 공급하는 전류가 매우 커지면 보청기의 내부저항에 의해 전압은 크게 감소한다. 갑자기 매우 강한 소리가 입력되면, 전압이 크게 감소함으로써 왜곡의 발생이 순간적으로 증가한다. 건전지의 크기가 클수록 순간적인 최대전류도 증가한다.

높은 출력을 내는 보청기의 경우에 큰 전류를 필요로 한다. 이러한 보청기를 위하여 HP 건전지(high performance 또는 high power battery)라고 불리는 건전지가 있다. HP 건전지임을 표시하기 위하여 건전지의 이름에 H를 붙인다. 큰 소리가 없는 경우에는 HP 건전지가 표준 건전지에 비하여 수명이 짧지만 큰 소리가 나는 청취환경에서 보청기를 사용하는 경우에는 HP 건전지가 더 긴 수명시간을 가질 것이다. 아연공기전지의 크기에 따른 표준 표시법, 전기용량과 사용이 가능한 보청기의 종류를 〈표 3.12〉에 나타내었다. 동일한 크기를

표 3.12 아연공기건전지 크기에 따른 표준 표시법, 전기용량과 사용이 가능한 보청기의 형태

건전지 크기	표준 표시	탭의 색	전기용량(mAh)	보청기 형태
675	PR44	파랑	600	BTE
13	PR48	오렌지	300	BTE, ITE
312	PR41	갈색	175	BTE, ITE, ITC
10A	PR70	노랑	90	BTE, CIC
5A	PR63	빨강	35	CIC

갖는 수은전지는 아연공기전지에 비하여 대략 절반정도의 전기용량을 갖는다.

건전지가 한 번 쓰고 버리는 1차 전지의 형태가 아닌 충전을 통해 계속해서 사용할 수 있는 2차 전지는 어떤 장단점이 있을까? 우선 충전용 건전지를 사용하면 1~3년에 한 번씩만 건전지를 교체하면 된다. 나이가 많은 노인이 건전지를 교체할 때에 발생하는 불편함도 줄일 수 있으며 잦은 건전지 교체로 인한 보청기(건전지 케이스)의 수리도 줄어든다. 그러나 동일한 크기의 일반 건전지에 비하여 약 10% 정도의 전기용량만을 가지고 있기 때문에 거의 매일 충전해야만 한다. 소비전력이 큰 무선통신 기능이 있을 경우에 충분한 전류를 공급하기가 어려울 뿐만 아니라 다시 충전을 해야 하는 사이클이 매우 짧아진다.

현재 보청기에서 가장 많이 사용하고 있는 충전용 건전지로는 1.2V의 전압을 갖는 니켈수소전지(Nickel Metal Hydride, NiMH)인 가운데, 상자형 보청기에서는 1.3V의 전압을 갖는 충전용 AA 또는 AAA 건전지(NiCad)를 사용한다. 동일한 크기의 니켈수소전지에 비하여 낮은 전기용량을 갖는 가운데 더 빨리 방전된다. 그리고 태양전지에 의해 충전하는 기술도 귀걸이형이나 귓속형 보청기에 사용되고 있다.

제4장

보청기 성능분석

보청기가 가지고 있는 성능들에 대한 검사는 크게 두 가지 방법으로 나눌 수 있다. 우선 보청기에서 나오는 소리를 귀로 들어가면서 성능을 평가하는 방법이 있는데 이를 심리음향적 성능검사라고 부른다. 이 방법으로 보청기의 성능을 평가하기 위해서 특별한 장비나 시설이 요구되지 않고 단지 청각전문가의 귀로 소리를 들어가면서 수행하기 때문에 검사방법이 매우 간단하다. 그러나 보청기에서 나오는 소리에 대하여 익숙해야 하기 때문에 많은 경험이 필요할 수 있다.

두 번째 방법은 성능분석기를 이용하여 보청기의 성능을 전기적으로 분석하는 방법으로서 전기음향적 성능검사라고 부른다. 이 방법은 분석기를 통해 보청기의 성능을 분석하기 때문에 귀를 사용하여 분석하는 심리음향적 성능검사보다 더 정량적인 분석결과를 얻을 수 있다.

1. 심리음향적 성능검사

우리가 배가 아파서 내과병원에 가면 의사는 청진기를 통해 배에서 나는 소리를 듣고 질병을 진단한다. 이처럼 보청기에서 출력되는 소리를 좀 더 정확하게 듣기 위해서 의사와 마찬가지로 청음기라고 불리는 청진기를 사용한다(그림 4.1).

〈그림 4.1〉의 귀꽂이를 양쪽 귀에 청진기처럼 끼운 다음에 소리가 나오는 보청기의 음구를 집음기에 가까이 접근시켜 소리를 듣는다. 귓속형 보청기는 집음기에 직접 연결할 수 있도록 되어 있는 반면에 귀걸이형 보청기의 경우에는 집음기를 제거한 후에 보청기의 음도관을 청음기의 음도관에 연결하여 소리를 듣는다. 이처럼 청음기를 사용하여 보청기에서 나오는 소리의 이상음, 왜곡, 음의 끊김, 내부잡음, 음향되울림 그리고 음소 등에 대해 다음과 같이 검사를 수행할 수 있다.

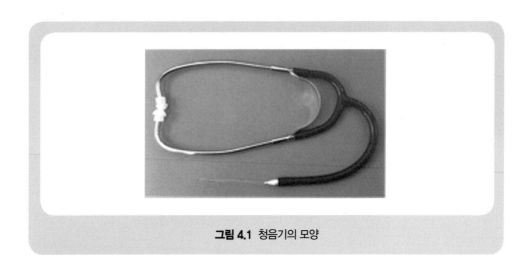

그림 4.1 청음기의 모양

● 이상음

보청기에서 출력되는 소리 안에 이상한 소리가 섞여 있는지를 주의 깊게 들어야 한다. 여기서 이상음은 보청기의 마이크로폰을 통해 입력된 소리가 증폭된 이후에 다시 리시버를 통해 출력되는 소리가 아닌 것을 말한다. 다시 말하면, 어떤 원인으로 인하여 마이크로폰, 증폭기 또는 리시버 자체에서 새롭게 만들어진 소리로서 마이크로폰을 통해 입력된 고유의 소리가 아닌 소리를 이상음이라고 말한다. 예를 들면, 보청기의 이득을 높이기 위하여 볼륨(volume control)을 돌릴 때에, '지직~, 지직~' 소리를 내면서 소리의 크기가 커지는 경우가 있다. 원래는 볼륨을 조정하여도 단순히 소리의 크기만 변하는 것이 정상이지만, '지직~, 지직~' 소리가 나는 것은 볼륨의 노후화로 인해 발생하는 잡음이다. 이런 잡음은 마이크로폰을 통해 들어온 고유의 소리가 아니기 때문에 일종의 이상음이라고 할 수 있다.

● 왜곡

보청기에서 출력되는 소리 안에 이상음이 존재하는 것과는 다른 의미로서 이상음이 존재하지 않아도 보청기에서 나오는 소리가 여러 가지 원인들로 인하여 일그러질(왜곡) 수 있다. 그 원인으로는 마이크로폰, 증폭기 또는 리시버의 성능과 깊은 관계를 가진다. 이처럼 청음기를 이용하여 보청기에서 나오는 소리가 어느 정도 일그러졌는지를 정성적으로 평가한다.

● 음의 끊김

보청기의 전원이 켜지면 보청기의 기능은 끊김 없이 계속해서 지속되어야만 한다. 그러나 어떤 원인으로 인하여 보청기의 기능이 자주 또는 가끔씩 멈추게 되면 보청기는 이 동안에 소리의 증폭을 수행하지 못한다. 그 결과로 마치 제거된 것처럼 소리가 끊어지는 현상(intermittence)이 발생할 수 있다. 보청기에서 소리가 끊기는 현상이 발생하는 것은 청음기로 소리를 들어가며 확인할 수 있다. 특히 엄지와 검지손가락으로 보청기의 외형을 이쪽저쪽으로 눌러가면서 소리가 중단되는 현상이 발생하는지를 확인하여야 한다.

● 내부잡음

어떤 전자기기들은 그들의 기능을 수행할 때에 잡음을 발생시킬 수 있다. 특히 소리에 관련된 음향기기의 경우에는 이런 잡음의 발생에 더욱 민감할 수 있다. 보청기도 예외가 아니어서 보청기 자체에서 발생하는 잡음에 대해서도 조사할 수 있다. 이와 같이 발생하는 내부소음의 크기는 대체로 낮은 편이라서 주변을 조용히 한 후에, 볼륨을 최대로 올린 상태에서 내부잡음의 크기를 검사하는 것이 좋다. 보청기의 내부잡음처럼 보이는 소리가 혹시 냉장고와 같은 가전제품에서 발생하는 주변소음이 아닌지를 주의 깊게 확인하여야 한다. 예를 들어, 광대역동범위압축보청기(WDRC)에 작은 크기를 갖는 주변잡음이 입력되어 증폭되는 경우에는 내부잡음과 주변에서 들어오는 소음들 사이의 구별이 좀 더 어려워질 수 있다. 이들을 식별하기 위하여 마이크로폰의 음구를 손가락으로 막아서 주변소음이 들어가지 못하도록 한다. 만약 마이크로폰의 음구를 막았는데도 불구하고 동일한 소리가 계속해서 존재한다면 내부잡음이고, 그렇지 않으면 주변소음이 될 것이다.

● 음향되울림

음향되울림을 심리음향적으로 검사할 때에는 보청기의 볼륨을 최대로 높인 상태에서 수행한다. 이때에 리시버와 환기구의 입구들을 엄지와 검지손가락으로 동시에 막은 다음에 귀에 가까이 접근시켜 확인한다. 환기구를 막는 손가락이 마이크로폰의 위치에 너무 가깝거나 혹은 보청기를 귀에 지나치게 가까이 접근시키면, 손가락 또는 귀에서 반사된 소리가 음향되울림을 발생시킬 수 있기 때문에 주의하여야 한다.

이때에 내부음향되울림의 발생 여부도 매우 세밀하게 살펴보아야 한다. 왜냐하면 귓속에 삽입되는 보청기는 매우 작은 잔여공간 안에서 소리를 발생시킴으로써 음압레벨이 크게 높아질 수 있기 때문에 보청기의 작은 출력에 의해서도 음향되울림이 발생할 수 있기 때문이다.

● 음소 검사

일반적으로 Ling이 제안한 /u/, /a/, /i/, /sh/와 /s/의 음소들을 이용하여 보청기의 성능을 검사할 수 있다. 이들 다섯 가지의 음소들이 갖는 제1과 제2포먼트 주파수들이 서로 다르기 때문에(표 4.1), 이들을 통해 보청기에서 사용하는 각각의 주파수대역에 대한 이득을 정성적으로 확인할 수 있다.

2. 전기음향적 성능검사

보청기의 특성에 대해 주관적이고 정성적인 심리음향적 분석보다도 전기음향적인 측정 및 검사를 실시하여 좀 더 객관적이며 정량적인 결과를 얻을 수 있다. 이때의 측정과 검사에 관련된 장비나 방법들이 미국표준협회(ANSI)와 국제전기기술위원회(IEC)에 의해 1970년대부터 개발하여 지금까지 수정과 보완을 거치고 있다. 현재 사용되고 있는 측정과 검사에 관

표 4.1 Ling의 다섯 가지 음소에 관련된 주파수특성

(단위 : Hz)

음소	제1포먼트	제2포먼트	주파수범위
/u/	500	900	−
/a/	800	1,100	−
/i/	300	2,500	−
/sh/	−	−	2,000~6,000
/s/	−	−	4,000~6,000

한 표준은 1985년과 1986년에 Kasten과 Franks에 의해 기초가 마련되었으며, 특히 보청기의 성능평가에 관련된 주요항목들은 주로 IEC 118과 ANSI S. 3.22에 들어있다. 우리나라에서는 IEC 규격을 KS 규격으로 채택하여 사용하고 있다.

1) 측정시스템

보청기의 성능을 전기음향적으로 측정하고 분석하기 위해서는 여러 종류의 측정장비가 요구된다. 이 장비들이 서로 연결되어 보청기의 성능을 검사하기 위한 하나의 측정 및 분석시스템을 구성한다(그림 4.2). 따라서 전기음향적 측정시스템을 구성하는 각각의 측정장비에 대한 기능과 역할은 다음과 같다.

(1) 신호발생기

보청기의 성능을 검사하기 위해서는 보청기에 소리를 입력시켜야 한다. 이처럼 보청기에 입력되는 소리를 발생시키는 장치를 신호발생기(signal generator)라고 한다. 신호발생기에서

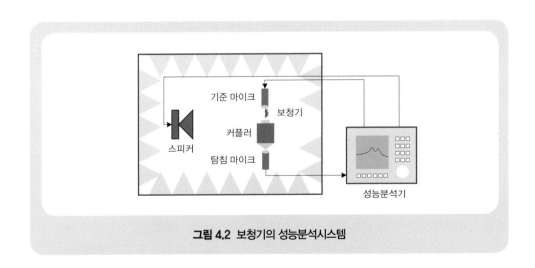

그림 4.2 보청기의 성능분석시스템

는 순음(pure tone), 복합음(complex tone), 연속음(sweeping tone) 그리고 백색잡음(white noise), 협대역잡음(narrow band noise)과 음성잡음(speech noise)과 같은 신호음을 발생시킨다. 보청기의 성능을 검사할 때에 가장 많이 사용하는 신호음으로는 125Hz부터 8kHz까지의 연속음을 사용하지만, 광대역잡음(broad band noise)을 이용하기도 한다.

(2) 스피커

신호발생기에서 발생된 신호음은 파워앰프로 입력되어 증폭된다. 파워앰프에서 증폭된 소리신호는 다시 스피커로 입력되어 소리로 재생된다. 이처럼 보청기의 성능을 검사하는 데 필요한 소리(신호음)를 재생시키는 장치가 바로 스피커이다.

(3) 마이크로폰

보청기의 성능을 분석할 때에는 2개의 마이크로폰을 사용한다. 스피커에서 발생된 신호음의 음압레벨을 보청기에 있는 마이크로폰으로 입력되기 직전에 측정하여야 한다. 다시 말하면, 보청기의 마이크로폰에 입력되는 순간(보청기에서 증폭되기 이전)의 음압레벨을 말한다. 이때의 음압레벨이 보청기의 성능검사에 필요한 음압레벨과 일치하지 않으면, 성능분석기가 스피커로 출력되는 신호음의 크기를 자동으로 조정하게 된다. 이와 같이 마이크로폰으로 입력되는 신호음의 크기를 측정하는 마이크로폰을 기준 마이크로폰(reference microphone)이라고 부른다.

보청기에서 출력된 소리를 측정하는 마이크로폰을 탐침 마이크로폰(measuring microphone)이라고 한다. 보청기에서 증폭된 후 리시버에서 출력된 신호음은 커플러를 거쳐 탐침 마이크로폰으로 입력되고, 이 신호음이 다시 분석기로 입력되어 보청기의 성능이 분석된다.

이들 마이크로폰은 외부의 충격에 매우 약하기 때문에 사용할 때에 주의하여야 한다. 뿐만 아니라 주기적으로 보정(calibration)을 실시하는 것이 좋은데 매회 실시하는 단순보정과 2년에 한 번씩 실시하는 정밀보정으로 나눌 수 있다. 단순보정은 성능분석기에서 자체로 실시할 수 있지만 정밀보정은 마이크로폰의 보정을 공식적으로 실시하는 공인인증기관으로 보내서 실시한다.

(4) 측정박스

보청기의 성능을 정확하게 검사하기 위해서는 외부의 소음이 없어야 한다. 만약 외부소음이 존재한다면 정밀한 성능검사가 이루어지기 어렵기 때문이다. 따라서 주변소음이 존재하는 측정환경에서 소음의 유입을 차단하기 위해서는 무향실이 필요할 수 있다. 〈그림 4.3〉과 같이 Brüel & Kjær사에서 판매하는 소형 무향실을 사용하면 좋다. 그러나 이 무향실의 가격이 비싼 편이라서 구입이 어려울 경우에는 난청인의 청력을 검사할 때에 사용하는 측정실이 조용하다면 그곳에서 측정하면 된다.

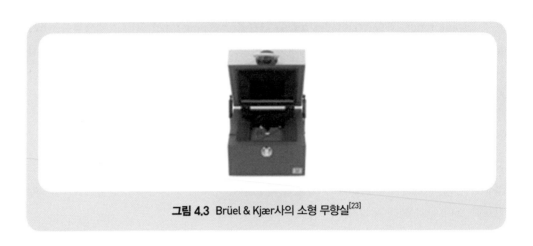

그림 4.3 Brüel & Kjær사의 소형 무향실[23]

(5) 커플러

보청기의 성능을 검사하기 위해서는 보청기의 음구에서 나오는 소리를 탐침 마이크로폰으로 집음하여 성능분석기로 보내주어야 한다. 이때에 보청기와 탐침 마이크로폰 사이의 거리나 방향과 같은 조건에 따라서 보청기의 음향특성이 달라질 수 있다. 이처럼 측정조건에 따라서 측정결과가 변한다면 보청기의 성능분석에 대한 신뢰도가 크게 저하될 수 있다. 따라서 커플러(coupler) 또는 음향 커플러라고 불리는 장치를 사용하여 보청기와 탐침 마이크로폰 사이의 측정조건을 고정시키면 성능분석에 대한 신뢰도를 높일 수 있다. 커플러를 사용하여 얻은 측정결과들을 난청인의 외이도 안에서 주어지는 실제적인 음향특성들로 취급할 수는 없지만, 커플러는 반복적으로 사용하기가 용이하고 신뢰성이 높기 때문에 보청기들 사이의 특성을 비교하는 데 활용할 수 있다.

① 커플러

보청기의 성능을 측정할 때에 커플러의 한쪽 끝에는 보청기의 음구를, 그리고 반대편에 탐침 마이크로폰을 장착한다. 보청기와 마이크로폰이 연결될 때에 그들 주위를 철저히 밀폐시켜 소리가 새어나오지 않도록 하여야 한다. 내부의 체적이 2cc인 커플러를 국제적인 표준(IEC 60318-5)으로 사용하고 있다. 여기서 커플러의 내부체적을 2cc로 사용하는 것은 성인이 보청기를 착용하였을 때에 보청기와 고막 사이에 남아있는 외이도의 잔여공간에 해당하는 체적을 가정한 것이다.

커플러의 체적을 2cc로 가정한 것은 실제로 적당하지 않을 수도 있다. 왜냐하면 보청기와 고막 사이에서의 음압레벨은 이 잔여공간에서의 음향임피던스 또는 음향 컴플라이언스에 의존하기 때문이다. 이들 음향임피던스와 음향 컴플라이언스는 보청기와 고막 사이에 있는 잔여공간의 체적과 밀접한 관계를 갖는다. 다시 말하면, 이 잔여공간이 커지면 음향임피던스와 음향 컴플라이언스가 감소하는 반면에, 잔여공간의 체적이 감소하면 이들이 증가하기 때문이다. 따라서 커플러에 대한 최적의 용적으로 보청기와 고막 사이의 잔여공간에 대한 체적을 단순히 이용하는 것보다는 음향 컴플라이언스의 측면에서 접근하는 것이 바람직할

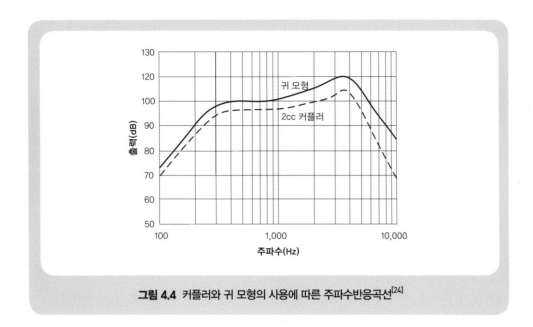

그림 4.4 커플러와 귀 모형의 사용에 따른 주파수반응곡선[24]

수 있다.

실제로 성인이 보청기를 착용하였을 때에 보청기와 고막 사이의 평균적인 잔여공간의 체적은 0.5cc이다. 그리고 고막과 중이강(middle ear cavity)이 공동으로 만들어내는 음향 컴플라이언스를 공기의 체적으로 환산하면 약 0.8cc가 된다. 따라서 저음에 대해 중이와 외이가 만들어내는 보청기와 고막 사이의 잔여공간은 이들이 합쳐진 약 1.3cc가 된다. 그러나 주파수가 증가하면 고막과 이소골의 질량으로 인하여 그들의 음향 임피던스는 증가하는 반면에, 보청기와 고막 사이의 잔여공간이 갖는 음향임피던스는 감소한다. 따라서 주파수가 증가하더라도 전체적인 음향임피던스는 크게 감소하지 않는다.

2cc 커플러와 귀 모형을 이용한 측정결과들을 비교해보면 귀 모형을 사용했을 때에 저음에서의 음압레벨이 2cc 커플러에 비하여 약 5dB 정도 높게 나타난다. 그러나 주파수가 증가할수록 그들 사이의 차이는 커지는데, 10kHz 이상의 고음에서는 약 15dB까지 차이가 발생한다(그림 4.4).[24]

② 귀 모형

〈그림 4.5〉는 난청인이 보청기를 착용하였을 때에 보청기와 고막 사이의 잔여공간에서 주파수에 따른 음향임피던스의 변화를 연출할 수 있도록 제작한 귀 모형(ear simulator)의 내부를 보여준다. 귀 모형은 즈위스로키 커플러(Zwislocki coupler)라고 부르기도 하며 중앙에 0.6cc의 큰 공간(V)이 존재하는 가운데 0.10~0.22cc의 용적을 갖는 4개의 작은 공간($V_1 \sim V_4$)들이 측면에 존재한다. 이들 작은 공간은 중앙에 있는 큰 공간(V)과 작은 음도관으로 연결되어 있다. 〈그림 4.5〉에서 보여주는 것처럼 그들 중에서 3개의 작은 공간의 음도관에는 음향 여과기(damper)가 삽입되어 있다. 따라서 즈위스로키 커플러에서는 음향 여과기

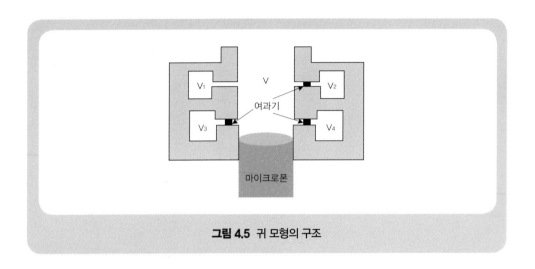

그림 4.5 귀 모형의 구조

와 0.6cc부터 1.3cc까지 공간의 용적을 변화시키면서 음향 임피던스를 조정할 수 있다.

1개의 큰 공간과 4개의 작은 공간으로 구성된 즈위스로키 커플러가 널리 사용되는 가운데, 이를 Knowles사에서는 DB100이라는 모델로 판매하고 있다. 반면에 4개의 작은 공간이 아닌 2개의 작은 공간으로 구성된 귀 모형을 Brüel & Kjær사와 GRAS사에서는 4157과 RA0045라는 모델로 각각 판매하고 있다. 뿐만 아니라 3개의 작은 공간들로 구성된 귀 모형도 있다. 이들을 100~10,000Hz의 주파수대역에서 귀에 대한 평균적인 전달특성(transfer characteristics)들을 측정하는 데 이용할 수 있는 가운데 20~16,000Hz의 주파수대역에 대한 커플러처럼 사용할 수도 있다.

보청기 제조사에서는 각 제품에 대한 사양들을 커플러를 사용하여 측정한 것인지 아니면 귀 모형을 사용한 것인지에 대해 제시하여야 한다. 왜냐하면 귀 모형을 이용하여 이득과 OSPL90을 측정하면 커플러를 사용하여 측정했을 때에 비해 더 높게 나타나기 때문이다. 뿐만 아니라 보청기의 성능측정이 측정박스를 이용한 것인지 아니면 인체모형(acoustic manikin, KEMAR)을 사용한 것인지에 대해서도 제시하여야 한다. 인체모형은 머리와 가슴 등으로 구성되어 있으며 마치 사람의 청각처럼 그 내부에 귀 모형이 삽입되어 있다(그림 4.6).

귀 모형은 사람의 귀에서와 마찬가지로 음향임피던스를 주파수에 따라 변화시켜 주기 때문에 보청기를 착용했을 때와 동일한 주파수반응곡선을 얻을 수 있도록 만들어준다. 귀 모형을 사용할 때의 조건이 보청기가 외이도에 삽입되었을 때의 청각조건과 가장 유사하게 연출되었다고 가정할 수 있기 때문이다. 특히 고음대역에서 얻어지는 측정결과는 커플러를 사용하였을 때에 비하여 좀 더 실이측정의 결과에 가깝다.

귀꽂이나 보청기의 외형이 외이도에 삽입되었을 때에 이들과 외이도의 피부 사이에는 slit-leak이라는 환기구가 형성된다. 만약 밀폐형 귀꽂이나 귓속형 보청기의 특성을 측정하고자 할 때에 실제적인 상황에서 존재할 수 있는 slit-leak 환기구의 효과는 반영할 수 없다. 따라서 귀 모형과 실이측정 사이에서 얻어진 측정결과들 사이에는 다소간의 차이가 발생할

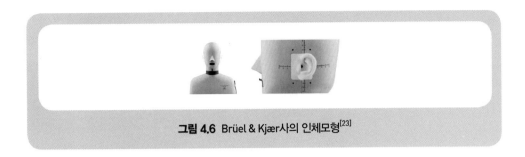

그림 4.6 Brüel & Kjær사의 인체모형[23]

수 있으며 개인에 따라서는 큰 차이를 보일 수도 있다.

③ 보청기와 커플러 또는 귀 모형의 연결

보청기는 상자형, 귀걸이형 그리고 귓속형으로 앞에서 크게 분류하였다. 이들은 다시 귀꽂이를 사용하는 경우와 그렇지 않은 경우로 모양이나 형태가 다양하다. 이와 같이 다양한 형태의 보청기를 커플러 또는 귀 모형에 장착하여 그들의 성능을 검사하게 된다. 여러 종류의 보청기를 검사하기 위한 여러 종류의 2cc 커플러와 어댑터(adapter)들을 〈그림 4.7〉에서 보여준다.

〈그림 4.8〉에서는 보청기의 종류에 따라서 커플러와 보청기가 어떻게 서로 결합되는지를 자세히 보여준다. 이 과정에서 고막으로부터 약 13mm 정도 떨어진 위치에서 외이도의 종축(longitudinal axis)에 대해 직각을 이루는 평면을 의미하는 기준면(reference plane)이 매우 중요하다. 일반적으로 귀걸이형 보청기(RITE BTE, RITA BTE, RITC BTE)의 귀꽂이와 귓속형 보청기(ITE, ITC, CIC) 외형의 끝이 기준면에 위치하기 때문에 이들 보청기를 커플러와 귀모형에 직접 연결하게 된다. 2cc 커플러를 사용하기로 한 것은 얇은 음도관이나 전선을 사용하는 귀걸이형 보청기들이 출시되기 이전에 결정되었다. 이들 보청기는 이어후크에 음도관이 장착되거나 탈착될 수 있도록 만들어진 것이 아니라 하나의 얇은 음도관이 보청기에 고정되어 있다. 따라서 RITA BTE의 얇은 음도관이나 RITC BTE의 음구를 HA-1의 입구에 직접 연결한다. 이때에 사용되는 몇 mm 정도의 길이를 갖는 어댑터는 이들 보청기를 고무찰흙으로 커플러에 고정하는 것보다 쉽고 빨라서 신뢰성과 재연성이 높은 결과를

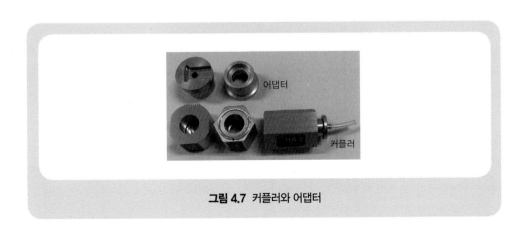

그림 4.7 커플러와 어댑터

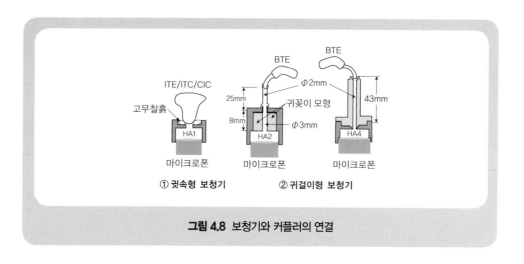

그림 4.8 보청기와 커플러의 연결

얻을 수 있다.

　상자형 보청기나 일반적인 귀걸이형 보청기의 경우에는 이들과 커플러 또는 귀 모형 사이에 귀꽂이 모형(earmold simulator)을 추가적으로 삽입하여 연결한다. 〈그림 4.8〉에서는 귀걸이형 보청기에 대하여 두 가지 종류의 귀꽂이 모형을 보여준다. CIC의 경우에는 ITC 또는 ITE와 달리 보청기의 위치가 더 고막 쪽으로 이동하게 된다. 그러나 CIC의 성능을 검사하기 위한 커플러와 귀꽂이 모형의 결합방식은 ITC 또는 ITE와 동일하다(그림 4.8①).

　ANSI S3.7-1995에서는 보청기와 여러 가지 2cc 커플러를 어떻게 사용해야 하는지에 대해 잘 설명하고 있다. HA-1과 HA-2들이 가장 대표적으로 사용되는 2cc 커플러이며, 그 외에도 두 종류의 커플러를 ANSI S3.7-1995에서 더 규정하고 있다. 특히 HA-1, HA-2, HA-3과 HA-4에 대한 특성은 다음과 같다.[9]

● HA-1 커플러

HA-1 커플러는 별도의 귀꽂이 모형이 없이 주로 귓속형 보청기(ITE, ITC, CIC)의 성능 검사에 사용된다. 다만 귓속형 보청기를 커플러와 연결할 때에는 이들이 연결되는 부분에서 소리가 새어나오지 않도록 틈을 고무찰흙 등으로 완전히 밀폐하여야 한다(그림 4.8①). RITE BTE와 같이 얇은 음도관으로 연결된 귀꽂이를 사용하는 귀걸이형 보청기의 경우에도 사용할 수 있다.

　HA-1 커플러의 사용에 따른 장점 중에 하나는 보청기를 커플러와 결합시킬 때에 맨 마지막으로 마이크로폰을 커플러에 삽입하기 때문에 마이크로폰을 보호할 수 있다는 것이다. 다시 말하면, 고무찰흙을 원통모양으로 길게 미리 만들어놓은 후에 보청기의 음구를 커플러에 있는 구멍에 위에 살짝 올려놓는다. 보청기의 음구 주변을 원통모양의 고무찰흙으로 둥글게 에워싼 후에 소리가 새어나오지 않도록 고무찰흙을 살살 눌러가면서 이들 사이의 틈을 제거한다. 이때에 보청기의 음구가 커플러에 있는 구멍의 중앙에 잘 위치하는지 커플러의 반대편에서 눈으로 확인하는 것이 좋다. 만약 보청기에 환기구가 설치되어 있다면 약

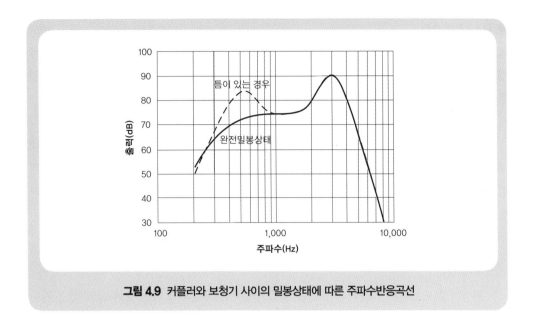

그림 4.9 커플러와 보청기 사이의 밀봉상태에 따른 주파수반응곡선

간의 고무찰흙으로 환기구를 막아야 한다. 이와 같은 모든 과정들이 끝나고 난 이후에 마지막으로 마이크로폰을 커플러에 삽입한다.

만약 커플러를 사용하여 측정한 주파수반응곡선의 저음영역에 피크가 나타난다면(그림 4.9), 이는 커플러와 보청기 사이가 고무찰흙으로 완전히 밀봉되지 않아서 소리가 틈으로 새어나온다는 의미로도 해석할 수 있다. 보청기에 설치된 환기구를 막지 않았을 때에도 이와 유사한 결과가 주파수반응곡선에 나타날 수 있다.

● HA-2와 HA-4 커플러
일반적으로 HA-2 커플러는 상자형과 귀걸이형 보청기에 사용되기 때문에 〈그림 4.8②〉의 왼쪽처럼 귀꽂이 모형을 가지고 있다. 이들 보청기는 귀꽂이를 통하여 소리를 귀에 들려주기 때문이다. 귀걸이형 보청기의 이어후크와 HA-2 커플러의 입구는 25mm의 길이를 갖는 음도관으로 연결된다. 이때에 음도관의 내부직경은 ANSI S3.22-1996에서 2mm로 규정하고 있으나, ANSI S3.7-1995에서는 내부직경이 1.93mm인 #13 음도관의 사용을 권장하고 있다. 그리고 음도관의 길이도 25mm를 사용하도록 규정하고 있다. 음도관의 길이가 달라질 경우에 주파수반응곡선에 다소간의 변화가 발생할 수 있기 때문이다. 만약 고출력용 귀걸이형 보청기를 측정하고자 할 때에는 두꺼운 #13 음도관을 사용하는 것이 좋다. 두꺼운 음도관을 사용해야만 음도관의 벽을 통해 외부로 새어나오는 소리로 인해 발생할 수 있는 주파수반응곡선의 변화를 줄일 수 있다.

HA-4 커플러는 HA-2를 개조한 것으로서 귀걸이형 보청기와 안경형 보청기의 성능을 검사하기 위해 사용된다. 〈그림 4.8②〉의 오른쪽에 보이는 것처럼 내부직경이 2mm인 음도관이 커플러에 장착되어 있다. 그러나 음도관의 모양이 귀걸이형 보청기에서 자주 사용하는 형태이지만 많이 사용되지는 않는다.

● HA-3 커플러

HA-3 커플러는 제조사에서 미리 만들어놓은 기성형 보청기나 주문형 보청기에서 반제품 상태의 보청기 성능을 검사하는 데 사용된다. 길이가 10mm이고 내부의 직경이 1.93mm인 음도관(#13)을 이용하여 보청기와 커플러를 연결한다.

2cc 커플러에 비하여 귀 모형이 갖는 상대적인 약점은 가격이 비싸다는 것과 귀 모형 내부에 있는 작은 공간과 중앙의 큰 공간을 연결하는 음도관들이 막힐 수 있다는 것이다. 뿐만 아니라 2cc 커플러와 귀 모형의 잘못된 사용법으로 인하여 자칫 부정확한 성능검사결과를 일으킬 수 있는 요인은 다음과 같다.[9]

- ITE/ITC/CIC의 음도관(sound bore)이 커플러나 귀 모형에 의해 막히지 않도록 주의해야 한다.
- 귀걸이형 보청기와 연결하는 음도관이 딱딱해지면 교체해야 하며 양쪽 끝이 잘 밀폐되었는지를 살펴야 한다.
- 버튼 리시버를 연결할 때에 사용하는 O링이 낡지 않았는지 확인하여야 한다.
- 이들 내부와 외부의 공기압력이 평형이 되도록 만들어주는 구멍이 막혔거나 지나치게 많이 열려있지 않도록 조심하여야 한다.

골도 보청기의 성능을 검사하기 위해서는 커플러와 동일한 역할을 하는 인공유양돌기(artificial mastoid) 또는 유양돌기모형(mastoid simulator)을 사용한다(그림 4.10). 일반 보청기와 마찬가지로 125Hz부터 8,000Hz까지 골도 보청기의 성능을 검사할 수 있지만, 200~5,000Hz까지의 주파수대역에서 성능을 검사하는 것이 좀 더 일반적이다. 인공유양돌기에서의 입력은 음압레벨로 표현되지만 출력은 기계적인 진동의 형태로 설명된다. 입력과 출력 사이의 비율에 대해 표현하는 방법은 IEC 60318-6에 설명되어 있다. 일반적으로 골도 보청기의 성능을 검사를 할 때에 2.5N의 힘이 가해지지만 골도 보청기의 종류에 따라서 가해지는 힘이 변할 수도 있다. 이때에 인공유양돌기에서 주어지는 힘이 꼭 유양돌기에 가해

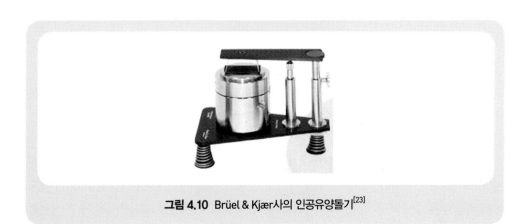

그림 4.10 Brüel & Kjær사의 인공유양돌기[23]

질 필요는 없다.

2) 보청기의 성능측정

제조사에서 제공하는 보청기 제품의 설명서(specification)에는 해당 제품에 대한 여러 가지 성능들이 소비자가 쉽게 알아볼 수 있도록 제시되어 있다. 이때에 제공되는 전기음향적 성능들에 대한 정보는 IEC 또는 ANSI 규격에 의해 측정된다. 이들 규격에 따라 보청기의 성능들이 측정되는 과정에서 오차가 발생할 수 있다. 어느 정도의 오차까지는 허용하게 되는데, 이를 허용오차(tolerance)라고 부른다. 이와 같이 국제규격에 의해 동일한 조건에서 보청기의 성능을 측정해야만 서로 다른 제조사 또는 모델 제품들의 특성을 상대적으로 비교할 수 있기 때문이다. 뿐만 아니라 제조사로부터 주문한 보청기가 도착하였을 때에도 제조 또는 운반과정에서 문제가 없었는지를 보청기와 함께 동봉된 설명서의 성능들을 한번 확인해보는 것도 바람직할 것이다. 일반적으로 보청기 제품의 설명서에 제시되어 있는 항목들은 다음과 같다.

(1) 이득

보청기의 성능을 표시하는 가장 일반적인 항목으로서 주파수에 따른 반응(이득)곡선과 최대출력을 들 수 있다. 〈그림 4.11〉에서는 HA-2 커플러를 사용하여 측정한 귀걸이형 보청기의 주파수반응곡선(이득반응곡선)을 보여준다. 이때에는 보청기의 볼륨을 기준시험이득에 위치시킨 가운데 125Hz부터 8,000Hz까지 60dB의 음압레벨을 갖는 순음을 연속적으로 발생시키는 연속음(sweeping sound)을 신호음으로 사용하였다. 〈그림 4.11〉의 왼쪽 수직축에는 60dB의 입력신호에 대한 출력의 음압레벨을 표시(주파수반응곡선)한 반면에 오른쪽의 수직축은 출력에 대한 음압레벨에서 입력의 음압레벨을 뺀 순수한 이득을 나타낸다. 여

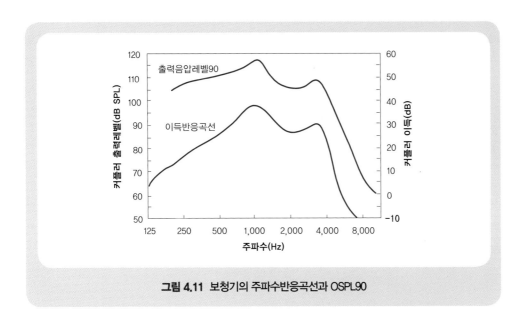

그림 4.11 보청기의 주파수반응곡선과 OSPL90

기서 이득(gain)은 어떤 음향신호가 보청기에 의해 증폭된 양을 음압레벨로 나타낸 것이다. 다시 말하면, 보청기에 입력과 출력 사이의 음압레벨 차이를 이득이라고 정의한 것이다. 예를 들면, 음압레벨이 60dB인 소리가 보청기로 입력되어 증폭된 이후에 90dB로 출력되었다면, 이때의 보청기 이득은 30dB(=90dB-60dB)이 된다. 다만 보청기의 이득을 측정하고자 할 때에는 입력음압레벨을 정확히 알아야 한다. 만약 입력음압레벨이 정확하지 못하다면 입력과 출력으로부터 계산되는 이득의 신뢰도기 떨어지기 때문이다. 뿐만 아니라 보청기의 이득을 측정할 때에 주변소음이 입력되지 않도록 조심하여야 한다. 만약 주변소음을 제어할 수가 없을 때에는 소음의 음압레벨이 보청기에 입력되는 신호음보다 최소한 10dB 이상 낮도록 신호음의 크기를 조정하여야 한다. 그래야만 보청기의 이득을 측정하는 데 있어서 주변소음의 영향을 최소화할 수 있다.

〈그림 4.11〉에서의 주파수반응곡선은 각 주파수에서의 출력이나 이득 또는 주파수에 따른 출력의 변화를 알려준다. 그러나 보청기의 이득을 말할 때에는 1kHz 또는 1.6kHz에서의 이득을 사용하거나 또는 여러 주파수에서 얻은 이득으로 평균을 구하여 사용한다. 예를 들어, ANSI 규격에서는 1kHz, 1.6kHz와 2.5kHz에서의 이득들을 이용하여 얻은 평균이득을 고주파수에 대한 평균이득(High Frequency Average gain, HFA)으로 부르고 있다. 그리고 2kHz, 3.15kHz와 5kHz에서의 이득들을 이용하여 구한 평균이득은 SPA(Special Purpose Average)라고 한다. 이들 HFA와 SPA는 서로 유사하지만 HFA가 보청기의 최대이득에 비해 15dB 이상 낮을 경우에 SPA를 사용한다. 그리고 HFA와 SPA의 평균은 OSPL90, 기준시험이득과 FOG를 결정할 때에 적용된다.

보청기의 이득은 형태에 따라서 여러 가지로 나눌 수 있지만 일반적으로 다음과 같이 세 가지 종류로 분류한다.

① Full-on 이득

보청기의 볼륨을 가장 높게 올린 수준을 의미하는 최대상태로 조정한 후에 측정한 이득(Full-On Gain, FOG)을 말한다. 다시 말하면, 보청기의 신호음을 50dB 또는 60dB로 입력시킨 후에 볼륨이 최대인 상태에서 측정한 이득을 말한다. FOG의 예로서 HFA와 SPA를 들 수 있다. 만약 선형보청기에 60dB의 신호음을 입력하였을 때에 출력이 포화에 도달할 정도로 큰 이득이 발생한다면 60dB이 아닌 50dB의 신호음을 사용하는 것이 좋다. 그리고 자동이득조절장치(AGC)를 사용하는 보청기의 이득을 측정하는 경우에는 50dB의 신호음을 입력한다.

② 최대이득

보청기에서 얻을 수 있는 가장 높은 이득을 최대이득(maximum gain)이라고 한다. 일반적으로 보청기의 볼륨을 최대상태로 위치시킨 다음에 증폭기에서 포화가 일어나지 않도록 60dB의 신호음을 입력하여 측정한다.

③ 기준시험이득

선형증폭기에서 보청기의 이득은 볼륨의 위치에 따라서 변한다. 따라서 보청기의 이득을 측정하고자 할 때에는 볼륨을 최대상태(full-on) 또는 기준시험이득(Reference Test Gain, RTG)에 위치시키고 측정을 수행한다. 기준시험이득의 위치로 볼륨을 조정하는 것은 포화를 일으키지 않는 약간 큰 대화음의 크기(약 77dB)에 볼륨을 맞추는 것이다. 그 이유는 실제적인 청취환경에서 난청인이 가장 일반적으로 노출될 수 있는 소리의 크기(약 77dB)와 동일하도록 보청기의 볼륨을 설정하기 위한 것이다.

보청기의 최대이득 또는 최대출력을 측정하고자 할 경우에는 볼륨을 최대상태에 위치시킨다. 그러나 IEC 60118-0에 따른 기본주파수반응곡선(basic frequency response curve)과 ANSI S. 3.22에 의한 주파수반응곡선(frequency response curve)은 볼륨을 기준시험이득에 위치시키고 측정을 수행해야 한다. 만약 60dB의 신호음을 사용하여 보청기의 주파수반응곡선을 측정한다면 볼륨을 기준시험이득에서 ±1dB 이내로 위치시키면 된다.

ANSI 규격에서 기준시험이득을 구하기 위해서는 1kHz, 1.6kHz, 2.5kHz에서 구한 고주파수 출력음압레벨90(HFA OSPL90)에서 17dB을 뺀 음압레벨을 먼저 알아야 한다. 그리고 60dB의 음압레벨을 갖는 입력신호가 위에서 구한 목표음압레벨이 되도록 하는 이득이 바로 기준시험이득이다. 예를 들면, 어떤 보청기의 고주파수 출력음압레벨90(HFA OSPL90)이 120dB이라고 가정하자. 그러면 120dB에서 17dB을 빼면 목표음압레벨은 103dB이 된다. 따라서 60dB의 입력음압레벨이 103dB이 되려면 43dB의 이득이 있어야 한다. 이처럼 구해진 43dB의 이득이 기준시험이득이 되고, 이를 제공할 수 있는 볼륨의 위치가 바로 기준시험이득의 위치이다. 위에서 구한 기준시험이득은 고주파수 출력음압레벨90(=120dB)에서 77dB을 뺀 것과 동일하다. 왜냐하면 약간 큰 대화음의 음압레벨인 77dB에서 입력음압레벨인 60dB을 뺀 것이 바로 17dB이기 때문이다.

IEC 규격에서 기준시험이득을 구할 때에도 ANSI 규격과 동일한 절차를 거친다. 그러나 ANSI 규격과의 차이는 고주파수 출력음압레벨90에서 빼주는 음압레벨이 17dB이 아니라 15dB이다. 그리고 ANSI 규격처럼 고주파수 출력음압레벨90을 사용하지 않고 대개 1.6kHz(또는 high-tone 보청기에서는 2.5kHz)에서의 출력음압레벨90을 이용한다. 위에서 구한 기준시험이득은 1.6kHz에서의 출력음압레벨90에서 75dB을 뺀 것과 동일하다.

볼륨이 달려있지 않은 보청기의 주파수반응곡선을 측정할 때에는 보청기가 난청인에게 전달될 때에 설정되었던 원래의 이득을 기준시험이득처럼 이용하는 것이 좋다. 그리고 최대이득과 광대역으로 설정되어 있는 프로그램식 디지털 보청기의 경우에는 기준시험이득에 대하여 아직까지 규정된 바가 없다. 따라서 현재의 IEC 또는 ANSI 규격이 수정된 이후에 이들을 논의해야 할 것이다.

(2) 최대출력

보청기의 증폭기에서 소리를 증폭할 때에도 한계가 있다. 다시 말하면, 증폭기에 입력된 작은 소리를 무한정 큰 소리로 증폭할 수 없다. 증폭기에서 작은 크기의 소리를 큰 소리로 증폭시키다가 어느 특정한 크기의 입력부터는 입력이 증가하여도 출력이 더 이상 변하지(증폭되지) 않고 일정한 수준을 유지하게 된다. 이는 일종의 정점절단과 같은 현상이 발생하는 것이다. 이처럼 증폭기에 입력되는 소리의 크기가 증가하는데도 불구하고 출력이 증가하지 않는 현상을 포화(saturation)라고 한다. 보청기의 임상적인 최대출력을 정확하게 결정할 때에 기능적 최대출력이 중요하다. 왜냐하면 보청기를 처방하거나 적합(fitting)할 때에 난청인의 불쾌수준(UCL)과 보청기의 기능적인 최대출력 중에서 어느 쪽이 더 높은지에 대한 정보가 요구되기 때문이다.

보청기의 볼륨이 최대상태로 위치한 상태에서 포화를 일으키는 음압레벨을 포화음압레벨(Saturation Sound Pressure Level, SSPL)이라고 부르는데, 보청기에서 출력할 수 있는 가장 높은 음압레벨이다. 모든 보청기가 동일한 포화음압레벨을 갖는 것이 아니기 때문에 일반적으로 보청기의 포화음압레벨을 측정하고자 할 때에 90dB의 음압레벨을 갖는 신호음을 사용한다. 왜냐하면 90dB의 신호음이 입력되면 거의 모든 보청기의 증폭기에서 포화가 일어날 수 있기 때문이다. 따라서 90dB의 신호음을 이용하여 측정된 포화음압레벨을 포화음압레벨90(Saturation Sound Pressure Level with an input of 90 dB SPL, SSPL90 또는 $SSPL_{90}$)이라고 한다. 지금까지 설명한 포화음압레벨90을 보청기에서 출력할 수 있는 최대출력(maximum output)이라고 볼 수 있다. 최대출력은 주파수에 따라서 달라질 수 있기 때문에 주파수에 따른 최대출력곡선을 측정하여야 한다.

IEC 60118-0과 ANSI S. 3.22에서는 보청기의 최대출력을 측정하기 위하여 90dB의 음압레벨을 갖는 신호음을 입력하라고 규정하고 있다. 이때에 주어지는 90dB의 입력음압레벨은 거의 모든 보청기에서 최대출력을 얻는 데 충분할 정도로 높은 음압레벨에 해당한다. 만약 신호음의 음압레벨을 90dB에서 100dB 또는 110dB로 높인다고 하여도, 중음과 고음영역에서의 출력이 약간 높아질 수는 있지만 그 변화가 크지 않아서 의미를 크게 부여하기는 어렵다. 이와 같이 90dB의 신호음이 입력되었을 때의 출력을 출력음압레벨90(Output Sound Pressure Level with an input of 90 dB SPL, OSPL90 또는 $OSPL_{90}$)이라고 부르며, 포화음압레벨90과 마찬가지로 일종의 최대출력으로 사용된다(그림 4.11). 보청기의 최대출력을 의미하는 출력음압레벨90과 유사한 용어들로는 출력음압레벨, 포화음압레벨, 포화음압레벨90, 최대파워레벨(Maximum Power Output, MPO), 최대출력(maximum output) 등이 있다.

주파수가 높아질수록 보청기의 출력이 급격히 증가하는 경우에는 저음에서 포화가 일어나기 쉽지 않다. 이러한 특성을 갖는 보청기의 경우에는 저음에 대한 최대출력이 실제보다 낮게 평가될 수 있는 가능성도 있다.

보청기의 최대출력을 측정하기 위하여 연속음이 아닌 광대역잡음을 사용하면 측정결과에 차이가 발생할 수 있다. 연속음의 경우에는 보청기에 주어지는 모든 음향에너지가 단일 주파수의 순음을 발생시키는 데 사용된다. 그러나 광대역잡음의 경우에는 각 대역이 갖는 일정한 범위의 주파수들을 동시에 발생시키는 데 음향에너지가 사용될 것이다. 따라서 광대역잡음을 사용하여 측정한 단채널 보청기에서의 최대출력이 연속음을 사용하는 경우에 비하여 적게 나타날 수 있다. 그러나 다채널 보청기의 경우에는 각 채널에서 출력이 나오기 때문에 이들이 합쳐진 전체 출력(음압레벨)이 연속음에 비하여 높아질 것이다.

(3) 주파수반응곡선

보청기의 특성들을 알려주는 설명서에 주파수반응곡선이 포함된 경우가 있다. 보청기의 주파수반응곡선은 마이크로폰과 증폭기 그리고 리시버가 가지고 있는 각각의 주파수특성들이 모두 합쳐진 상태로서, 주파수에 따라서 출력이나 이득이 어떻게 변화하는지를 그래프로 보여준다. 이때에 입력되는 신호음의 크기는 50dB 또는 60dB를 사용하며, 볼륨은 기준시험이득에 위치시킨다.

고주파수 평균최대이득(HFA)에서 20dB을 뺀 음압레벨을 갖는 주파수들 중에서 가장 높은 주파수에서 낮은 주파수를 뺀 범위를 주파수대역이라고 한다. 여기서 20dB의 음압레벨이 낮아지는 것은 소리의 크기가 1/4로 감소하는 것을 의미하며, 주파수대역은 보청기에서 사용이 가능한 주파수범위를 말한다. 고주파수 평균최대이득에서 20dB보다 더 낮은 음압레벨을 갖는 주파수의 소리는 난청인의 청력재활에 실질적으로 도움이 되지 못한다고 할 수 있다. ANSI 규격에서는 보청기의 성능을 평가하기 위하여 주파수대역에 대한 측정방법을 제시하고 있지만, IEC 규격에는 이를 위한 별도의 규격이 아직까지는 없다.

(4) 왜곡

가장 이상적인 보청기는 입력신호와 출력신호가 증폭에 의한 신호의 크기 차이를 제외하고는 다른 조건들이 모두 정확하게 일치하는 경우이다. 이는 작은 소리가 큰 소리로 증폭된 것 이외에 음질이 전혀 변화되어서는 안 된다는 것이다. 이와 같이 보청기에 입력된 소리가 리시버의 음구를 통해 다시 출력될 때에 이들 사이의 차이를 왜곡(distortion)이라고 부르며, 이들 소리의 차이는 보청기에 의해 작은 소리가 크게 증폭되는 과정에서 발생한다.

보청기도 일종의 전자제품이기 때문에 왜곡의 발생을 완전히 피할 수는 없다. 다만 왜곡의 정도가 보청기의 품질을 설명해주는 중요한 요소들 중에 하나이다. 그러므로 보청기에서 발생하는 소리의 왜곡은 최대한 적을수록 바람직할 것이다. 보청기에서 발생할 수 있는 왜곡의 종류에는 여러 가지가 있지만, 제조사에서 제공하는 보청기 제품의 설명서에는 전체조화왜곡률(THD)만을 제시하는 경우가 많다.

① 고조파 왜곡

제3장에서 증폭기를 설명하면서 고조파 왜곡과 혼변조 왜곡에 대하여 자세히 설명한 바 있다. 증폭기에 과대한 신호의 입력에 의해 정점절단현상이 발생할 때에도 고조파 왜곡이 일어나지만, 작은 크기의 순음에 의해서도 고조파 성분들이 만들어질 수 있다. 여기서 고조파 성분(harmonics)이란 입력신호가 갖는 주파수에 배음의 관계를 갖는 소리성분들을 말한다고 제3장에서 설명하였다. 이들 고조파 성분들은 기본주파수(fundamental frequency)라고 불리는 원래의 입력신호에 존재하지 않는 소리성분이기 때문에 왜곡으로 간주한다.

배음들에 의한 전체조화왜곡률(THD)을 측정하기 위해서는 기본주파수 성분을 전기필터를 통해 여과시키고 나머지 고조파 성분들만을 측정하게 된다. 이때의 왜곡률은 주파수가 높아질수록 낮아지는 특성을 가지고 있기 때문에, 일반적으로 두 번째와 세 번째 고조파에 대한 왜곡률만을 전체조화왜곡률을 구할 때에 사용한다. 어떤 경우에는 두 번째와 세 번째 고조파들에 대한 각각의 왜곡률을 전체조화왜곡률과 별도로 제시하는 경우도 있다.

보통 성인들은 약 10% 정도까지 왜곡된 소리와 그렇지 않은 소리들 사이에서 음질의 차이를 실제로 감지하기는 어렵다고 앞에서 설명하였다. 따라서 보청기에서 허용할 수 있는 왜곡의 한계를 10%로 정할 수 있는데, 이때 10%를 위 식들에 의해 dB 단위로 환산하면 20dB에 해당한다. 특히, 어린이의 경우에는 성인보다 청각이 더 민감할 수 있기 때문에 허용할 수 있는 왜곡률의 한계를 10%가 아닌 5%로 인정하기도 한다.

$$THD = 20\log[(I_2^2 + I_3^2)^{1/2} / I_1] \quad [dB]$$

고조파에 의한 왜곡률은 증폭기에서 포화가 일어날 수 있는 정도의 입력에서 측정하지 않는다. 왜냐하면 입력신호의 크기가 커질수록 전체조화왜곡률이 함께 높아지기 때문이다. 일반적으로 볼륨을 기준시험이득에 위치시키고 전체조화왜곡률을 측정한다. 이때에 보청기에 입력하는 음압레벨로서, ANSI 규격에서는 500Hz와 800Hz의 경우는 70dB을, 그리고 1,600Hz의 경우는 65dB을 사용하는 반면에, IEC규격에서는 70dB의 크기를 갖는 하나의 주파수만을 이용한다. 그러나 제조사 또는 보청기의 모델에 따라서 다른 측정조건을 이용하기도 한다. 고조파 성분으로 인한 왜곡이 보청기의 음질에 꼭 좋지 않은 영향만을 주는 것은 아니다. 음악을 연주하는 악기들의 소리에 많은 배음들이 존재하는 경우를 한 예로 들 수 있다.

② 혼변조 왜곡

만약 보청기에 입력된 소리신호에 2개 이상의 주파수 성분들이 존재할 때에 이들 주파수가 합쳐진 또는 차이에 해당하는 새로운 주파수의 소리성분들이 발생하는 현상을 혼변조 왜곡(intermodulation distortion)이라고 한다. 따라서 혼변조 왜곡에 의해 형성된 주파수들은 본래의 주파수 성분들보다도 높거나 낮아지게 된다.

IEC 60118-0 규격에 의해 측정되는 혼변조 왜곡은 사람들이 고조파 왜곡에 비하여 매우 민감하게 받아들인다. 한 예로서, 난청인으로 하여금 말소리에 대한 정확한 지각을 방해하며 피로와 짜증을 쉽게 유발시킨다. 일반적으로 전체조화왜곡률과 달리 보통 성인들이 허용할 수 있는 혼변조 왜곡의 정도는 2% 정도에 불과하다.

③ 과도왜곡

어떤 소리가 발생해서 소멸할 때까지 시간의 경과에 따른 전기적 신호(파형)의 형태를 엔벨롭(envelop)이라고 한다. 예를 들면, 총소리가 발생해서 소멸할 때까지 시간에 따른 파형의 변화를 〈그림 4.12〉에 나타내었다. 실제로 소리가 발생해서 없어질 때까지 다음과 같은 네

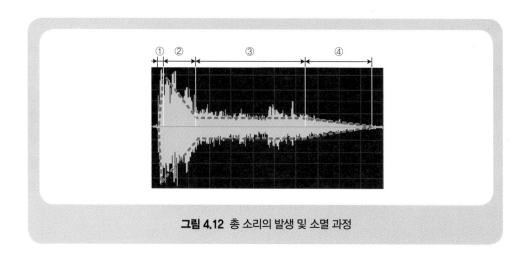

그림 4.12 총 소리의 발생 및 소멸 과정

가지의 과정을 거칠 수 있다.

- 어택(attack) 과정 : 소리가 생성되는 과정으로서 최대음압레벨을 가짐(그림 4.12①)
- 디케이(decay) 과정 : 최대음압레벨에서 음압레벨이 다소 감쇠되는 과정(그림 4.12②)
- 서스테인(sustain) 과정 : 디케이 과정에서 음압레벨이 다소 감쇠된 이후에 일정한 음압 레벨로 유지되는 과정(그림 4.12③)
- 릴리즈(release) 과정 : 소리가 소멸되는 과정(그림 4.12④)

〈그림 4.12〉에서 보면 파형의 위와 아래에 백색의 점선들이 존재한다. 이 점선들 속에 총 소리에 대한 파형이 들어가 있는 형태이다. 다시 말하면, 파형이 점선들로 된 박스 안에 들어가 있는 모양이기 때문에 이들 점선으로 된 박스를 한국말로 '봉투'에 해당하는 영어인 엔 벨롭(envelop)이라고 부른다.

엔벨롭의 모양은 소리의 음색에 영향을 주는 중요한 요소들 중에 하나이다. 소리의 종류 에 따라서 위의 4과정이 모두 존재하는 경우도 있지만 어떤 경우는 디케이 과정이 거의 없 는 경우도 있고 기타 소리처럼 어택과 릴리즈 과정만 존재할 수도 있다. 이들 네 가지 과정 중에서 어택과 릴리즈는 소리의 음색에 큰 영향을 준다. 동일한 소리라고 하여도 어택이나 릴리즈가 빠를 경우와 느릴 때에 나타나는 음색의 차이가 클 수 있기 때문이다.

보청기에 입력되는 소리가 증폭기에 의해 증폭된 이후에도 엔벨롭이 그대로 유지되어야 한다. 다시 말하면, 보청기의 어택이나 릴리즈 과정이 고유의 엔벨롭과 달라진다면(빠르게 또는 느리게) 보청기에 입력된 고유의 소리의 음질이 변할 것이다. 어택 또는 릴리즈 과정 뿐만 아니라 서스테인 과정에서 피크 또는 딥이 만들어지는 경우도 발생할 수 있다. 따라서 소리가 증폭되는 과정에서 파형의 엔벨롭이 변하는 현상을 과도왜곡(transient distortion)이 라고 하며 ringing 또는 overshoot라고도 부른다. 일반적으로 과도왜곡이 주요한 왜곡현상 으로 분류되지는 않지만 난청인으로 하여금 말소리에 대한 어음명료도를 떨어뜨릴 수는 있 다. 과도왜곡을 측정하는 데 필요한 국제적인 규격은 아직 마련되어 있지 않은 상태이다.

④ 기타 왜곡

위에서 설명한 왜곡들과는 다르게 주파수반응곡선에는 피크(peak)나 딥(dip)이 존재할 수 있으며 이들에 의해 왜곡이 발생할 수 있다. 그리고 리시버의 특성에 주로 의존하는 주파수 대역에 의해서도 왜곡이 발생할 수 있다. 예를 들면, 리시버에서 재생할 수 있는 주파수대역이 원음이 갖는 주파수대역에 비해 좁을 경우에 이로 인한 왜곡이 발생할 수 있다. 일반적으로 보청기에 사용되는 리시버의 경우에 5kHz 이상의 소리를 재생하기는 어려운 편이다. 따라서 보청기를 사용하여 음악을 들을 때에는 리시버의 이런 특성이 음질에 큰 영향을 줄 수 있다. 그러나 어음명료도에 영향을 주는 주된 주파수대역이 3.5kHz 이하이기 때문에 말소리에서는 큰 문제가 되지 않을 수 있다. 이처럼 리시버에 의해 발생하는 피크와 딥 그리고 주파수대역이 보청기에서 출력되는 소리의 음질을 변화시킬 수 있다.

보청기에 들어오는 주파수들 사이에서 발생하는 위상(phase) 차이에 의해서도 왜곡이 발생할 수 있다. 왜냐하면 주파수에 따라서 고막에 도달하는 위상이 동일하지 않기 때문이다. 이처럼 위상차이가 심하면 소리가 발생하는 위치를 정확히 인식하는 데 문제를 일으킬 수 있지만 일반적으로 위상 차이에 의한 왜곡에 큰 의미를 아직까지 부여하지는 않고 있다.

(5) 내부잡음

일반적인 전자기기들과 마찬가지로 보청기의 전원이 켜졌을 때에 전기적인 잡음(random noise)이 발생할 수도 있다. 이러한 잡음을 내부잡음(internal noise) 또는 등가입력잡음수준 (Equivalent Input Noise level, EIN)이라고 부르는데, 이 내부잡음의 크기가 커지면 난청인에게 실제로 들릴 수 있다. 이와 같은 내부잡음을 두 가지 종류의 소리로 나눌 수 있다. 첫 번째, 마치 FM 라디오에서 특정한 방송국의 채널이 잘못 맞추어졌을 때에 발생하는 히스잡음(hiss noise)과 유사한 경우이다. 두 번째는 내부잡음이 갑자기 불쑥불쑥 튀어나오는 소리 (popping) 또는 무엇인가 갈라지는(찢어지는) 소리(cracking)를 만들어내는 경우도 있다. 이러한 내부잡음의 존재는 보청기에 입력된 고유의 소리를 차폐하거나 어음명료도를 감소시켜 보청기의 착용을 거부하게 만들 수도 있다.

내부잡음은 ANSI 또는 IEC의 규격에 따라서 보청기의 볼륨을 기준시험이득에 위치시킨 가운데 1/3옥타브밴드로 측정한다. 여기서 내부잡음의 특성을 1/3옥타브밴드로 분석하는 이유는 난청인이 내부잡음을 구성하는 모든 성분의 주파수를 들을 수 없기 때문이다. 다시 말하면, 내부잡음을 구성하는 전체 주파수대역에서 현재 난청인에게 남아있는 청력이 좋은 주파수대역들만을 지각하게 된다는 것이다. 이와 같이 측정된 내부잡음은 제품의 설명서에 dB 단위의 등가입력잡음수준(EIN)으로 제시된다. 일반적으로 등가입력잡음수준은 보통 대화음의 크기인 60dB보다 훨씬 작아야 하는 가운데 요즘의 보청기들이 갖는 등가입력잡음수준은 대체로 24dB부터 28dB의 범위에 속하기 때문에 큰 문제는 없다.

보청기에서 발생한 전기적인 잡음의 주파수반응특성은 증폭기와 같은 전기회로에만 의존하는 것이 아니고 리시버와 같은 기계적인 장치에 의해서도 변할 수 있다. 다시 말하면, 전기적인 내부잡음의 주파수반응곡선이 리시버의 주파수반응곡선 등의 기계적인 요소들이 포함되면 달라질 수 있다는 것을 의미한다. 그리고 주파수에 따라서 허용될 수 있는 내부잡음의 크기가 다르며 이를 〈그림 4.13〉에서 보여주고 있다.[25]

만약 보청기에 60dB의 신호음을 입력하였을 때의 출력음압레벨(OSPL60)이 100dB이었다고 하자. 그리고 보청기에 소리를 입력시키지 않는 가운데 전원이 켜진 보청기의 음구에서 나온 소리의 크기가 70dB이었다. 이 보청기에서 내부잡음의 크기는 다음과 같이 구할 수 있다.

내부잡음 = 소리가 입력되지 않을 때의 음압레벨 - (출력음압레벨 - 입력음압레벨)
= 70dB - (100dB - 60dB) = 30dB

내부잡음의 크기는 보청기의 이득에 의해 영향을 받는다. 만약 볼륨을 최소상태로 위치시켜 이득을 매우 작게 하면 이때에 발생한 내부잡음의 크기는 매우 작아서 난청인에게 들리지 않을 것이다. 그러나 볼륨을 최대상태에 가깝도록 위치시키면 내부잡음도 함께 증폭되어 난청인에게 들릴 수 있다. 이처럼 내부잡음을 일으키는 가장 중요한 요소로 마이크로폰을 들 수 있다. 마이크로폰과 전치증폭기에서 발생한 내부잡음이 주증폭기에서 증폭되기 때문이다. 요즘의 디지털 보청기에는 내부잡음을 감소시키는 알고리즘이 운영되기 때문에 내부잡음의 의한 영향을 많이 줄일 수 있다.

(6) 입/출력기능

보청기에 소리가 입력되면 증폭기를 거쳐서 소리의 크기가 증가하거나 감소한다. 만약 소리의 크기가 증가하면 보청기에서의 이득이 (+)인 반면에, 증폭기를 거치면서 소리의 크기가 오히려 작아지면 (-)이득을 갖는 것이다. 여기서 소리의 크기가 작아지는 경우는 비선형 증폭기에서 나타나며, 입력에 이득을 더한 것이 바로 출력이다. 이와 같이 보청기에 입력된 소리의 크기에 대한 출력이득을 표현하는 것을 입/출력기능(input-output function)이라고

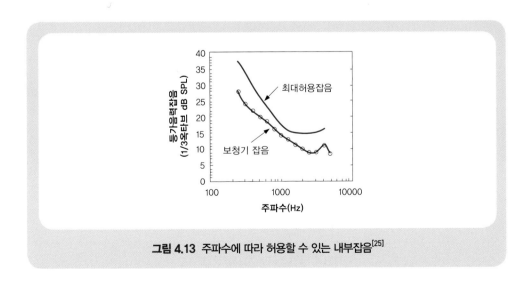

그림 4.13 주파수에 따라 허용할 수 있는 내부잡음[25]

한다. 특히 비선형증폭기의 입/출력곡선은 입력과 출력의 관계를 이해하는 데 큰 도움이 된다. ANSI 규격에서는 보청기의 성능을 평가하기 위하여 입/출력특성을 측정하도록 권장하고 있지만, IEC 규격에서는 실시하지 않고 있다.

x축과 y축이 각각 입력과 출력을 의미하는 〈그림 4.14〉에서 보여주는 점선들은 선형증폭기에서의 입/출력특성이다.[9] 특히 0dB로 표시된 굵은 점선은 입력과 출력이 동일한 경우를 나타낸다. 이때는 보청기에 입력된 소리가 증폭기에 의해 증폭이나 감소되지 않고 동일하게 출력된다. 이 점선보다 위쪽에 있는 점선들은 (+)이득을 갖고, 아래에 있는 점선은 (−)이득을 갖는다. 예를 들어, 이득이 +30dB인 경우에는 모든 입력에 30dB의 이득이 동일하게 부가된다는 것을 말한다. 각 입력에 대한 이득은 〈그림 4.14〉의 출력에서 입력을 뺀 값에 해당된다. 그리고 입/출력곡선이 직선이 아니고 휘어지거나 각도가 바뀌는 경우는 증폭방식이 비선형임을 의미하며, 직선의 기울기 또는 각도가 바뀌기 시작하는 입력을 압축역치(CT)라고 부른다.

〈그림 4.14〉에서의 실선은 4개의 영역으로 나누어진 비선형증폭기에 대한 입/출력곡선이다. 30dB부터 80dB까지의 입력은 증폭률이 다른 3개의 입력구간으로 나뉘어 있는데, 이들각 구간에서의 증폭률은 일정하다. 다만 입력이 높은 구간일수록 이득이 감소하면서 실선의 기울기가 낮아진다. 이는 보청기의 입력이 높아질수록 이득이 줄어드는 것으로 보아서압축이 일어난다고 할 수 있다.

보청기의 입력이 가장 높은 구간인 80dB부터 마치 정점절단과 같은 현상이 일어나고 있음을 〈그림 4.14〉의 실선에서 보여준다. 다시 말하면, 입력이 80dB에서 100dB로 높아짐에도 불구하고 출력은 더 이상 증가하지 않고 100dB로 일정하다. 이 구간에서의 출력제한이정점절단(peak clipping)에 의한 것인지 아니면 압축제한(compression limiting)에 의한 것인지는 〈그림 4.14〉의 입/출력곡선(실선)만으로 정확히 판단하기 어렵다. 왜냐하면 압축방식에서 압축비율을 매우 높이면 마치 정점절단방식과 거의 동일한 형태로 출력이 제한되기때문이다. 이때의 최대출력인 100dB은 난청인의 청력상태에 맞추어진 것으로서 보청기가

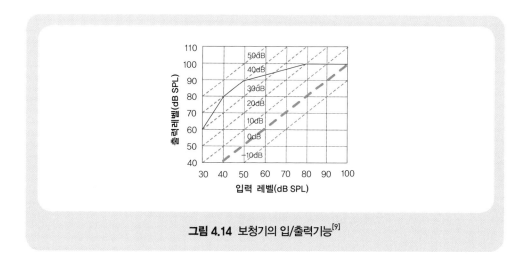

그림 4.14 보청기의 입/출력기능[9]

갖는 자체의 최대출력이 아닌 경우가 많다. 따라서 이런 경우에는 정점절단에 의한 고조파 왜곡은 발생하지 않게 된다. 그리고 보청기의 입력이 100dB을 넘으면 출력이 입력보다 낮아지기 때문에 보청기는 증폭기가 아닌 출력을 감소시키는 감쇠기(attenuator)의 역할을 한다.

〈그림 4.14〉에서 보청기의 입력수준이 40dB보다 낮은 경우에는 보청기에서 압축의 정반대인 확장(expansion)이 일어난다(squelch 또는 noise-gating이라고도 불림). 이 경우에는 입력의 음압레벨이 낮을수록 이득이 줄어들게 만든다. 그 결과로, 내부잡음과 같이 음압레벨이 낮은 소음의 지각능력을 낮추어 말소리에 대한 명료도를 높여주는 효과를 얻을 수 있다.

(7) 자기반응

보청기를 착용한 상태에서 전화를 받을 때에 신호대잡음비(SNR)를 높여 명료하게 말소리를 듣고자 할 때에 텔레코일을 사용한다. 텔레코일은 전화기에 들어있는 수화기의 보이스코일에서 발생하는 자기장에 의해 반응한다. 이처럼 보청기 안에 들어있는 텔레코일이 전화기에서 발생하는 자기장에 잘 반응을 하는지 확인하는 방식으로 두 가지 종류가 있다. 첫 번째는 커다란 루프(loop)를 측정박스에 넣어 사용하는 전통적인 방식이다. 두 번째는 전화자기장모형(Telephone Magnetic Field Simulator, TMFS)을 이용하는 것이다.

첫 번째, 텔레코일의 자기반응을 전통적인 방식으로 측정할 때에는 1,000Hz의 신호음에 10mA/m(ANSI S. 3.22) 또는 31.6mA/m(IEC 60118-0)의 자기강도(magnetic field strength)를 갖는 자기장을 사용한다. 보청기는 코일의 중앙에 위치시키고, 출력이 최대가 되도록 보청기의 방향을 조정한다. ANSI S.3.22에서는 보청기의 출력을 수직유도자기장(vertical inductive field)의 음압레벨(SPLIV)처럼 간주하는 반면에, IEC 60118-0에서는 보청기의 출력을 자기장 안에서의 음압레벨(SPLI)처럼 취급한다.

두 번째, 전화자기장모형에서는 전화기의 수화기에서 발생하는 자기장의 패턴을 최대한 동일하게 재현한다. 전화자기장모형에서도 코일을 사용하는 가운데, 코일의 직경이나 크기 등은 ANSI S. 3.22에 규정되어 있다. 이때에 보청기는 전화기 자기장 시뮬레이터의 옆에 위치시키는데, 이는 보청기를 착용하고 전화를 받는 실제의 상황과 동일하게 연출하기 위한 것이다. 전화자기장모형에 인가되는 교류도 ANSI S.3.22에 규정되어 있다. 이때에도 보청기에서 나오는 출력을 자기유도전화모형(inductive telephone simulator)의 음압레벨(SPLITS)로 취급한다.

텔레코일이나 무선통신용 송신루프를 가진 보청기의 자기반응(magnetic response)을 측정할 때에는 다음과 같은 사항들을 조심하여야 한다.[9]

- 볼륨이 최대상태 또는 기준시험이득에 위치해 있는지를 확인하여야 한다. IEC 118-1의 규격에 따라서 자기주파수반응을 측정할 때에는 볼륨을 최대상태 또는 기준시험이득에 두어도 되지만, ANSI S. 3.22의 규격에 따라서 측정할 때에는 볼륨을 기준시험이득에 위치시켜야 한다.
- 보청기의 모든 기능은 제조사에서 출고될 때의 상태로 유지하여야 한다.

- 주변에서 발생하는 자기장이 자기반응의 측정에 영향을 주지 않도록 주의하여야 한다. 예를 들면, 텔레비전, 컴퓨터의 모니터 또는 벽이나 주변에 있는 전선 등은 자기장을 발생시킬 수 있는 요인이기 때문에 이들의 영향을 피하는 것이 좋다.

일정한 강도로 외부에서 주어지는 자기장의 주파수를 마치 연속음처럼 변화시켜 가면서 발생시켰을 때에, 이 자기장에 보청기가 어떻게 반응하는지를 주파수에 따라 출력음압레벨(SPL)로 표시한 것을 자기주파수반응곡선(magnetic frequency response curve)이라고 한다. 자기주파수반응곡선은 소리에 대한 주파수반응곡선과 같은 개념으로 볼 수 있다. 보청기에 입력되는 신호가 소리가 아니고 자기장이라는 차이만을 가지고 있기 때문에 이들은 서로 거의 동일해야만 한다. 그러나 텔레코일은 마이크로폰에서 발생하는 헬름홀츠 공명(Helmholtz resonance)을 발생시키지 않는다. 뿐만 아니라 텔레코일의 주파수반응특성에서 저음성분의 이득을 조정하면 자기주파수반응곡선과 소리에 대한 주파수반응곡선이 서로 달라진다.

보청기의 입력이 마이크로폰을 통해 입력되는 소리인지 아니면 전화기를 통해 들어오는 자기장인지에 따라서 출력의 음압레벨이 다를 수 있다. 이런 경우에 보청기를 착용한 난청인은 출력의 차이로 인해 불편할 수 있다. 왜냐하면 일상생활에서 소리가 보청기의 마이크로폰으로 들어올 때와 전화로 통화할 때의 크기들이 서로 다르기 때문이다. 따라서 전화로 통화할 때에 보청기의 볼륨을 어느 정도 조정해야 하는지를 정확히 알면 편리할 것이다. 이를 위하여 ANSI S. 3.22와 IEC 60118-0에서는 소리 또는 자기장의 입력에 따른 출력의 차이를 측정하는 데 필요한 규격을 무선통신용 루프에 대한 등가시험루프감도(Equivalent Test Loop Sensitivity, ETLS)와 전화기에 대한 상대모형등가전화기감도(Relative Simulated Equivalent Telephone Sensitivity, RSETS)로 나누어 제시하고 있다. 이들 사이의 차이는 전화에 의한 자기신호(magnetic signal)가 입력되었을 때의 출력(SPLIV와 SPLITS)에서 마이크로폰으로 60dB의 크기를 갖는 소리가 입력되었을 때의 출력을 빼주면 된다. 이 차이가 바로 청각에서 느끼는 소리신호와 자기신호들 사이의 차이로서 전화로 통화하고자 할 때에 이 차이만큼 볼륨을 조정하면 텔레코일의 사용으로 인한 불편함을 크게 줄일 수 있다.

(8) 소비전류

ANSI 규격에서 65dB(IEC 규격에서는 60dB)을 갖는 1kHz의 순음을 보청기에 입력하여 측정한다. 이때에 볼륨은 기준시험이득에 위치시켜 보청기에 흐르는 전류를 측정하면 된다. 이와 같이 측정된 소비전류를 통해 제3장에 제시한 건전지의 사용시간 또는 사용일수를 계산할 수 있다.

3) 측정기준

보청기에 관련된 전기음향적인 성능과 청력에 관련한 특성들을 측정하는 방법을 IEC, ANSI 그리고 ISO와 같은 국제적인 기구에서 규격(standards)으로 다루고 있다. 이 규격들은 대체로 유사하지만 서로 상이한 부분도 존재한다. 한국을 비롯한 대부분의 국가에서는 IEC와 ISO 규격을 채택하여 사용하고 있다. IEC 규격의 경우에는 주로 보청기의 전기음향적인 성능을 측정하는 방법을, 그리고 ISO 규격은 사람의 청력에 관련된 측정방법 등을 규정하고 있다. 미국의 경우에는 이들을 모두 포함하고 있는 ANSI 규격에 따르고 있다.

ANSI와 IEC에서 보청기의 성능을 측정하는 방법들에 대한 규격들을 다음과 같이 정리하였다.

(1) ANSI 측정기준

규격번호	년도	제목	내용
C63.19	2011	Methods of measurement of compatibility between wireless communications devices and hearing aids	Specifies how to rate emission levels for mobile phones and immunity levels for hearing aids
S.3.7	1995	Methods for coupler calibration of earphones	Defines the 2cc coupler(HA1, HA2, HA3 and HA4) (and also the 6cc coupler for supra-aural earphones)
S.3.13	1987	An artificial headphone for the calibration of audiometer bone vibrators	Specifies the impedance and shape of an artificial mastoid used for measuring bone-conduction hearing aids
S.3.22	2009	Specification of hearing aid characteristics	Specifies test conditions, procedures and tolerances for coupler measurements, including that a 2cc coupler be used
S.3.25	2009	An occluded ear simulator	Specifies the acoustic characteristics of occluded ear simulators, and shows the mechanical design of a Zwislocki ear simulator and an IEC 2-branch ear simulator
S.3.35	2010	Methods of measurement of performance characteristics of hearing aids under simulated real-ear working conditions	Specifies how to use a manikin and ear-simulator to measure aided gain, insertion gain, and directivity index
S.3.36	1985	Specification for manikin for simulated in-situ airborne acoustic measurements	Specifies both physical shape and free-field response of a manikin
S.3.37	1987	Preferred earhook nozzle thread for postauricular hearing aids	Applies only to BTEs with threaded nozzles
S.3.42	1992	Testing hearing aids with a broad-band noise signal	Specifies spectrum of noise approximating the speech spectrum and analysis methods using that noise
S.3.46	1997	Methods of measurement of real-ear performance characteristics of hearing aids	Defines terms and specifies how to measure hearing aids on patients

(2) IEC 측정기준

규격번호	년도	제목	내용
60 118 – 0	1983 1994	Hearing Aids – part 0: Measurement of electroacoustical characteristics	Specifies conditions for testing a hearing aid in a sound field such as in a test box including that an ear simulator be used
60 118 – 1	1999	Hearing Aids – part 1: hearing aids with induction pick-up coil input	How to test telecoil response
60 118 – 2	1983 1993 2006	Hearing Aids – part 2: hearing aids with automatic gain control	How to measure I-O curves and attack and release time
60 118 – 4	2006	Hearing Aids – part 4: Induction loop for hearing aids purpose – magnetic field strength	Specifies 100mAT/m long-term level
60 118 – 5	1983	Hearing Aids – part 5: Nipples for insert earphones	Defines the dimensions of nipples for insert earphones used with body aids
60 118 – 6	1999	Hearing aids – Characteristics of electrical input circuits for hearing aids	Specifies impedance and sensitivity to ensure compatibility with external devices
60 118 – 7	2005	Hearing Aids – part 7: Measurement of performance characteristics of hearing aids for quality inspection for delivery purpose	Specifies Test condition procedures and tolerances
60 118 – 8	2005	Hearing Aids – part 8: Methods of measurement of performance characteristics of hearing aids under simulated in-situs working condition	How to measure a hearing aid mounted on a manikin
60 118 – 9	1985	Hearing Aids – part 9: Methods of measurement of characteristics of hearing aids with bone vibrator output	How to measure bone conductor hearing aids
60 118 – 12	1996	Hearing Aids – part 12: Dimension of electrical connector system	Specifies the plug and sockets that connect to hearing aids
60 118 – 13	2004	Hearing Aids – part 13: Electromagnetic compatibility (EMC) product standard for hearing aids	Specifies immunity required from mobile phones for bystander compatibility and user compatibility
60 118 – 14	1998	Hearing Aids – part 14: Specification of a digital interface device	Specifies the interface that allows a computer to program the hearing aids
60 118 – 15	2009	Methods for characterizing signal processing in hearing aids	Specifies a speech-like signal set of standard audiogram for pre-setting hearing aids, and signal analysis method

규격번호	년도	제목	내용
60 318-4	2010	Electroacoustics – Simulator of human head and ear – Occluded-ear simulator for the measurement of earphones coupled to the ear by ear inserts	Specifies an occluded ear simulator. Standard replaces IEC 711(later 60 711)
60 318-5	2006	Electroacoustics – Simulator of human head and ear – Part 5: $2Cm^3$ coupler for the measurement of hearing aids and earphones coupled to the ear by means of ear inserts	Defines the 2cc coupler and method of coupling to it for different hearing aid styles Standard replaces IEC 126(later 60 126)
60 318-6	2007	Electroacoustics – Simulator of human head and ear – Mechanical coupler for the measurements on bone vibrators	Specifies the impedance and shape of an artificial mastoid used for measuring bone-conduction hearing aids Standard replaces IEC 126(later 60 373)
60 669	2001	Electroacoustics – Equipment for the measurement of real – ear acoustical characteristics of hearing aids	Equipment for rear–ear gain measurement on patients
60 959	1990	Provision head and torso simulator for acoustic measurements of air conduction hearing aids	Specifies both physical shape and free–field response of a manikin

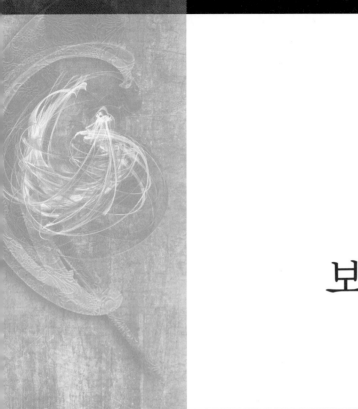

제2편

보청기 적용

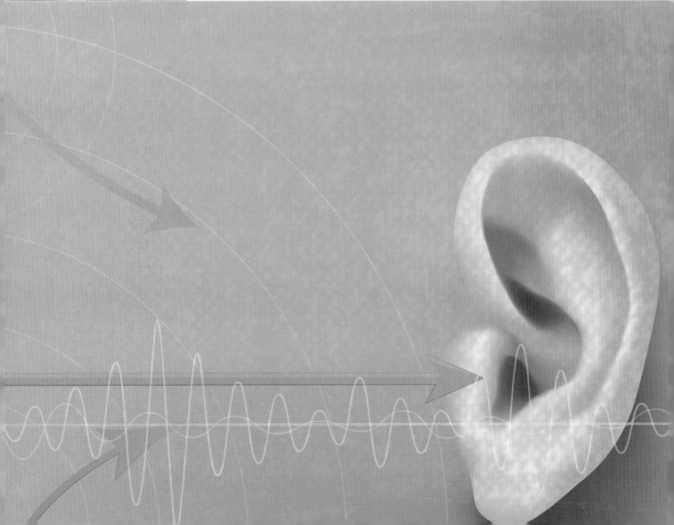

연령이 높아지거나 또는 시끄러운 소음에 오랫동안 노출되는 경우에 청력이 손실될 수 있다. 청력의 손실로 인하여 주위 사람들과 대화할 때에 불편함을 느끼거나 소리를 거의 듣지 못할 수도 있다. 따라서 손실된 청력을 회복시키기 위한 방법으로 보청기의 착용을 가장 많이 선택한다. 그러나 보청기의 착용에 따른 만족도를 높이기 위해서는 우선 난청인의 청력 상태가 정확히 분석되어야 하며 이 검사결과에 적절한 처방과 적합이 동반되어야 할 것이다. 따라서 난청인의 청력을 검사하는 방법으로는 난청인의 주관적 판단(협조)을 요구하지 않는 객관적 검사법과 난청인의 판단(협조)을 근거로 하는 주관적 검사법으로 크게 나눌 수 있다. 여기서 객관적 검사법에는 나중에 설명하게 될 실이측정을 비롯하여 임피던스 청력검사, 청성뇌간반응검사, 이음향방사검사 등이 있다. 반면에 이 장에서 설명하게 될 순음청력검사와 어음청력검사는 주관적 검사의 사례로 볼 수 있다. 이들 청력검사를 통해 청력손실의 유무, 정도와 형태 등을 알 수 있다. 청력검사결과들은 청력손실에 대한 정확한 진단과 치료 그리고 재활에 필요한 기본적인 자료가 될 것이다.

1. 순음청력검사

1) 순음청력검사의 개요

청력검사기가 나오기 이전에는 소리굽쇠를 이용한 음차검사(turning fork test)로 난청인의 청력을 검사하였다. 여기서 소리굽쇠는 한 가지의 주파수만을 가진 순음을 발생시키는 기기이다(그림 5.1). 따라서 주파수가 다른 여러 가지 소리굽쇠들을 이용하여 청력을 측정하였다. 지금은 소리굽쇠에서 발생하는 순음을 전기음향적으로 발생시킬 수 있는 청력검사기가 개발되어 난청인의 청력검사에 널리 사용되고 있다.

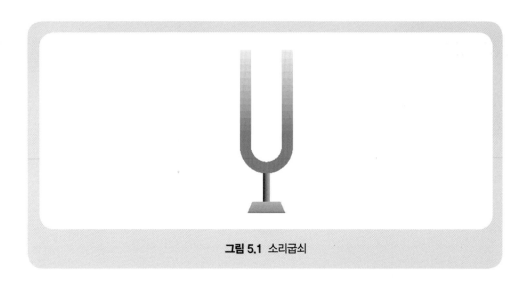

그림 5.1 소리굽쇠

　소리굽쇠와 마찬가지로 순음청력검사는 순음을 이용하여 난청인의 청력을 검사하게 된다. 이때에 사용되는 순음의 주된 주파수로는 연속음이 아니라 125Hz, 250Hz, 500Hz, 1,000Hz, 2,000Hz, 4,000Hz와 8,000Hz이다. 실제로 사람은 20~20,000Hz의 소리를 들을 수 있지만 사람의 목소리를 구성하는 주된 주파수 성분의 범위는 대체로 100~8,000Hz로 볼 수 있다. 따라서 음악청취보다는 사람들 사이의 대화를 용이하도록 도와주는 것이 주된 목적인 보청기에서는 125~8,000Hz의 주파수대역만을 취급하고 있다. 이 주파수대역은 사람이 들을 수 있는 10개의 옥타브밴드(20~20,000Hz) 중에서 7개의 옥타브밴드에 해당한다. 보청기에서 사용하지 않는 옥타브밴드로는 32.5Hz와 63Hz의 매우 낮은 저음영역과 16,000Hz의 매우 높은 옥타브밴드들이다.

　각 주파수대역에서 측정된 청력의 손실정도는 dB HL(Hearing Level)로 표현된다. 여기서 dB HL은 난청이 없는 건청인이 들을 수 있는 가장 작은 소리(최소가청역치의 평균)의 음압레벨인 0dB HL부터 시작하는 일종의 음압레벨이다. 예를 들면, ANSI-1989를 기준으로 헤드폰(TDH39)을 사용하였을 때의 0dB HL에 해당하는 주파수별 dB SPL은 〈표 5.1〉에 표시하였다.

　순음청력검사는 크게 기도청력검사(air conduction audiometry)와 골도청력검사(bone conduction audiometry)로 나누어진다. 여기서 기도청력검사란 공기를 통해 전달되는 소리에 대해 청각에서의 지각능력을 측정하는 가장 일반적인 청력검사법이다. 반면에, 골도청력

표 5.1 0dB HL에 해당하는 주파수별 dB SPL

주파수(Hz)	125	250	500	1,000	2,000	4,000	8,000	대화음
dB HL	0	0	0	0	0	0	0	0
dB SPL	45.5	25.5	11.5	7.0	9.0	9.5	13	20

검사는 공기가 아닌 두개골을 통해 전달되는 소리의 지각능력을 측정하는 청력검사법이다. 이들 청력검사의 결과를 함께 분석하면 난청인이 전음성인지 아니면 감각신경성 난청 또는 혼합성 난청인지를 판단할 수 있다. 뿐만 아니라 이들 결과를 통해 보청기의 선정부터 처방에 필요한 정보들을 얻을 수 있다.

청력검사기는 제조사 또는 종류에 따라서 골도청력검사기능이 없이 기도청력검사기능만을 보유하는 경우도 있다. 난청인이 청력검사를 위한 신호음에 반응하는 동안에 난청인의 청력역치를 자동으로 기록하는 청력검사기(automatic audiometry)도 있다. 여기서 신호음에 대한 반응은 신호음이 들릴 때마다 난청인이 손에 쥐고 있는 스위치를 누르는 행위를 말한다. 뿐만 아니라 청력검사기가 기존처럼 독립적으로 제작되지 않고 청력검사를 컴퓨터로 수행할 수 있도록 청력검사기능을 컴퓨터용 카드(computer audiometry) 형태로 제작한 제품들로 발전하고 있다.

2) 순음청력검사기 구성

일반적으로 순음청력검사기는 신호발생기, 증폭기, 감쇠기, 진동자, 핸드 스위치 그리고 헤드폰(또는 삽입 이어폰) 등으로 구성된다. 이들 각각의 기능은 다음과 같다.

- 신호발생기 : 기도청력검사 또는 골도청력검사를 위하여 단일주파수를 갖는 순음을 발생시킨다. 차폐가 필요한 경우에 차폐음을 발생시킬 수 있다.
- 증폭기 : 신호발생기에서 발생된 순음 또는 차폐음을 청력검사에서 각 단계별 크기로 증폭한다.
- 감쇠기 : 난청인이 신호음을 듣고 핸드 스위치를 누르면 신호음의 크기를 최소로 감쇠시킨다.
- 진동자 : 골도청력검사에서 소리를 진동의 형태로 두개골에 전달한다.
- 핸드 스위치 : 난청인이 소리를 들었다는 신호로 핸드 스위치를 누른다.
- 헤드폰(삽입 이어폰) : 기도청력검사에서 소리를 고막에 들려준다. 이때에 사용하는 헤드폰은 ANSI 규격에서 정한 TDH 39 또는 TDH 49/50을 사용한다.

순음청력검사에 사용되는 신호음은 하나의 주파수를 갖는 순음이지만, 그 순음을 연속적으로 발생시키거나(연속음), 펄스 또는 변조음 등의 형태로 사용하기도 한다.

3) 순음청력검사방법

(1) 순음청력검사의 준비

① 피검자

순음청력검사를 수행할 때에 피검자(난청인)의 협조가 검사결과의 신뢰도에 큰 영향을 줄 수 있다. 예를 들면, 신생아를 비롯한 유아들이나 자신의 의사를 잘 표현하지 못하는 장애인 또는 노인들의 경우에 정확한 청력검사를 수행하는 데 있어서 어려움이 존재할 수 있다.

이처럼 피검자의 나이, 지능, 교육수준과 청력검사의 이유 등은 청력검사결과의 신뢰도에 영향을 주는 요소들이다. 뿐만 아니라 소리를 들었다는 의사표현의 방법으로 핸드 스위치를 누르는 동작에만 의존하지 말고 피검자의 얼굴 표정이나 몸짓 등도 함께 살피는 것이 좋다. 왜냐하면 청력검사기에서 발생된 신호음에 대해 피검자가 의사를 표현하기 이전에 표정이나 몸짓으로 먼저 반응하는 경우도 있기 때문이다.

순음청력검사를 수행하기 이전에 다음과 같은 사항들을 조사하거나 조치하거나 또는 준비시켜야 한다.

- 고막의 이상 여부와 난청에 관련된 병력 유무 등을 조사하여 기록한다.
- 이경검사기를 통해 피검자의 외이도와 고막에 염증, 감염, 출혈 또는 고름이 있는지를 조사한다. 만약 외이도와 고막에 이상이 있을 경우에는 이비인후과에서 치료를 먼저 받은 후에 청력검사를 하도록 권유한다.

② 검사자

청력검사를 수행하는 검사자의 경우에도 피검자의 청력검사결과에 영향을 줄 수 있는 다음과 같은 사항들에 대해 주의하여야 한다.

- 피검자에게 검사절차 및 방법 그리고 듣게 될 소리에 대하여 자세히 설명한다. 이때에 검사자의 설명이 위압적으로 들리지 않도록 하고 반복적으로 설명을 할 때에는 항상 동일하게 설명하여야 한다.
  - 아동의 경우에는 이해하기 쉬운 단어들을 사용하여 설명하는 것이 좋다.
  - 청력검사의 절차나 내용은 가급적 간단하게 설명하여 피검자가 혼란스러워하지 않도록 한다.
- 헤드폰에서 나오는 신호음이 정확하게 외이도를 향할 수 있도록 헤드폰을 양쪽 귀에 주의하여 위치시킨다.
- 피검자의 반응에 대해 거짓 여부(뒤에서 설명)를 잘 판단하여야 한다.
- 청력검사를 실시할 때에 검사자는 피검자의 눈에 보이지 않는 곳에 위치하는 것이 좋다. 왜냐하면 청력검사기를 조작하는 검사자의 손 또는 팔의 동작이 피검자에게 노출되면 피검자가 거짓반응을 할 수 있기 때문이다. 만약 별도의 측정실이 없어서 피검자와 청력측정기가 불가피하게 동일한 공간에 놓여질 경우에는 청력검사를 다음과 같이 실시하는 것이 좋다.
  - 피검자와 검사자가 서로 마주 보지 않고 90° 또는 180°로 위치하여 검사자의 청력검사기 조작이 피검자에게 노출되지 않도록 한다.
  - 피검자를 청력측정기로부터 약 1m 정도 떨어뜨려서 검사를 실시한다.
- 피검자가 청력검사를 할 때에 긴장하거나 겁을 먹거나 또는 불안해하지 않고 편안한 상태에서 검사를 받도록 유도한다.
- 피검자를 검사공간에 편안하게 앉히고 청력도에 피검자에 대한 정보를 입력한다.

- 검사가 실시되는 공간은 복잡하지 않은 가운데 조용해야 한다.
- 검사를 실시하는 시간은 피검자가 피곤하지 않은 시간을 선택해서 실시하는 것이 좋다.
- 날씨가 지나치게 덥거나 추우면 피검자의 정신 또는 신체적인 여건이 변할 수 있기 때문에 다른 날에 검사를 실시하는 것이 좋다.
- 피검자가 청각 이외에 또 다른 장애를 가지고 있는지 조사하여 기록한다.
- 청력검사를 실시하는 동안에 두통 또는 치통과 같은 신체적인 통증이 있는지에 대해서도 조사하여 기록한다.
- 청력을 검사하는 과정이나 조건에 특별한 사항이 있으면 기록하여 보관한다.
- 피검자와 동반한 사람이 설명하는 피검자의 청력특성도 함께 기록하여 보관하는 것이 좋다.

③ 청력검사기

청력검사기에서 출력되는 순음의 주파수나 음압레벨 등이 ANSI에서 규정한 표준대로 출력되는지에 대한 여부를 수시로 또는 정기적으로 점검하여야 한다. 만약 청력검사기의 조건이나 상태가 달라졌을 경우에는 이를 표준규격으로 보정(calibration)하여 바로잡아야 한다. 여기서 청력검사기의 보정은 정기보정과 일일보정으로 크게 나뉜다. 우선 정기보정이란 청력검사기를 검사할 수 있는 공인인증기관으로 보내어 1년에 한 번씩 정기적으로 실시하는 것을 말한다. 이때에 검사하는 항목과 기준은 다음과 같다.

- 출력강도의 검사 : 70dB HL의 소리가 발생할 때에 각 주파수에서의 dB SPL에 대한 정확도를 검사한다(표 5.2).
- 강도조절기 평가 : 1dB당 허용오차가 ±0.3dB 이내(5dB의 경우 ±1.5dB 이내)인지를 검사한다.
- 출력되는 주파수의 검사 : 발생된 신호음의 주파수가 ±3%의 허용오차 이내인지 검사한다.
- 발생음의 왜곡검사 : 헤드폰과 골도 진동자의 왜곡률이 각각 ±3%와 ±5%의 허용오차 이내인지 검사한다.

표 5.2 70dB HL에 해당하는 주파수별 dB SPL

주파수 (Hz)	dB HL	dB SPL	주파수 (Hz)	dB HL	dB SPL	주파수 (Hz)	dB HL	dB SPL
125	70	117.5	1,000	70	77.5	4,000	70	80.5
250	70	96.5	1,500	70	77.5	6,000	70	83.5
500	70	83.5	2,000	70	81.0	8,000	70	83.0
750	70	78.5	3,000	70	79.5	어음	70	90.0

- 발생음의 증가/감소의 평가 : 20~50ms 동안에 신호음의 음압레벨이 −1dB에서 −20dB까지 증가하는지 또는 감소하는지를 검사한다.

두 번째, 청력검사기를 사용하기 이전에 공인인증기관이 아닌 검사자에 의해 실시되는 보정을 일일보정이라고 한다. 이때의 보정은 청력검사기가 자체적으로 실시하는 전기음향적 보정과 검사자에 의해 수행되는 기계적인 보정으로 나눌 수 있다. 2명 이상의 건청인이 실시하는 것이 바람직하다. 일일보정에서 확인해야 하는 청력검사기의 기계적인 보정사항들은 다음과 같다.

- 헤드폰(또는 이어폰) 코드
  - 신호음의 주파수를 1,000Hz 또는 2,000Hz로 설정한다.
  - 신호음의 출력레벨을 50dB HL로 설정한다.
  - 헤드폰 코드의 양쪽 연결부위를 흔들어서 '지직' 소리가 나거나 소리가 끊어지거나 또는 소리의 크기가 갑자기 감소하는지 확인한다.

- 강도
  각 주파수에서의 신호음을 30dB HL로 출력하였을 때에 양쪽 헤드폰에서 나오는 소리의 강도가 동일한지 점검한다.

- 주파수와 왜곡
  각 주파수에서의 신호음을 70~80dB HL로 출력하면서 다음의 사항을 점검한다.
  - 딸랑거리거나 삐걱거리는 소리가 나는지 확인한다.
  - 왜곡이 발생하는지 점검한다. 만약 왜곡이 존재할 경우에 헤드폰에서 발생하는지에 대해서도 확인하여야 한다.
  - 다른 주파수로 이동할 때에 그 주파수가 적절한지를 평가한다.

- 강도변화
  1,000Hz의 소리를 0dB HL부터 90dB HL까지 높일 때에 지직거리거나 이상음이 발생하지 않는지 또는 갑작스럽게 소리의 크기가 변화하는지를 확인한다. 다만 60dB HL 이하에서는 잡음이 없어야 하지만 그 이상에서는 다소 허용될 수도 있다.

- 핸드 스위치
  2,000Hz의 신호음을 60dB HL로 출력한 다음에 핸드 스위치의 조작에 의해 잡음이 발생하는지 확인한다.

- 골 진동자
  2,000Hz의 순음을 50dB HL로 출력한 후에 음질의 이상 여부를 확인한다.

④ 검사환경

청력검사를 실시하는 데 가장 이상적인 공간은 완전무향실(anechoic chamber)일 것이다. 여기서 완전무향실이라고 하는 것은 음원으로부터 발생된 소리가 다른 물체(바닥, 천정, 벽면, 가구 등)에 의해 일어나는 반사가 전혀 없는 공간을 의미한다. 다시 말하면, 음원으로부터 직접 귀로 들어오는 소리 이외에 물체들에 의해 반사되어 귀로 들어오는 소리가 없는 공간을 말한다. 이와 같은 완전무향실을 청력측정실로 구축하기에는 비용이 지나치게 많이 들기 때문에 외부에서 들어오는 주변소음을 차단할 정도의 공간이면 청력측정실로 충분할 수도 있다.

청력측정실을 구축할 경우에는 피검자와 검사자가 서로 별도의 방에 위치할 있도록 2개의 분리된 방으로 구성할 것을 권장한다. 청력검사기를 비롯하여 검사에 필요한 모든 장비들은 검사자가 위치한 방에 설치하는 것이 좋다. 피검자와 검사자가 위치한 방들 사이에도 유리로 된 시창을 만드는 것이 좋다. 왜냐하면 피검자의 행동이나 반응을 검사자가 시창을 통해 확인할 수 있기 때문이다. 이들 방 사이에는 검사자와 피검자가 서로 통신할 수 있는 장치를 설치하는 것도 바람직하다. 검사자가 피검자에게 청력검사의 시작을 알릴 수도 있고 청력검사를 수행하는 과정에서 특별한 상황이 발생하는 경우에 피검자가 검사자에게 이를 전달할 수 있기 때문이다.

별도의 청력측정실을 구축하지 못할 경우에는 조용한 장소를 찾아서 난청인의 청력검사를 실시할 수도 있다. 그러나 주변에서 들어오는 소음의 정도에 따라서 청력검사결과의 신뢰도가 크게 변할 수 있다. 청력검사를 실시할 수 있는 검사장소로 허용할 수 있는 주변소음의 주파수별 음압레벨을 〈표 5.3〉에 나타내었다.

청력검사를 수행할 때에 헤드폰을 사용하면 헤드폰이 귀 주변을 완전히 덮기 때문에 주변소음이 검사귀로 유입되는 것을 억제할 수 있다. 뿐만 아니라 검사를 받지 않는 귀로 주변잡음이 들어가서 청력검사에 거짓으로 반응하는 것도 방지할 수 있다.

표 5.3 청력검사를 위한 주변소음의 주파수별 허용 음압레벨

주파수(Hz)	dB SPL	주파수(Hz)	dB SPL	주파수(Hz)	dB SPL
125	34.5	1,000	29.5	4,000	42.0
250	23.0	1,500	29.0	6,000	41.0
500	21.5	2,000	34.5	8,000	45.0
750	22.5	3,000	39.0	–	–

(2) 순음청력검사절차

① 기도청력검사

공기를 통한 기도청력검사를 위해 사용되는 헤드폰과 피검자의 귀 사이에 존재하는 머리카락, 안경, 귀걸이와 보청기 등과 같은 모든 방해물을 제거한다. 헤드폰을 피검자의 귀 중앙에 오도록 착용시키는 과정에서 빨간색의 헤드폰이 오른쪽 귀에 오도록 하는 것도 좋은 방법이다. 그리고 헤드폰의 쿠션과 피검자의 귀 사이에 빈 공간이 생기지 않도록 완전히 밀착시켜야 한다.

헤드폰(또는 삽입 이어폰)을 피검자의 귀에 착용시킨 후에, 청력검사를 먼저 시행할 귀를 선정하여야 한다. 만약 한쪽 귀의 청력은 정상인 반면에 반대쪽 귀의 청력이 고도난청일 경우에 어느 쪽 귀부터 청력검사를 시작하는 것이 좋을까? 이에 대한 대답은 일반적으로 청력손실이 작은 쪽의 귀부터 검사를 시작하는 것이 좋다고 알려져 있다. 뿐만 아니라 양쪽 귀의 청력수준이 비슷할 경우에는 오른쪽 귀부터 실시하라고 권장하고 있다. 그러나 청력검사를 어느 쪽 귀에 먼저 실시하느냐에 따라서 검사결과가 달라진다는 실제적인 증거는 아직까지 없다. 따라서 어느 쪽 귀의 청력검사를 먼저 실시하든 실제로 큰 상관없다고 할 수도 있다.

기도청력검사는 대체로 250Hz, 500Hz, 1,000Hz, 2,000Hz, 4,000Hz와 8,000Hz의 주파수에서 검사를 수행한다(125Hz는 생략하는 경우가 많음). 이때에 어느 주파수부터 청력검사를 시작하는 것이 좋은가? 위에서 설명한 귀의 선택과 마찬가지로 어느 주파수부터 검사를 시작하느냐에 따라서 검사결과가 달라지지는 않는 것으로 알려져 있다. 그러나 일반적으로 다음과 같은 순서로 기도청력검사를 아래의 상승법에 따라 시행하고 있다.

- 1,000Hz를 가장 먼저 실시한 후에 2,000Hz, 4,000Hz, 8,000Hz의 순서로 이어서 기도청력검사를 실시한다.
- 8,000Hz의 기도청력검사가 끝난 후에 다시 1,000Hz, 500Hz와 250Hz의 순서로 계속해서 기도청력검사를 실시한다.

기도청력검사를 위와 같은 순서로 실시하는 것을 상승법이라고 하며, 이와 반대의 순서로 수행하는 것을 하강법(1,000Hz보다 낮은 주파수를 먼저 실시하고 1,000Hz보다 높은 주파수를 나중에 실시)이라고 부른다. 그러나 상승법이든 아니면 하강법이든 간에 이들이 청력검사결과에 미치는 영향은 거의 없는 것으로 알려져 있다. 이들 청력검사과정에서 두 번 측정된 1,000Hz에서의 청력역치(dB HL)들 차이가 5dB(또는 10dB) 이내이면 낮은 쪽의 청력역치를 1,000Hz의 청력역치로 간주한다. 그러나 이들 사이의 차이가 5dB(또는 10dB) 이상인 경우에는 처음부터 다시 측정하는 것이 좋다. 만약 서로 인접한 주파수들에서 측정된 청력역치들의 차이가 20dB 이상이 되면, 이들 주파수 사이에 존재하는 반 옥타브(750Hz, 1,500Hz, 3,000Hz 또는 6,000Hz)에서의 청력검사를 추가적으로 실시하는 것이 좋다.

검사귀와 주파수들의 선정과 더불어 청력검사를 시작하는 신호음의 강도도 결정하여야 한다. 주파수에서와 마찬가지로 피검자에서 예측되는 청력역치보다 낮은 강도부터 5dB씩 높여가면서 청력역치를 찾아가는 검사법을 상승법이라고 한다. 반면에 피검자가 충분히 들을 수 있는 신호음의 강도부터 5dB씩 낮추어 가면서 청력역치를 찾는 하강법도 있다. 그리고 상승법이나 하강법을 혼합한 검사법으로서 신호음의 강도를 5dB이 아닌 10dB의 간격으로 조정하다가 다시 5dB로 올리거나 내리는 방법을 사용하기도 한다. 예를 들면, 피검자가 충분히 들을 수 있는 강도인 100dB로부터 10dB씩 내려가는데, 피검자가 60dB에서 소리를 듣지 못했다면 다시 5dB을 높여서 65dB의 신호음을 주어 피검자의 청력역치를 결정하면 된다. 여기서 65dB의 신호음을 들을 경우에는 피검자의 청력역치가 65dB이 되는 반면에, 65dB의 신호음을 듣지 못한다면 피검자의 청력역치가 70dB이 되는 것이다.

청력검사를 할 때에 거짓반응을 일으킬 수도 있기 때문에 주의하여야 한다. 가장 대표적인 거짓반응의 유형은 신호음을 듣고도 반응을 하지 않는 경우이다. 그 원인으로는 피검자가 검사요령을 잘 이해하지 못했거나 잊어버렸을 수도 있고, 다른 생각으로 인해 청력검사를 하고 있다는 것을 순간적으로 잊어버리는 경우 등이 있다. 외부의 소음을 듣거나 청력검사를 받지 않는 귀에서 들은 소리를 신호음으로 착각하는 경우도 있을 수 있다. 피검자가 신호음이 들리지 않는데도 불구하고 들린다고 하거나 또는 들리는데도 안들린다고 의도적으로 거짓으로 반응하는 경우도 있기 때문에 주의하여야 한다. 거짓반응의 결과는 청력역치를 실제보다 높게 또는 낮게 평가하게 한다. 실제보다 높게 만드는 경우는 거짓양성반응(false positive response) 그리고 낮게 평가되는 경우는 거짓음성반응(false negative response)이라고 한다.

기도청력검사를 위한 신호음의 지속시간은 대체로 1~2초 정도로 하고 그리고 신호음들 사이의 시간간격은 3초 이상을 유지하는 것이 좋다. 신호음의 지속시간과 시간간격은 불규칙하게 실시하는 것이 좋다. 왜냐하면 이들이 규칙적일 경우에 피검자가 거짓반응을 일으킬 수도 있기 때문이다. 따라서 신호음들 사이의 지속시간은 1~2초 범위에서 그리고 시간간격은 3초를 중심으로 변화시켜 가면서 검사하기를 권장한다. 기도청력검사의 신뢰도를 높이기 위하여 노인이나 어린이의 경우에는 청력검사의 중간과정에서 검사방법을 한 번 더 설명하는 것도 좋다. 이와 같은 기도청력검사는 최소한 3회를 실시하여야 하며, 각 주파수에서 두 번 이상 반응한 강도를 피검자의 청력역치로 결정한다.

피검자의 기도청력검사결과를 청력도(Audiogram)에 표기하는 방법은 아직까지 국제적으로 규격화되지는 않았다. 따라서 청력도에 이들 표기방법을 제시하여 주는 것이 바람직하며, 가장 일반적으로 사용되는 표기법은 다음과 같다. 오른쪽 귀의 주파수별 기도청력역치는 빨간색 'O'로 표기하며, 각 주파수별 청력역치 사이를 붉은색 실선으로 연결한다(표 5.4). 그러나 왼쪽 귀에서 측정된 기도청력역치는 파란색 'X'로 표시하되, 각 주파수별 기도청력역치들 사이를 파란색 점선으로 연결한다(표 5.4). 기도청력검사에서 반응이 없는 경우(No Response, NR)에 오른쪽 귀는 '╱'로 그리고 왼쪽 귀는 '╲'로 각각 표시한다.

② **골도청력검사**
골도청력검사의 경우에 기도청력검사방법과 거의 동일하다. 다만 이들 사이의 차이는 헤드

표 5.4 청력도의 표기법

청력검사	차폐여부	오른쪽	왼쪽
기도청력검사	비차폐	O	X
	차폐	△	□
골도청력검사	비차폐	〈	〉
	차폐	[	]
무반응	–	↙	↘

폰(또는 삽입이어폰) 대신에 골 진동자를 사용하며, 일반적으로 125Hz처럼 8,000Hz의 주파수도 골도청력검사를 생략한다는 것이다. 여기서 골 진동자는 대개 이마나 유양돌기에 부착하는데, 가장 많이 부착하는 위치인 유양돌기는 검사하는 귀의 내이에 가까워서 골전도음을 잘 전달시킨다. 반면에 벨트를 이용하여 골 진동자를 눈썹 위에 부착시키는 이마의 경우가 좀 더 정확한 청력역치를 얻을 수 있다고 Studebaker가 1962년에 주장한 바 있다. 그리고 골도청력검사에서는 신호음의 최대강도를 대개 60~70dB 정도로 제한하며, 이 최대강도에서 피검자의 청력반응이 없으면 골도청력이 없는 것으로 간주한다.

골도청력을 검사할 때에는 유양돌기 또는 이마에서의 골진동이 검사귀만이 아니라 검사를 하지 않는 반대쪽의 귀에도 동시에 들리기 때문에 거짓반응에 조심하여야 한다. 뿐만 아니라 미국에서는 골도청력검사를 실시할 때에 양쪽 귀를 헤드폰으로 막지 않는다. 이처럼 귀를 개방하는 것은 외이도가 밀폐됨에 따라서 발생하는 폐쇄효과(occlusion effect)로 인하여 골전도음의 강도가 증가하는 것을 방지하기 위한 것이다. 이때에 발생하는 폐쇄효과에 따른 주파수별 음압레벨의 상승폭을 〈표 5.5〉에 나타내었다. 그러나 유럽의 경우에는 기도청력검사용 헤드폰으로 귀를 막은 상태에서 골도청력을 측정하기도 한다. 이 경우에는 〈표 5.5〉에서 보여주는 주파수별 음압레벨의 상승폭이 개인차이로 인하여 달라지기 때문에 각 피검자별로 정확한 골도청력을 구하기 어려운 점이 있다.

기도청력역치에서와 같이 피검자의 골도청력역치를 주파수별로 청력도에 표기할 때에 오른쪽 귀의 골도청력역치는 빨간색 '△'로 그리고 왼쪽 귀의 골도청력역치는 파란색 '□'로 표시한다(표 5.4). 그러나 각 주파수별 골도청력역치들 사이를 선으로 연결하지 않으며, 청력도에 기도청력역치와 함께 표기한다.

표 5.5 폐쇄효과로 인한 주파수별 음압레벨의 증가량

주파수(Hz)	250	500	1,000	2,000	4,000
dB	30	20	10	0	0

4) 차폐

(1) 차폐의 필요성

한쪽 귀의 기도청력은 건청인처럼 정상이지만 반대편 귀는 청력손실이 매우 큰 사람의 기도청력을 검사한다고 하자. 청력손실이 큰 귀에서의 청력역치를 구하기 위해서는 신호음의 강도가 높아야 한다. 이처럼 강도가 높은 신호음이 헤드폰의 쿠션을 빠져나와 청력이 정상인 반대편의 귀에 들릴 수 있다. 이 경우에 기도청력검사를 하고 있는 나쁜 쪽 귀에는 신호음이 실제로 들리지 않는데도 불구하고 반대편의 정상적인 귀에 헤드폰에서 새어나온 신호음이 들림으로 인하여 피검자의 의도와는 관계없이 거짓반응을 일으킬 수도 있다.

양쪽 귀에 대한 골도청력의 차이가 매우 큰 경우를 생각해보자. 잔존하는 골도청력이 거의 없는 귀에 골진동 신호를 보내면, 이 신호음이 두개골을 통해 정상적인 골도청력을 가진 반대편의 귀에도 전달된다. 이 현상을 음영청취(shadow hearing) 또는 교차청취(cross hearing)라고 부른다. 따라서 골도청력검사의 경우에도 진동자로 인해 발생된 골진동 신호음이 검사귀만이 아니고 검사받지 않는 반대쪽의 귀에서도 지각될 수 있다. 이러한 골도청력검사에서도 피검자가 거짓반응을 일으킬 수 있다.

기도청력이든 아니면 골도청력이든 간에 관계없이 청력검사를 할 때에 검사귀가 아닌 반대편의 귀에서 신호음을 지각하는 거짓반응을 막기 위하여 차폐현상을 이용한다. 여기서 차폐현상이란 어떤 큰 소리가 상대적으로 작은 크기를 갖는 신호음(예 : 대화음)을 잘 듣지 못하도록 방해하는 것을 말한다. 따라서 검사를 받지 않는 귀에서 신호음을 듣지 못하도록 신호음보다 큰 강도의 소리(차폐음)를 반대편의 귀에 들려주어 차폐현상을 유도하게 된다. 그 결과로 검사를 받지 않는 귀에서 차폐음으로 인해 신호음을 듣지 못하여 거짓반응이 일어나는 것을 억제할 수 있다.

기도 또는 골도청력검사를 수행할 때에 거짓반응이 일어나지 않도록 차폐가 필요한지에 대해 결정해야 한다. 차폐의 필요 여부를 결정하는 데 있어서 양이감쇠의 정도를 기준으로 하는 경우가 많다. 여기서 양이감쇠(Interaural Attenuation, IA)란 소리가 두개골을 통해 골전도방식으로 전달되는 과정에서 소리의 강도가 감소하는 현상을 말한다. 일반적으로 양이감쇠는 약 40~60dB 정도로 알려져 있는데, 골전도에 의한 주파수별 양이감쇠의 정도를 〈표 5.6〉에 나타내었다. 만약 헤드폰을 사용하여 1kHz의 순음을 60dB로 검사귀의 외이도에 제공하면, 검사음의 강도(=60dB)에서 1kHz의 양이감쇠량(=40dB)을 뺀 20dB의 강도를 가진 1kHz의 순음이 청력의 손실이 없는 반대편의 귀에서 지각될 것이다.

청력검사를 할 때에 검사하지 않는 귀에 차폐를 실시하는 것이 좋은 경우는 다음과 같다.

- 기도청력검사
    - 양쪽 귀에 대한 기도청력역치의 차이가 양이감쇠량보다 큰 경우
      양쪽 귀에서 측정한 청력역치들 사이의 차이가 양이감쇠량보다 크거나 동일한 주파수에서는 차폐하는 것이 좋다. 그 이유는 검사귀의 청력역치를 구하기 위하여 양이감

표 5.6 주파수별 양이감쇠의 음압레벨

(단위 : dB)

주파수(Hz)	250	500	1,000	2,000	4,000	8,000
헤드폰	40	40	40	45	50	50
삽입 이어폰	60	60	55	50	55	–
골전도	–	0	0	0	0	–

쇄량보다 더 높은 강도의 신호음을 발생시키게 되면, 헤드폰(또는 삽입 이어폰)에서 누설된 신호음이 반대편의 귀에 전달될 수 있기 때문이다. 따라서 신호음의 강도가 공기전도에 의한 헤드폰(또는 삽입 이어폰)의 양이감쇠량만큼 줄어든 가운데 나머지의 강도를 가진 신호음이 반대편 귀에서 지각될 수 있다.

- 차폐하지 않은 검사귀에 제공되는 자극음의 강도가 검사하지 않는 귀의 골도청력역치에 비해 양이감쇠량이 40~50dB보다 큰 경우

검사귀의 기도청력역치와 검사하지 않는 귀의 골도청력역치 사이의 차이가 양이감쇠량보다 크거나 동일한 주파수에서는 차폐하는 것이 좋다. 그 이유는 검사귀에 높은 강도의 신호음을 발생시키는 헤드폰(또는 삽입 이어폰)의 진동이 두개골을 2차적으로 진동시켜 반대편 귀에 골진동을 전달시킬 수 있기 때문이다.

- 차폐가 필요하지 않는 경우

양쪽 귀의 청력손실이 비슷하여 청력역치들 사이의 차이가 작은 경우 또는 자극음의 강도가 양이감쇠보다 작아서 반대편 귀에서 신호음을 지각하지 못하는 경우에는 차폐할 필요가 없다.

• 골도청력검사

- 양쪽 귀에서 발생하는 골전도에 의한 양이감쇠는 주파수에 관계없이 0~5dB 정도로 크지 않다. 다시 말하면, 골전도의 경우에는 골도청력검사를 위해 발생시킨 골진동의 강도가 크게 감소하지 않고 거의 그대로 검사하지 않는 귀에 전달된다는 것이다(표 5.6). 따라서 골도청력검사를 수행할 때에는 거의 대부분 경우에 차폐가 필요하다고 생각해도 된다. 그러나 차폐를 실시한 골도청력검사의 경우에 검사귀의 외이도는 개방되어 있지만, 검사를 하지 않는 귀는 헤드폰(또는 삽입이어폰)에 의해 폐쇄되어 있기 때문에 폐쇄효과를 반드시 고려해야 한다(표 5.5).

- 차폐를 실시한 상태에서 기도청력검사에 의해 측정한 청력역치와 차폐하지 않은 골도청력역치들 사이의 차이가 10dB 이상인 경우에도 골도청력검사를 위한 차폐가 필요하다고 할 수 있다.

- 양쪽 귀의 청력손실 정도가 동일한 가운데 기도청력역치와 골도청력역치들 사   이에 차이가 없는 감각신경성 난청의 경우에는 신경계통에 이상이 있는 것이라서 차폐

를 할 필요가 없다.

(2) 차폐음의 종류

순음청력검사에서 차폐를 실시할 때에 차폐음으로 순음이나 잡음을 사용한다. 잡음의 경우에는 백색잡음, 협대역잡음 또는 음성잡음 등을 사용한다. 여기서 백색잡음은 TV 방송이 시작되기 이전이나 종료된 이후에 나오는 '치~'하는 잡음을 말한다. 이 잡음은 20~20,000Hz의 모든 주파수 성분이 마치 백색광선처럼 동일한 강도로 구성되어 있기 때문에 백색잡음이라고 부른다. 리시버의 재생한계에 의해 약 6,000Hz 이상의 주파수에서는 출력이 급격히 감소할 수 있으며, 잡음은 1kHz 이상의 순음을 차폐할 때에 효과적이다.

협대역잡음의 경우에는 잡음을 구성하는 주파수 성분이 일정한 대역을 이루는 경우이다(백색잡음처럼 모든 주파수대역이 아님). 이때의 주파수대역은 순음인 검사음이 갖는 주파수를 중심으로 1/3옥타브 밴드의 형태로 만들어진다. 검사음의 주파수를 협대역잡음의 중심주파수로 사용하는 것은 차폐음과 검사음의 주파수들이 서로 비슷할수록 차폐가 잘 일어나기 때문이다. 따라서 차폐음으로 협대역잡음을 가장 많이 사용하고 있다.

일종의 협대역잡음인 음성잡음은 말소리를 구성하는 가장 일반적인 주파수대역인 300~3,000Hz로 구성된다. 1,000Hz 이하의 순음청력검사에서는 순음보다 음성잡음으로 검사음을 차폐하는 것이 더 효과적이며, 주로 어음청력검사에 사용된다.

신호음과 차폐음 사이에서 발생하는 차폐의 특징은 다음과 같다.

- 차폐음과 신호음 사이의 주파수가 유사할수록 차폐되는 정도가 증가하지만, 아주 가까워지면 맥놀이 현상이 발생하여 차폐효과는 감소한다.
- 차폐음의 주파수가 감소할수록 차폐되는 정도가 증가한다.
- 차폐음의 강도가 증가하면 차폐되는 정도가 증가할 뿐만 아니라 영향을 미치는 주파수의 범위도 넓어진다.
- 차폐음과 신호음의 주파수가 유사하면 차폐음의 강도가 낮아도 차폐가 일어날 수 있지만, 주파수 차이가 커지면 차폐음의 강도를 그만큼 증가시켜야 한다.

(3) 차폐음의 강도

순음청력검사에서 검사가 실시되지 않는 귀의 차폐가 필요할 때에 차폐음의 강도는 차폐수평법(plateau method)에 의해 결정할 수 있다. 〈그림 5.2〉에서 보여주는 것처럼 차폐수평법에 따르면 차폐음의 강도를 높임에 따라서 청력역치가 증가한다. 그러나 차폐음의 강도가 어느 일정한 수준이 되면 더 이상 청력역치가 증가하지 않다가 차폐음의 강도가 지속적으로 증가함에 따라서 다시 청력역치가 증가하기 시작한다. 여기서 청력역치가 변하지 않는 차폐음의 강도구간에서 가장 낮은 차폐음의 강도와 가장 높은 차폐음의 강도를 최소차폐레벨(minimum Masking Level, minML)과 최대차폐레벨(maximum Masking Level, maxML)이라고 부른다. 최소차폐레벨에 도달하기 이전의 차폐음 구간을 과소차폐

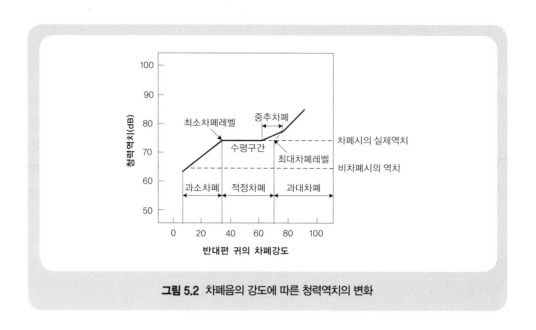

그림 5.2 차폐음의 강도에 따른 청력역치의 변화

범위(undermasking range)라고 하는 반면에, 최대차폐레벨 이상의 구간은 과대차폐범위 (overmasking range)라고 한다. 이들 구간에서는 차폐음의 변화에 따라서 청력역치가 달라 진다. 그리고 최소차폐레벨과 최대차폐레벨 사이의 차폐음 강도를 적정차폐범위(effective masking range, minML~maxML)라고 한다.

일반적으로 차폐가 적절하게 실시된 가운데 순음청력검사가 정상적으로 수행되면 청력 역치가 약 35~50dB 정도 상승한다. 이때에 차폐음의 적절한 강도를 나타내는 적정차폐범 위는 대략 30~40dB 정도에 해당한다. 그러나 각 난청인의 적정차폐범위는 난청의 종류나 청력역치에 따라서 달라질 수가 있다. 예를 들면, 전음성 난청을 가진 피검자에서 적정차폐 범위를 의미하는 〈그림 5.2〉의 수평구간이 간혹 나타나지 않는 경우도 있다. 뿐만 아니라 기도청력검사에 의한 청력역치와 골도청력검사에 따른 청력역치들 사이의 차이(Air-Bone Gap, ABG)가 큰 경우에 적정차폐범위가 나타나지 않을 수도 있다.

청력손실의 유형(예 : 수평형, 경사형, 역경사형, 산형 등)에 따라서도 적정차폐범위가 변 할 수 있다. 수평형의 경우에는 어느 특정한 주파수에서 차폐수평법을 수행하여 적정차폐 범위를 얻는다. 이 주파수에서 차폐를 시작하는 차폐음의 강도는 최소차폐레벨부터 최대차 폐레벨의 사이에서 약 2/3 정도의 수준이 된다. 수평형은 모든 주파수에서의 청력역치가 대 체로 유사하기 때문에 이 주파수에서 차폐수평법으로 얻은 차폐음의 강도를 다른 주파수에 그대로 적용하여도 된다. 그러나 수평형이 아닌 다른 청력손실의 유형은 주파수마다 청력 역치가 다르기 때문에 각 주파수에서 차폐수평법을 수행하여 차폐를 시작하는 차폐음의 강 도를 결정하는 것이 좋다.

감각신경성 난청의 경우에 소리의 크기가 증가할수록 건청인들이 느끼는 것보다 더 큰 비율로 소리의 강도가 증가하는 누가현상이 나타날 수 있다. 이때에 차폐음의 강도는 10dB SL이 아닌 5dB SL씩 변화시키거나 또는 잡음에 대한 쾌적수준의 범위를 적정차폐범위로 간주하기도 한다. 수평구간인 적정차폐범위가 30dB 이하로 감소하는 경우가 있는데, 이는 최대차폐레벨이 감소하는 중추차폐에 의한 것이다. 여기서 중추차폐(central masking)란 음영청취가 두개골을 통한 골전도에 의해 전달된 것이 아니고, 청각신경계통에서 와우보다 상위에 있는 상올리브핵(superior olivary complex)에 도달한 검사귀의 구심성 청각자극이 반대편 와우를 자극하여 청력역치를 높이는 것이다.

지금까지 설명한 차폐수평법으로 차폐를 시작할 때의 차폐음 강도를 결정하기 위해서는 많은 검사시간이 요구된다. 따라서 차폐수평법을 이용하지 않고 계산을 통해 순음청력검사를 위한 최소차폐강도, 최대차폐강도와 적정차폐강도를 다음과 같이 결정할 수도 있다.

- 기도청력검사
  - 최소차폐강도(minML)=ACT_{TE}(또는 BCT_{TE})-IA-15
  - 최대차폐강도(maxML)=BCT_{TE}+IA-15
  - 적정차폐강도(minML~maxML)=(최소차폐강도+15) ~ (최대차폐강도-15)
    =약 30~40dB(차폐수평법)

- 골도청력검사
  - 최소차폐강도(minML)=BCT_{TE}+OE 또는 ABG_{NTE} 중에서 큰 값+15
  - 최대차폐강도(maxML)=BCT_{TE}+IA-15
  - 적정차폐강도(minML~maxML)=(최소차폐강도+15) ~ (최대차폐강도-15)
    =약 30~40dB(차폐수평법)

여기서 ACT_{TE}, BCT_{TE}, IA, ABG_{NTE}와 OE는 검사귀의 기도청력역치, 검사귀의 골도청력역치, 양이감쇠(주파수마다 다르지만 일반적으로 40dB을 사용), 좋은 쪽 귀의 기도-골도청력역치의 차이와 폐쇄효과를 의미한다. 그리고 아래첨자인 TE와 NTE는 검사하는 귀(청력이 나쁜 귀)와 검사를 하지 않는 귀(청력이 좋은 귀)를 말한다. 위의 식들에 포함된 15는 일종의 안전값(Saving Value, SV)으로서 대체로 10~15dB이다.

(4) 차폐 시 순음청력검사절차

검사하지 않는 귀를 차폐한 가운데 반대쪽에 있는 귀의 기도 또는 골도청력검사는 다음과 같은 순서로 실시한다.

- 피검자의 검사귀에 강도를 바꿔가며 신호음을 들려주었을 때에 피검자가 신호음이 들린다고 반응하면 차폐음의 강도를 5~10dB 높여준다.
- 만약 차폐음의 강도를 5~10dB 높인 상태에서 피검자가 신호음에 반응하지 않는다면, 검사음의 강도를 5dB씩 높여준다.
- 특정한 강도의 검사음에 대해 피검자가 반응한 상태에서 차폐음의 강도를 다시 5~10dB씩 3번을 높여도 피검자가 연속해서 들린다고 반응한다면, 이때의 검사음 강도가 피검자의 실질적인 청력역치가 될 것이다. 여기서 차폐음의 강도를 5~10dB씩 3번

을 높여도 되는 것은 적정차폐범위가 약 30~40dB이기 때문이다.

5) 청력도

(1) 청력도의 형태

청력검사를 통해 얻은 주파수별 청력역치를 표시한 다음에, 주파수에 따른 청력역치들 사이를 실선으로 연결한 그래프의 형태(pattern hearing loss, 청력도)를 다음과 같이 나눌 수 있다(그림 5.3).

- 수평형 : 각 주파수에서 측정한 청력손실들의 차이가 20dB 이내인 경우
- 경사형 : 고음으로 갈수록 청력이 감소하는 경우
- 고음급추형 : 고음으로 갈수록 인접한 주파수에서 20dB 이상으로 청력감소가 발생하는 경우
- 역경사형 : 저음으로 갈수록 청력이 줄어드는 경우
- 산형 : 중음에서의 청력손실이 저음과 고음에 비하여 작은 경우
- 접시형 : 중음에서의 청력손실이 저음과 고음에 비하여 큰 경우
- 노치형 : 특정한 주파수에서 20dB 이상의 청력손실이 발생한 경우

전음성 난청의 경우에는 가장 일반적으로 역경사형 청력도를 갖는다. 감각신경성 난청은 경사형을, 그리고 혼합성 난청의 경우에는 수평형과 혼합형의 유형을 갖는다. 그리고 소음성 난청은 3~6kHz 범위에 있는 특정한 주파수에서 노치형의 유형을 갖는 것이 가장 일반적이다.

(2) 청력도의 분석

청력검사기를 이용하여 기도청력검사와 골도청력검사를 모두 수행하면 제1장에서 설명

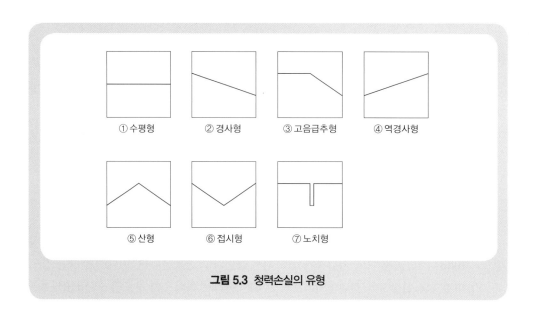

그림 5.3 청력손실의 유형

한 청각장애의 종류를 알 수 있다. 우선 청력손실이 없는 성인의 일반적인 청력도를 〈그림 5.4〉에서 볼 수 있다. 양쪽 귀의 기도 및 골도청력검사에 의해 얻은 각 주파수에서의 청력역 치들이 모두 25dB HL 이내의 정상범위 안에 놓여 있음을 알 수 있다.

 소리를 실질적으로 지각하는 내이에는 장애가 없는 가운데 소리를 내이로 전달해주는 외 이 또는 중이의 질환으로 인하여 청력이 손실된 전음성 난청(conductive hearing loss)의 전 형적인 청력도를 〈그림 5.5〉에서 볼 수 있다. 이때에 골도청력검사를 통해 얻은 각 주파수 별 청력역치는 모두 10dB HL이하로서 정상범위에 속한다. 이처럼 골도청력이 정상이라고 하는 것은 내이와 청각신경계통에는 청력의 손실을 일으킬 수 있는 질환이나 장애가 없음 을 의미한다. 그러나 기도청력검사를 통해 기록된 청력도는 오른쪽 귀는 수평형 그리고 왼 쪽 귀는 대체로 고음경사형의 유형을 보여주고 있다. 뿐만 아니라 오른쪽 귀는 경도난청의 정도를, 그리고 왼쪽 귀는 고도난청임을 알 수 있다. 따라서 골전도에 관한 청력은 정상인 가운데 소리를 내이로 전달해주는 기도전도방식의 청력이 비정상이므로 외이 또는 중이에 서 발생하는 전음성 난청임을 알 수 있다.

 〈그림 5.6〉은 전형적인 감각신경성 난청에 대한 청력도를 보여준다. 기도청력검사와 골 도청력검사로 얻은 모든 결과에서 양쪽 귀에 경도 또는 고도에 해당하는 청력손실이 있음 을 알 수 있다. 〈그림 5.6〉의 청력도에서 보여주는 또 하나의 특징은 오른쪽 귀 또는 왼쪽 귀에서 얻은 골도청력역치와 기도청력역치가 거의 동일하다는 것이다. 다시 말하면, 동일한 귀에서 측정한 골도청력역치와 기도청력역치가 거의 같음을 알 수 있다. 이런 경우는 소리 가 기도이든 골도이든 간에 관계없이 내이 또는 청각신경계통에 장애가 있어서 소리를 지각 하지 못한다는 것을 의미한다. 따라서 〈그림 5.6〉은 동일한 귀에서 골도청력역치와 기도청

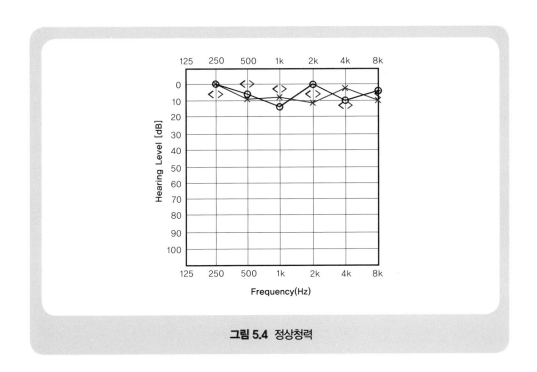

그림 5.4 정상청력

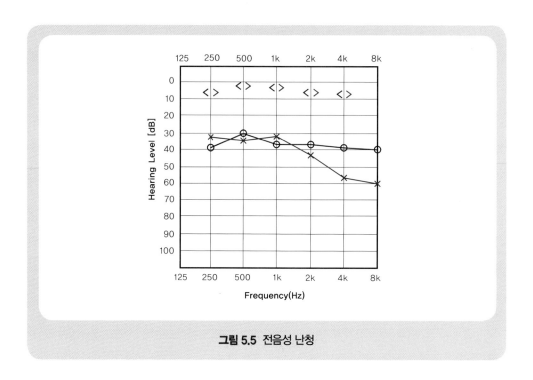

그림 5.5 전음성 난청

력역치 사이의 차이가 10dB HL 이하인 감각신경성 난청을 보여주는 전형적인 청력도이다.

〈그림 5.7〉에서는 기도와 골도청력에 손실이 있음을 알려준다. 그러나 〈그림 5.6〉과는 다르게 기도청력역치와 골도청력역치가 서로 유사하지 않다. 다시 말하면, 골도청력이 기도 청력에 비해서 청력손실이 적은 것을 알 수 있다. 따라서 기도와 골도청력이 모두 정상적이

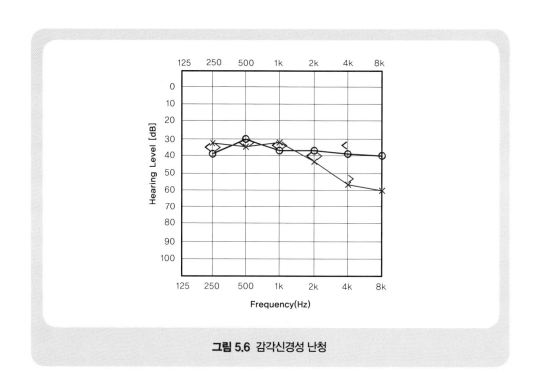

그림 5.6 감각신경성 난청

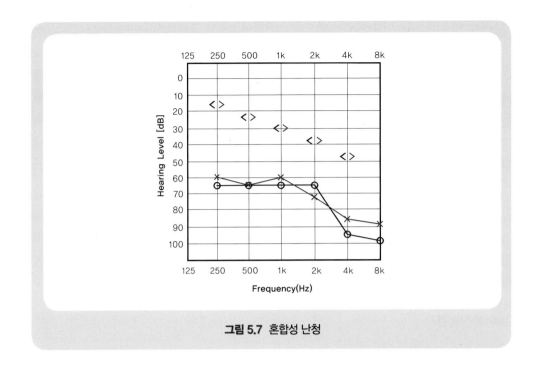

그림 5.7 혼합성 난청

지 못한 가운데, 골도청력이 기도청력보다 15dB HL 이상으로 양호한 상태를 혼합성 난청이라고 부른다.

2. 어음청력검사

1) 어음청력검사의 개요

일반적으로 보청기는 난청을 가진 사람들이 음악을 즐기기 위하여 사용한다기보다는 다른 사람들과의 대화용으로 사용한다. 사람들 사이의 대화에 이용되는 말(어음)은 여러 가지 순음들이 복잡하게 혼합되어 만들어진다. 자연 속에서 들을 수 있는 순음은 소리굽쇠를 두드렸을 때에 나는 소리나 휘파람 소리 정도에 불과하다. 이처럼 사람들의 대화에 사용되는 어음을 이용하여 난청인의 언어청취능력과 이해의 정도를 검사할 수 있으며, 이를 어음청력검사(speech audiometry)라고 부른다.

　순음을 듣는 청취능력과 어음을 듣는 청취능력은 서로 동일하지 않을 수 있다. 왜냐하면 위에서 설명한 바와 같이 어음은 많은 성분의 순음들로 구성되어 있기 때문이다. 따라서 순음을 사용하여 측정한 청력손실과 어음을 사용하여 검사한 청력손실이 서로 일치하지 않을 수도 있다. 다시 말하면, 순음을 잘 듣는다고 해서 반드시 어음을 잘 들을 수 있는 것은 아니며, 반대로 어음을 제대로 듣지 못한다고 해서 순음을 잘 듣지 못한다는 것은 아니다. 만약 사람들 사이에서 나누는 대화에 초점을 맞춘다면 어음청력검사가 순음청력검사보다 좀 더 현실적일 수도 있다.

사람들이 사용하는 어음은 단음절부터 시작하여 2음절, 3음절 또는 4음절 이상으로 구성되어 있다. 청력의 손실을 검사하기 위한 어음청력검사는 사람들이 일상생활에서 자주 사용하는 단어 또는 문장을 사용한다. 특히 하나 또는 두 가지 음절로만 이루어진 단음절(monosyllabic)과 2음절(bisyllabic) 단어를 주로 사용한다. 어음청력검사에 사용되는 단음절의 단어들은 입에서 조음되어 나올 때의 강도가 동일한 발성학적 동일음압단어(Phonetically Balanced word, PB word)이다. 2음절 단어의 경우에도 각 음절의 강도가 동일한 양양격(spondee word) 단어를 사용한다. 문장을 사용할 때에는 미리 녹음한 테이프나 CD를 이용하거나 검사자가 직접 육성을 사용하는 경우도 있다. 검사자가 문장을 직접 말할 때의 강도는 VU미터(Volume Unit meter)를 이용하여 조정할 수 있지만, 검사자가 동일한 조건으로 재검사를 실시하기가 어려울 수 있기 때문에 검사결과의 일관성이 다소 감소할 수 있다. 순음청력검사와 마찬가지로 백색잡음이나 음성잡음을 사용하여 검사를 받지 않는 귀에 차폐를 실시하는 가운데 어음청력검사를 수행할 수도 있다.

2) 어음청력검사

(1) 어음청력검사기

초창기에는 순음청력검사기와 별도로 분리된 어음청력검사기를 사용하였다. 지금은 하나의 청력검사기 안에 순음청력검사기능과 어음청력검사기능이 함께 들어있는 경우가 대부분이다. 어음청력검사기에는 음원으로 마이크로폰, CD 그리고 테이프가 있으며 이들 음원에서 나온 신호를 증폭하는 증폭기가 있다(그림 5.8). 증폭기에서 출력된 신호의 크기를 VU미터로 확인하면서 이어폰이나 스피커에서 재생되는 소리의 음량이 청력수준에 적합하도록 볼륨을 이용하여 조정한다(그림 5.8). 여기서 볼륨은 대개 –10dB부터 110dB까지 120dB의 범위에서 출력을 조정할 수 있다. 어음청력검사기에는 검사를 하지 않는 귀에 차폐를 실시할 수 있는 기능도 가지고 있다. 그리고 음장(sound field)검사를 실시할 때에는 스피커의 출력을 높이기 위하여 보조증폭기를 사용하기도 한다.

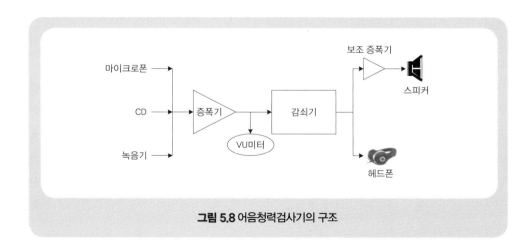

그림 5.8 어음청력검사기의 구조

(2) 어음청력검사의 환경

어음청력검사를 수행하기 위해서는 방음이 잘 되어 있는 검사실이 필요하다. 왜냐하면 검사실에 방음이 되지 않은 경우에는 스피커에서 발생된 어음이 벽, 천정, 바닥 또는 가구들에 의해 반사되어 어음이 명료하게 들리지 않을 수 있기 때문이다. 뿐만 아니라 외부의 소음이나 잡음이 검사실 안으로 들어올 경우에 피검자가 이들과 어음을 혼동하여 거짓반응을 할 수 있다.

검사자와 피검자가 함께 같은 검사실에 위치하는 것은 좋지 않다. 만약 검사자가 육성으로 어음을 들려주는 경우에 검사자의 입술과 같은 시각적 단서에 의한 독화로 인해 피검자가 거짓반응을 할 수 있기 때문이다. 따라서 피검자와 검사자가 서로 분리된 방에서 검사를 실시하는 것이 바람직하지만, 그렇지 못할 경우에는 피검자와 검사자가 서로 마주 보지 않고 90° 또는 180°의 각도를 유지하여 앉는 것이 좋다.

(3) 피검자의 반응

피검자가 검사에 반응하는 방법으로는 직접 따라서 말을 하거나 검사지에 기록하거나 아니면 그림이나 물체를 지시하게 할 수도 있다. 이들 방법에는 각각의 장점과 단점이 있으며 그 특징은 다음과 같다.[9]

① 말로 대답하기

어음청력검사기에서 재생된 또는 검사자의 육성을 통한 검사어음을 듣고 피검자가 직접 말을 사용하여 대답하기 때문에 검사자와 피검자 사이에 친근감을 가질 수가 있다. 이런 경우에 말의 발성이나 조음에 문제가 없는 피검자의 경우에는 빠른 시간에 어음청력검사를 수행할 수 있는 장점도 함께 가지고 있다. 그러나 언어장애를 가진 아동이나 노인의 경우에 정확하지 못한 발음으로 인하여 검사자가 피검자의 반응을 잘못 이해할 수 있다. 다시 말하면, 피검자가 검사어음을 정확하게 들었는데도 불구하고 이를 말로써 반복하는 과정에서 언어장애로 인한 부정확한 발음으로 검사자의 이해를 잘못 유발할 수 있다.

② 쓰기로 대답하기

어음청력검사에서 피검자가 들은 어음을 글로 쓰게 하면 말로 대답하는 것에 비해 검사결과의 신뢰를 높일 수 있다. 왜냐하면 언어장애를 가진 아동이나 노인의 부정확한 조음으로 인해 발생하는 검사자의 오해를 방지할 수 있기 때문이다. 그러나 피검자가 작성한 검사지를 검사자가 채점해서 점수화해야 하는 번거로움이 있다. 따라서 검사자가 어음청력검사결과를 바로 도출해야 하는 경우에는 바람직하지 않을 수도 있다. 이와 같이 채점된 검사지는 오랫동안 보관이 가능하기 때문에 나중에 피검자의 청력에 관련한 자료로 다시 활용할 수도 있다.

③ 그림 또는 물체로 대답하기

피검자가 검사어음을 그림 또는 물체로 지적하게 하는 반응법은 말로 하거나 글로 쓰는 방법이 어려운 경우에 실시한다. 다시 말하면, 말을 할 수 없거나 글을 쓸 수 없는 장애를 가진 아동이나 노인의 경우, 검사어음에 해당하는 그림을 지시하게 하든지 아니면 물체를 짝 짓게 하기도 한다.

(4) 어음청력검사의 준비

순음청력검사가 아닌 어음청력검사로 난청인의 청력을 측정하고자 할 때는 어음청력검사기를 다음과 같이 조정한다.

- 어음청력검사기의 보정을 위해 주파수가 1,000Hz인 보정용 순음을 발생시킨다.
- 보정용 순음이 규정된 강도가 되도록 VU미터로 순음의 강도를 확인하면서 볼륨을 조절한다.

위와 같이 어음청력검사기를 조정하면 어음청력검사기에서 발생한 보정용 1,000Hz의 강도와 순음청력검사기에서 발생시키는 1,000Hz의 강도가 서로 동일한 수준이 될 것이다. 따라서 어음청력검사기에서 보여주는 어음의 강도가 실제적인 dB 단위의 강도가 되는 것이다. 다시 말하면, 어음청력검사기에서 지시한 어음의 크기가 80dB이라면, 실제로 어음청력검사기에서 발생된 어음을 음량계로 측정하여도 80dB이 된다는 의미이다.

3) 어음청력검사의 종류

(1) 어음탐지역치

검사자가 제시한 검사어음의 50%를 피검자가 탐지할 수 있는 가장 낮은 강도를 어음탐지역치(Speech Detection Threshold, SDT) 또는 어음감지역치(Speech Awareness Threshold, SAT)라고 부른다. 여기서 탐지의 의미는 뒤에서 설명하게 될 어음청취역치에서의 이해와 다르다. 다시 말하면, 탐지는 검사어음을 단순히 청각에서 감지하는 것으로서 그 검사어음이 정확히 무엇인지 이해하지 못하여도 상관이 없다. 피검자가 검사어음을 겨우 들을 수만 있을 정도의 어음강도를 말한다. 어음탐지역치의 검사는 단어나 구를 이용하기보다는 비교적 재미가 없는 문장을 빨리 동일한 강도로 읽는 방식으로 진행된다. 이때에 피검자가 검사어음을 겨우 감지하였을 때에 말로 대답하거나 손을 들거나 아니면 핸드 스위치를 누르는 방식으로 반응(대답)하게 된다.

(2) 어음청취역치

4행으로 되어 있는 어음청취역치 측정용 용어에 있는 어음들을 이용한 어음청취역치검사는 다음과 같이 수행한다(표 5.7).[26] 여기서 각 행은 8개의 어음으로 구성되어 있다. 어음청취역치(Speech Recognition Threshold, SRT)는 검사자에 의해 제시된 검사어음의 50%가 피검

표 5.7 어음청취역치 측정용 한국어 2음절 어음의 종류[26]

순번	어음	순번	어음	순번	어음	순번	어음
1	육군	10	학생	19	양복	28	국수
2	꽃병	11	권투	20	눈물	29	땅콩
3	독약	12	약국	21	책상	30	색칠
4	찰떡	13	필통	22	합격	31	달걀
5	팥죽	14	송곳	23	딱총	32	폭발
6	까지	15	빛깔	24	전차	33	연필
7	석탄	16	극장	25	목욕	34	찹쌀
8	발톱	17	톱밥	26	엽서	35	욕심
9	접시	18	뚜껑	27	방석	36	콩팥

자에 의해 이해되도록 만들 수 있는 검사어음의 강도를 의미한다. 여기서 피검자에게서 검사어음의 이해란 의미는 피검자가 검사어음을 정확하게 다시 따라서 말할 수 있는 것을 말한다. 어음청취역치를 검사하기 위한 검사어음으로 재미없이 계속되는 말(cold running speech)을 이용하기도 하지만, 주로 양양격 단어를 사용한다.

- 첫 번째 어음의 경우에 강도를 충분히 높여서 들려준다. 다만 첫 번째 어음의 강도가 지나치게 높으면 어음명료도가 50%가 되는 어음의 강도를 얻지 못할 수가 있기 때문에 유의하여야 한다. 따라서 순음청력검사를 통한 순음청력역치보다 10~20dB(5dB씩 낮추는 경우) 또는 20~40dB(10dB씩 낮추는 경우)을 높여서 시작하는 것이 좋다.
- 동일한 행에 있는 어음이 하나씩 내려갈 때마다 어음의 강도를 5dB 또는 10dB씩 낮추어 간다. 따라서 첫 번째 어음부터 마지막 여덟 번째 어음까지의 강도는 40~80dB이 감소하게 되는 것이다.
- 한 행이 끝나면 다음 행으로 옮겨서 어음청력검사를 실시하되 앞에서와 동일하게 실시한다. 이때에 첫 번째 어음의 강도를 앞에서와 동일한 강도로 제공하고 다음 어음들로 넘어갈 때에도 앞에서와 동일한 강도로 감쇠시켜야 한다.
- 피검자가 들은 어음을 말로 하거나 글로 쓰게 하거나 아니면 그림 또는 물체로 지시하게 한다.
- 피검자의 반응을 채점한 후에 정답률을 계산하여 점으로 어음청력도에 표시한다. 그리고 이 점들 사이를 선으로 연결하여 어음명료도 곡선을 완성한다.
- 어음명료도 곡선에서 어음명료도가 50%가 되는 경계에 해당하는 검사어음의 강도가 바로 어음청취역치가 된다. 청력손실이 없는 일반인의 어음청취역치는 대개 −5dB부터

5dB의 범위 안에 놓인다.

(3) 어음명료도검사

어음명료도검사(word/speech recognition test)는 사람들과 대화를 할 때에 말을 얼마나 잘 이해하는지를 측정하는 검사이다. 이때에 사용하는 어음으로는 자음-모음-자음으로 구성된 단음절 용어들이다(표 5.8).[26] 피검자가 정확하게 들은 검사어음의 숫자를 백분율로 계산한 것이 어음명료도(speech discrimination score)라고 하며, 검사어음의 강도에 관계없이 가장 좋게 나타난 어음명료도를 최대명료도(maximum discrimination score, PBmax)라고 한다. 일반적으로 청력이 정상적인 경우의 어음명료도(SRT)는 20~40dB이고, 전음성 난청인 경우의 어음명료도는 약 35~40dB에서 최대명료도(PBmax)가 주어진다.

- 어음명료도를 검사하기 위한 어음검사음의 강도를 어음청취역치보다도 40dB 정도 높여 어음검사음을 가장 편안하게 들을 수 있는 상태에서 검사를 시작한다. 이때에 한 열에서 5개의 어음에 대한 강도는 동일해야 한다.
- 피검자가 들은 어음검사음을 검사용지에 그대로 기록하게 한다. 만약 피검자가 스스로 기록할 수 없는 경우에는 검사자가 대신 기록하여도 된다.
- 피검자가 기록한 검사용지를 채점한 후에 올바르게 기록된 정답의 백분율을 구하여 평

표 5.8 어음명료도 측정용 한국어 단음절 어음의 종류[26]

순번	어음	순번	어음	순번	어음	순번	어음
1	귀	14	감	27	법	40	명
2	힘	15	윷	28	산	41	은
3	논	16	들	29	골	42	북
4	맛	17	잣	30	짐	43	점
5	솔	18	배	31	녹	44	밑
6	잔	19	침	32	끌	45	싹
7	국	20	꿀	33	통	46	벼
8	솜	21	반	34	삼	47	왕
9	닭	22	멋	35	뽕	48	색
10	옆	23	키	36	되	49	물
11	불	24	딸	37	폭	50	개
12	남	25	겁	38	설	–	–
13	숫	26	향	39	뜻	–	–

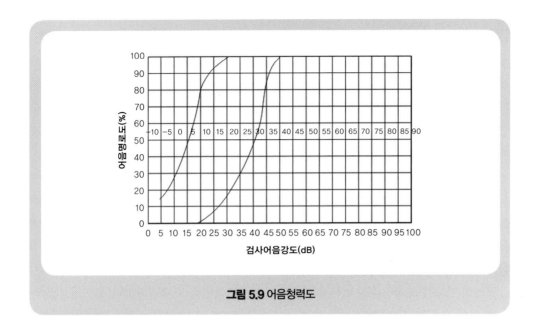

그림 5.9 어음청력도

균값을 얻는다. 이 값이 바로 어음검사를 할 때의 강도에 대한 어음명료도가 된다.
- 이 결과들을 어음청력도에 기입하여 그래프로 그리면 어음명료도 곡선이 된다.

어음명료도 곡선의 x축은 검사어음의 강도(-10~110dB HL)를, 그리고 y축은 어음명료도(0~100%)를 표시하여 연결한 선이다(그림 5.9). 청력이 정상적이거나 또는 전음성 난청을 가진 경우의 최대명료도(PBmax)가 100%이지만, 감각신경성 난청을 가진 경우에는 최대명료도가 100%에서 감소하게 된다.

검사어음의 강도를 높일수록 어음명료도가 좋아지기도 하지만 변하지 않거나 오히려 감소하는 경우도 있다. 전음성 난청과 정상적인 청력을 가진 경우의 어음명료도 곡선은 서로 동일한 형태를 가지며, 청력손실이 증가할수록 어음명료도 곡선이 오른쪽으로 이동한다. 반면에 감각신경성 난청에서는 어음명료도 곡선이 다양하게 나타난다. 뿐만 아니라 검사어음의 강도를 증가시켜도 어음명료도가 어느 이상부터 증가하지 않고 동일해지거나 오히려 감소하는 경우도 있다. 혼합성 난청의 경우에는 전음성과 감각신경성 난청의 혼합비율에 따라서 어음명료도 곡선이 변하지만, 일반적으로 어음명료도 곡선이 완만하게 상승하는 가운데 최대명료도가 다소 줄어드는 경향을 갖는다.

어음명료도가 90% 이상이면 보청기의 착용을 통해 청각장애를 크게 회복할 수 있다. 어음명료도가 70~90% 정도로 감소하여도, 보청기의 착용효과는 대체로 양호한 편이라고 할 수 있다. 그러나 어음명료도가 50~70% 정도가 되면 보청기의 착용에 따른 청력재활의 만족도는 크지 않은 편이며, 50% 미만일 경우에는 보청기의 착용만으로 청각장애를 극복하기가 어렵다.

(4) 쾌적수준과 불쾌수준

정상적인 청력을 가진 사람들의 경우에도 작은 크기의 소리를 듣기 위하여 좀 더 신경을 쓰게 된다. 만약 소리의 강도가 증가하여 어느 정도의 크기를 갖게 되면 그 소리를 매우 편안하게 들을 것이다. 이 소리를 더 잘 듣기 위하여 소리의 강도를 지속적으로 높이면 어느 순간부터 지나친 소리의 강도로 인하여 불쾌감이 발생하기 시작한다. 소리의 강도가 더욱 강해지면 불쾌감을 지나서 압박감이나 통증으로 바뀐다.

이러한 과정은 청력손실을 가지고 있는 난청인에게도 동일하게 나타나는데, 청력검사를 받고 있는 피검자가 가장 편안하게 들을 수 있는 소리의 수준을 쾌적수준(Most Comfortable Level of loudness, MCL)이라고 한다. 일반적으로 어음에서의 쾌적수준은 어음청취역치보다 35~40dB 정도 높은 음압레벨로 나타난다. 이는 보청기의 최적이득을 결정할 때에 좋은 자료로 활용된다.

소리의 강도가 쾌적수준을 넘어서 지속적으로 증가하였을 때에 불쾌감을 느끼기 시작하는 소리의 수준을 불쾌역치(Uncomfortable Level of Loudness, UCL)라고 부른다. 어음의 경우에 피검자의 어음청취역치보다 75~90dB 정도 높은 음압레벨에서 불쾌역치가 대부분 결정된다. 이러한 불쾌역치는 보청기를 처방할 때에 최대출력을 결정하는 데 좋은 기준이 된다. 쾌적수준과 불쾌수준을 결정할 때에는 3번 정도의 검사를 반복하여 결정하기를 권장한다.

(5) 역동범위

건청인들이 들을 수 있는 소리의 크기는 0dB부터 120dB로 알려져 있다. 여기서 0dB은 사람이 들을 수 있는 가장 작은 소리의 크기인 반면에, 120dB은 불쾌수준을 의미한다. 따라서 건청인들의 경우에 120dB에서 0dB을 뺀 120dB을 청각의 역동범위(Dynamic Range, DR)라고 부른다. 이 역동범위는 청력손실이 없는 건청인들이 불쾌감이 없이 소리를 들을 수 있는 청력의 범위를 말하는 것이다.

만약 청력에 손실이 발생하면 작은 소리를 잘 듣지 못하기 때문에 역동범위가 줄어들 것이다. 따라서 난청인의 경우에는 역동범위를 불쾌역치에서 어음청취역치를 뺀 청력의 범위를 말하며, 보청기를 처방할 때의 출력이 피검자의 역동범위를 초과하지 않도록 주의하여야 한다. 특히 감각신경성 난청의 경우에는 역동범위가 크게 좁아지기 때문에 피검자에 적합한 보청기를 선택하는 데 유의하여야 한다. 만약 피검자의 역동범위가 45dB 이상이라면 피검자의 청력재활을 위하여 선형방식의 보청기도 좋은 선택이 될 수 있다. 역동범위가 30~45dB 정도라면 보청기의 증폭방식을 선형 또는 비선형 방식을 모두 선택할 수 있지만, 역동범위가 30dB 이하가 된다면 비선형보청기의 사용을 권장한다. 만약 각 주파수에서의 역동범위가 다르다면 각 채널마다 압축역치와 압축비율을 다르게 설정할 수 있는 다채널 비선형보청기가 적합할 것이다.

제6장 보청기 선정

난청인의 청력평가와 상담을 통하여 보청기 착용의 필요성을 판단할 수 있다. 난청인의 손실된 청력을 재활하기 위하여 보청기의 착용이 필요하다고 판단된 이후에는 보청기의 유형을 비롯한 각종 특성과 기능들을 결정하여야 한다. 이 과정에는 난청인 또는 청각전문가가 선택해야 하는 많은 요소들이 있다. 따라서 보청기의 착용이 필요한 대상의 선정부터 보청기의 유형 및 각종 기능들의 선정에 대하여 자세히 설명할 것이다.

1. 보청기 대상자의 선정

사람들이 나이가 들면 나타나는 여러 가지 노화현상들이 있다. 예를 들면, 가까이에 있는 글자들이 잘 보이지 않거나 또는 젊었을 때처럼 소리가 잘 들리지 않는 현상들이 발생할 수 있다. 그러나 나이가 들었다고 해서 모두가 소리를 잘 듣지 못하는 것은 아니며 청력이 감소했다고 해서 청력손실의 정도나 유형이 동일한 것도 아니다. 요즘은 산업사회의 발전으로 인하여 나이에 관계없이 소음성 난청이 발생하는 경우도 있다. 특히, 노화로 인해 청력이 서서히 손실된 경우에는 많은 난청인들이 나이가 들면 당연히 나타나는 노화현상으로 자연스럽게 받아들여 청각보조기기의 도움 없이 불편하게 생활하기도 한다. 이처럼 보청기와 같은 청각보조기기의 사용이 요구되는데도 불구하고 보청기를 사용하지 않음으로써 주변 사람들과의 대화를 피하고 사회생활에 대한 자신감을 잃을 수도 있다. 이와 같이 난청인이 청력손실로 인하여 자신감을 잃게 되는 과정은 다음과 같다.

- 청력손실로 인해 발생하는 부끄러움으로 인하여 다른 사람들과의 대화에 두려움을 만든다.
- 건청인과 대화를 나눌 때에 발생하는 비정상적인 대화의 원인을 난청인 스스로 본인의

잘못이라고 자책한다.

- 지속적인 자괴감의 증가로 인하여 난청인의 자존심이나 자부심이 점차 줄어든다.
- 그 결과로 난청인은 자신의 난청을 다른 사람들에게 감추려고 하거나 아니면 다른 사람들과의 대화 자체를 피한다.

청각보조기기가 필요한 난청인은 보청기를 착용하고 난 이후에 다음과 같은 형태의 재활 과정을 통해 정상적인 사회생활을 할 수 있다.

- 보청기를 착용하는 난청인들과의 대화를 시작한다. 본인과 유사한 장애를 가진 사람들과의 대화를 통해 그동안 기피해왔던 건청인들과의 대화에서 어려웠던 부분들과 같은 고충을 서로 말하면서 자신감을 얻는다.
- 난청인도 혼자가 아니고 다른 사람들과 함께 살아가고 있음을 다시 인식시킨다.
- 건청인도 난청인처럼 어떤 일에 부끄러워하기도 하고 신체적 장애와 관계없이 다른 사람을 폄하하기도 한다는 것을 이해시킨다.
- 그 결과로서 보청기의 착용을 통하여 난청인도 일반적인 건청인처럼 생활할 수 있도록 이해시킨다.

일반적으로 난청인은 가족이나 친구에게 본인의 난청을 알리려고 하지 않는 편이다. 따라서 난청인 스스로가 난청을 인정하고 보청기와 같은 청각보조기기의 도움이 필요하다는 것을 가족이나 친구에게 말할 수 있도록 한다. 이런 경우에는 보청기의 착용효과가 더욱 커질 뿐만 아니라 다른 사람들과의 적극적인 대화를 통해 본인의 자신감을 다시 회복하는 데 큰 도움이 된다.

청각전문가는 난청인이 가족을 비롯한 다른 사람들과 원활하게 대화를 나누기 위해서 보청기와 같은 청각보조기기의 착용이 필요한지에 대해 결정해야 한다. 청력이 손실된 난청인들 중에서 보청기의 착용이 필요한 대상을 선정하기 위하여 상담과 청력검사를 수행한다. 여기서 상담은 반드시 어떤 특별한 형식을 통해서 이루어져야만 하는 것이 아니고, 난청인과 자연스럽게 이야기하는 방식으로 진행하는 경우가 많다. 이때에 청각전문가는 난청인과 상담한 내용을 자세히 기록하여 보관하는 것이 좋다. 뿐만 아니라 상담의 용이성과 체계성 그리고 상담효과를 높이기 위하여 상담내용을 설문조사지의 형태로 만들어 조사하는 것도 좋은 방법이다. 다만 설문조사에서 대답을 길게 적어야 하는 질문이나 전문적인 용어를 사용하거나 요구하는 질문들은 피하고, 대답을 '예'와 '아니오'의 방식으로 간단하고 쉽게 적을 수 있도록 질문을 만드는 것이 바람직하다. 설문조사지에 포함되지 않은 내용으로서 난청인에게 추가적으로 요구되는 정보는 상담을 통해 직접 얻는 것이 좋다. 예를 들면, '귀에 수술을 한 적이 있는가?'에 대해 '예'라고 대답하는 경우에, 수술명과 시기 등은 청각전문가가 상담을 통해 설문지에 직접 기록하는 것이 좋다. 만약 수술한 적이 없으면 이에 대한 상담이 필요하지 않기 때문에 상담시간을 줄일 수 있다.

1) 청력검사 이전의 사전상담

청력손실이 있는 난청인의 경우에 보청기 착용의 필요성이나 착용효과를 예측하는 데 있어서 청력검사를 통한 결과들만이 필요한 것은 아니다. 다시 말하면, 청력손실의 원인이나 배경은 보청기의 착용효과를 예측하는 데 도움이 될 수 있으며 보청기를 제작하는 과정에서 유의해야 할 점들도 상담을 통해 파악할 수 있다. 따라서 보청기의 착용에 관련된 상담에 다음과 같은 내용들을 포함시키는 것이 좋다.

- 나이, 성별, 직업, 성격(활동성), 신체의 상태 및 방문동기
- 성격이 활동적일수록 그렇지 않은 사람에 비하여 자신의 청각장애를 쉽게 받아들여 보청기 착용에 대한 거부감을 적게 일으킨다. 그리고 가족의 권유에 의해 가족과 함께 보청기 판매점을 찾은 경우보다 본인 스스로 찾아오는 경우에 보청기 착용에 대한 거부감이 크지 않은 편이다.
- 청력손실이 발생하기 시작한 시기와 인식방법
- 청력손실의 원인이 될 수 있는 직장 또는 생활환경 등과 청력의 이상을 스스로 느끼기 시작한 시기와 방법 등은 보청기의 선정에 도움이 될 수 있다.
- 소리가 잘 들리지 않는 정도
- 보청기의 착용 경험
- 난청을 극복하기 위한 난청인 스스로의 노력
- 귀에 대한 수술 및 병력
- 난청으로 인해 불편한 정도 및 심리적인 상태
- 보청기 착용에 의한 외모적 인식
- 손을 포함한 다른 장애 여부

2) 청력검사

청력손실의 정도를 정량적으로 평가할 수 있는 방법은 청력을 실제적으로 측정하는 것이다. 난청인의 청력을 측정할 수 있는 검사법은 주관적인 검사법과 객관적인 검사법으로 나눌 수 있다. 여기서 주관적인 검사법에는 음량에 관련된 음량증가(loudness growth)검사, 불쾌수준(UCL)과 쾌적수준(MCL)의 검사, 제5장에서 설명한 순음과 어음청력검사 그리고 설문지 평가법 등이 있고, 객관적인 검사법에는 제10장에서 설명하게 될 실이측정검사, 이미턴스 청력검사, 청성뇌간반응검사(auditory evoke Potentials)와 이음향방사(otoacoustic emission)검사 등이 있다. 여기서 이미턴스 청력검사에는 다시 음향반사역치검사와 고막운동계측(tympanometry)검사로 나눌 수 있다.

● 음량증가 검사

순음, 협대역잡음 또는 어음을 이용하여 음량을 7~9단계로 분류한다(표 6.1). 이 결과는 보청기의 이득, 최대이득과 최대출력의 결정과 청력손실의 형태 및 유형 그리고 정도에 대한

표 6.1 9단계의 음량

단계	음량	
1		고통스러울 정도로 크다
2	큰 소리	몹시 불편할 정도로 크다
3		불편할 정도로 크다
4		크지만 불편하지는 않다
5		편안하지만 크다
6	편안한 소리 (보통 소리)	편하다
7		편안하지만 약간 작다
8	작은 소리	작다
9		너무 작다

정보를 제공한다.

● 불쾌수준과 쾌적수준의 검사

음량증가검사를 통해 난청인의 불쾌수준과 쾌적수준을 결정할 수 있으며, 이들을 이용하여 보청기의 이득, 최대이득과 최대출력을 결정하는 데 도움이 된다. 이들 검사결과는 매우 주관적이기 때문에 신뢰도 측면에서 다소 큰 점수를 주기는 어렵다.

불쾌수준은 순음청력역치와 음향반사역치를 통해서도 얻을 수 있는데, 순음청력검사를 통해 직접 측정하기 어려운 아동이나 노인성 난청인의 불쾌수준을 간접적으로 검사할 수 있다. 〈표 6.2〉와 〈표 6.3〉은 Cox와 NAL 처방에 의해 제안된 평균 불쾌수준(보청기의 평균 최대출력)을 보여준다. NAL 처방에서는 500Hz, 1,000Hz와 2,000Hz에서의 순음역치를 평균을 내어 구한다.

음향반사역치검사를 통해서도 직접적인 불쾌수준검사가 불가능한 아동이나 난청인의 불쾌수준을 결정할 수 있다. 이처럼 음향반사역치검사에 의해 결정된 불쾌역치는 음향반사역치와 유사하거나 3~8dB 정도 높은 것으로 나타난다. 다만 난청인의 청력손실이 심하거나 중이에 병변이 있는 경우에는 음향반사역치를 구할 수 없기 때문에 사용하지 않는다.

● 고막운동계측 검사

고막의 운동성을 측정하는 검사로서 외이와 중이의 공기압력이 서로 동일할 때에 최대가 된다. 이 결과를 이용하여 중이에 이상이 있는지를 판단할 수 있을 뿐만 아니라 청력손실의 유형에 관련된 정보까지 얻을 수 있다.

표 6.2 순음청력검사에 의해 Cox에 제안된 최대출력

dB HL	주파수(Hz)					
	250	500	1,000	2,000	4,000	6,000
20	95	103	101	104	102	99
30	97	105	104	106	104	101
40	100	107	107	110	108	105
50	104	111	110	114	111	108
60	109	115	114	118	115	113
70	114	119	119	122	120	117
80	120	123	123	126	124	122
90	126	128	127	130	128	125
100	132	131	130	133	132	128
110	–	134	133	135	125	–

표 6.3 NAL 처방에 의해 권장된 평균순음역치에 따른 포화음압출력

3FA 손실정도(dB HL)	3FA 포화음압출력90	3FA 손실정도(dB HL)	3FA 포화음압출력90
20	95	80	118
30	98	90	123
40	101	100	128
50	104	110	134

● 청성뇌간반응 검사

두피에 장착한 전극을 통해 소리 자극으로 인해 발생하는 대뇌의 전기적 반응인 뇌파를 기록하는 청력검사법이다. 청력손실의 유형과 정도 그리고 보청기의 이득을 예상할 수 있다.

● 이음향방사 검사

와우에 있는 유모세포들에 의해 발생되는 소리를 감지하는 검사법이다. 외부에서 주어지는 자극음의 존재 여부에 따라 자발이음향방사(Spontaneous OtoAcoustic Emissions, SOAEs)와 유발이음향방사(Evoked OtoAcoustic Emissions, EOAEs)로 크게 분류된다. 이음향방사 검사는 청력손실의 유형을 판단하는 데 다른 검사법들과 함께 도움이 된다.

3) 청력검사 이후의 사후상담

난청인의 청각장애를 재활시키기 위해 보청기 착용이 필요한지에 대한 판단은 앞에서 설명한 사전상담을 비롯하여 청력검사결과를 이용한다. 여기서 사전상담은 청력손실의 배경이나 신체 및 청각 조건 그리고 심리적 상태 등과 같이 보청기의 착용에 관련한 정성적인 정보를 제공한다. 반면에 청력검사의 결과는 난청인이 갖는 청력손실의 정도를 정량적으로 제공할 뿐만 아니라 청각장애의 종류 및 유형을 말해줄 수 있다. 이 결과들을 이용하여 청각전문가는 난청인에게 보청기의 착용을 권유할 것인지에 대해 최종적으로 결정한다. 뿐만아니라 난청인의 청력상태와 보청기를 착용함으로써 얻을 수 있는 효과 등에 대하여 난청인을 비롯한 동반가족에게 다음과 같이 자세히 설명하여야 한다.

(1) 청력손실의 정도

순음 또는 어음청력검사를 통해 측정한 순음청력역치와 어음청력역치를 이용하여 청력손실의 정도를 정량적으로 난청인에게 알려주는 것이 좋다. 그러나 청력손실에 대한 정량적인 값의 의미가 보청기를 처음으로 접하는 난청인에게 바로 전달되지 못하는 경우가 많다. 이런 경우에는 난청인의 청력상태를 〈표 1.8〉에서 보여주는 5단계(정상, 경도난청, 중도난청, 고도난청, 심도난청 또는 농)로 나누고, 각 단계에 대한 청력의 특징을 자세히 설명해주어야 한다. 특히 청각전문가에게 상담을 받는 난청인에게 해당되는 청력의 단계를 좀 더 집중적으로 설명하는 가운데, 보청기 착용의 필요성과 효과들도 설명에 포함시키는 것이 좋다.

(2) 청각장애의 종류

제5장에서 순음청력검사를 기도청력검사와 골도청력검사로 나누었다. 이와 같이 기도 및 골도청력검사의 결과들을 이용하면 난청인이 제1장에서 설명한 전음성 난청, 감각신경성 난청 또는 혼합성 난청 가운데 난청인이 어디에 해당되는지 알 수 있다. 뿐만 아니라 어떤 소음환경에 오랫동안 노출되었을 때에 발생할 수 있는 소음성 난청의 경우에도 상담이나 순음청력검사에 의한 청력도를 이용하여 알 수 있다.

특히 갑자기 발생한 돌발성 난청을 상담을 통해 알게 된 경우에는 보청기의 착용을 무조건 권장하는 것보다 이비인후과병원을 먼저 방문하도록 권장하여야 한다. 왜냐하면 전문의사로 하여금 돌발적으로 발생한 청력손실의 원인을 이과적으로 치료할 수 있는 기회를 우선적으로 제공하는 것이 좋기 때문이다.

(3) 청력손실의 유형

청력손실의 유형은 제5장의 〈그림 5.3〉에서 이미 설명하였다. 다시 말하면, 난청인이 갖는 청력손실의 정도는 주파수에 관계없이 서로 유사한 경우도 있고 그렇지 않은 경우도 있다. 이와 같이 각 주파수별로 청력손실의 정도를 그래프로 나타낸 청력도는 난청인에 따라서 다를 수 있는데, 대부분의 난청인들은 고음으로 갈수록 청력이 감소하는 경사형이나 고음급추형의 유형을 갖는다. 그리고 청력손실의 유형에 따라서 보청기의 처방과 적합 방법이 달라질 뿐만 아니라 보청기의 착용효과도 동일하게 나타나지 않는다.

(4) 보청기의 착용효과

만약 난청인이 보청기를 착용하면 일반적으로 여러 측면에서 좋은 점들이 많이 발생한다. 단순히 그동안 듣지 못했던 소리를 들을 수 있는 점만이 아니라 정신적인 측면부터 사회적인 측면까지 여러 종류의 긍정적인 효과가 생긴다. 이처럼 보청기를 착용하였을 때에 기대할 수 있는 장점들로는 다음과 같은 것들이 있다.

- 가족을 비롯한 다른 사람들과의 의사소통이 향상됨으로써 다른 사람들과 대화를 나누는 횟수가 증가하는 가운데 익숙해진다.
- 좀 더 친근하고 따뜻한 가족(또는 친구) 관계가 형성된다.
- 감정을 포함한 정신적인 불안요소(예 : 피해망상, 사회공포증, 자기비관 등)들이 안정적으로 발전하여 화를 내거나 무엇인가에 실망하는 경우가 감소된다.
- 난청인 자신의 인생에 대한 자신감이 크게 향상된다.
- 난청인에 대한 다른 사람들의 부정적 선입견도 감소한다.
- 난청인이 잘 알아듣지 못한 말을 마치 인식한 것처럼 얼굴 표정이나 말로 표현하는 경우가 없어진다.
- 전화로 통화하거나 TV의 시청을 수월하게 한다.
- 자신의 목소리를 좀 더 자연스럽게 만들어준다.
- 난청을 극복함으로써 일을 계속하거나 구직을 가능하게 한다.

보청기를 착용하였을 때의 착용효과는 난청인의 청력손실 정도에 따라서 다를 수 있다. 다시 말하면, 보청기만 착용하면 손실된 청력이 무조건 모두 회복될 수 있을 것이라는 생각은 올바르지 않다. 실제로 청력손실의 정도에 따라서 보청기의 착용효과가 다르게 나타나며 이를 청력손실의 정도별로 살펴보면 다음과 같다.

- 경도난청
  청력이 일반인에 비해 약간 떨어진 상태이기 때문에 보청기의 착용을 반드시 권장할 필요는 없다.

- 중도 및 고도난청
  보청기의 착용이 가장 적극적으로 권장되는 청력손실의 정도이다. 이들 단계에 속하는 청력손실을 가진 난청인의 경우에 보청기의 착용효과를 가장 크게 얻을 수 있기 때문이다.

- 고도 및 심도난청
  중도 및 고도난청에서와 같이 보청기의 착용이 적극적으로 권장되는 경우이다. 보청기의 착용효과는 중도 및 고도난청에 비하여 크게 떨어지지만, 보청기에 의한 재활보다 더 큰 효과를 얻을 수 있는 청각보조기기가 현재까지 없다. 이 경우에는 보청기를 착용한 가운데 다른 청각보조기기를 이용하거나 얼굴의 표정과 입술모양 등을 함께 살펴 청각재활의 효과를 최대한으로 높이는 것이 바람직할 것이다.

청각장애의 종류에서 볼 때에 전음성 난청의 경우에 감각신경성 난청이나 혼합성 난청보다 보청기의 착용효과가 크다. 왜냐하면 전음성 난청의 경우에는 외이에서 내이로 소리가 전달되는 과정에 이상이 발생한 것이라서 보청기를 이용하여 소리의 크기만 증폭시켜도 청각장애가 비교적 쉽게 해결되는 경우가 많기 때문이다.

청각장애의 유형이 수평형인 경우에 보청기의 착용효과가 가장 좋은 것으로 알려져 있다. 가장 자주 나타나는 경사형이나 고음급추형 청각장애의 경우에는 수평형에 비하여 보청기의 적합이 크게 어려운 편이다. 그러나 가장 드물게 나타나는 역경사형 청각장애에 대한 보청기의 착용효과는 다른 유형에 비하여 가장 적을 수 있다. 왜냐하면 역경사형 청각장애에 대한 보청기의 적합이 다른 유형에 비해 가장 어렵기 때문이다.

2. 보청기 착용귀의 선정

1) 사람의 양이특성

사람은 2개의 귀를 이용하여 여러 가지 장점들을 만들어낸다. 가장 대표적인 장점은 소리를 하나가 아닌 두 귀를 이용하여 들음으로써 소리의 위치를 정확하게 판단할 수 있다는 것이다. 예를 들어, 어디선가 자신을 부르는 소리를 듣게 되면 순간적으로 소리가 나는 방향으로 고개를 돌리게 된다. 만약 사람이 하나의 귀를 가지고 있다면 소리가 발생하는 방향을 순간적으로 정확히 파악하기 어려울 수가 있다. 이와 같이 사람이 2개의 귀를 가지고 있어서 발생하는 장점들에 대해 정리하면 다음과 같다.

(1) 소리의 방향 감지

어떤 음원의 위치는 양쪽 귀로 소리가 들어올 때의 수직적 단서와 수평적 단서에 의해 정확히 감지된다. 여기서 수직적 단서는 주로 외이의 귓바퀴에 의한 고음의 간섭현상으로 제공받는다. 반면에 수평적 단서는 두영효과(머리회절)라고 불리는 머리에서 발생하는 회절에 의해 두 귀에 도달하는 시간과 음압레벨 그리고 도달시간의 차이에 의한 위상 차이에 의해 제공된다.

양쪽 귀 사이의 거리(≈머리의 평균직경=약 25cm)에 비해 소리의 파장이 길면, 그 소리의 진행경로가 휘어져서 반대편 귀로 들어간다. 그러나 이 거리보다 파장이 짧은 1,500Hz 이상의 고음은 머리에서 반사가 일어나서 반대편 귀로 들어가지 못하는 현상을 두영효과라고 한다. 두영효과에 의한 일반적인 음압감쇠는 6.5dB이지만, 1,500Hz 이상의 주파수대역

표 6.4 두영효과에 의해 감소하는 음압레벨의 감소

주파수(Hz)	음압레벨(dB)	주파수(Hz)	음압레벨(dB)
250	1	2,000	6
500	2	4,000	10
1,000	3	6,000	25

에서는 5~15dB까지도 감소할 수 있다. 이들 고음은 자음의 구별에 큰 영향을 줄 수 있는 주파수대역이기 때문에 어음명료도를 약 23%, 그리고 신호대잡음비를 6dB 정도 낮출 수 있다. 각 주파수별로 두영효과에 의해 감소하는 음압레벨을 〈표 6.4〉에서 보여준다. 주파수가 높아질수록 양쪽 귀 사이의 음압레벨 차이는 증가하는 것을 쉽게 알 수 있다. 500Hz 이하의 주파수에서는 양쪽 귀에서의 차이가 별로 크지 않다.

(2) 양이합산

소리를 한쪽 귀가 아닌 양쪽 귀로 청취하였을 때에 대뇌에서 감지되는 소리의 크기가 증가하는 현상을 양이합산이라고 한다. 건청인의 경우에 동일한 소리가 양쪽 귀로 들어가면 전체적인 음압레벨이 3dB 증가하지만, 난청이 있을 경우에 청력역치 근처에서 얻을 수 있는 양이합산은 3~10dB 정도로 증가한다.

양이합산에 대한 다른 특징들을 살펴보면 다음과 같다.

- 양쪽 귀에 입력되는 소리의 크기에 따라서 양이합산의 정도가 달라진다.
- 청력손실이 있는 경우에 양이합산은 건청인에 비해 클 수 있다.
- 소리가 지나치게 클 때에 느끼는 불쾌역치(UDL)에도 영향을 줄 수 있는데, 양이합산은 불쾌역치를 약 0~5dB 정도 감소시킬 수 있다.

(3) 양이진압

양쪽 귀에서 얻은 청각신호를 청각신경계의 상올리브핵과 하구에서 합성하여 잡음으로부터 듣고자 하는 목적음(대화음)을 분리하는 현상을 양이진압이라고 한다. 〈그림 6.1〉과 같이 정중앙에 잡음을 발생시키고, 두영효과가 발생하지 않는 1,500Hz 이하의 순음을 정면의 오른쪽에서 재생시키면, 양쪽 귀와 순음을 발생시키는 스피커 사이의 거리차이에 의해 왼쪽보다 오른쪽 귀에서 더 큰 진폭을 갖게 된다. 따라서 대뇌피질에서 오른쪽 귀에서 왼쪽 귀의 파형을 빼면, 잡음이 없는 순수한 순음만이 남게 된다.

양쪽 귀에 의한 양이진압의 특징을 살펴보면 다음과 같다.

- 잡음으로부터 목적음을 분리시키는 효과가 머리회절보다 양이진압에서 더 효율적으로

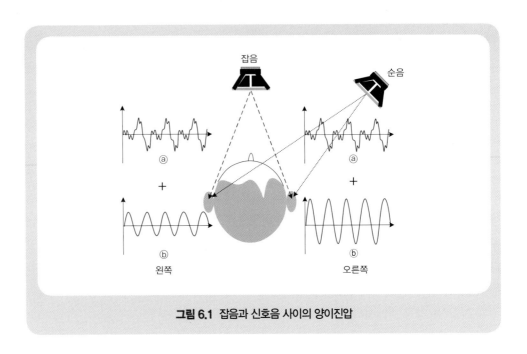

그림 6.1 잡음과 신호음 사이의 양이진압

나타난다. 양이진압으로 인한 신호대잡음비(SNR)가 전반적으로 약 **5dB** 정도 향상되기 때문이다.

- 순음의 크기는 양쪽 귀로 들어온 파형 사이의 위상에 의해서 결정되는데 동일한 위상을 가질 경우에 완벽한 결과를 얻을 수 있다. 그러나 이들 사이의 위상이 동일하지 않으면 대뇌피질에서 이들이 불완전하게 합성되어 잡음에서 목적음을 완벽하게 분리하지 못할 수 있다. 그렇다고 해서 이들 양쪽 귀 사이의 목적음의 위상이 반드시 동일해야 할 필요는 없다. 다시 말하면, 이들 사이의 위상의 차이가 증가할수록 잡음에서 목적음의 분리효과가 줄어든다고 보면 될 것이다.
- 잡음의 주파수특성, 크기(진폭) 그리고 어음과 잡음 사이의 조건에 의해 양이청취의 효과가 달라질 수 있다.
- 청력손실이 크거나 양쪽 귀 사이의 청력차이가 크면 머리회절에 의한 신호대잡음비의 이득이 작아져서 잡음에 대한 감소효과가 크게 줄어든다.

(4) 양이중복

양쪽 귀로 똑같은 소리를 듣는다는 것은 같은 소리를 두 번 반복해서 청취하는 것과 동일한 효과로 간주할 수 있는데 이를 양이중복이라고 한다. 이때에 각 귀에 들어간 파형 속에 들어있는 잡음의 크기를 줄이거나 대뇌에서 각 귀를 통해 들어온 신호들이 합성할 때의 판단력을 향상시키기 때문에 신호대잡음비가 약 1~2dB 정도 향상된다. 매우 심하거나 중추성 청력손실을 가진 경우에도 양이중복이 일어난다.

2) 난청인의 청력특성

청력손실은 한쪽 귀에서만 발생할 수도 있고 아니면 양쪽 귀에서 일어날 수도 있다. 따라서 난청인의 양쪽 귀에 대한 청력상태는 청력검사를 통해 정확하게 알 수 있다. 여기서 난청인의 청력상태에는 청각장애의 종류, 순음청력역치, 어음인지도, 불쾌역치와 역동범위 등을 포함한다. 만약 양쪽 귀의 청력손실이 비슷할 경우에는 대칭형이라고 부르고, 그렇지 않은 경우는 비대칭형 청력손실이라고 한다. 이러한 청력상태는 난청인이 보청기를 한쪽 귀에만 착용할 것인가 아니면 양쪽 귀에 착용할 것인가를 판단하는 기준이 된다.

3) 난청인의 보청기 착용

(1) 양측착용

난청인의 양쪽 귀에서 측정된 청력손실이 중도난청 이상으로서 20dB 이하의 차이를 갖는 경우에는 별도의 보청기를 양쪽 귀에 각각 삽입하는 양측(binaural)착용이 바람직하다. 만약 양쪽 귀의 청력이 좋지 않은데도 불구하고 한쪽 귀에만 보청기를 착용하는 경우에는 양이효과를 충분히 얻지 못하기 때문이다. 위에서 설명한 음원의 위치지각, 양이합산, 양이진압과 양이중복에 관련된 양이효과는 대화음의 크기, 어음명료도, 음질과 이명 등에도 영향을 준다. 보청기의 양측착용에 의한 장점을 다시 설명하면 다음과 같다.

- 소리의 위치지각 : 소리가 발생하는 방향과 거리를 좀 더 정확히 판단할 수 있다.
- 양이합산 : 한쪽 귀로 듣는 것보다 양쪽 귀로 소리를 들을 경우에 약 3dB 정도 청력역치를 낮출 수 있다.
- 양이진압 : 소음과 목적음 사이의 신호대잡음비(SNR)을 높여주어 소음으로부터 목적음을 분리하기가 쉬워진다.
- 양이중복 : 동일한 목적음을 두 번 듣게 해주는 효과로 인하여 어음명료도가 향상된다.
- 고도난청의 경우에 목적음의 크기를 약 3~5dB 정도 높여주어서 어음명료도를 향상시킨다.
- 양이합산으로 인해 소리의 크기가 증가하기 때문에 보청기의 이득을 낮출 수가 있어서 음향되울림의 발생과 왜곡률을 줄일 수 있다.
- 대화음 공간에서의 평형감각이나 이명의 발생을 억제할 수 있다.
- 만약 양측착용이 필요한데도 불구하고 한쪽 귀에만 보청기를 착용하는 경우에 보청기를 착용하지 않는 귀의 청력이 영구적으로 손실될 수 있다. 따라서 양측착용은 보청기를 착용하지 않는 귀의 청력손실이 영구적으로 고착화되는 것을 방지할 수 있는데, 청각장애를 가진 아동의 경우에 특별히 더 유념해야 한다.
- 양쪽 귀로 소리를 청취함에 따라서 음질이나 공간감이 전반적으로 향상된다.
- 양측이명을 감소시킨다.
- 간혹 난청인의 만족도가 보청기의 양측착용보다 단측착용에서 오히려 더 높게 나타나

는 경우가 있음을 유의하여야 한다.

하나의 보청기에 2개의 귀꽂이를 연결한 후에 이들을 양쪽 귀에 삽입하는 양측착용도 있는데, 이를 의사양측(pseudo-binaural)착용이라고 한다. 이 경우에는 2개의 보청기를 양쪽 귀에 각각 삽입하는 양측착용과 다르기 때문에 의사양측착용으로 양측착용만큼의 효과를 얻기는 힘들다.

(2) 단측착용

난청인이 양쪽 귀가 아닌 한쪽 귀에만 보청기를 착용하는 것을 단측(monaural)착용이라고 한다. 한쪽 귀의 청력이 정상인데 비하여 반대편의 귀에만 어떤 원인으로 인해 청력손실이 발생하는 경우가 있다. 이런 경우에 중도 이상의 청력손실을 가진 귀에만 보청기를 착용할 수 있다. 그러나 양쪽 귀의 청력이 중도난청 이상의 손실이 있는데도 불구하고 다음과 같은 이유로 한쪽 귀에만 보청기를 착용하는 경우가 있다.

- 보청기의 구매비용으로 인하여 난청인이 단측착용을 선호
- 보청기의 착용에 대한 미적 불쾌감
- 양쪽 손의 사용에 관련된 장애 여부
- 보청기의 양측착용에 의한 폐쇄효과의 증가
- 바람소리와 같은 배경소음성분의 증가
- 고령일수록 양측착용보다 단측착용이 어음명료도를 향상시킬 수 있음[27]
- 어음변별력이 낮은 노인, 청력손실의 비대칭성이 심하여 양이효과가 낮은 감각신경성 난청 또는 중추신경성 난청처럼 중추신경계에 문제가 있어서 양쪽 귀에서 전달된 청각 정보를 적절히 혼합하지 못하는 경우에는 보청기의 양측착용효과가 단측착용에 비해 오히려 작을 수 있음

양쪽 귀의 청력상태가 보청기의 착용이 요구될 정도로 심하지만, 특별한 이유로 인하여 한쪽 귀에만 보청기를 착용하는 경우가 있다. 이런 경우에 보청기를 어느 쪽 귀에 착용할 것인지 결정해야 한다. 보청기를 착용할 귀를 선정할 때에 고려해야 하는 요소들이 많이 있지만 일반적으로 다음과 같은 방법으로 선정한다.

- 양쪽 귀의 청력역치가 55dB HL보다 낮은 경우에는 청력역치가 더 높은 쪽의 귀에 보청기를 착용하는 것이 좋다.
- 양쪽 귀의 청력역치가 80dB HL보다 높을 경우에는 청력역치가 낮은 쪽의 귀에 보청기를 착용하는 것이 좋다.
- 한쪽 귀의 청력역치가 55dB HL보다 낮고 반대쪽 귀의 청력역치가 80dB HL보다 낮은 경우에는 청력역치가 더 낮은 쪽의 귀에 보청기를 착용하는 것이 좋다.
- 양쪽 귀의 청력역치가 모두 55~80dB HL일 때에는 청력역치가 60dB HL에 더 가까운 쪽의 귀에 보청기를 착용하는 것이 좋다.

- 양쪽 귀의 청력역치가 서로 비슷할 경우에는 어음명료도가 더 높은 쪽의 귀에 보청기를 착용한다. 비대칭형 청력손실의 경우에는 어음명료도가 더 낮은 쪽의 귀에 보청기를 착용하여 어음명료도를 높였을 때에 양쪽 귀의 전체적인 어음명료도가 오히려 더 향상된다는 주장도 있다.
- 양쪽 귀의 불쾌역치(UCL)들이 서로 다른 경우에는 건청인이 갖는 불쾌역치에 가까운 쪽의 귀에 보청기를 착용하는 것이 좋다. 왜냐하면 불쾌역치가 정상에 가까울수록 청각의 역동범위가 넓기 때문이다.
- 한쪽 귀에 이명이 있을 경우에는 이명이 있는 귀에 보청기를 착용하여 증폭음 속에 들어있는 주변잡음이 이명을 차폐시키는 효과까지 함께 기대할 수 있다.
- 어느 한쪽의 귀에 보청기를 지속적으로 착용하고 있었다면, 그 귀는 보청기의 착용에 익숙하기 때문에 동일한 귀에 보청기를 지속적으로 착용시키는 것이 좋다.
- 난청인의 개인적인 선호도(예 : TV 또는 의자의 위치)에 의해 보청기가 착용되는 귀가 선정되는 경우도 있다.

3. 보청기의 선정

사전상담과 청력검사를 통하여 보청기 착용의 필요성을 난청인이 인정하고 보청기를 구매하기로 할 경우에, 청각전문가는 난청인의 청력상태에 가장 적절한 보청기의 유형과 기능들을 주의 깊게 선택하여야 한다. 따라서 보청기를 선정할 때에 고려해야 하는 항목과 내용들은 다음과 같다.

1) 기도와 골전도방식의 선정

기도와 골도청력검사를 통하여 난청인의 청각장애 종류가 무엇인지를 알아야 한다. 소리가 외이로부터 내이로 전달되는 과정에 문제를 가지고 있는 전음성 난청의 경우에는 기도형 보청기보다도 오히려 골도형 보청기가 더 적절할 수 있다. 이때에 외이나 중이에서 발생할 수 있는 소리의 전도성 문제는 귓바퀴가 없다든지, 이소골이 심하게 손상을 입었거나 또는 유양돌기개방과 이과적인 수술을 했을 경우에 발생한다. 그러나 기도형 보청기가 아닌 골도형 보청기가 절대적으로 필요한 경우는 흔하지 않다.

이식형 골도보청기(Bone Anchored Hearing Aid, BAHA)의 경우에는 골도형 보청기를 티타늄 나사로 귀 뒤쪽의 측두골에 직접 고정하기 때문에 소리가 일반적인 골도형 보청기에 비해 더 잘 전달된다. 그러나 이식형 골도보청기는 골도청력역치가 45dB HL 이상일 경우에 사용을 권장한다.

일반적으로 골도형 보청기의 착용효과는 음향되울림을 일으키지 않는 것을 제외하고 기도형 보청기에 비하여 크지 않다. 왜냐하면 진동자를 진동시키는데 기도형보다 더 많은 출력을 필요로 하며, 골도형 보청기의 재생주파수대역도 기도형에 비하여 좁기 때문이다. 실제로 리시버를 통해 고막으로 소리를 전달하는 기도방식이 진동자를 이용하여 유양돌기로 소리를 전달하는 방식보다는 더 효율적이다. 그리고 5kHz 이상의 소리가 두개골의 진동형 태로 내이로 전달될 때에 감쇠가 크게 일어나기 때문에 그들 주파수 성분의 전달효과는 크 게 감소한다. 따라서 골도형 보청기가 꼭 필요한 경우를 제외하고는 전도성 난청 또는 감각 신경성 난청에 관계없이 기도형 보청기의 사용을 우선적으로 권장하는 것이 좋다.

골도형 보청기보다 기도형 보청기를 사용하였을 때에 갖는 특징들을 전체적으로 살펴보 면 다음과 같다.

- 소리를 청각으로 전달하는 효율이 높다.
- 고음영역까지 소리를 재생할 수 있어서 어음명료도를 높일 수 있다.
- 보청기의 크기가 작고 가볍다.
- 보청기의 형태를 쉽게 변형할 수 있다.
- 감각신경성 난청이 심한 경우에는 적합하지 않다. 혼합성 난청의 경우에도 감각신경성 난청의 정도가 클 때는 착용효과가 크지 않다.

2) 보청기 유형의 선정

청력의 재활을 위하여 난청인이 보청기의 착용에 동의하고 보청기를 착용할 귀가 결정되었 다고 하자. 다음의 순서로는 난청인의 청력상태에 적합한 보청기의 유형과 신호처리방식 그리고 추가적으로 필요한 기능들을 선정하는 일이 될 것이다. 다시 말하면, 보청기에는 여 러 가지 유형이 있으며, 증폭이나 채널 또는 기억장치들도 다양하다. 뿐만 아니라 난청인의 청력 및 신체조건 그리고 선호도에 의하여 여러 가지 부가기능들을 다음과 같이 선택할 수 있다.

(1) 보청기의 유형

제2장에서 설명했던 바와 같이 보청기는 우선적으로 공기전도방식과 골전도방식으로 나 눌 수 있다. 일반적으로 골전도방식의 보청기는 안경테(spectacle)를 많이 이용한다. 공기전 도방식의 보청기는 상자형, 귀걸이형과 귓속형으로 크게 나뉜다. 여기서 귀걸이형 보청기 의 경우는 전통적인 귀꽂이 형태와 유연한 실리콘으로 돔(dome) 모양의 귀꽂이를 제작한 RITA BTE와 RITE BTE의 Mini-BTE 형태로 나눌 수 있다. 그리고 귓속형 보청기는 갑개 형, 외이도형 그리고 고막형으로 다시 분류할 수 있다.

난청인의 청력 및 신체조건이나 건강상태 그리고 선호도에 따라서 보청기의 유형을 선택 할 때에 다음과 같은 요소들을 살펴야 한다.

① 보청기 삽입/제거의 용이성

사람의 연령이 높아짐에 따라 나타나는 일반적인 노화현상들로 단순히 시력이나 청력만 이 감소하는 것이 아니고 손이나 발의 움직임들도 함께 둔해질 수 있다. 가장 많이 보청기 를 착용하는 사람들은 아무래도 연령이 많은 노인들이므로 청력의 감소와 함께 손(또는 손가락)의 움직임이 원활하지 못한 경우들이 있다. 뿐만 아니라 나이가 어리거나 정신적(또는 신체적) 장애를 가진 유아(또는 아동)의 경우에도 청각전문가의 지시에 따라 보청기를 외이 도에 스스로 삽입하거나 빼는 일이 어려울 수 있다. 이와 같이 손의 움직임이 원활하지 못한 노인들이나 나이가 어리거나 장애를 가진 유아(또는 아동)의 경우에 다른 사람이 보청기 를 삽입하거나 빼는 것을 매번 대신해주기는 어렵다. 따라서 보청기의 유형을 선정할 때에 난청인이 보청기를 스스로 외이도에 삽입하거나 뺄 수 있는지에 대한 고려도 매우 중요한 일이다.

보청기를 외이도에 삽입하거나 뺄 때에 고막 보청기가 외이도 보청기를 비롯한 다른 종 류에 비하여 더 용이할 수도 있다. 왜냐하면 다른 유형의 보청기들은 상대적으로 복잡한 절 차를 통해 보청기를 삽입하거나 빼야하기 때문이다. 예를 들면, 이갑개정(helix lock)을 가 지고 있는 귀걸이형 보청기(BTE)의 귀꽂이나 갑개 보청기(ITE)의 경우에 이갑개정을 외이 에 삽입하는 과정으로 인하여 고막 보청기에 비하여 더 어렵다고 생각할 수 있다.

신체적으로 장애가 없는 난청인의 경우에 단지 외관상의 이유만으로 크기가 작은 고막 보청기(CIC)의 착용을 선호할 수 있다. 그러나 보청기가 외부에서 보이지 않기 위해서는 외 이도의 깊숙한 자리에 위치해야 한다. 뿐만 아니라 보청기가 외이도 안에 깊숙이 위치할수 록 그만큼 보청기를 손가락으로 잡아서 빼는 것이 어려워진다는 것을 의미한다. 따라서 고 막 보청기의 플레이트에 플라스틱 손잡이(string)를 달아서 보청기를 쉽게 뺄 수 있도록 도 와준다. 만약 신체적 장애가 없는데도 불구하고 난청인이 플라스틱 손잡이의 이용을 불편 하게 느낄 때에는 고막 보청기보다 큰 외이도 보청기나 갑개 보청기의 사용을 권장하는 것 이 좋다. 이들 보청기는 플라스틱 손잡이를 이용하지 않고 손가락으로 직접 보청기를 잡아 서 삽입하거나 빼기 때문이다. 다만 이들 보청기는 고막 보청기에 비해 외부에 많이 노출된 다는 외관상의 단점에 대해서도 함께 설명하여야 한다.

② 보청기의 기능조절

난청인의 개인적 청력조건을 최대한으로 반영하기 위하여 보청기의 전기음향적 기능들이 급속히 발전하고 있다. 예들 들어, 보청기에는 전원, 볼륨, 텔레코일, 음향입력, 음색(tone) 조정과 압축에 관련된 기능들이 있다. 이 전기음향적인 특성들은 스위처나 트리머 또는 프 로그램을 통해 조정되고 있다. 우선 가변저항(potentiometer)을 이용하는 전통적인 방식의 트리머는 보청기의 크기에 제한을 받는다. 다시 말하면, 건전지와 전원 스위치를 비롯한 모 든 트리머들을 제한된 크기의 플레이트에 위치시키는 것이 어려울 수 있다는 것이다. 비록 난청인이 여러 가지 기능을 사용하고 싶어도 이들을 플레이트에서 모두 수용할 수 없는 경 우가 일어날 수 있다. 대체로 보청기의 크기가 작을수록 추가기능을 많이 수용하기가 어려 운 반면에 귀걸이형 보청기나 갑개 보청기처럼 보청기의 크기가 상대적으로 커지면 그만큼 수월해진다. 만약 보청기의 크기가 커지면 보청기의 기능을 조정하는 볼륨이나 각종 트리 머들의 크기를 증가시킬 수도 있다. 청력손실의 정도가 매우 크지 않고 외관상의 미모에 민 감한 난청인이라고 하여도 손가락의 움직임이 양호하지 못한 경우에는 큰 보청기를 선택하는 것이 좋다. 따라서 보청기에 추가되는 기능뿐만 아니라 그들의 조절에 대한 용이성도 보청기를 선정할 때에 고려해야 한다.

프로그램 방식으로 보청기의 각종 전기음향적 기능들을 조정할 수도 있다. 이 방식을 사용하는 보청기를 디지털 보청기(digital hearing aids), 하이브리드 보청기(hybrid hearing aids), 하이브리드 디지털 보청기(hybrid digital hearing aids), 디지털/아날로그 하이브리드 보청기(digital/analog hybrid hearing aids)라고 부른다. 전원 스위치를 제외한 대부분의 보청기 기능들을 컴퓨터 프로그램에서 조정하게 되는데 이는 전통적인 방식에서 각종 트리머를 이용하여 조정하는 것과 동일한 결과를 준다. 이처럼 대부분의 기능들을 프로그램 안에서 조정할 수 있기 때문에 전통적인 방식에서와 같이 플레이트의 크기에 제한받지 않는 장점이 생긴다. 이는 난청인이 원하는 기능들을 보청기에서 모두 수용할 수 있음을 의미한다. 뿐만 아니라 보청기의 전기음향적인 특성을 조정하기가 매우 편리하며 보청기가 가질 수 있는 모든 전기음향적 기능들을 이용할 수 있기 때문에 난청인의 청력조건에 가장 적절하도록 처방할 수 있도록 도와준다. 그러나 프로그램 방식은 청각전문가가 설정한 상태로만 보청기를 사용해야 하는 단점도 있다. 다시 말하면, 보청기에 들어있는 각종 기능의 설정을 다시 조정할 때마다 난청인은 청각전문가를 방문해야만 한다.

③ 외부 노출

아직까지도 시력이나 청력이 좋지 않은 사람들을 대표적인 장애인들로 취급하는 전통적인 사회적 관념들이 완전히 없어진 것은 아닐 것이다. 난청인이 보청기의 착용을 스스로 인정하지 못하는 경우도 있다. 보청기는 귀에 착용하는 장치이기 때문에 외관상 밖으로 드러나기가 쉽다. 보청기를 착용하였을 때에 스스로가 일종의 장애인으로 전락하는 것과 같은 느낌이 들 수 있을 뿐만 아니라 다른 사람들에게 마치 장애인처럼 보이거나 또는 외관상으로 드러나는 모습이 싫기 때문이다. 그 결과 보청기의 착용을 지속적으로 미루는 사람들이 있다.

지금은 급속한 노령화로 인하여 난청인의 숫자가 크게 증가하는 가운데 경제력 향상과 보청기의 가격하락이 서로 조화를 이루면서 보청기 시장의 규모가 계속해서 증가하고 있다. 이러한 사회적 여건에 따라 보청기를 착용하는 난청인들의 숫자도 지속적으로 증가함으로써 보청기 착용자를 장애인으로 보는 사회적 시각이나 난청인 스스로의 관점도 크게 달라지고 있다. 이러한 사회적 관점의 변화에 상관없이 보청기의 착용이 외부로 드러나는 것에 대해 신경을 쓰는 난청인들도 아직까지 적지는 않다. 따라서 보청기가 외부로 드러나는 것에 대한 난청인의 생각도 보청기를 선정하는 데 있어서 중요한 요소가 된다.

외모에 크게 신경을 쓰는 난청인의 경우에는 보청기가 다른 사람의 눈에 가급적 보이지 않도록 보청기의 크기를 줄여서 외이도 안에 깊숙이 삽입하는 것이 좋다. 고막 보청기(CIC)가 가장 대표적으로 유형으로서 다른 유형의 보청기에 비하여 크기가 가장 작으면서 외이도 안에 가장 깊숙이 위치하기 때문에 외부에서 거의 보이지 않는다. 그리고 RITA와 RITE 귀걸이형 보청기도 가느다란 음도관이나 전선을 사용하기 때문에 외부의 눈에 잘 띄지 않는다. 특히 머리카락으로 음도관이나 전선을 살짝 가리면 고막 보청기처럼 외부에서 거의 보이지 않는다.

비록 고막 보청기의 크기로 작아지는 것은 아니지만 외이도 보청기의 경우에도 크기를 추가적으로 감소시켜 외부에 노출되는 정도를 좀 더 줄일 수 있다. 텔레코일, 음향입력 그리고 볼륨과 같은 각종 스위치들을 플레이트에 장착하지 않는 프로그램 방식을 사용하고, 작은 크기의 건전지를 사용하면 된다. 다만 건전지의 크기가 줄어들면 보청기의 사용시간도 함께 감소하는 것을 감안하여야 한다. 그러나 저음성분의 재생을 전기음향적으로 제한하여 보청기의 사용시간을 그대로 유지시키는 경우도 있다.

④ 고출력/최대출력

청력손실이 심할 경우의 청력재활을 위하여 보청기의 높은 출력이나 최대출력이 요구될 수 있다. 특히 심도난청 이상의 청력손실을 가진 경우에는 외관상의 문제와 관계없이 소리를 듣는 것 자체에 모든 초점이 맞춰질 수 있다. 따라서 보청기의 출력이나 최대출력을 좀 더 높일 수 있는 방법은 다음과 같다.

- 보청기의 마이크로폰과 리시버들 사이의 거리를 가급적 멀리하여 음향되울림이 발생하는 것을 억제한다. 만약 음향되울림의 발생을 억제하는 알고리즘을 가지고 있는 개방형 귀걸이형 보청기의 경우에는 음향되울림의 원인이 될 수 있는 고음의 증폭이득을 30dB까지도 높일 수 있다.
- 리시버와 건전지의 크기를 증가시키면 보청기의 크기가 함께 커지는 단점도 있지만 저음성분의 증폭을 통해 최대출력(OSPL90)이 증가한다.
- 얇고 부드러운 실리콘 재질로 제작된 개방형 귀꽂이는 같은 재질의 폐쇄형 귀꽂이에 비하여 250Hz와 500Hz에 대한 저음성분의 증폭을 크게 감소시킨다. 저음성분의 증폭을 높이기 위하여 실리콘으로 제작된 돔을 두 겹으로 사용한 폐쇄형 귀꽂이를 사용하기도 한다. 폐쇄형의 경우에 외이도와 귀꽂이 사이의 밀폐정도에 따라서 저음의 증폭정도가 달라질 수 있으나, 얇고 부드럽고 유연한 실리콘 재질이 아닌 일반적인 보청기의 외형과 같이 제작된 귀꽂이에 비해서는 증폭의 정도가 약하다.

⑤ 주파수반응특성

보청기에 입력되는 소리의 주파수특성이 외이도를 비롯한 외이의 구조와 특성에 의하여 변할 수도 있다. 특히 외이도에서 발생하는 기주공명이 가장 큰 영향을 줄 것이다. 그러나 외이도의 기주공명은 보청기를 외이도에 착용함에 따라서 공명주파수가 8kHz 이상으로 높아져서 보청기의 주파수반응곡선에는 나타나지 않게 된다. 다시 말하면, 보청기의 착용으로 인하여 외이도의 공명효과가 없어지는 것이다. 만약 보청기의 착용으로 인해 외이도에서 공명이 발생하지 않은 소리를 듣게 되면, 평소에 듣던 소리와의 음질차이가 커서 자연스럽지 못한 느낌을 받을 수 있다. 따라서 보청기의 삽입으로 인해 사라진 공명효과를 주파수반응곡선에 인위적으로 만들어 넣는다. 그 결과로 1kHz와 3kHz 근처에 2개의 공명피크들이 인위적으로 만들어진다. 보청기에서 사용하는 가장 기본적인 주파수반응곡선의 형태는 250~8,000Hz의 주파수대역을 갖는 가운데 1kHz와 3kHz 근처에 2개의 피크가 존재한다.

일반적으로 귓속형 보청기의 경우에는 전기음향적인 방식으로 1kHz와 3kHz 근처에 외이도 공명피크들을 인위적으로 만들어낸다. 반면에 전통적인 귀걸이형 보청기는 음도관의 길이와 직경을 조절하여 기계적인 방식으로 외이도에서 발생하는 기주공명을 만들어내기도 한다. 그러나 RITE형 귀걸이형 보청기는 음도관이 아닌 얇은 전선을 사용하기 때문에 음도관에 의한 공명피크가 만들어지지 않는다. 따라서 고음에서의 이득과 최대출력(OSPL90)이 약간 증가하여 중음과 고음에 대한 주파수특성이 편평(flat)해진다.

보청기의 유형에 따른 기본적인 주파수반응곡선의 형태가 주어지면 이 주파수반응곡선에는 외이도 공명을 위한 피크 이외에 다른 형태의 피크나 딥이 존재해서는 안 된다. 왜냐하면 사람의 청각특성에는 이들 공명피크 이외에 다른 피크나 딥이 존재하지 않기 때문이다. 만약 이들 이외의 피크가 존재한다면 전기음향적인 방법으로 제거해야 한다. 예를 들어, 귀걸이형 보청기의 경우에는 리시버에서의 기계적인 공명과 헬름홀츠 공명에 의한 피크들이 존재할 수 있다.

난청인에게 처방되는 기본적인 주파수반응곡선은 여러 요소들에 의해 변할 수 있다. 예를 들어, 저음에 대한 청력이 정상에 가깝고 작은 보청기를 선호하는 경우에는 저음에 대한 재생을 줄여서 보청기의 건전지 수명을 증가시킬 수 있다. 왜냐하면 고음에 비하여 저음을 재생할 때에 상대적으로 많은 전류가 소비되기 때문이다. 다만 이런 경우에 보청기에서 재생하는 소리의 주파수대역은 좁아진다.

⑥ 바람에 의한 소음

만약 바람이 많이 부는 실외에서 마이크로폰을 사용하면 바람이 마이크로폰에 부딪히면서 만들어지는 소음이 스피커로 나오는 것을 쉽게 경험할 수 있다. 뿐만 아니라 바람이 강하게 불 경우에 귀 근처에서 바람에 의해 만들어진 소음도 쉽게 들을 수 있다. 이 소음은 바람이 머리나 귓바퀴에 부딪치거나 귓바퀴 안쪽의 갑개(concha)에서 일어나는 소용돌이에 의해 만들어진다. 특히 바람이 머리와 귓바퀴에 부딪칠 때에는 주파수가 낮은 성분의 소음(바람소리)이 발생한다. 만약 바람에 의해 발생한 소음이 보청기에 있는 마이크로폰으로 입력되면 말소리에 대한 명료도가 크게 감소할 것이다. 따라서 난청인이 바람이 많이 부는 장소에 노출되는 경우가 어느 정도인지에 대한 것도 보청기를 선정할 때에 고려하는 것이 좋다. 예를 들면, 바람이 많이 부는 겨울에 실내가 아닌 실외에 있는 시간이 많은 경우도 있다.

보청기의 음질에 관여하는 바람소리의 영향은 보청기의 종류에 따라서 달라질 수 있다. 예를 들어, 고막 보청기는 외이도의 깊숙한 자리에 위치하기 때문에 귓바퀴나 외이도 입구 부근에서 발생하는 바람에 의한 소음으로부터 영향을 적게 받을 수 있지만, 귀걸이형 보청기나 안경형 보청기는 마이크로폰이 외부에 완전히 노출되어 있기 때문에 바람에 의한 영향이 가장 클 수 있다. 바람에 의한 소음은 주로 저음성분들로 이루어지기 때문에 저음성분을 전기음향적으로 여과시키면 바람에 의한 영향을 줄일 수 있다. 그러나 저음성분을 과도하게 감소시키면 대화음 안에 들어있는 저음성분들도 함께 줄어들기 때문에 음질이 자연스럽지 못할 수 있다. 따라서 음질에 미치는 영향을 최소화하는 가운데 바람의 영향을 최대한으로 감소시킬 수 있는 디지털 신호처리기술이 지속적으로 개발되고 있다.

⑦ 지향특성

일반적으로 사람들이 대화를 나눌 때에는 대화자들이 서로 마주 보게 된다. 따라서 여러 사람들이 함께 대화를 나누는 경우에도 측면이나 후방에서 들리는 말소리보다 정면에서 들리는 말소리에 더 주의를 기울이게 된다. 뿐만 아니라 측면에 있는 사람의 말을 들어야 할 경우에는 고개를 돌려 그 사람의 얼굴을 바라보는 것이 일반적이다. 사람들이 대화를 나눌 때에는 말을 하고 있는 상대방과 서로 마주 보는 가운데 다른 방향에서 들려오는 말소리에는 크게 신경을 쓰지 않는 경우가 많다. 이러한 특징을 보청기를 착용한 난청인에게 그대로 적용할 수 있으면 좋을 것이다. 다시 말하면, 정면에서 들리는 소리에만 집중할 수 있도록 측면이나 후방에서 들어오는 소리의 영향을 최대한 줄여주는 것이다.

측면이나 후방에서 들어오는 소리의 영향을 줄일 수 있는 방법은 바로 지향성 마이크로폰을 사용하는 것이다. 이들 소리성분이 보청기의 증폭기에 입력되지 않도록 마이크로폰에서 음성신호를 처리하는 것이 가장 좋은 방법이다. 이와 같이 소리를 발생시키는 음원의 방향에 따라서 소리성분을 남기거나 없애는 특성을 마이크로폰의 지향특성이라고 한다. 다시 말하면, 특정한 방향(예 : 정면)에서 들어온 소리만을 증폭기에 입력시키고, 나머지 다른 방향(예 : 측면이나 후방)에서 입력된 소리성분은 없애버리는 것이다.

일반적으로 마이크로폰에서 음원의 방향에 따른 소리성분의 신호처리는 대체로 2개의 무지향성 마이크로폰으로 이루어진다. 이들 2개의 무지향성 마이크로폰 중에서 하나만 사용하면 무지향성 마이크로폰이 되고, 2개의 마이크로폰을 모두 사용하면 특정한 방향의 소리만을 남기는 지향성 마이크로폰이 된다. 따라서 보청기에서 소리의 방향에 따른 지향특성을 얻기 위해서는 2개의 마이크로폰이 동일한 보청기에 설치되어야 한다.

지향성 또는 무지향성 마이크로폰을 사용할 때의 특징들은 서로 다르다. 무지향성의 마이크로폰을 사용할 때에는 모든 방향에서 들어오는 소리를 들을 수 있기 때문에 측면이나 후방에서 들어오는 정보를 모두 얻을 수 있다. 예를 들면, 뒤에서 부르는 소리나 옆에서 울리는 자동차 경적소리를 모두 들을 수 있다. 그러나 주변 소리들을 들어야 할 필요가 없을 때에는 이 소리들이 일종의 소음이 되기 때문에 말소리의 명료도를 감소시키는 원인이 될 수 있다. 지향성 마이크로폰을 사용할 때에는 정반대의 특징이 나타난다. 주변음이 소음으로 간주될 때에는 말소리의 명료도를 높일 수 있지만, 자동차의 경적소리를 듣지 못하여 위험한 상황이 일어날 수도 있다. 따라서 보청기의 지향특성도 보청기를 선정하는 데 중요한 요소들 중에 하나이다.

지향특성을 얻기 위해서는 플레이트에 2개의 마이크로폰이 설치되어야 한다. 고막 보청기는 플레이트의 크기가 작아서 2개의 마이크로폰을 설치하는 데 어려움이 있었다. 그러나 요즘에는 지속적인 디지털 기술의 발전으로 인해 고막 보청기에도 지향성 마이크로폰이 설치되고 있다. 안경형 보청기에서는 2개 이상의 마이크로폰을 사용하여 지향특성을 더욱 향상시키고자 노력하고 있다. 요즘에 많이 사용하고 있는 Mini-BTE는 보청기의 본체가 귓바퀴의 뒷부분에 위치하기 때문에 마이크로폰의 지향특성이 다소 감소하는 경향이 있다.

⑧ 내구성

가장 기본적인 보청기는 마이크로폰, DSP와 리시버 등으로 구성되어 있으며 이들은 주로 습기와 귀지에 의하여 고장을 일으킨다. 특히 리시버가 가장 쉽게 고장을 일으키는데, 이는 리시버가 습기에 취약한데다 귀지에 가장 많이 노출되기 때문이다. 보청기의 평균적인 수명은 일반적인 전자제품들에 비해 상대적으로 짧은 편이다. 그 이유는 습기 안에 외이도의 피부로부터 나온 염분이 들어있기 때문이다. 실제로 습기 속에 들어있는 염분은 보청기 부품들의 부식을 크게 가속시키는 역할을 한다.

리시버 다음으로 고장이 자주 발생하는 것은 각종 스위치와 볼륨, 건전지의 접촉점 그리고 귀걸이형 보청기의 음도관 등을 들 수 있다. 이들은 난청인에 의해 자주 조작되기 때문에 좀 더 빈번하게 고장이 발생한다. 만약 보청기의 외형을 코팅하거나 방수(waterproof)로 제작하면 보청기의 수명을 좀 더 연장할 수도 있다. 따라서 보청기의 무상품질 보증기간도 보청기를 선정할 때에 유의하여 살펴보아야 한다.

⑨ 전화기와의 호환성

난청인은 다른 사람들과 대화를 나눌 때에 가장 불편하지만 그다음으로 많이 겪는 어려움 중에 하나가 바로 전화기의 사용이다. 왜냐하면 전화기에서 나오는 소리의 크기가 대체로 작기 때문에 난청인은 전화음을 알아듣기가 쉽지 않다. 전화기의 수화기에서 발생하는 자기장을 보청기에서 직접 감지하여 소리로 변환시켜 주는 텔레코일의 사용을 고려할 수 있다. 각 보청기의 유형별로 텔레코일을 장착하였을 때의 특징을 살펴보면 다음과 같다.

- 상자형 보청기
  보청기의 본체를 전화기에 가깝도록 위치시켜야 하는 불편함이 있다.

- 귀걸이형 보청기와 안경형 보청기
  음향입력에서 텔레코일 기능을 쉽게 선택하여 사용하기가 편리하다.

- 갑개 보청기와 외이도 보청기
  텔레코일 기능을 선택하는 스위치가 작은 가운데 플레이트(faceplate)에 위치하기 때문에 M-T-O 스위치의 조작이 다소 불편할 수 있다. 특히, 볼륨이 M-T-O 스위치와 함께 플레이트에 위치하면 이들 스위치 조작의 불편함이 더욱 커질 수 있다. 따라서 이들 스위치 조작의 불편함을 해소하기 위하여 무선형 리모컨을 사용하거나 자동으로 음향입력과 텔레코일을 선택하는 기능을 사용하기도 한다. 여기서 텔레코일의 자동선택 기능은 전화기가 보청기에 가까워짐에 따라서 보청기의 주변에 자기장의 강도가 강해지는 것을 이용한 것이다. 이 경우에는 보청기에서 음향되울림이 발생하지 않도록 주의해야 한다. 따라서 보청기에 음향되울림의 발생을 억제할 수 있는 기능을 추가하거나 또는 전화기의 송화기에 음성의 크기를 줄여주는 여과기를 설치하면 도움이 된다.

- 전화기에서 수화기로 보내는 음성신호를 무선통신용 블루투스(bluetooth)를 이용하여 보청기에 보내고, 보청기에서는 이 신호를 입력신호로 사용하는 디지털 기술이 점차 확대되고 있다.

⑩ 관리
어떤 난청인은 외이도나 중이에 만성적인 염증을 가진 경우가 있다. 이런 경우에는 귓속형 보청기나 RITE 귀걸이형 보청기를 사용하지 않는 것이 좀 더 적절하다. 왜냐하면 외이도 안에 항상 존재하는 염증으로 인한 고름으로 보청기를 청결하게 유지하기가 매우 어렵기 때문이다. 만약 고름이 보청기의 내부로 흘러들어 갈 경우에는 보청기에서 고장이 발생하기 매우 쉽다. 리시버가 들어있지 않은 일반형 귀꽂이나 RITA 귀걸이형 보청기들을 사용하는 경우에는 귀꽂이와 음도관을 간단히 세척할 수 있어서 보청기의 청결을 쉽게 유지할 수 있다. 따라서 외이도나 중이에 이과적으로 문제가 있을 경우에는 보청기의 유형을 이러한 청각상태에 맞출 수도 있다.

⑪ 외이도 개방
청력재활을 위해 착용한 보청기에 의해서 외이도가 밀폐될 수 있다. 골전도에 의해 외이도 안에 발생하는 저음과 보청기에서 출력된 저음들이 고막과 보청기 사이의 잔여공간에 갇히면서 폐쇄효과가 나타난다. 저음이 잔여공간에 갇히면 폐쇄효과로 표현되는 울림현상이 발생하여 말소리의 명료도가 크게 감소한다. 이와 같이 잔여공간 안에서 소리가 울리는 현상을 줄이기 위해서는 보청기의 착용으로 인해 폐쇄된 외이도를 일부분 개방하는 것이다. 외이도를 개방하기 위해서 귀꽂이와 보청기의 외형에 환기구를 설치하거나 개방형 귀꽂이를 사용할 수 있다. 그러나 폐쇄효과를 줄이기 위해 외이도를 개방하면 음향되울림이 발생할 가능성이 대체로 높아진다. 왜냐하면 환기구나 개방형 귀꽂이를 통해 저음성분만이 외부로 빠져나가는 것이 아니고 고음성분이 갖는 일부의 음향에너지도 저음과 함께 배출될 수 있기 때문이다. 이처럼 환기구나 개방형 귀꽂이를 통해 외부로 빠져나온 고음성분이 다시 플레이트에 있는 마이크로폰으로 입력되어 음향되울림을 발생시킬 수 있다. 따라서 폐쇄효과를 감소시키기 위해 설치하는 환기구의 직경이나 개방형 귀꽂이에서 외이도의 개방면적은 음향되울림이 발생하지 않는 범위에서 결정되어야 한다. 예를 들면, 환기구나 개방형 귀꽂이에 의해 외이도의 개방면적이 증가하면 폐쇄효과는 줄어들지만 음향되울림이 발생할 수 있다. 그러나 개방면적을 감소시키면 폐쇄효과가 증가하는 반면에 음향되울림이 발생할 가능성은 낮아진다.

저음에 대한 청력이 정상에 가까운 가운데 고음에서 심각한 청력손실이 나타나는 고음급추형의 경우에 폐쇄효과와 음향되울림 사이의 관계는 매우 까다로워진다. 왜냐하면 저음에 대한 청력이 정상이기 때문에 저음성분의 증폭이 요구되지 않기 때문이다. 따라서 저음성분에 대한 보청기의 이득이 외부로 쉽게 배출될 수 있도록 큰 직경을 갖는 환기구를 사용하는 것이 좋다. 반면에 손실이 심한 고음성분의 청력을 회복시키기 위해서는 많은 양의 이득이 요구된다. 따라서 고음에 대한 청력재활을 위해 고음의 이득을 높이면 이들 음향에너지의 일부가 직경이 큰 환기구를 통해 외부로 빠져나가 음향되울림을 발생시킬 수 있다. 따라서 환기구의 직경 또는 개방형 귀꽂이의 개방정도를 적절히 조정하여 음향되울림이 발생하지 않게 하고 폐쇄효과를 최대한으로 감소시킬 수 있는 최적의 조건을 찾아야 한다.

외이도의 개방정도를 조절하는 방식을 제외하고 폐쇄효과를 줄이기 위하여 마이크로폰의 입구와 환기구의 출구 사이의 거리가 짧은 귓속형 보청기보다는 귀걸이형 보청기를 선택하는 것이 상대적으로 유리한 것처럼 적절한 보청기 유형의 선택도 도움이 될 수 있다. 예를 들면, 외이도의 골부에 위치하는 보청기의 외형(예 : 고막 보청기)이나 귀꽂이의 경우에는 저음에 의한 폐쇄효과를 일으키지 않는 것으로 알려져 있다. 왜냐하면 이들이 외이도에서 저음을 발생시키지 않는 골부에 위치하기 때문에 연골부에서 만들어진 저음이 외이도의 잔여공간에 갇혀서 발생하는 폐쇄현상을 일으키지 않기 때문이다. 따라서 보청기의 유형, 환기구의 직경과 개방형 귀꽂이의 개방정도 등을 종합적으로 고려하여 외이도에서 발생하는 폐쇄효과와 음향되울림을 제어해야 할 것이다.

⑫ 건전지의 사용시간

건전지의 크기는 전기용량에 큰 영향을 준다. 다시 말하면, 건전지의 크기가 클수록 전기를 저장할 수 있는 용량이 증가하여 좀 더 오랫동안 건전지를 사용할 수 있다. 이는 보청기의 사용시간과 직접적으로 비례하여 건전지의 크기가 클수록 보청기의 사용시간이 증가한다. 보청기의 크기가 상대적으로 큰 귀걸이형 보청기나 갑개 보청기의 경우에는 큰 건전지를 사용할 수 있기 때문에 외이도 보청기나 고막 보청기에 비하여 더 오랫동안 보청기를 사용할 수 있다.

⑬ 가격

귀걸이형 보청기의 가격이 다른 유형에 비하여 대체로 낮은 편이다. 반면에 보청기의 크기가 가장 작으면서 고막 근처에 위치하는 고막 보청기(CIC)가 일반적으로 가장 비싸다고 할 수 있다. 이처럼 고막 보청기의 가격이 비싼 원인은 제조업체에서 보청기를 제작할 때의 생산비가 높고 제품의 반복적인 구매를 의미하는 교환율(return rate)이 낮기 때문이다. 그러나 요즘은 보청기에 들어있는 기능들의 종류와 난청인이 추가로 선택하는 기능(예 : 텔레코일, 블루투스, 리모컨 등)들에 의해 가격이 높아지는 경향이 있다. 특히 디지털 보청기의 경우에 채널과 밴드, 압축, 소음, 지향특성, 음향되울림과 어음명료도 등에 관련된 기능들의 선택에 의해 가격이 달라진다.

⑭ 당일 보청기 적합

난청인의 귓본을 채취하여 제작하는 맞춤형 귀꽂이를 이용하지 않고 제조사에서 미리 제작하여 판매하는 기성형 귀꽂이 방식의 귀걸이형 보청기는 난청인의 청력검사부터 보청기의 착용까지 당일에 종료할 수 있다. 이처럼 청력검사부터 보청기의 착용까지 당일에 마칠 수 있는 난청인은 전체의 81%에 이르고, 이들 중에서 28%의 착용자만이 음향되울림 현상을 경험하는 것으로 한 연구에서 보고하였다.[28] 이처럼 제조사에서 미리 제작한 후에 판매하는 기성형 귀꽂이를 사용해도 되는 수요자는 연령과 청력역치가 높아질수록 함께 많아지는 것으로 나타났다. 다만 난청인이 청력검사부터 보청기 착용까지의 모든 일을 당일에 마치려면 여러 종류의 유형 및 재질로 제작된 기성형 귀꽂이들을 청각전문가가 미리 준비하고 있어야 한다. 이처럼 여러 종류의 기성형 귀꽂이들을 착용해가며 시험하는 것은 각 난청인의 청력손실을 좀 더 효과적으로 재활시키는 데도 큰 도움이 될 수 있다.

보청기의 유형에 따라서 각각의 장점과 단점을 가지고 있으며 이는 난청인의 청력상태를 비롯하여 신체 또는 건강상태와 선호도에 따라 달라진다. 따라서 보청기를 선정할 때에는 이들 조건을 위에서 설명한 바와 같이 종합적으로 고려하여야 한다. 예를 들면, 난청인이 갖는 청력손실의 정도에 따라서 고출력이 요구되는 경우도 있고 그렇지 않은 경우도 있다. 고출력이 요구되지 않는 경우에는 폐쇄효과나 음향되울림의 발생에 대한 주의가 다소 줄어들기 때문에 보청기 착용에 의한 불편함을 좀 더 감소시킬 수 있는 보청기의 유형을 선정하는 것이 좋다. 보청기의 유형에 따른 적합성을 〈표 6.5〉에서 보여준다.[9] 〈표 6.5〉에서 ●의 개수가 많을수록 좋거나 양호한 것을 의미한다.

(2) 신호처리방식의 선정

① 증폭방식

제3장에서도 설명했던 바와 같이 보청기의 증폭기는 출력제한방식으로 불리는 선형증폭기와 압축제한방식으로 알려진 비선형증폭기로 크게 나눌 수 있다. 이들 증폭방식은 각각의 특징을 가지고 있기 때문에 난청인의 청각상태에 맞추어 적절히 선택되어야 한다. 다시 말하면, 현재 가장 많이 사용되고 있는 압축제한방식이 모든 난청에 대해 최적의 증폭방식이 아닐 수 있다는 것이다. 비선형보청기에 비하여 상대적으로 가격이 저렴한 선형증폭방식이 난청인의 청력재활에 더 적절한 경우도 있다. 예를 들면, 다음과 같은 경우들은 압축제한방식보다 출력제한방식의 증폭기가 더 적절할 수 있다.

- 농(deaf)을 포함한 심도 이상의 청력손실을 가진 난청인의 경우에는 이득과 최대출력(OSPL90)이 높을수록 유리하다. 왜냐하면 정점절단에 의해 말소리에 고조파 왜곡이 발생한다고 해도 말소리 자체가 들리는 것이 더 우선적으로 중요하기 때문이다.
- 압축제한방식의 증폭기를 선호하는 가운데 높은 최대출력(OSPL90)이 필요한 경우가

표 6.5 난청인의 청력 및 신체조건과 선호도에 따른 보청기들의 적합성[9]

조건	CIC	ITC	ITE	BTE (mold)	RITA (dome)	RITE (dome)	spectacle	Body
삽입/제거의 용이성	●●	●●	●	–	●	●	●	●
조정의 용이성	–	●	●●	●●●	●●	●●	●●●	●●●
외부에서 보이는 정도	●●●	●●	●	●	●●	●●	–	–
고출력/최대출력	–	–	●	●●	–	●	●●	●●●
주파수대역/반응특성	●●●	●●●	●●●	●●	●●	●●●	–	–
바람소리의 민감도	●●●	●●	●●	–	–	–	–	–
무지향적 특성	●●●	●●	●	–	–	–	–	–
지향적 특성	–	●	●●●	●●●	●●	●●	●●●	–
내구성	–	–	–	●●●	●●●	–	●●●	●●●
전화와의 호환성	●●	●	●	●●	●●	●●	●●●	●
청소의 용이성	–	–	–	–	–	–	●●●	●●●
폐쇄효과의 억제	–	●	●●	●●	●●	●●●	●	–
음향되울림의 억제	–	–	●	●●●	–	–	●●●	●●●
건전지의 사용시간	–	–	–	●●●	●●●	–	–	–
가격	–	●	–	●●	●●	●●	●●	●●

있다. 이처럼 보청기의 최대출력을 높이기 위해서는 보청기(리시버)의 크기가 커져야 하는데도 불구하고, 큰 보청기의 착용을 원하지 않는 난청인들도 있다. 이런 경우에 압축제한방식보다는 출력제한방식의 증폭기를 권장한다. 예를 들면, 높은 최대출력을 얻기 위하여 압축제한방식의 귀걸이형 보청기보다 출력제한방식의 외이도 보청기가 더 적합하다는 의미이다.

② 광대역역동범위압축보청기

넓은 범위의 소리 크기를 낮은 압축역치와 압축비율로 입력을 압축(입력압축방식)하는 광대역역동범위압축(WDRC)은 감각신경성 난청을 가진 난청인들 중에서 청력손실의 정도가 작아서 역동범위가 건청인과 유사한 경도와 중도난청에 적합한 편이다. 왜냐하면 작은 소리에는 충분한 이득을 제공하여 편안하게 만드는 반면에 큰 소리의 경우에는 이득을 거의 제공하지 않기 때문이다. 그 결과로서 작은 말소리를 듣고 인식할 수 있는 능력을 향상시켜준다.

광대역역동범위압축방식의 보청기는 오늘날 가장 널리 사용되는 비선형증폭방식으로서 거의 모든 보청기의 유형에 적용되고 있다. 그러나 일부의 난청인들은 선형보청기에 비하여 착용효과의 차이를 크게 느끼지 못하는 경우도 있다. 왜냐하면 작은 소리의 입력에 제공되는 광대역역동범위압축방식의 이득이 어떤 난청인에게는 적절하지 않기 때문이다. 따라서 광대역역동범위압축방식이 모든 난청인들에게 적절한 증폭방식이라고 생각해서는 안 된다.

③ 다채널 압축

난청인의 청력특성에 따라서 보청기의 채널 수를 결정하는 것이 좋다. 다시 말하면, 모든 주파수대역에서 청력손실의 정도가 유사한 수평형일 경우에는 하나의 압축기(채널)만을 사용해도 보청기의 착용효과를 충분히 얻을 수 있다. 그러나 가장 일반적인 청력손실의 형태인 경사형의 경우에는 하나의 압축기만으로 모든 주파수의 청력손실을 회복하기란 어려울 수 있다. 가장 쉽게 생각할 수 있는 이유는 주파수대역에 따라서 청력재활에 필요한 이득이 서로 다르기 때문이다. 예를 들면, 저음과 고음에서의 청력역치가 서로 다를 경우에 이들 주파수대역에서의 압축역치와 압축비율을 서로 다르게 사용하는 것이 바람직하다는 것은 이미 잘 알려진 사실이다. 일반적으로 500Hz와 2kHz에 대한 청력역치의 차이가 25dB을 넘는 경우에 다채널 증폭기의 사용을 권장하고 있다. 고음에서의 청력역치가 높을 경우에는 고음역압축방식(Treble Increase at Low Level, TILL)을 그리고 저음에서의 청력역치가 높을 경우에는 저음역압축방식(Bass Increase at Low Level, BILL)을 사용한다. 따라서 난청인의 청력도를 기초로 하여 난청인의 청력재활에 필요한 채널의 숫자를 대략적으로 짐작할 수 있다. 청력도에 나타난 난청인의 청력상태가 복잡할수록 보청기의 채널 숫자는 대체로 늘어나게 된다.

일반적으로 보청기의 채널 수가 증가할수록 보청기의 적합을 난청인의 청력상태에 맞추어 정밀하게 수행할 수 있다. 그 결과로서 보청기의 착용에 따른 난청인의 만족도가 크게 향상될 수 있다. 그러나 채널 수가 증가할수록 보청기의 적합이 그만큼 복잡해지고 어려워진다. 각 채널별로 압축역치, 압축비율, 압축시간과 해제시간을 설정해야 하며, 서로 인접하고 있는 채널들과의 조화도 잘 이루어져야 하기 때문이다. 따라서 압축방식의 보청기에서 채널의 숫자가 많다고 하여 보청기의 착용효과가 항상 좋아진다고 할 수는 없다. 그 이유에는 보청기의 적합에 관련된 청각전문가의 기술적 능력도 포함시킬 수 있다.

④ 압축 속도

보청기에서 압축기의 압축속도는 대화음의 음색에 큰 영향을 줄 수 있다. 다시 말하면, 압축역치 이상 또는 이하의 소리가 입력되었을 때에 압축동작이 압축비율에 이르는 데 걸리는 압축시간(attack time)과 압축동작이 완전히 풀리는 데 걸리는 완화시간(release time)이 길고 짧음에 따라서 대화음의 음색이 크게 변할 수 있다.

요즘에 판매되고 있는 보청기는 매우 빠른, 빠른, 느린 또는 매우 느린 압축들 중에서 하나를 직접 선택하거나 또는 이들을 자동으로 선택하는 프로그램을 가진 경우들로 나눌 수 있다. 그러나 어느 정도의 압축속도가 적절한지에 대해서는 아직까지 명확하게 알려져 있지 않다. 다만 빠른 압축의 경우는 역동범위가 큰 가운데 빠르게 변하는 대화환경에 적절한 반면에, 느린 압축은 소리의 크기가 서서히 변하는 대화환경에서 사용하는 것이 좋다고 알려져 있다. 그리고 짧은 압축과 해제시간은 대개 저음보다 고음을 압축하는 채널에서 사용된다.

⑤ 능동잡음의 감쇠

보청기에 입력되는 일반적인 능동잡음(adaptive noise)의 주파수는 주로 저음에 해당한다. 만약 저음성분에 대한 청력손실이 적어서 보청기의 이득을 작게 제공하는 경우에는 능동잡음이 크게 증폭되지 않고 고음성분이 주로 증폭되어 어음명료도에 큰 영향을 주지 않는다. 그러나 저음과 고음의 청력손실이 비슷한 수평형 청력손실의 경우에는 저음도 고음과 함께 증폭되어야 한다. 그 결과로 신호대잡음비(SNR)가 감소하여 어음명료도에 나쁜 영향을 준다. 만약 어음명료도를 향상시키고 싶다면 이때에도 마찬가지로 저음의 증폭을 억제하여 능동잡음에 의한 영향을 줄여야 한다. 저음의 증폭을 억제하는 방법으로는 크게 두 가지가 있다. 첫 번째, 능동잡음이 있을 때에는 저음의 증폭을 억제하고 그렇지 않은 청취환경에서는 고음과 함께 저음도 증폭하도록 난청인이 스위치를 직접 조정하는 것이다. 두 번째, 자동소음방지(Automatic Noise Reduction, ANR) 기능을 추가하는 것이다. 능동잡음으로 인해 신호대잡음비가 낮아지는 주파수대역의 이득을 자동으로 감소시키는 잡음억제 알고리즘을 통해 능동잡음에 대한 억제효과를 증가시킬 수 있다.

⑥ 다기억 장치

일반적으로 난청인의 청력상태에 적절한 보청기의 증폭특성은 난청인에 따라서 다를 수 있다. 뿐만 아니라 난청인이 다른 사람들과 대화를 나누는 청취환경도 다양할 수 있다. 이처럼 다양한 청력상태 및 청취환경들을 오직 한 가지 종류의 적합으로만 대응하는 것은 효과적이지 않을 수 있다. 따라서 보청기로 증폭해야 하는 주파수대역이 넓은 경우, 난청인이 다양한 청취환경에 규칙적으로 노출되는 경우 또는 고음에서의 역동범위가 매우 높은 경우에는 다기억 장치를 갖는 보청기를 사용하는 것이 바람직하다. 예를 들어, 각각의 청취환경에 적절한 보청기의 증폭특성들을 별도의 기억장치에 저장한 후에, 청취환경에 따라서 보청기의 증폭특성을 선택할 수 있으면 보청기 착용에 대한 난청인의 만족도가 크게 향상될 것이다. 다기억 장치가 갖는 또 다른 특징들을 살펴보면 다음과 같다.

- 다기억 장치와 능동잡음을 억제하는 기능들은 청취환경에 따라 보청기의 증폭특성이 변한다는 점에서 서로 유사하다.
- 전화통화에 활용되는 텔레코일 기능의 선택도 가능하다.
- 마이크로폰의 지향특성을 선택하는 기능에도 활용할 수 있다.
- 여러 개의 기억장치들 중에서 청취환경에 적합한 기억장치를 프로그램에 의해 자동으

로 선택하도록 할 수도 있다.

⑦ 음향되울림의 억제

보청기에서 음향되울림이 발생하는 것은 난청인이 보청기의 착용을 거부할 수 있을 정도로 심각한 문제가 될 수 있다. 왜냐하면 음향되울림이 발생하면 음량이 불쾌수준에 도달하여서 불쾌감이 생김과 동시에 음질이 감소하기 때문이다. 뿐만 아니라 음향되울림의 발생에 의하여 보청기의 최대출력이 제한되는 경우도 많다. 따라서 높은 출력의 요구에 의하여 음향되울림이 자주 발생하는 경우에는 음향되울림의 발생을 억제할 수 있는 알고리즘을 사용하는 것도 좋은 방법이다. 이와 같이 보청기에서 음향되울림이 자주 발생할 수 있는 경우들을 살펴보면 다음과 같다.

- 심도 이상의 난청으로 인하여 높은 출력이 요구되는 경우
- 저음에 비해 고음에서의 청력손실이 매우 큰 고음급추형 청력손실의 경우
- 귀꽂이 또는 보청기의 외형과 외이도 사이에 틈이 있는 경우
- 개방형 귀꽂이나 보청기 외형에 환기구가 설치된 경우
- 귀걸이형 보청기의 음도관이 파손되거나 이어후크와의 연결이 불완전한 경우
- 보청기의 마이크로폰에 전화기의 수화기를 가까이 하는 경우

⑧ 지향성 마이크로폰

말소리에 대한 명료도에 가장 나쁜 영향을 주는 요소들 중에 하나가 바로 소음이다. 소음에는 주변에서 들려오는 잡음을 비롯하여 직접 대화에 참여하지 않는 다른 사람들의 말소리까지 포함된다. 실제로 주변에서 들려오는 소음의 경우에는 보청기에서 저음성분을 증폭하지 않도록 설정함에 따라서 어음명료도를 크게 떨어뜨리지 않을 수가 있다. 그러나 옆에서 대화하고 있는 다른 사람들의 말소리가 소음으로 취급될 경우에는 고음만이 아닌 저음까지 모든 주파수 성분들이 소음 안에 존재한다. 따라서 특정한 주파수대역에 대해서만 증폭을 억제하면 어음명료도가 감소할 것이다. 이런 경우에 어음명료도를 향상시킬 수 있는 가장 좋은 방법들 중에 하나가 바로 지향성 마이크로폰을 사용하는 것이다.

지향성 마이크로폰의 사용이 항상 보청기의 착용효과를 향상시켜 주는 것은 아니다. 앞절에서 설명했던 것처럼 마이크로폰의 무지향성과 지향특성 사이에는 서로 정반대의 특징을 가지고 있기 때문이다. 다시 말하면, 난청인의 청취환경이나 조건에 따라서 마이크로폰의 지향특성이 보청기의 착용효과를 높이는 데 도움이 될 수도 있고 그렇지 않을 수도 있다. 따라서 마이크로폰의 지향특성을 사용할 경우와 그렇지 않은 경우(무지향성)를 난청인이 스위치를 통해 직접 선택할 수도 있고 아니면 보청기에서 자동으로 선택하도록 할 수도 있다. 그러나 지향성 마이크로폰을 사용하지 않는 경우도 있는데, 이는 청취환경에 난청인이 능동적으로 대응하지 못해서 보청기의 착용효과를 크게 떨어뜨릴 수 있음에 유의하여야 한다. 따라서 지향성 마이크로폰의 사용 여부를 난청인의 청취환경에 따라서 선택하는 것

이 좋다. 다만 대화를 나누고 있는 상대방과 난청인 사이의 거리가 멀어지면 상대방이 말하는 대화음의 강도가 약해지며 주변소음의 강도와 비슷해진다. 이런 경우에는 지향성 마이크로폰의 사용에 따른 장점들이 잘 나타나지 않는다.

다음과 같은 청취환경에서는 보청기의 착용에 대한 만족도가 마이크로폰의 지향특성이 수동 또는 자동으로 선택될 수 있는 지향성 보청기를 사용할 경우에 더 높아진다.

- 바람에 의한 소음이 심한 경우에는 지향성 마이크로폰보다 무지향성 마이크로폰의 사용이 좀 더 바람직하다. 따라서 실외에서 대화를 많이 하거나 생활하는 난청인의 경우에는 무지향성 마이크로폰을 사용하는 것이 좋다.
- 대화를 나누고 있는 상대방의 위치가 난청인의 정면이 아닌 다른 방향일 경우에는 지향성 마이크로폰의 최대감도가 그 상대방의 방향으로 맞춰져 있어야만 신호대잡음비를 높일 수 있다. 그러나 지향성 마이크로폰에서 최대감도를 갖는 방향을 상대방의 위치와 맞추기 어려운 경우도 있다. 예를 들면, 상대방의 위치가 지속적으로 바뀌는 경우가 있고 상대방의 방향을 원천적으로 맞추기가 어려운 경우도 있다. 만약 차 안에서 운전자와 대화를 나눌 경우에 운전자가 향하는 방향을 옆이나 뒤에 앉아있는 난청인이 맞추기는 거의 불가능하다. 이러한 경우에는 지향성 마이크로폰보다 무지향성 마이크로폰의 사용이 보청기의 착용에 따른 만족도를 높이는 데 더 바람직할 것이다.
- 만약 양쪽 귀에 보청기를 착용해야 하는 경우에서 한쪽 귀에는 무지향성을, 그리고 다른 쪽의 귀에 지향성 마이크로폰을 사용하면, 지향성 보청기를 사용했을 때에 발생하는 단점을 줄이거나 피할 수 있다. 이런 경우에 난청인의 뒤쪽에서 들리는 소리의 경우에도 좀 더 정확하게 들을 수 있다.

다음과 같은 경우에는 난청인의 청력손실에 따라서 지향특성을 가질 수 있는 주파수대역의 범위가 달라질 수 있다. 이런 경우에는 지향성 마이크로폰의 사용에 따른 장점이 실제적으로 잘 나타나지 않는다.

- 고도와 심도난청에 대한 보청기의 적합에는 저음부터 중음까지 편평(flat)한 주파수반응곡선이 요구될 수도 있다. 이때에 요구되는 주파수반응곡선의 편평한 정도는 지향성 마이크로폰을 사용했을 때에 비해 크게 높아야 한다. 그러나 저음에서는 이득이 높고 내부잡음이 적을수록 지향성 마이크로폰보다 무지향성 마이크로폰을 사용하였을 때에 편평한 주파수반응곡선을 얻기 쉽다.
- 소리 자체가 훌륭한 지향특성을 가지고 있는 1.5kHz 이상의 주파수대역에 대해서만 증폭이 필요한 난청인의 경우에는 지향성 마이크로폰의 사용이 적합하지 않을 수 있다.

(3) 추가 기능의 선정

① 볼륨
조용한 청취환경에서는 보청기의 작은 이득만으로도 다른 사람들의 말소리를 충분히 알아들을 수 있지만 소음이 존재할 때에는 보청기의 볼륨을 높여야만 말소리를 지각할 수 있는 경우가 있다. 이와 같이 청취환경에 따라서 소리의 크기를 조정해야 할 필요가 있다. 볼륨을 조정하는 방법으로는 난청인이 직접 조절하는 수동조절방식과 보청기에 들어있는 프로그램에 의해 자동으로 조절되는 방식으로 크게 나눌 수 있다. 그리고 청취환경에 따라서 볼륨이 자동으로 조정되는 가운데 난청인이 직접 조정할 수도 있는 혼합조절방식도 있다. 수동조절방식은 난청인에게 신체적 장애가 없을 경우에는 아무런 문제가 없다. 그러나 청취환경이 바뀔 때마다 볼륨을 매번 조정해야 하는 불편함이 있기 때문에, 요즘에는 자동조절방식의 볼륨을 사용하는 경우가 크게 증가하고 있다. 자동으로 조절되는 볼륨이 모든 청취환경에 대해 항상 적절한 크기의 소리를 출력하는 것은 아니다. 동일한 청취환경이라고 하여도 여러 조건들에 의하여 적절한 소리의 크기가 달라질 수 있기 때문이다. 따라서 보청기의 볼륨이 자동으로 조절되는 것을 기본방식으로 하는 가운데, 난청인이 필요하다고 판단되는 경우에 소리의 크기를 직접 조정할 수 있도록 볼륨을 플레이트에 별도로 설치하는 혼합조절방식도 좋은 방법이 된다.

　보청기의 볼륨을 무조건 자동으로 조절하는 것이 좋은 것만은 아니다. 다시 말하면, 난청인에게 특별한 신체적(또는 정신적)인 장애가 없다고 하여도 볼륨을 자동으로 조절하는 것보다 난청인이 수동으로 직접 조절하는 것이 더 바람직한 경우가 있다. 다만 볼륨을 수동으로 조정할 때에 난청인의 의지와는 관계없이 실수를 범할 수 있다. 예를 들면, 보청기를 외이도에 삽입(또는 뺄 때에)하는 과정에서 볼륨을 잘못 건드려 평소에 비해 소리의 크기가 달라지는 경우가 있다. 이처럼 소리의 크기가 임의로 변하는 것을 방지하기 위하여 전자적으로 볼륨을 고정시키는 스위치를 별도로 부착할 수도 있다. 다음과 같은 경우들에 대해서는 볼륨을 자동으로 조정하는 것보다 수동방식으로 조정하도록 권장하는 것이 좋다.

- 보청기의 이득이 광대역역동범위압축방식(WDRC)에 의해 자동으로 조정될 때에 보청기의 착용효과가 낮은 청취환경이 많은 경우
- 심리적으로 보청기의 볼륨을 스스로 조정하기를 강하게 선호하는 경우
- 수동조절방식의 볼륨을 사용해본 경험이 많은 경우
- 보청기의 이득을 여러 단계로 나누어서 메모리에 기억을 시킨 후에, 난청인이 원하는 크기의 볼륨을 버튼(button) 방식으로 선택하게 만든 경우도 있다. 그러면 난청인에게 적절한 이득을 볼륨을 돌려서 찾는 것보다 볼륨의 선택이 좀 더 수월해질 수도 있다.

　많은 난청인이 자동조절방식의 볼륨을 대체로 선호한다고 앞에서 설명하였다. 그러나 난청인이 선호해서가 아니라 수동으로 볼륨을 조절하는 것보다 자동으로 조절하는 것이 훨씬 바람직한 경우들이 있다. 이에 대한 예들을 살펴보면 다음과 같다.

- 난청인의 신체적인 장애로 인해 수동으로 볼륨을 조절하기 어려운 경우
- 자동조절기능을 전에 사용한 경험이 있고 이에 대한 만족도가 높은 경우
- 보청기의 크기가 작아서 별도의 볼륨을 실질적으로 장착하기가 어려운 경우

• 난청인이 보청기의 기능을 무선방식으로 조절할 수 있는 리모컨을 사용하는 경우

② 텔레코일

텔레코일은 좀 더 수월하게 명료한 전화통화를 할 수 있도록 도와준다. 그러나 모든 난청인이 텔레코일을 통한 전화통화가 필요한 것은 아니다. 다시 말하면, 중도난청보다도 적은 청력손실을 가진 경우에는 전화기에서 나오는 소리의 크기만으로도 충분히 통화를 할 수 있다. 그러나 청력손실의 정도가 고도난청 이상이 되면 전화기의 수화기로부터 나오는 소리를 듣는 데 어려움이 있어서 전화통화를 할 때에 불편함이 클 수 있다. 이와 같은 경우에는 텔레코일을 보청기에 장착함으로써 전화통화를 쉽게 만들 수가 있다.

전화통화를 할 때에 주변환경에서 발생하는 소음이나 실내공간에서 만들어지는 잔향에 의해 통화품질이 감소할 수도 있다. 만약 난청인이 청력손실이 적은 중도난청 이하인데도 불구하고 고품질의 전화통화를 원할 경우에는 보청기에 텔레코일의 설치를 권장할 수 있다. 전화기의 수화기에서 나오는 목소리가 마이크로폰으로 입력되는 것이 아니라 수화기에서 발생한 자기장이 텔레코일에서 감지되기 때문에 매우 깨끗한 목소리를 들을 수가 있다.

다른 사람과 전화통화를 할 때에 텔레코일의 기능을 선택하는 방법으로는 수동전환방식과 자동전환방식이 있다. MTO 스위치로 알려져 있는 텔레코일 스위치는 수동전환방식에 해당한다. 다시 말하면, 전화통화를 할 때에는 스위치를 'T'에 위치시키고 일반적인 대화를 할 경우에는 스위치를 난청인이 직접 'M'으로 위치시키는 방식이다. 그러나 지금은 보청기에 전화기가 접근하면서 수화기에서 나온 자기장이 텔레코일에 감지될 때에 보청기의 입력이 마이크로폰에서 텔레코일로 자동으로 전환되는 방식을 많이 사용하고 있다. 이처럼 자동전환방식은 난청인이 스위치를 직접 조작하는 불편함을 없애줄 뿐만 아니라, 플레이트가 복잡해지는 것도 감소시킨다. 만약 플레이트의 면적을 동일하게 유지하는 가운데 MTO 스위치를 추가로 장착하면, 다른 기능들을 위한 스위치의 크기가 줄어들기 때문에 이들의 조작이 그만큼 어려워지는 문제도 없어진다.

③ 음향입력

현재 사람들은 여러 종류의 전자기기들을 일상생활에 사용하고 있다. 예를 들면, 연령이나 성별에 관계없이 TV를 시청하는 데 많은 시간을 사용하고 있으며, 젊은 사람들의 경우에 음악을 듣는 모습을 쉽게 볼 수 있다. 비록 보청기의 주된 기능은 다른 사람들과의 대화를 원활하게 할 수 있도록 도와주는 것이지만, 다른 전자기기의 출력을 보청기에 직접 입력하여 고품질의 소리나 음악을 청취할 수도 있다.

보청기에 신호를 입력시키는 장치로는 마이크로폰, 텔레코일 그리고 음향입력단(Direct Audio Input, DAI)들이 있다. 여기서 음향입력단은 TV와 같은 전자기기로부터 나오는 전기적인 형태의 소리신호를 보청기에 직접 입력시켜 주는 입력장치이다. 아직까지는 전자기기와 보청기 사이를 일반적으로 유선으로 연결하고 있지만, 블루투스를 이용한 무선통신 방식의 입력이 보청기에도 크게 확대되고 있다. TV와 같은 전자기기에는 블루투스의 송신

기를, 그리고 보청기에는 수신기를 장착한 후에 전자기파를 이용하여 이들을 무선방식으로 연결하면, 이들 사이를 전선으로 연결하는 유선방식에 비하여 훨씬 사용하기가 편리해질 것이다. 이처럼 유선 또는 무선통신방식으로 전자기기의 출력신호를 보청기에 직접 입력함으로써 주변소음이나 잔향으로부터 영향받지 않는 깨끗하고 명료한 소리를 들을 수 있다.

모든 난청인이나 청취환경에서 음향입력단이 항상 필요한 것은 아니다. 그러나 다음과 같은 경우에는 음향입력단의 설치를 권장하는 것이 고품질의 소리를 청취할 수 있어서 바람직할 것이다.

- 신호대잡음비를 높여 어음명료도를 향상시키기 위하여 이미 무선통신기능을 사용하고 있는 경우에 좋다. 그러나 보청기의 가장 기본적인 기능인 FM수신과 동시에 사용될 때에 신호대잡음비를 높이기 위해서는 세심한 주의가 요구된다.
- 고도난청 이상의 청력손실을 갖는 상태에서 소리를 입력시키는 지향성 마이크로폰이 hand-hold형일 때에 바람직하다. 왜냐하면 지향성 마이크로폰과 보청기의 본체 사이를 음향입력단을 통해 유선으로 연결함으로써 신호대잡음비가 크게 높아져서 소리가 발생하는 방향을 좀 더 정확하게 제공할 수 있기 때문이다.
- 소음이나 잔향음이 많은 공간에서 TV를 보거나 음향기기로 소리를 듣는 경우에 음향입력단을 사용하는 것도 나쁘지 않다. 다시 말하면, TV나 음향기기들과 보청기가 유선 또는 무선방식으로 직접 연결되기 때문에 주변소음이나 잔향음들이 입력되지 않는다.

④ 리모컨

보청기의 플레이트에는 여러 가지 트리머들이 위치한다. 예를 들면, 청취환경에 따라서 보청기의 음질이나 어음명료도를 높이기 위하여 볼륨, 텔레코일, 음향입력, 마이크로폰의 지향성과 음색(tone) 등을 난청인이 직접 조절하거나 또는 프로그램에 의해 자동으로 조정되고 있다. 만약 이들을 청취조건에 맞추어 난청인이 직접 조정하고자 할 때에 보청기와 무선방식으로 통신하는 리모컨을 사용하면 다음과 같은 장점들이 있다.

- 고령이나 신체적 장애로 인하여 손(또는 손가락)의 움직임이 둔한 경우에 작은 크기의 트리머들을 조작하기가 힘들 수 있다. 그러나 리모컨에 있는 버튼들은 크기가 커서 이들을 조작하기가 훨씬 수월해진다.
- 보청기가 외부로 노출되는 것을 막기 위하여 작은 크기의 보청기(예 : 고막 보청기)를 사용할 때에 각종 기능을 조절하는 트리머들의 크기가 작아서 그들을 조절할 때에 불편할 수 있다. 그러나 리모컨에 있는 버튼들은 크기가 커서 이들의 조정이 수월할 뿐만 아니라 난청인이 원하는 모든 기능들을 보청기에 탑재할 수 있다. 다시 말하면, 난청인이 이들을 수동으로 조절하고자 할 경우에 난청인이 원하는 모든 기능들을 위한 트리머를 한정된 크기의 플레이트 안에 위치시킬 수 없는 경우가 있다.
- 보청기의 착용을 외부에 노출시키지 않으려는 난청인의 경우에 보청기의 조작도 마찬가지로 다른 사람들이 알아채지 못하도록 수행하고자 할 때에 좋은 조절방법이 될 수

있다.

⑤ **건전지**

보청기의 크기는 귀걸이형 보청기부터 고막 보청기에 이르기까지 다양하다. 보청기의 크기가 클수록 외부에서 잘 보이는 단점을 가지고 있지만 큰 건전지를 사용할 수 있기 때문에 보청기의 사용시간을 늘리거나 또는 출력을 더 크게 높일 수 있다. 반면에 고막 보청기처럼 작은 보청기는 작은 크기의 건전지를 사용해야만 한다. 따라서 작은 건전지의 경우에는 보청기의 사용시간이 짧아져서 건전지를 자주 교체해야 하는 불편함이 있다. 뿐만 아니라 보청기의 출력을 높일수록 사용시간이 더 감소하기 때문에 높은 출력을 요구할 때에 많이 사용하지 않는다. 그러나 작은 건전지를 사용하여 보청기를 작게 만들수록 다른 사람의 눈에 잘 띄지 않는다. 건전지의 크기는 실제로 보청기의 사용시간 또는 출력과 직접적인 관계를 갖는다. 다시 말하면, 건전지의 크기가 클수록 전기용량이 커서 보청기의 사용시간이나 출력을 증가시킬 수 있고 건전지의 구입비용도 줄일 수 있다.

4. 보청기 선정의 절차

보청기의 착용에 동의한 난청인의 청력상태에 적절한 보청기의 유형이나 기능들의 선정에 관련하여 지금까지 자세히 설명하였다. 이들에 대하여 좀 더 간단히 정리하면 각 단계에 대한 자세한 설명과 함께 다음과 같이 보청기의 선정을 진행할 수 있다(순서는 무관함).

첫 번째, 기도형 또는 골도형 보청기 중에서 어떤 형태가 적합한지를 결정한다.

두 번째, 보청기를 착용할 귀를 선정한다.

세 번째, 증폭기의 증폭방식을 선택한다.

- 선형방식 또는 비선형방식
- 프로그램방식 또는 비프로그램방식
- 단채널방식 또는 다채널방식
- 디지털방식 또는 아날로그방식

네 번째, 무지향성과 지향성 마이크로폰들 중에서 어떤 종류를 사용할지에 대해 결정한다.

다섯 번째, 볼륨, 스위치, 텔레코일, 음향입력단, 다중기억장치, 리모컨 등에 관련된 추가기능의 사용 여부를 결정한다.

여섯 번째, 건전지의 종류를 선택한다.

일곱 번째, 보청기의 유형을 선택한다.

여덟 번째, 음질, 이득, 최대출력, 압축비율과 압축역치 등에 관련된 조절방식을 결정한다.

제7장 귓본 제작

사람들이 가지고 있는 갑개와 외이도의 형태는 길이, 직경이나 모양 등에서 다소간의 개인적인 차이가 있다. 따라서 난청인의 귀에 맞는 보청기의 귓꽂이나 외형을 제작하는 방법에는 두 가지가 있다. 첫 번째, 상자형 또는 귀걸이형 보청기의 경우에는 제조사에서 미리 제작하여 놓은 기성형 귓꽂이를 사용하든지 아니면 개인적으로 자신의 외이도 형상에 맞추어 귓꽂이를 제작할 수 있다. 두 번째, 귓속형 보청기의 경우에는 외형(shell)을 개개인의 갑개와 외이도에 맞추는 방식으로 제작한다. 이처럼 보청기의 귓꽂이나 외형을 제작하여 사용하는 경우에는 자신의 갑개와 외이도 형태에 잘 맞아야 착용감을 높일 수 있다. 만약 이들이 외이도의 크기에 비해 작으면 헐거워서 빠질 수 있고, 반대로 크면 통증을 유발할 수 있다. 보청기의 착용감을 높이기 위해서는 귓꽂이나 외형을 제작하기 위한 귓본의 제작에 주의를 기울여야 한다. 만약 귓본이 난청인의 갑개나 외이도 형태에 적합하지 않도록 잘못 제작되면 귓본을 사용하여 제작하는 귓꽂이나 외형이 제대로 만들어지기 어렵기 때문이다. 그 결과로 보청기의 착용감이 크게 감소하여 불편해지거나 또는 보청기의 처방대로 음향특성들이 실현되지 못하는 경우도 있다.

1. 귓본 기구 및 재료

1) 귓본 기구

보청기의 귓꽂이나 외형을 제작하는 데 필요한 귓본을 만들 때에 사용하는 기구들과 기술들은 그동안 크게 발전을 계속해왔다. 귓본 재료를 외이도의 안쪽으로 삽입하는 기구들로는 주사기(syringe)와 전기 총(electric gun) 등이 있다. 일반적으로 사용되고 있는 두 종류의 주사기는 〈그림 7.1〉에서 볼 수 있고, 재료를 담는 통(cartridge)과 혼합된 재료들을 외이도에 직접 주입하는 바늘(tip)들로 구성된 전기 총은 〈그림 7.2〉에서 볼 수 있다.

이 기구들 중에서 어떤 기구를 사용할 것인가는 청각전문가의 선호도와 귓본 재료의 종류에 의해 결정된다. 예를 들면, 외부에서 두 종류의 재료를 미리 혼합한 다음에 귓본 기구에 주입하여 사용하는 점성(viscosity)이 높은 귓본 재료의 경우에는 주사기를 이용하는 것이 좋다. 왜냐하면 전기 총을 사용하는 경우에는 전기 총의 파워가 이들 귓본 재료를 바늘로 밀어내는 데 부족할 수도 있기 때문이다. 그러나 귓본 재료의 점성이 낮을 경우에는 작은 힘으로도 귓본 재료를 외이도에 쉽게 삽입할 수 있기 때문에 전기 총을 사용하는 것도 나쁘지 않다. 따라서 난청인의 갑개와 외이도의 형상이 정확하게 반영된 귓본을 얻기 위해서는 귓본 재료의 물성에 적합한 귓본 기구를 사용하여야 한다.

2) 귓본 재료

귓본을 제작하는 데 사용되는 재료들은 크게 세 가지 종류가 있다. 이들 각 재료는 두 가지의 물질성분들로 구성되어 있으며 귓본을 제작할 때에 서로 혼합시켜 사용하도록 되어 있다. 다시 말하면, 이들 성분이 각각 별도로 존재할 때에는 딱딱하게 굳지 않지만 이들이 서로 혼합되면서 화학적 반응이 발생하여 시간이 지날수록 점점 딱딱하게 굳는다.

귓본 재료들은 귓본을 제작할 때의 작업성을 높일 수 있도록 주사기로부터 외이도 안으로 쉽게 내보낼 수 있는 유동특성(flow property)을 가진 것이 좋다. 뿐만 아니라 이들 재료가 외이도에 삽입될 때에는 외이도의 형상이 정확하게 복사될 수 있도록 재료의 유연성

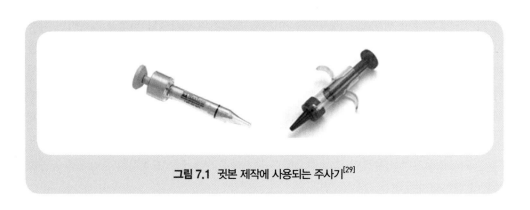

그림 7.1 귓본 제작에 사용되는 주사기[29]

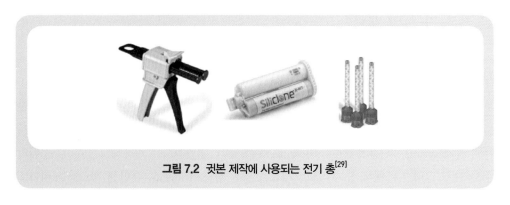

그림 7.2 귓본 제작에 사용되는 전기 총[29]

(flexibility)이 적절해야 한다. 그리고 귓본이 외이도에서 빠질 때에 변형되지 않도록 재료의 기계적 강도(mechanical strength)도 적절해야 한다. 두 종류의 재료성분들이 혼합되어 화학반응을 일으킬 때에 열이 발생하지 않고 귓본이 제작된 후에 시간이 많이 경과되어도 변형되지 않아야 한다.

(1) 귓본 재료의 물성

귓본을 제작할 때에 사용되는 재료들의 물성은 매우 중요하다. 왜냐하면 이들의 물성에 의해 귓본의 특성이 결정되기 때문이다. 따라서 귓본의 물질적인 특성은 귀걸이형 보청기의 귀꽂이나 귓속형 보청기의 외형을 제작할 때에 깊이 고려된다. 귓본을 제작할 때에 고려해야 하는 재료의 물성들로 다음과 같은 특성들이 있다.

● 점성

일반적으로 점성(viscosity, 또는 점도)이란 어떤 액체 물질이 갖는 끈끈한 정도를 나타내는 성질이다. 만약 물질의 점성이 커지면 그 물질의 흐름에 대한 저항이 커져서 잘 흐르지 못한다. 귓본 제작에서는 이들 재료가 점차 굳기 시작하기 이전의 상태에서 혼합물이 갖는 농도를 점성이라고 말하며, 수치로 표시하는 것보다 높음, 중간 또는 낮음으로 제시된다. 여기서 점성이 낮다는 것은 재료가 부드럽고 잘 흐른다는 의미로, 정확한 귓본의 제작이 필요한 경우에 사용된다(외이도의 연골부분에서 귓본 재료가 충분히 부풀지 않을 수도 있기 때문에 외이도의 형상과 정확히 일치하는 귀꽂이나 보청기의 외형을 제작하고자 할 때에 점성이 낮은 재료의 사용에 유의해야 한다고 주장하는 경우도 있음). 그러나 점성이 낮은 재료로 제작된 귓본은 보청기 제조사로 보내지는 과정에서 변형될 수 있기 때문에 귓본을 포장할 때에 유의하여야 한다. 만약 갑개나 연골로 이루어진 외이도의 입구에 긴 털이 많이 나있는 경우에는 점성이 높은 재료가 더 적합하다. 점성이 낮은 재료를 사용하면 털이 귓본 안으로 들어가서 귓본을 외이도에서 뺄 때에 아프거나 귓본에 작은 구멍과 빗살모양의 흔적을 남길 수도 있다. 따라서 점성이 높은 재료를 사용하면 귓본 재료가 털을 안으로 밀어 눕히면서 외이도의 안쪽으로 들어가기 때문에 위와 같은 일들이 발생하지 않는다.

● 수축 비율

귓본을 외이도에서 뺀 다음에 약 2일 정도가 지나면 귓본의 크기가 줄어들 수 있다. 이처럼 귓본의 크기가 변한 상태에서 귀꽂이나 보청기 외형을 제작하면 난청인의 외이도보다 작게 만들어져 헐거울 수 있다. 만약 귓본이 수축되는 정도가 3% 이하인 경우에는 큰 문제가 없는 것으로 알려져 있다. 귓본을 외이도에서 뺄 때에 귀의 조직이 늘어나는 것을 최소화하기 위해서 귓본 재료성분들의 혼합비율을 변경하여 부드럽게 만드는 경우가 있다. 보청기의 제조사에서 제시한 최적의 혼합비율을 변화시킬 경우에 귓본의 크기가 최고 20%까지 수축하는 경우도 있다고 알려져 있다(Pirzanski, 2003). 이와 같이 귓본의 크기변화를 방지하기 위해서는 세 가지의 방법이 있다. 첫 번째는 귀꽂이나 보청기 외형을 제작할 때에 귓본의 크기가 줄어들 것을 감안하여 이보다 약간 크게 제작한다. 두 번째는 귓본의 크기가 거의 변하지 않는 물질을 귓본의 재료로 사용한다. 세 번째는 제조사에서 제시한 두 가지 물질성분들 사이의 혼합비율을 유지해서 귓본의 수축을 최소화한다. 이처럼 귓본이 제작된 이후에 귓본의 크기가 줄어드는 것을 수축 비율(contraction ratio, 또는 dimensional stability)이라고 한다.

● 응력 완화

사람의 외이도는 일정한 직경을 가진 직선 형태의 관(tube) 모양을 갖지 않는다. 다시 말하면, 외이도의 직경이 다소 변하기도 하고 S자형으로 모양이 휘어져 있다. 이런 형태를 그대로 복사한 귓본을 외이도 안에서 제작한 후에 이 귓본을 외이도로부터 빼는 과정에서 귓본의 형태가 변형될 수 있다. 왜냐하면 귓본이 외이도로부터 빠져나오는 과정에서 S자형 곡선의 굴곡점을 통과해야만 하기 때문이다. 따라서 귓본을 빼는 데 약간의 힘이 필요하며 이 힘에 의해 귓본이 늘어나거나 수축되거나 또는 뒤틀릴 수가 있다. 그리고 어느 특정한 부위의 외이도에 귓본 재료가 지나치게 많이 주사되면 귓본이 외이도의 바깥으로 나온 이후에 그 부위가 서서히 부풀어 오르는 형태로 귓본이 변형될 수도 있다. 따라서 귓본을 외이도에서 뺄 때에 가해지는 힘에 의해 만들어지는, 또는 귓본의 형상을 스스로 변형시킬 수 있는 응력(stress)을 완화시키는 것이 좋다. 이처럼 귓본에 존재하는 응력을 제거하는 것을 가리켜 응력 완화(stress relaxation)라고 한다.

　실리콘 계열의 재료는 아크릴 계통에 비하여 응력이 크게 발생하지 않는다. 귓본이 보청기 제조사로 보내지는 과정에서도 외부의 힘에 의해 응력이 발생할 수 있다. 따라서 귓본이 뒤틀리거나 눌리지 않도록 귓본의 포장에 많은 신경을 써야 한다.

● 인장강도

어떤 물체를 잡아당겨서 끊어지는 데 필요한 단위면적당의 힘을 인장강도(tensile strength)라고 한다. 귓본을 제작하는 재료도 적당한 인장강도를 가져야 한다. 귓본재료가 적절한 인장강도를 가지고 있어야만 귓본을 외이도에서 뺄 때에 귓본이 늘어나거나 끊어지는 티어링(tearing) 현상을 막을 수 있기 때문이다. 실제로 티어링이 발생하는 경우가 드물기는 하지만, 외이도의 직경이 입구보다 안쪽이 더 넓거나 또는 귓본 재료의 주성분(base)과 경화제(hardener)가 잘못된 비율로 혼합되었을 때에 일어날 수 있다.

● 경도

경도(hardness)는 물질이 갖는 일종의 강도로서 단단한 정도를 알려주는 물리량이다. 귓본이 제작되어 1~2일의 수축기간까지 완전히 거친 이후에 귓본의 모양이 어느 정도로 쉽게 변형될 수 있는지를 알려준다. 다시 말하면, 경도가 높을수록 귓본의 변형이 잘 일어나지 않는다. 그러나 경도는 귓본 재료가 굳기 이전의 상태에 주어지는 점성과 아무런 관계가 없으며, 'shore value'처럼 언급되는 경도의 크기를 통해 수량으로 계량된다.

● 이형력

어떤 두 종류의 물질(물질I, 물질II)이 있다고 가정하자. 물질I의 표면에 달라붙어 있는 물질 II가 물질I로부터 떨어지려는 힘을 이형력(release force)이라고 한다. 귓본을 제작하기 위한 재료가 외이도에 주사되면 이 물질은 외이도의 피부에 달라붙게 될 것이다. 이때에 귓본 재료와 외이도 또는 외이의 피부가 서로 달라붙는 접착력이 작을수록 귓본을 외이도에서 뺄 때에 수월해진다. 귓본이 외이도나 외이의 피부에 붙지 않게 하는 이형제(release agent)가 귓본 재료에 포함되어 있다.

(2) 귓본 재료의 종류

귓본을 제작하는 데 사용하는 재료들은 크게 세 가지로 나눌 수 있다. 1985년부터 Nolan과 Combe에 의해 실리콘 계열의 재료를 귓본의 제작에 사용하고 있다. 실리콘 계열의 재료는 다시 Condensation Cure 실리콘과 Addition Cure 실리콘으로 나누어지며, 그 외에 아크릴 재료(Powder and Liquid Material)가 있다. 이들 재료가 갖는 특징은 다음과 같다.

① Condensation Cure 실리콘

두 가지 종류의 재료를 반죽(paste)의 형태로 혼합하는 것으로 현재에도 많이 사용되고 있는 귓본 재료(dimethyl-siloxane)들 중에 하나이다. 이때에 일어나는 화학적 반응을 축합중합반응(condensation polymerization reaction)이라고 하며 부산물(by-products)로 알코올이 만들어지지만 바로 공기 중으로 퍼져서 없어진다. 이 화학반응이 일어나면 약 0.5% 정도의 질량감소와 더불어 귓본의 축소가 2일 동안 발생한다. 이 재료의 점성은 다른 재료들에 비하여 대체로 중간 또는 높은 편에 속한다. 이 재료성분들이 서로 혼합되면 약 1~2분도 안 되는 짧은 동안에만 일정한 점성을 유지하고 그 이후부터는 점성이 높아진다. 따라서 50dB 이상의 이득이 요구되는 고도 이상의 난청을 가진 난청인의 귓본을 제작할 때에는 높은 점성으로 인하여 적합하지 않을 수도 있다.

이 재료의 주성분과 경화제의 혼합비율을 정확히 맞춰야 하는데 경화제의 양이 매우 중요하다. 예를 들면, 경화제의 양이 적을수록 귓본이 경화되는 데 걸리는 시간이 길어지는 반면에, 너무 많으면 경화가 너무 빨리 진행되어 정확한 귓본의 제작을 어렵게 할 수도 있다. 다른 재료들에 비하여 경화시간과 유효기간이 전반적으로 짧은 편에 속하지만 가격은 매우 저렴하다. 이 재료들로는 Otoform-K™, Siliclone™, Blue Silicast™와 Micro-sil™이 있다.

② Addition Cure 실리콘

Condensation Cure 실리콘 재료(polyvinyl-siloxane, vinyl-polysiloxane)처럼 주성분과 경화제를 서로 혼합하여 귓본을 제작하는 실리콘 계열의 재료로 가장 많이 사용되고 있다. Condensation Cure 실리콘 재료와 마찬가지로 다른 재료들에 비해 중간 또는 높은 점성을 가지며 짧은 시간 동안에만 균일한 점성이 유지된다. 그러나 주사기가 아닌 전기 총을 사용하는 경우에는 중간 이하의 점성을 가지며 1~2분 동안만 일정한 점성을 유지한다. 반면에, 손바닥으로 이들 성분을 혼합하여 주사기에 주입하는 경우에는 일정한 점성이 유지되는 시간이 2~4분 정도로 증가한다. 이와 같이 점성이 일정하게 유지되는 시간이 지나고 나면 점성이 빠르게 높아진다.

이 재료가 갖는 장점들은 귓본이 제작된 후에 크기의 축소가 0.1% 이상으로 일어나지 않을 뿐만 아니라 주성분과 경화제의 혼합비율을 쉽게 맞출 수 있다는 것이다. 손바닥으로 주성분과 경화제를 혼합하는 경우에는 적절한 혼합비율을 확인하기 위하여 색깔을 이용한다. 다시 말하면, 주성분과 경화제의 색깔을 대조적으로 만들며 이들이 서로 동일한 양으로 혼합되었음은 혼합물이 갖는 색깔로 확인하면 된다. 만약 주성분과 경화제 그리고 혼합물의 색깔이 뒤섞여 있다면 모든 혼합이 완벽하게 이루어지지 않았음을 의미하고, 혼합물의 색깔이 기대하는 색과 다르다면 주성분과 경화제의 혼합비율이 동일하지 않다는 것을 말한다. 그리고 주사기의 눈금을 이용하여 주성분과 경화제의 양을 동일하게 혼합하는 경우도 있다. 이 재료를 사용하여 귓본을 제작하였을 때에 1주일 동안 일어나는 크기의 축소는 단 0.1~0.7%에 불과하다. 응력 완화도 99.4%에 해당하여 귓본의 형상을 복원시키는 능력이 매우 크다. 그리고 경도가 높은 편이라서 귓본을 보청기 제조사로 보낼 때에 포장 상자의 바닥에 반드시 귓본을 붙일 필요는 없다. 그러나 귓본을 제작하기 위해 준비하는 시간이 다소 오래 걸리는 편이고 가격이 비싸다는 단점을 가지고 있다. 이 재료의 유효기간은 약 1년 정도에 불과하며 귓본을 외이도에서 뺄 때에 티어링(tearing)이 만들어지는 것을 방지하기 위하여 귓본을 최대한으로 살짝 흔들어야 한다. 이때에 발생하는 귓본의 변형은 회복시킬 수 없기 때문이다.

Condensation Cure 실리콘과 Addition Cure 실리콘 재료들을 귓본 재료로 사용할 때에는 주사기를 각각 별도로 사용하는 것이 좋다. 왜냐하면 Addition Cure 실리콘 재료가 주사기 안에 들어있는 오염물질들에 의하여 쉽게 영향을 받기 때문이다. Addition Cure 실리콘 재료의 예로는 Otoform-A/K™, Reprosil™, Silasoft™, Pink Silicast™와 Mega-sil™, Dur-a-sil, Equal™, Matrics™와 Silhouette Plus™ 등이 있다.

③ 아크릴

분말 재료와 액체를 혼합하는 형태인 아크릴(acrylic) 계통의 ethyl-methacrylate로서 수십 년 동안 귓본을 만드는 재료(Audalin™과 Blend™)로 사용되어 왔다. 이 재료를 사용하면 낮은 점성을 갖는 실리콘 재료를 이용했을 때에 비해 매우 정확하게 귓본을 제작할 수 있다. 그 결과로 외이도와 귀꽂이(또는 외형) 사이의 틈새로 누설되는 소리를 줄일 수 있고 귀꽂이가 외이도에서 빠지는 것을 방지할 수 있다. 이 재료는 실리콘 계열에 비하여 높은 점성을 갖는다고 하여도 점성이 일정하게 유지되지는 않는다. 다시 말하면, 이들 분말과 액체가 섞이고 난 직후부터 점성이 높아진다. 그리고 이 재료의 유통기한은 실리콘 재료들에 비해 상대적으로 매우 길며 재료의 가격도 비싸지 않은 편이다.

아크릴 재료가 실리콘 계열의 재료들에 비해 장점만을 갖는 것은 아니다. 다시 말하면,

실리콘 계열에 비해 낮은 경도와 응력 완화를 갖는다. 그로 인하여 귓본을 외이도에서 뺄 때나 귓본이 보청기의 제조사로 배달되는 과정에서 변형이 일어날 수도 있다. 귓본에 가해지는 물리적인 충격만이 아니라 무더운 여름 날씨처럼 열이 많은 경우에도 변형이 일어날 수 있다. 귓본이 만들어진 이후부터 며칠 안에 약 2~5% 정도의 크기가 감소하기 때문에 귓본이 제조사까지 배달되는 기간이 오래 걸려서는 안 된다. 귓본을 제조사로 보낼 때에도 포장에 많은 신경을 써야 한다. 귓본을 접착제(예 : Elmer 접착제)로 포장 상자의 하단에 붙여야만 귓본이 상자 안에서 굴러다니지 않기 때문에 변형이 일어나지 않는다. 그리고 귓본 이외에 다른 것을 상자 안에 함께 넣어 포장하는 것은 좋지 않다.

2. 귓본 제작을 위한 사전검사

귓본을 제작하기 이전에 외이 또는 외이도의 상태에 대하여 철저하게 검사를 시행하여야 한다. 이때에는 귓바퀴를 뒤쪽으로 당겨 불빛이 나오는 이경검사기를 사용하여 고막과 외이도를 모두 살펴보아야 한다. 만약 난청인이 외이 또는 중이의 감염 또는 염증 그리고 고막의 천공과 확대 등으로 인한 이과적인 치료가 필요하다고 판단되는 경우에는 병원으로 보내 완전한 치료를 먼저 받도록 해야만 한다.

귓본을 제작하기 이전에 수행하는 외이나 외이도에 대한 이경검사요령과 주의사항들을 정리하면 다음과 같다.[9]

- 만약 외이도 안에 귀지가 너무 많이 있다면 귓본의 모양이 변형될 수 있다. 다만 어느 정도의 양부터 귓본의 모양이 변형될 수 있는지에 대한 기준은 아직까지 모호한 상태이다. 특히 고출력을 위해 외이도와 보청기의 외형이 완전히 밀착되어야 하는 보청기와 고막 보청기(CIC)보다는 갑개 보청기(ITE) 또는 환기구를 가진 저출력용 귀걸이형 보청기의 귀꽂이에 적은 영향을 준다. 그리고 귓본을 제작하기 위해 귓본 재료를 외이도 안에 주사할 때에 귀지가 압축될 정도로 외이도 안에 많이 있는 경우에도 귀지를 제거하는 것이 좋다.
- 외이 또는 외이도의 형상에 어떤 특이한 점이 있다면 이에 대하여 자세히 기록해두어야 한다. 그리고 보청기 제조사에 보청기를 주문할 때에도 이 기록을 함께 보내어 귀꽂이나 보청기 외형의 제작에 참고하도록 해야 한다.
- 유양돌기개방수술(mastoidectomy)과 같은 이과적인 수술이 있었는지를 확인한다. 고실, 유돌동과 유돌봉소에 있는 병변을 모두 제거하여 중이의 염증을 소실시키는 유양돌기개방수술은 중이의 모양을 바꿀 수 있을 뿐만 아니라 중이 근처의 외이도를 확대시킨다. 따라서 귓본을 제작할 때에 귓본 재료가 유양돌기개방수술로 인해 폭이 넓어진 중이 근처의 외이도에 도달하지 않도록 조심하여야 한다. 왜냐하면 귓본 재료가 넓어진 외이도에서 굳어버리고 난 이후에는 귓본이 외부로 쉽게 빠져나오지 않기 때문이다. 이 경우에 병원으로 가서 이비인후과 의사의 도움을 받아야 하는 경우도 있다. 이

때에 사용하는 안전마개(meatal tamp, canal block, oto-block, impression pads)는 충분히 커야 하고 제 위치에 놓일 수 있도록 매우 주의를 기울여야 한다. 주사기로 귓본 재료를 주입할 때에도 안전마개가 고막 쪽으로 이동하지 않도록 조심해서 천천히 시행해야만 한다.

사람의 외이도는 입구부터 2차 굴곡점에 이르기까지 직경이 조금씩 커지는 것이 일반적이다. 이로 인하여 귓본이 외이도에서 빠져나올 때에 다소 수축이 발생할 수도 있다. 그러나 유양돌기개방수술과 같은 이과적 수술을 하지 않았는데도 불구하고 외이도의 직경이 비정상적으로 넓어지는 경우의 귓본 제작도 크게 조심하여야 한다. 다시 말하면, 비정상적으로 외이도가 확장되는 일반인의 경우에도 귓본이 외이도에서 잘 빠져나오지 못하는 경우가 발생할 수 있다.[9]

- 만약 고막에 흉터가 있는 경우에는 반흔 조직(scar tissue)이 약하거나 천공이 있을 수도 있기 때문에 주의 깊게 살펴야 한다. 고막에 천공이 있으면 외이에 있는 공기가 중이로 들어가기 때문에 현기증을 일으킬 수 있다. 이런 경우에도 안전마개를 정확히 위치시키고 귓본 재료의 주입을 천천히 해야 할 것이다. 외이도에서 귓본을 뺄 때에도 매우 천천히 빼서 외이도의 공기밀폐가 서서히 풀리도록 해야 한다.
- 갑개에서 가위로 잘라낼 수 있을 정도로 길게 자란 털은 잘라내는 것이 좋다. 왜냐하면 이처럼 긴 털은 귓본을 외이도에서 뺄 때에 형상을 변형시키거나 어렵게 만들고 또는 귓본을 끊어지게 할 수 있기 때문이다. 만약 난청인이 털을 자르는 것을 원하지 않는 경우에는 페트롤리움 젤리(Petroleum Jelly)를 발라서 털이 귓본 속에서 굳지 않도록 하는 것이 좋다.
- 난청인이 안경이나 귀걸이를 착용한 경우에는 이들을 제거하지 않고 그냥 둔 상태에서 귓본을 제작한다.
- 현재 귀걸이형 보청기를 사용하고 있는 경우에는 보청기의 본체가 귓바퀴에 올려진 상태에서 귓본을 제작한다.

3. 귓본의 제작

1) 기본형 귓본

귀걸이형 보청기의 귀꽂이와 귓속형 보청기의 외형을 만드는 데 필요한 귓본의 제작에 대한 절차 및 방법을 살펴보자. 보청기가 귀걸이형인지 아니면 귓속형인지에 따라서 귓본의 제작 특성이 변하지는 않는다. 다만 고막형(CIC) 또는 고출력용 보청기를 위한 귓본의 제작특성은 다른 유형의 보청기를 위한 귓본 제작과 다르다. 이들 유형의 보청기를 제외한 일반적인 보청기의 귀꽂이나 외형을 만들기 위한 귓본의 제작순서를 살펴보면 다음과 같다.

(1) 손 씻기

난청인의 귓속을 검사하거나 귓본을 제작하는 과정에서 청각전문가의 손으로부터 세균이 감염될 수 있는 가능성을 완전히 배제할 수는 없다. 만약 난청인의 외이도에 어떤 염증이 존재한다면 이를 통해 청각전문가의 손에 있었던 바이러스가 침투할 수 있기 때문이다. 따라서 청각전문가는 우선 손을 비누로 깨끗이 씻은 후에 난청인의 귓속을 검사하거나 귓본을 제작하는 것이 좋다.

(2) 귓속의 사전검사

난청인의 귓속에 감염이 있는지 또는 외이도의 형상(모양, 각도, 깊이 등)이 다른 사람들과 비교하여 특별한 점이 없는지를 앞 절에서 설명한 바와 같이 자세히 검사한다. 특히 귓본을 제작하지 말아야 하는 증상이나 사유가 있는지에 대해서도 세심하게 살펴보아야 한다. 외이도에 있는 귀지와 이물질들을 제거해야 하는 단순한 경우에는 귓본의 제작을 금지해야 할 필요가 없다. 그러나 외골증(exostosis), 외이도의 붕괴(collapsed canal), 외이도의 확대(enlarged canal), 두꺼운 털의 성장, 유도 또는 레슬링과 같은 운동으로 인해 변형된 귀(cauliflower ear), 유양돌기개방수술(mastoidectomy)과 수술에 의한 변형이 있는 경우 등은 귓본을 바로 제작하지 말고, 귀꽂이나 외형을 제작할 수 있는지를 제조사와 먼저 협의한 후에 귓본을 만드는 것이 좋다. 귓본을 제작할 경우에도 제조사의 지시에 따르거나 협조를 구하는 것이 좋다. 무리하게 귓본을 제작하면 귓본이 외이도에서 순조롭게 빠지지 않고 귓본의 중간이 끊어져 버릴 수도 있기 때문이다.

(3) 귓본 재료성분의 혼합

두 가지의 귓본 재료성분들을 혼합할 때에는 제조사에서 권장하는 혼합비율을 지키는 것이 바람직하다. 그러나 다음과 같은 두 가지의 경우에 혼합비율을 바꿀 수 있지만 이에 대한 부작용도 감안해야 한다.

- 주사기를 이용한 귓본 재료의 주입을 수월하게 만들기 위해 점성을 낮추는 경우
- 귓본 재료가 외이도 안에서 굳는 시간을 조정하고자 할 경우
- 귓본 재료 성분들을 서로 혼합할 때에 손바닥을 직접 사용하거나 또는 비닐장갑을 낀 상태의 손바닥을 사용하는 경우

이들을 혼합할 때에는 깨끗한 장소에서 일회용 패드나 주걱 등을 이용하여 빠른 시간 내에 이루어지는 것이 좋다. 그 이유들을 살펴보면 다음과 같다.

- 손에 묻어있는 핸드 로션이나 비닐장갑에 들어있는 황(S) 성분이 귓본 재료를 오염시킬 수도 있다.
- 혼합된 귓본 재료의 온도가 상승할수록 굳어지는 시간이 길어지는데, 손의 온도에 의해 귓본 재료의 온도가 올라갈 수 있다. 따라서 혼합된 귓본 재료를 주사기 안으로 옮

길 때에도 주걱이나 패드를 이용하는 것이 좋다.

- 외이도 안에서 혼합된 귓본 재료가 오래 머무르면 외이도 피부에 나쁜 반응을 일으킬 수도 있다.

(4) 안전마개

귓본을 제작하기 위해서 귓본 재료를 외이도 안에 주입하여야 한다. 이때에 귓본 재료를 외이도의 어느 위치까지 채우는 것이 좋을지는 보청기의 종류에 따라서 달라진다. 그러나 고막 보청기처럼 고막에 가까운 위치까지 귓본 재료를 채워야 하는 경우에 고막을 손상시킬 수 있는 가능성을 완전히 배제할 수는 없다. 만약 귓본 재료가 고막까지 흘러들어 가서 고막과 함께 굳어지면, 고막을 비롯하여 이소골이 귓본에 붙어서 함께 빠져 나오는 사고가 일어날 수도 있다. 따라서 귓본 재료가 고막에 이르는 것을 방지하기 위하여 안전마개(meatal tamp, canal block, oto-block, impression pads, ear dam)를 사용한다(그림 7.3).

안전마개가 외이도에 설치됨에 따라 발생하는 장점들을 살펴보면 다음과 같다.

- 보청기의 종류에 적합한 귓본의 길이를 얻기 위하여 외이도에서의 적절한 위치까지 귓본을 제작할 수 있다. 만약 안전마개가 설치되지 않는다면 귓본 재료의 주입이 원하는 외이도의 위치에서 그치지 않고 귓본 재료가 더 깊숙이 들어갈 수도 있다.
- 귓본 재료가 안전마개에 도달하면 귓본 재료가 더 이상 고막 방향으로 흐르는 것을 방지하여 귓본 재료가 외이도의 수직단면을 완전히 채울 수 있도록 만들어준다. 만약 안전마개가 설치되지 않는다면 비록 귓본 재료가 고막의 위치에 도달하지는 않는다고 하여도 귓본 재료의 종말부분이 외이도를 완전히 채우지 못할 수도 있다.

일반적으로 귓본 제작을 위한 안전마개는 솜이나 폼(form)에 튼튼한 실이나 튜브를 연결하여 만든다. 안전마개는 보청기 제조사에서 판매하는 것을 구매하여 사용하지만 청각전문가가 직접 만들어서 사용할 수도 있다. 이때에 외이도의 직경이 사람마다 다를 수 있기 때문에 크기를 대·중·소로 나누어 제작한다. 그리고 안전마개는 난청인의 외이도 직경에 적합한 크기를 선택하여 사용하여야 한다. 만약 안전마개가 외이도의 직경보다 너무 작으면

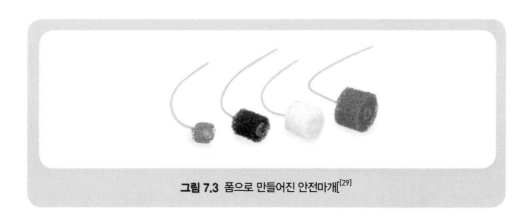

그림 7.3 폼으로 만들어진 안전마개[29]

귓본 재료가 주입될 때에 안전마개를 고막 방향으로 이동시킬 수도 있고 귓본 재료가 안전마개와 외이도 피부 사이로 흘러서 고막에 이르는 사고가 발생할 수도 있다. 반면에 안전마개가 외이도의 직경보다 너무 큰 경우에는 외이도에 안전마개의 설치로 인한 불쾌감이 만들어질 수도 있고 외이도의 직경을 확대시킬 수도 있다. 뿐만 아니라 안전마개를 정확한 곳에 위치시킬 수 없는 경우가 있는데, 그 결과로 원하는 만큼의 길이를 가진 귓본을 제작하지 못할 수도 있다.

안전마개의 가장 적절한 크기는 외이도의 직경보다 약간 큰 것이 좋다. 이렇게 되면 원하는 자리에 위치한 안전마개는 귓본 재료가 더 이상 고막 쪽으로 흘러들어 가는 것을 방지할 수 있을 뿐만 아니라 안전마개의 삽입에 의한 불편함을 없앨 수 있다. 외이도 자체가 지나치게 작은 경우에는 안전마개의 재료를 솜으로 사용하는 것이 좋다. 그러나 폼으로 만들어진 안전마개를 사용하는 경우에는 폼을 외이도의 크기가 적합하게 가위로 잘라서 사용하는 것이 좋다.

안전마개에 튼튼한 끈이나 튜브를 연결하는 것은 귓본을 외이도에서 뺄 때에 안전마개가 귓본과 함께 빠져나오지 않는 경우를 대비한 것이다. 이런 경우에 끈이나 튜브를 간단히 당기기만 하면 안전마개가 외이도에서 쉽게 제거될 수 있다. 튜브의 경우에는 귓본 재료가 외이도를 완전히 채웠을 때에 귓본과 고막 사이의 잔여공간과 귀의 외부(대기 공간) 사이에서 발생하는 공기압력의 차이를 없애는 데 도움을 준다. 따라서 외이도가 귓본 재료로 채워지는 과정에서 공기의 압력이 높아지거나 또는 귓본이 외이도로부터 빠져나가면서 공기의 압력이 낮아지는 과정에서 발생하는 통증을 줄일 수 있다. 왜냐하면 이 튜브의 내부가 비어있어서 잔여공간의 공기밀도가 변하는 양만큼 외이도 바깥의 공기를 유입 또는 방출할 수 있기 때문이다.

고막 보청기를 위한 귓본을 제작할 때에는 안전마개의 앞면과 뒷면의 직경들을 서로 동일하지 않게 만드는 것이 좋다. 다시 말하면, 고막을 향하는 안전마개 면의 직경을 외이도의 입구를 향하는 면보다 작게 만들면 외이도의 깊숙한 위치까지 안전마개를 삽입하기가 쉽다. 그리고 두께가 약 2mm인 솜으로 만들어져 있으며 고막 쪽을 향하는 면이 윤활유로 코팅된 안전마개를 사용하는 경우도 있다. 여기서 윤활유로 코팅하는 것은 안전마개를 외이도의 정확한 곳에 쉽게 위치시키고 귓본이 외이도에서 좀 더 쉽게 빠져나올 수 있도록 만들기 위한 것이다.

외이도에서 안전마개의 위치도 매우 중요하다. 안전마개를 외이도에 삽입할 때에는 불빛이 나오는 이어 라이트(ear light, oto-light, 또는 light-stick)를 사용하는 것이 좋다. 이어 라이트에서 나오는 불빛으로 외이도의 안쪽을 비추면서 안전마개를 외이도에 삽입할 때에 이어 라이트를 쥐고 있는 손가락 중에 최소한 하나는 난청인의 머리에 접촉시키는 것이 좋다. 왜냐하면 어린이는 안전마개에 의해 외이도가 자극될 때에 움직일 수도 있으며 어른의 경우에도 재채기를 하거나 구역질을 일으키는 교액반사(gag reflex)가 생길 수 있기 때문이다. 이런 경우에 고막이나 외이도에 예기치 않은 사고가 발생할 수도 있다. 따라서 이어 라이트를 쥐고 있는 손가락 중에 하나를 난청인의 머리에 댄 상태에서 안전마개의 모서리들

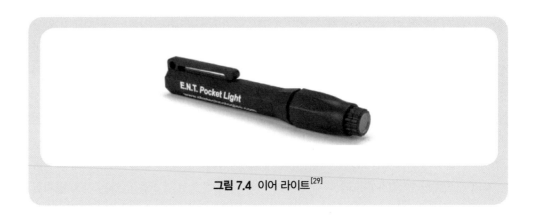

그림 7.4 이어 라이트[29]

을 외이도의 안쪽으로 서서히 밀어 넣는 방식으로 삽입하는 것이 좋다. 안전마개를 간편하게 일직선으로 한 번에 밀어 넣으려고 하다보면 안전마개가 옆으로 쓰러질 수도 있기 때문에 여러 번에 걸쳐 모서리들을 바꾸어가며 천천히 미는 것이 좋다. 그리고 안전마개가 원하는 자리에 위치하였는지를 이경을 통해 확인한다. 특히 안전마개가 외이도에 삽입되는 과정에서 갑자기 안전마개가 안쪽으로 쉽게 이동하면 외이도의 직경이 넓어졌다는 것을 의미할 수 있다. 이 경우에는 귓본을 외이도에서 뺄 때에 문제가 일어날 수도 있기 때문에 귓본의 제작에 매우 조심하여야 한다.

일반적으로 안전마개는 외이도의 제2굴곡점을 지난 지점에 위치시키는 것이 좋다. 그 이유는 크게 두 가지로 살펴볼 수 있다.

- 보청기의 길이를 짧게 만드는 경우에도 귓본에서의 외이도 길이를 충분히 길게 제작하면 리시버의 음구가 정확히 고막을 향하도록 방향을 잡는 데 도움이 되기 때문이다. 만약 리시버의 음구가 외이도의 벽을 향하면 음향되울림의 발생할 가능성이 그만큼 높아진다.
- 보청기 제조사에서 보청기의 귀꽂이나 외형을 제작할 때에 귓본의 길이를 줄여서 만들수는 있지만, 귓본의 길이를 늘려서 귀꽂이나 외형을 제작할 수는 없기 때문이다. 만약 특정한 길이의 귀꽂이나 외형을 만들 경우에는 귓본에 자르는 위치를 표시하여 보청기 제조사에 보내는 것이 바람직하다.

(5) 귓본 재료의 주입

귓본을 제작하기 위한 재료를 외이도에 주입할 때에는 주사기나 전기 총을 사용하는 것이 좋다. 가늘고 긴 외이도의 경우에는 약 6mm의 주사기 팁(tip)을 사용하는 것이 바람직하다. 귓본 재료가 안전마개를 삽입하기 이전에 만들어놓은 것이라면 이 재료를 버리고 다시 만드는 것이 좋다. 왜냐하면 안전마개를 난청인의 외이도에 삽입하는 동안에 귓본 재료의 경화가 이미 시작되었기 때문이다. 귓본 재료를 외이도에 주입할 때에는 난청인의 머리가 청각전문가가 서 있는 반대방향으로 약간 기울어진 상태에서 다음의 절차에 따른다.

- 주사기의 바늘(또는 팁의 끝)에서 귓본 재료가 약간 새어나올 때까지 주사기의 플런저(plunger)를 누른다.
- 주사기를 쥔 손의 새끼손가락을 난청인의 머리에 붙여서 주사기가 함부로 움직이지 않도록 한다.
- 주사기의 바늘 끝을 외이도의 입구로부터 약 6mm 정도 되는 자리에 위치시킨 다음에 플런저를 눌러 귓본 재료가 흘러나오도록 한다. 귓본 재료로 외이도를 채우는 과정에서 주사기의 바늘 끝이 있는 자리까지 귓본 재료가 채워져 바늘 끝이 덮이면 그때부터 주사기를 외이도의 바깥쪽으로 서서히 빼면서 계속하여 귓본 재료를 외이도에 주입한다. 이때에 주사기의 바늘 끝은 귓본 재료에 의해 항상 덮여 있어야 하며, 외이도가 귓본 재료로 채워지는 속도와 동일한 속도로 주사기의 바늘을 외이도에서 뺀다.
- 외이도가 완전히 채워져서 귓본 재료가 바깥으로 흘러나오면 외이도처럼 귓바퀴 안쪽에 있는 대이륜(antihelix)을 포함하여 거의 대부분의 귓바퀴를 귓본 재료로 채운다. 이때에 귓바퀴의 크기보다 약간 더 크게 채우는 것이 좋은데 갑개부터 시작된 귓본 재료의 주입은 귓바퀴의 형상을 따라가며 채우다가 다시 갑개의 중앙부근에서 끝내는 것이 좋다. 이처럼 귓바퀴의 모든 부분이 귓본에 나타나면 보청기 제조사에서 귓본의 형상을 쉽게 이해할 수 있다.
- 귓본 재료의 주입이 모두 끝나고 귓본이 굳는 동안에는 귓본을 만지지 않는 것이 좋다.

(6) 귓본 굳히기

외이도 안에서 귓본 재료가 적절히 굳기 위해서는 약 7~10분 정도의 시간이 걸린다. 이처럼 귓본 재료가 외이도 안에서 굳는 데 걸리는 시간은 귓본 재료의 종류, 귓본 재료성분들 사이의 혼합비율 그리고 온도에 따라서 달라진다. 귓본 재료가 외이도에서 빼도 될 정도로 굳었는지 알아보려면 손톱이나 날카로운 것으로 귓본에 선을 살짝 그려본다. 이때에 귓본에 새겨진 선 자국이 없어지지 않으면 귓본이 완전히 굳지 않아서 외이도에서 빼서는 안 된다는 신호로 볼 수 있다. 왜냐하면 자국이 없어지지 않는다는 것은 귓본이 완전히 굳지 않았기 때문에 눌린 그대로 남아있다는 것이기 때문이다. 만약 귓본이 완전히 굳지 않은 상태에서 귓본을 외이도에서 빼려고 하면 귓본에 티어링 현상이 발생할 수 있다. 그리고 외이도가 심하게 휘어져 있거나 또는 긴 경우에는 귓본 재료가 굳는 시간을 더 주어서 귓본을 좀 더 견고하게 굳힌 다음에 빼는 것이 좋다. 그 결과로서 귓본을 뺄 때에 티어링 현상이 일어나는 것을 억제할 수 있다.

(7) 귓본 빼기

외이도에서 귓본을 빼기 위해서는 우선적으로 외이도의 피부로부터 귓본을 떨어뜨리는 것이 좋다. 이를 간편하게 수행할 수 있는 방법은 두 가지가 있다. 첫 번째는 귓바퀴를 손으로 잡고 위로 올렸다 아래로 내렸다를 반복한다. 그리고 귓본의 윗부분(fossa)을 당겨서 빼놓고 대이륜에 해당하는 부분의 귓본을 뺀다. 다음은 갑개 부분의 귓본을 손으로 움켜쥐고 약간 비틀거나 흔들면서 천천히 앞으로 당겨서 귓본을 뺀다. 이때에 난청인이 불쾌해 하거나 귓본에 변형이 발생하지 않도록 조심해야 한다. 갑개 또는 외이도 보청기를 위한 귓본의 경우에는 외이도에서 귓본을 뺀 다음에 귓본이 완전히 굳기 전에 방향성 마이크로폰의 수평을 맞추기 위해서 얼굴을 정면으로 세운 후 수평으로 선을 긋거나 플라스틱판으로 찍어서 표시한다. 두 번째는 윗니와 아랫니를 서로 붙였다 떨어뜨렸다를 몇 번 반복시킨다. 이는 아래턱을 벌렸다 닫았다를 반복하는 것과 같은 의미이다. 그러나 치아가 좋지 않거나 틀니를 하고 있는 노인의 경우에는 유의하여야 한다. 만약 귓본을 제작할 때에 윤활유를 사용하였다면 부드러운 휴지로 귀를 닦아주는 것이 좋다. 그러나 요즘에는 특별한 경우를 제외하고 귓본을 제작할 때에 윤활유를 사용하는 경우가 흔하지 않은데 이는 귓본재료에 윤활유 성분이 충분히 함유되어 있어서 별도로 윤활유를 도포할 필요가 없기 때문이다.

(8) 귀와 귓본의 확인

귓본을 외이도에서 빼고 난 이후에 귓본 재료를 비롯한 이물질이 외이도 안에 남아있는지를 항상 확인하는 것이 좋다. 그 이후에 귓본에 아무런 흠이 없이 모든 부분(귓바퀴, 갑개, 외이도 등)이 제대로 만들어졌는지를 조심스럽게 확인하여야 한다. 여기서 흠은 귓본의 형상이 겹쳐진(fold) 부분, 틈(gap)이 생긴 부분 또는 공기방울(bubble) 등을 의미한다. 귓본에 간단한 흠이 있는 경우에는 귓본이 완전히 굳기 이전에 그 부분을 수정하는 것이 좋다. 간단한 흠은 귓본이 갖는 기본적인 형상에 영향을 주지 않는 범위를 말한다. 만약 흠이 간단하게 수정되지 않는다면 귓본을 다시 제작하는 것이 좋다. 그리고 귓본의 길이가 적절하지 않은 경우에도 귓본을 다시 제작하여야 한다. 외이도에서 귓본을 뺀 이후에 귓본 재료를 귓본에 추가하는 방식으로 귓본의 길이를 늘이면, 귓본의 형상이 난청인의 외이도와 일치하지 않을 수 있기 때문이다.

귓본이 외이도와 귓바퀴를 포함한 갑개의 형상을 정확하게 복사하지 못한 경우에는 난청인이 보청기를 착용할 때에 불편함이 생기거나 음향되울림이 발생하기 쉬워진다. 따라서 불완전한 귓본은 불완전한 귀꽂이나 외형을 만들어내는 원인이 될 수 있음에 항상 유의하여야 한다. 만약 제작이 완료된 귓본이 적절하지 않다고 판단되면 이를 수정하려고 노력하기 보다는 다시 만드는 것이 좋다.

(9) 귓본의 포장 및 발송

귀꽂이나 보청기의 외형을 제작하기 위해 난청인의 외이도에서 제작된 귓본을 보청기 제조사로 보낼 때에도 조심하여야 한다. 만약 정확하게 제작된 귓본이 제조사로 배달되는 과정에서 변형이 발생한다면 이 변형은 귀꽂이나 외형의 제작에 그대로 반영되기 때문이다.

난청인의 외이도에 존재하는 어떤 돌출부(bump)에 의해 귓본에 움푹 들어간 곳(hollow)이 만들어졌다고 하자. 이 경우에 아무런 설명 없이 귓본만을 제조사에 보내면 귓본의 패인 곳을 귓본을 제작할 때에 잘못 만들어진 것으로 간주할 수 있다. 이처럼 특이한 지점은 귓본에 표시를 한 다음에 이에 대한 설명을 적어서 귓본과 함께 제조사에 보내는 것이 바람직하다. 이때에 귓본은 포장지로 감싸는 것보다도 포장 상자의 바닥에 접착제로 귓본을 잘 부착시켜 제조사로 보내는 것이 더 안전할 수 있다.

외이도의 형상에 정확히 일치하는 귓본을 제작하기 위하여 요즈음은 3차원 레이저 스캐너를 사용하는 경우가 증가하고 있다. 이 경우에 난청인의 외이도 형상은 이메일을 통하여 일종의 데이터의 형태로 제조사에 전송된다. 제조사에서는 이 데이터를 받아서 귀꽂이나 보청기의 외형을 3차원 프린터로 제작한다. 만약 난청인의 외이도에 특이한 점이 있을 경우에는 귓본을 직접 전달할 때와 마찬가지로 데이터와 함께 이에 대한 설명을 제조사에 전달하는 것이 좋다.

2) 고출력용과 고막 보청기의 귓본

귓본을 제작할 때에 특히 주의를 기울여야 하는 두 가지 종류의 보청기가 있다. 첫 번째는 난청인이 갖는 청력손실의 정도가 매우 커서 높은 출력을 낼 수 있는 보청기가 필요한 경우이다. 만약 보청기의 출력이 매우 높은 가운데 보청기의 귀꽂이나 외형과 외이도 사이에 틈이 있다면, 보청기의 증폭음이 이 틈으로 누설되어 음향되울림을 발생시킬 수 있다. 이 경우에는 보청기의 외형이나 귀꽂이를 외이도의 피부에 완전히 밀착시켜 보청기의 증폭음이 누설되지 않도록 하여야 한다.

두 번째는 외부에서 잘 보이지 않는 고막 보청기(CIC)의 경우이다. 고막 보청기가 외이도 안에서 다소 헐겁게 착용되거나 턱 운동에 의하여 난청인의 의지와 관계없이 외부로 빠져버리는 일이 발생할 수 있다. 이러한 경우를 방지하기 위해서는 외이도의 형상과 보청기의 외형이 동일하게 제작되어야 함과 동시에 정확한 곳에 위치하여야 한다. 예를 들면, 외이도의 형상은 직경이 동일한 일직선 형태의 관이 아니고 구부러져 있을 뿐만 아니라 외이도의 직경과 표면도 일정하지 않고 다소 울퉁불퉁하게 불규칙적으로 형성되어 있다. 그리고 고막 보청기를 외이도의 제2굴곡점에 위치시켜야만 외이도에서 쉽게 빠지지 않는다. 왜냐하면 외이도 모양이 제2굴곡점 근처에서 넓어짐과 동시에 휘어지기 때문이다. 따라서 모든 연골 부분을 포함하는 가운데 제2굴곡점을 약 5mm 정도 지나간 위치까지 귓본에 포함시키는 것이 좋다.

외이도의 직경이나 형상은 항상 고정된 것이 아니라 변할 수 있다. 특히 사람이 턱을 벌리거나 다물 때에 외이도 형상이 달라진다. 만약 윗니와 아랫니 사이가 25mm 정도 벌어져 있으면 외이도의 직경이 약 10% 정도 증가한다. 턱을 벌리면 아래턱 관절이 앞으로 나가면서 외이도의 연골부가 앞으로 당겨지기 때문이다. 특히 어금니가 없거나 의치가 잘 교정되어 있지 않거나 또는 턱관절장애가 있는 경우에는 턱 운동에 따른 외이도의 직경이 다른 사람들보다 더 많이 변할 수 있다. 이처럼 말하거나 웃거나 또는 음식물을 먹을 때에 일어나는 턱 운동에 따라서 외이도에 착용된 보청기도 함께 움직인다. 보청기가 외이도 안에서 움직임에 따라서 보청기의 착용감이 감소하거나, 귀에서 빠지거나, 소리의 크기가 달라지거나, 어음명료도가 감소하거나 또는 고막 보청기의 경우에 폐쇄효과가 증가할 수 있다.

턱 운동에 의해 외이도의 직경이 비정상적으로 증가하는 경우에는 약 25mm 정도의 틀

(bite)을 앞니에 물려 턱이 약간 벌어진 상태로 귓본을 제작하는 것이 좋다. 이 경우에 귀꽂이나 보청기의 외형이 다소 크게 만들어져 턱을 다물고 있는 상태에서는 보청기의 착용감이 감소할 것으로 보이지만, 고막 보청기의 경우에는 턱을 다물고 귓본을 제작했을 때와 보청기의 착용감에서 큰 차이가 없는 것으로 보고되었다. 만약 보청기의 외형이 작게 만들어졌을 때에 음향되울림의 발생을 억제하기 위하여 고막 보청기를 제 위치보다 더 외이도의 안쪽으로 밀어 넣어서 발생하는 불쾌감이 오히려 더 큰 것으로 알려져 있다.

턱이 열림에 의해 증가하는 외이도 직경의 변화량은 사람마다 크게 다르다. 고막 보청기를 착용하는 모든 경우에 턱을 벌리고 귓본을 제작하는 것이 좋은 것은 아니다. 다시 말하면, 턱 운동에 따라서 외이도의 직경이 일반인보다 비정상적으로 크게 변하는 경우에만 필요하다고 할 수 있다. 턱 운동에 따른 외이도의 직경변화를 측정하는 방법에는 두 가지가 있다. 첫 번째는 이경검사기로 턱 운동을 시키면서 외이도의 직경변화를 관찰하는 것이다. 두 번째는 새끼손가락을 외이도에 넣고 턱 운동에 따른 외이도의 변화를 느끼는 것이다. 만약 턱 운동에 따른 외이도의 직경변화가 매우 큰 경우에는 고막 보청기의 착용 자체가 적합하지 않을 수도 있다.

3) 스캐닝방식의 귓본

귀꽂이나 외형을 만들기 위하여 귓본을 보청기 제조사에 보내야 한다. 이러한 배달 과정에서 귓본이 여러 가지 요인(예 : 크기의 축소, 지나친 열에 의한 영향, 찌그러짐 등)들에 의해 다소 변형될 수 있음을 앞에서 설명한 바 있다. 만약 귓본을 우편이나 배달을 통해 전달하지 않고 컴퓨터 파일의 형태로 제조사에 보낼 수만 있다면 이러한 걱정은 없어질 수 있다. 뿐만 아니라 향후에 있을 보청기의 주문을 위해 지속적인 귓본의 보관과 관리에 있어서도 분실이나 변형으로부터 자유로울 수 있다.

2005년 지멘스에서는 처음으로 프린터 정도의 크기를 가진 'iScan™'이라는 스캐너(scanner)를 출시하여 귓본을 3차원 디지털 영상으로 복사할 수 있도록 하였다. 청각전문가는 사무실이나 판매점에서 귓본을 제작한 후에 그 귓본을 iScan™으로 스캔하여 만든 디지털 컴퓨터 파일을 보청기 제조사로 보내면 된다. 귓본을 스캔하는 방식은 칼라 코드 광삼각법(color coded triangulation)을 이용하는데 여러 가지 다른 각도에서 총천연색 줄무늬 빛(color stripe)을 분사한다. 그리고 귓본이 올려진 플랫폼을 360° 회전시키면서 3차원 이미지를 얻는다. 이러한 과정을 통해 귓본이 가지고 있는 곡률이나 형상을 그대로 3차원 이미지 파일에 담는다. 뿐만 아니라 제조사가 귀꽂이나 외형을 제작할 때에 특별히 유의해야 할 점들을 메모하여 이미지 파일에 추가할 수 있도록 하였다. 청각전문가들이 스캐너를 이용할 때에 얻을 수 있는 추가적인 장점으로 귓본을 우편이나 택배로 제조사에 전달하지 않고 아무 때나 전자우편(e-mail)으로 쉽게 보낼 수 있기 때문에 이에 관련된 비용과 시간을 절감할 수 있다.

이러한 스캐닝방식의 장점들로 인하여 이에 관련된 제품들의 판매가 최근의 몇 년 동안에 꾸준히 증가하였다. 과거에는 각 보청기 제조사별로 판매하고 있는 스캐너들이 다른 제조사의 스캐너들과 서로 호환되지 않아서 불편하였다. 뿐만 아니라 스캐너를 사용하여 귓본의 형태를 보낼 수 있는 귀꽂이나 외형의 종류도 제한적이었다. 지금은 거의 대부분의 스캐너들이 보청기 제조사에 제한받지 않고 자유롭게 사용될 수 있기 때문에 이들에 대한 판매는 계속해서 증가할 것으로 보인다.

스캐닝방식이 귓본에 관련된 모든 문제를 해결해주는 것은 아니다. 예를 들면, 난청인의 외이도에서 귓본 자체가 적절하게 제작되지 못했을 경우에 스캐닝방식이 문제점을 모두 고쳐줄 수는 없다. 그리고 향후에 사용할 스캐너는 지금처럼 귓본을 3차원 방식으로 스캔하는 것이 아니고, 스캐너가 외이도의 형상을 직접 조사할 것으로 예상된다. 이 경우에는 보청기의 귀꽂이와 외형을 만들기 위해 귓본을 제작해야 하는 수고와 시간을 크게 줄일 수 있을 것이다.

난청인들이 가지고 있는 청력손실의 원인, 정도, 종류 및 형태와 같은 청각특성은 매우 다양하다. 만약 청력검사를 통해 확인된 청력손실을 회복하기 위하여 보청기의 착용을 결정하였다면 청각전문가는 난청인의 청력손실을 가장 적절하게 재활시켜줄 수 있는 보청기의 유형을 선정함과 동시에 증폭에 관련된 특성을 결정해야 한다. 이처럼 보청기를 선정하거나 증폭특성을 결정하기 위해서 평가법(evaluative approach)과 처방법(prescriptive approach)을 이용할 수 있다.

보청기의 평가법은 일종의 시행착오법(try and error method)으로서 보청기의 종류 또는 주파수반응곡선을 바꿔가며 난청인에게 가장 적절한 증폭방식을 찾는 방법이다. 이 방식은 난청인에게 시도해볼 수 있는 증폭특성이 많이 존재하기 때문에 평가시간이 오래 걸릴 수 있지만 각 난청인이 갖는 개인적인 청력특성을 최대한으로 반영할 수 있는 장점이 있다. 그러나 난청인들의 청력조건이나 상태가 매우 다양하여 매번 적절한 처방이 제공되기가 어려운 점도 있다.

난청인이 가진 청력손실을 적절하게 회복시켜줄 수 있는 처방법들이 그동안 많은 전문가나 연구원들에 의해 제안되었다. 이들에 의해 제시된 처방법들의 기본적인 개념은 크게 두 가지로 나눌 수 있다. 첫 번째는 난청인이 가진 청력역치를 중심으로 한 역치처방법(threshold prescriptive procedure)이다. 보청기의 최적이득이나 최대출력들이 난청인들의 청력역치를 기준으로 연산되어 처방된다. 여기서 청력역치는 난청인의 청력을 검사할 때에 항상 측정되는 항목이기 때문에 보청기의 처방을 위해 별도의 검사가 요구되지 않는다. 두 번째는 쾌적수준(MCL)이나 불쾌수준(UCL)과 같이 음량을 활용하는 역치상처방법(supra-threshold prescriptive procedure)이 있다. 보청기를 착용한 난청인이 다른 사람의 말을 가장 쾌적한 청각조건에서 들을 수 있도록 만들어주기 위하여 보청기의 최적이득이나 최대출력을 청력역치가 아닌 음량을 기준으로 처방한다. 그러나 역치상처방법을 활용하기 위해서는 난청인의 쾌적수준(MCL)이나 불쾌수준(UCL)들이 청력역치와 별도로 측정되어야 한다. 이들 역치처방법과 역치상처방법에 의해 제시된 최적이득이나 최대출력들이 난청인이 실제적으로 필요로 하는 것과 서로 다를 수 있다. 그 차이는 이들 사이에 공동으로 존재(또는 가정)하는 상호관계들에 의해 발생할 수 있다.

실제로 현장에서 보청기를 적합할 때에는 처방법과 평가법을 동시에 사용하는 경우가 거의 대부분이다. 왜냐하면 청각전문가가 보청기의 적합(fitting)을 처방법에 의해 수행한 이후에 난청인으로부터 보청기의 착용효과를 살펴가면서 적합특성을 다시 또는 세부적으로 조정하기 때문이다. 예를 들면, 대부분의 청각전문가가 보청기를 난청인에게 착용시킨 후에 "소리가 어떠세요?"라고 묻고, 이에 따른 난청인의 대답에 의해 보청기를 다시 미세하게 조정하고 있다.

1. 보청기 처방의 시초

1) 청력도의 거울반사

1935년 Knudsen과 Jones는 난청인의 손실된 청력을 보청기를 통해 회복시킬 수 있는 처방법에 대하여 제안하였다. 이들은 각 주파수에서의 최적이득을 난청인의 청력역치를 활용하는 방식으로 제시하였다. 이때에 난청인이 다른 사람의 말소리를 정상적으로 듣는 데 필요한 음압레벨을 20dB HL로 정하였다. 여기서 20dB HL은 건청인으로 구분할 수 있는 최대의 청력손실정도를 의미한다. 따라서 난청인의 손실된 청력을 건청인처럼 정상적으로 회복시키기 위해서는 20dB HL과 청력역치 사이의 차이를 보청기의 이득으로 제공해야 한다고 생각하였다. 예를 들어, 500Hz에서의 청력손실이 60dB HL일 경우의 최적이득은 60dB HL에서 20dB HL을 뺀 40dB이 된다(그림 8.1). 이 방식으로 처방된 이득반응곡선은 청력도에

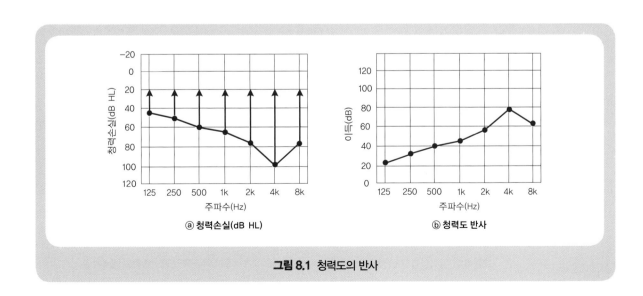

ⓐ 청력손실(dB HL) ⓑ 청력도 반사

그림 8.1 청력도의 반사

서 주파수별 청력역치들을 연결한 곡선을 마치 거꾸로 뒤집어 놓은 것과 동일하다고 하여 청력도의 거울반사법(mirroring of the audiogram)이라고 불린다.

청력도의 거울반사법은 청력손실이 1dB 증가할 때마다 보청기의 이득을 1dB씩 증가시킨다. 따라서 청력손실이 큰 주파수에서는 보청기의 이득을 과도하게 제공하는 원인이 될 수 있다. 왜냐하면 감각신경성 난청을 갖는 난청인을 정상적인 청력으로 회복시키는 데 필요한 이득이 누가현상으로 인하여 이만큼 요구되지 않기 때문이다.

2) 1/2이득법

청력도의 거울반사법을 이용한 보청기의 처방법은 1940년 Watson과 Knudsen에 의하여 쾌적수준(MCL)을 이용하는 방식으로 다시 제안되었다. 이들은 다른 사람의 말소리를 편안하게 듣기 위해서는 말소리의 크기가 충분히 커야 한다고 생각하였다. 이때에 말소리에 대한 크기의 기준은 쾌적수준 정도로 보았다. 그러나 이들의 처방법에서는 주파수에 따른 쾌적수준의 변화를 고려하지 않았다.

1944년 Lybarger는 각 주파수에서 난청인들이 가장 선호하는 최적이득이 대략적으로 청력역치의 절반 정도에 해당한다고 발표하였다. 이를 1/2이득법(half-gain rule)이라고 부르며 그 이후에 발표되는 많은 처방법들에 기초가 되었다. 여기서 Watson과 Knudsen이 활용한 쾌적수준(-●-)과 Lybarger이 이용한 청력역치의 절반(---) 사이의 관계를 〈그림 8.2〉에서 볼 수 있다.

1988년에 발표된 Schwartz와 Pascoe의 연구결과인 〈그림 8.2〉에서는 감각신경성 난청인의 청력역치, 1/2이득, 쾌적수준과 불쾌수준(UCL)들 사이의 관계를 보여준다. 경도 및 중도난청에서는 감각신경성 난청인의 불쾌수준이 건청인의 불쾌수준과 거의 차이가 없다. 쾌적수준은 대체로 불쾌수준과 청력역치 사이의 절반 정도에 위치한다(그림 8.2). 그리고 청

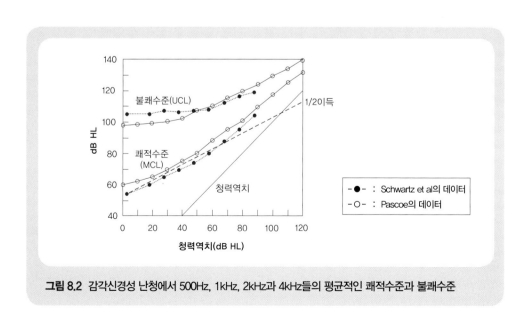

그림 8.2 감각신경성 난청에서 500Hz, 1kHz, 2kHz과 4kHz들의 평균적인 쾌적수준과 불쾌수준

력손실이 60dB HL 이하인 경도 및 중도난청의 경우에 Lybarger에 의해 제안된 1/2이득곡선이 쾌적수준들과 대체로 일치하였다. 만약 난청인에게 Lybarger의 1/2이득법을 활용하여 보청기를 처방한다면, 청력손실이 1dB씩 증가할 때마다 보청기의 이득이 0.5dB씩 높아져서 감각신경성 난청인의 쾌적수준에 접근하게 될 것이다. 이 결과가 1/2이득처방법이 왜 난청인에게서 선호를 받았는지에 대하여 설명해주는 것이다.

처음에 1/2이득처방법은 주파수대역에 관계없이 1dB의 청력손실에 0.5dB의 이득을 제공하는 동일한 방식으로 모든 주파수에 이득을 제공하였다. 그러나 난청인의 개인적인 청력상태에 따라서 말소리의 크기가 명료도보다 더 중요할 수도 있고, 이와 정반대인 경우도 있을 수 있으며, 어떤 경우에는 이들이 서로 비슷한 수준으로 중요할 수도 있다. 왜냐하면 말소리의 크기는 고음성분의 영향을 크게 받는 자음이 아닌 저음성분들로 구성되는 모음에 의해 주로 결정되는 반면에, 명료도는 모음보다 주로 고음들로 형성된 자음들에 의해 영향을 많이 받기 때문이다. 따라서 보청기를 통해 말소리의 크기를 쾌적수준(MCL)까지 높이기를 원한다면 자음보다 모음에 영향을 주는 저음성분의 이득을 높이는 것이 효과적이다. 반면에 말소리를 좀 더 명확하게 듣기 위하여 명료도를 높이기 위해서는 저음이 아닌 고음성분의 이득을 높이는 것이 좋다. 따라서 청력손실이 1dB씩 높아질 때마다 모든 주파수에서 보청기의 이득을 0.5dB씩 증가시키는 지금까지의 1/2이득처방법은 주파수에 따라서 다른 이득을 제공하는 방식으로 수정되었다.

60dB 이상의 청력손실을 갖는 고도 및 심도난청의 경우에도 1/2이득처방법의 수정이 요구된다. 왜냐하면 청력손실이 심할수록 불쾌수준(UCL)이 크게 증가하여 불쾌수준과 청력역치의 중간 정도에 위치하는 쾌적수준도 함께 높아지기 때문이다(그림 8.2). 그 결과로서 청력손실이 증가할수록 쾌적수준이 청력역치의 절반(그림 8.2의 점선)으로부터 점차 더 멀어(높아)지게 된다. 따라서 고도 및 심도난청을 위한 보청기의 이득은 청력역치의 절반(1/2이득)보다 좀 더 높아야만 쾌적수준에 도달할 수 있다. 1/2이득처방법이 수정되어야 하는 마지막 이유는 보청기의 입력크기에 관계없이 동일한 이득을 제공한다는 것이다. 따라서 큰 소리가 들어왔을 때에 보청기의 높은 이득으로 인하여 정점절단현상이 발생할 수 있다.

2. 보청기 처방법의 특성

지금 사용되는 대부분의 보청기는 난청인의 청력역치나 음량을 활용하여 처방된다. 청력역치를 중심으로 하는 처방법으로는 Berger, FIG6, NAL(National Acoustic Lab.), NAL-R(Revised) & NAL-RP(Revised-Profound), POGO(Prescription Of Gain and Output) & POGOII, CAMREST, CAMEQ & CAM2, NAL-NL1(NAL non linear) & NAL-NL2 등을 들 수 있다. 반면에 쾌적수준(MCL) 또는 불쾌수준(UCL)과 같이 음량을 중심으로 한 증폭기의 처방법으로는 Shapiro, CID(Central Institute for the Deaf), IHAFF/Contour(Independent Hearing Aid Fitting Forum), LGOB(Loudness Groth in half Octave Bands), DSL[i/d](Desired Sensation Level Input-Output curvilinear compression version),

ScalAdapt 등이 있다. 그리고 MSU(Memphis State Univ.), DSL[i/o], DSLm[i/o] 등과 같은 보청기의 처방은 청력역치만을 사용할 것인지 아니면 청력역치와 불쾌수준(UCL)를 함께 조합하여 사용할 것인지를 사용자의 선택사항으로 만든 경우도 있다. 실제로는 청력역치를 활용한 보청기의 처방법이 더 많이 사용되고 있다. 그 이유는 청력역치를 난청인으로부터 쉽고 빠르게 측정할 수 있으며 신생아를 비롯하여 인지능력이 낮은 장애인까지 적용할 수 있기 때문이다. 뿐만 아니라 청력역치를 중심으로 처방한 경우의 착용효과가 소리의 음량을 중심으로 한 처방법에 비해 항상 나쁘지 않기 때문이다.

난청인의 청력조건에 적절한 이득을 처방하는 것은 실제로 간단하지 않다. 왜냐하면 난청인의 청력손실과 보청기의 이득 사이의 관계를 간단하게 연결할 수 없기 때문이다. 이들 사이의 관계가 복잡해지는 이유를 살펴보면 다음과 같다.[9]

- 난청인의 청력상태에 적합한 주파수에 따른 최적이득의 특성이 입력신호의 종류, 크기 및 주파수특성에 의존한다. 실제적으로 선형증폭방식에 관련된 많은 연구들에 있어서 입력신호에 대한 이들 특성을 보청기의 처방에 제대로 반영하지 못하기 때문이다.
- 난청인의 청력상태에 적합한 주파수에 따른 최적이득의 특성이 청력역치보다 큰소리에 대한 음량지각(supra-threshold loudness perception)능력과 청력역치에서는 확인할 수 없는 각 주파수에 대한 변별력(frequency resolution)을 비롯하여 지금까지 알려지지 않은 어떤 요소들에 의해 영향을 받을 수 있기 때문이다.
- 모든 사람의 청각구조나 생활환경이 동일한 것은 아니다. 이들은 소리가 청각으로 입력될 때의 조건이 사람마다 조금씩 달라지는 원인이 된다. 뿐만 아니라 최근 몇 달에서 몇 년 동안에 걸친 난청인의 생활환경에도 사람마다 차이가 있다. 이들에 대한 개인적 차이가 각 난청인의 청력상태에 적합한 주파수에 따른 최적이득의 특성을 변화시킬 수도 있다.
- 특별한 시간에 동일한 크기로 말하는 소리를 듣는 경우에도 최적이득의 특성이 반드시 하나일 필요는 없다. 이 경우에는 난청인이 원하는 소리에 대한 명료도, 안락감 또는 지각에 관련된 요소들이 최대한 높아질 수 있도록 최적이득에 관련된 특성을 결정하는 것이 좋다.

3. 선형증폭

1) 선형증폭방식의 처방법

선형증폭기에서는 입력의 크기에 관계없이 주파수반응특성의 형태가 동일하다. 다시 말하면, 증폭기에서 정점절단현상을 일으키지 않는 입력레벨까지는 입력의 크기에 관계없이 항상 동일한 형태의 주파수반응특성을 갖게 된다. 이 절에서는 감각신경성 난청에서 가장 많이 사용하고 있는 처방법들에 대하여 자세히 설명할 것이다. 각 처방법에서 IG_i는 i번째 주파수의 삽입이득을, k_i는 i번째 주파수에 대한 음압레벨의 보정값을, 그리고 H_i는 i번째 주파수에서의 청력역치를 의미한다.

(1) NAL

1976년 호주의 국립음향연구소(National Acoustic Lab. of Australia)에서 근무하던 Byrne와 Tonisson은 보청기의 최적이득(=실이삽입이득)에 관련한 처방법을 발표하였다.[30] NAL로 불리는 이 처방법의 목적은 보청기를 착용한 난청인의 음량수준을 단순히 건청인의 수준으로 회복시켜 주는 것보다는 어음명료도를 최대로 높이는 데 중점을 두고 있다. 왜냐하면 청력의 손실은 상대방의 말소리 자체를 들을 수 있는 어음청취능력을 감소시킬 수도 있지만, 청각으로 들은 말소리에서 유용한 정보를 추출하지 못하는 경우도 많기 때문이다.

처음에는 어음명료도를 높이기 위해서는 각 음소나 음절을 만드는 모든 주파수 성분들의 음압레벨이 동일할 때에 얻을 수 있다고 생각하였다. 만약 어떤 말소리에서 특정한 주파수 성분의 크기가 높으면 그 주파수 성분으로 인해 말소리가 지나치게 커지는 것을 방지하기 위하여 볼륨을 줄임으로써 어음명료도가 전반적으로 감소할 수 있다는 것이다. 왜냐하면 다른 주파수 성분들의 크기가 함께 낮아지기 때문이다. 그러나 모든 주파수 성분의 크기를 쾌적수준(MCL) 또는 불쾌수준(UCL)과 동일하게 맞추는 것은 실제로 쉬운 일이 아니었다. 일반적으로 저음에서는 중음이나 고음에 비하여 상대적으로 이득이 적게 제공되고, 저음에 대한 주파수반응곡선에서의 기울기가 청력도의 기울기에 비해 크게 차이가 나는 경향이 NAL 처방법에서 나타났다.[30]

NAL 처방법은 1kHz에서 난청인이 선호하는 실이삽입이득이 1kHz의 청력역치에 비해 실험적으로 0.46배에 해당한다는 것에서 시작된다. 청력역치가 1dB씩 증가할 때마다 보청기의 실이삽입이득이 0.46dB씩 높아진다는 것을 의미하는 것으로서, 단지 0.5배와 0.46배의 차이를 제외하고는 1/2이득처방법과 동일하다고 말할 수 있다. 처음에는 모든 주파수대역에서의 실이삽입이득을 이와 같이 구하려고 하였으나 1kHz를 기준으로 한 각 주파수에서의 실이삽입이득을 장기평균어음스펙트럼(Long Term Average Speech Spectrum, LTASS)에 비추어 〈표 8.1〉처럼 보정하였다. 그 이유를 살펴보면 말소리의 크기에서 가장 주도적인 역할을 하는 저음의 강도를 건청인의 쾌적수준(MCL)에 해당하는 등음량곡선에 맞도록 낮추기 위한 것이었다. 그리고 500Hz 이하의 저음이나 4,000Hz 이상의 고음성분들이 과도하게 증폭되는 것을 억제하고 있으며, 특히 저음성분에 대한 이득을 다른 주파수대역에 비해 크게 줄이고 있다.

1986년 Byrne와 Dillon은 NAL 처방법에 대하여 다시 세심하게 평가한 결과를 발표하였다. 이들은 난청인의 청력손실을 재활시킬 때에 NAL 처방법이 대체로 유용하게 사용될 수 있지만, 고음급추형(steeply sloping loss) 난청에서는 고음의 과도한 증폭으로 인하여 모든 주파수에서의 크기가 동등하게 인식될 수 없음을 알았다. 따라서 그들은 청력도를 이용하여 보청기에서 필요한 주파수별 실이삽입이득과 주파수이득곡선을 구하였다. 다시 말하면, 난청인에게 가장 적절한 주파수별 최적이득은 청력역치에 0.46이 아닌 0.31을 곱하여 구하

표 8.1 NAL 처방법

주파수(Hz)	k$_i$(dB)	실이삽입이득(dB HL)
250	-17	$0.46 \times H_i - 17$
500	-15	$0.46 \times H_i - 15$
1,000	4	$0.46 \times H_i + 4$
2,000	3	$0.46 \times H_i + 3$
4,000	-2	$0.46 \times H_i - 2$

는 것이 더 바람직하다고 제시하였다. 이는 난청인의 실이삽입이득을 청력역치의 1/2이득에서 1/3이득으로 수정한 처방법에 해당한다. 이처럼 청력역치에 0.31을 곱하는 보청기 처방법을 NAL-R이라고 부른다(표 8.2).

$$H_{3FA} = (H_{500} + H_{1k} + H_{2k})/3$$
$$X = 0.15 \times H_{3FA}$$
$$IG_i = X + 0.31 \times H_i + k_i$$

NAL-R 처방법에서는 난청인의 청력손실의 정도에 따라서 실이삽입이득을 구분하지 않고 모든 청력손실에 대하여 〈표 8.2〉를 적용하였다.[31·32] 고도와 심도의 감각신경성 난청을 갖는 아동과 성인이 선호하는 실이삽입이득과 주파수반응곡선의 지속적인 연구를 통해 NAL-RP 처방법이 다시 제안되었다. H_{3FA}가 60dB HL 이상인 경우의 실이삽입이득은 청력

표 8.2 NAL-R 처방법

주파수(Hz)	k$_i$(dB)	실이삽입이득(dB HL)
250	-17	$X + 0.31 \times H_i - 17$
500	-8	$X + 0.31 \times H_i - 8$
1,000	-3	$X + 0.31 \times H_i - 3$
1,500	1	$X + 0.31 \times H_i + 1$
2,000	1	$X + 0.31 \times H_i + 1$
3,000	-1	$X + 0.31 \times H_i - 1$
4,000	-2	$X + 0.31 \times H_i - 2$
6,000	-2	$X + 0.31 \times H_i - 2$

역치의 증가분에 대해 66%만큼 높아지는 반면에, 60dB HL 이하인 경우에는 NAL-R 처방법과 동일하기 때문에 청력역치 증가분의 46%만큼만 실이삽입이득이 증가한다. 이처럼 아래의 공식으로 주어지는 NAL-RP 처방법은 고도 이상의 청력손실을 가진 난청인에게 소리의 음량을 높이기 위하여 저음성분은 좀 더 높여주는 가운데, 음향되울림이 일어나지 않도록 고음의 이득을 다소 낮춰주는 특징을 가지고 있다.

$$H_{3FA} = (H_{500} + H_{1k} + H_{2k})/3$$
$$X = 0.15 \times H_{3FA} + 0.2(H_{3FA} - 60) \quad (H_{3FA} > 60dB\ HL)$$
$$X = 0.15 \times H_{3FA} \quad (H_{3FA} \leq 60dB\ HL)$$
$$IG_i = X + 0.31 \times H_i + k_i + PC$$

위 식에 포함된 PC는 청력역치와 주파수에 따라서 추가적으로 고려해야 하는 주파수별 보정값을 의미한다.[9] 만약 2kHz에서의 청력역치가 100dB HL이라면, 이때의 PC값은 주파수별로 6dB, 4dB, 0dB, -3dB, -3dB, -3dB, -3dB가 될 것이다. 〈표 8.3〉에서 보면 주파수가 낮은 저음일수록 최적이득이 높은 반면에, 고음의 경우에는 최적이득을 낮추어 증폭을 작게 해준다. 뿐만 아니라 청력역치가 증가할수록 이들 보정값의 크기도 커지는 것을 알 수 있다.

〈그림 8.3〉에서는 6분법에 의해 계산된 약 62dB의 순음평균청력역치를 갖는 고도난청인을 위한 NAL-R과 NAL-RP들로 처방한 결과들을 보여준다. 난청의 정도가 비교적 낮은 경우로 NAL-RP 처방법에 의한 실이삽입이득이 2kHz 이상의 주파수대역에서 약 1dB 정도 낮게 나타난다. 그러나 약 103dB 정도의 순음평균청력역치를 갖는 심도(또는 농)에 가까운 난청의 경우에는 이들 사이에 존재하는 실이삽입이득의 차이가 다소 크게 나타난다(그림 8.4). 뿐만 아니라 3kHz 이하의 주파수에서는 NAL-RP가 NAL-R보다, 그리고 3kHz 이

표 8.3 2kHz에서 심도난청에 대한 PC값

(단위 : dB)

청력역치 (H_{2k})	주파수(Hz)						
	250	500	1k	2k	3k	4k	5k
≤90	0	0	0	0	0	0	0
95	4	3	0	-2	-2	-2	-2
100	6	4	0	-3	-3	-3	-3
105	8	5	0	-5	-5	-5	-5
110	11	7	0	-6	-6	-6	-6
115	13	8	0	-8	-8	-8	-8
120	15	9	0	-9	-9	-9	-9

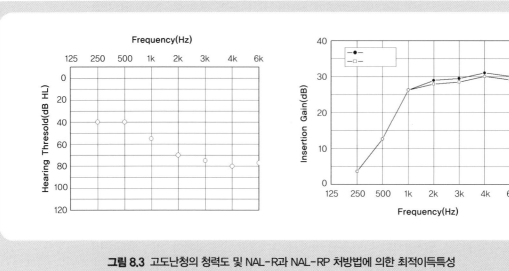

그림 8.3 고도난청의 청력도 및 NAL-R과 NAL-RP 처방법에 의한 최적이득특성

상의 주파수에서는 오히려 NAL-R이 NAL-RP에 비해 더 높은 실이삽입이득을 제공하게 된다. 따라서 청력손실이 증가함에 따라서 NAL-RP 처방법이 NAL-R 처방법에 비하여 좀 더 수평적인 주파수반응곡선을 제공할 수 있다. 이들 NAL, NAL-R 또는 NAL-RP 처방법은 말소리를 구성하는 데 필요한 주파수 성분들의 크기를 모두 동일하게 맞춘 수평적 실이삽입이득의 특성에 기초를 두고 있다. 실제로 NAL 처방법이 NAL-R 또는 NAL-RP 처방법들로 개정된 것은 보청기의 주파수이득곡선을 좀 더 수평적으로 얻기 위한 개선이라고 할 수 있다.

청력손실의 정도에 따라서 NAL-RP로 처방된 실이삽입이득을 〈그림 8.5〉에서 보여준다. 전반적으로 1kHz 이상의 주파수에서는 대체로 수평적인 주파수이득특성을 보여주지만

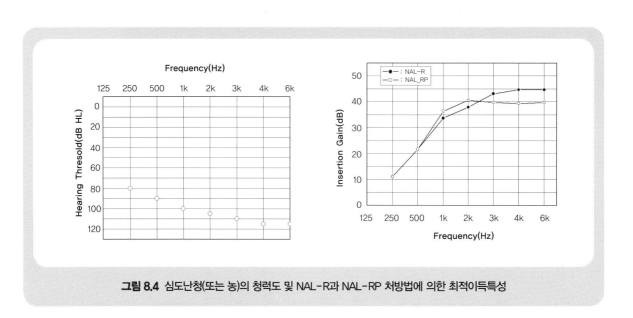

그림 8.4 심도난청(또는 농)의 청력도 및 NAL-R과 NAL-RP 처방법에 의한 최적이득특성

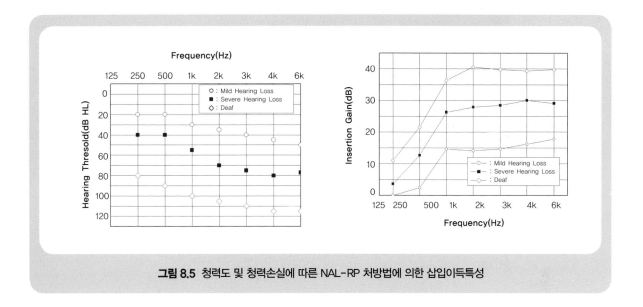

그림 8.5 청력도 및 청력손실에 따른 NAL-RP 처방법에 의한 삽입이득특성

청력손실의 정도에 따라 높은 주파수에서의 주파수이득곡선이 다소간 달라지는 것을 볼 수 있다. 다시 말하면, 2kHz 이상의 주파수에서 청력손실이 증가할수록 실이삽입이득이 PC값의 보정에 의해 감소하여 좀 더 수평적인 주파수이득특성에 가까워진다.

(2) Shapiro

1976년 Shapiro는 난청인들에게 적합한 보청기의 삽입이득을 1kHz을 기준으로 처방하였다.[33] 우선 1kHz 이상의 모든 주파수대역에 대한 삽입이득은 1kHz에서 dB SPL 단위로 제시된 쾌적수준(MCL)에서 60dB을 뺀 음압레벨로 결정하였다. 그 결과로서 1kHz에서 결정한 삽입이득을 1kHz 이상의 모든 주파수에 적용하기 때문에 1kHz 이상에서의 삽입이득은 주파수나 청력역치에 관계없이 일정하게 된다. 250Hz와 500Hz에서의 삽입이득들은 1kHz의 삽입이득에서 15dB과 10dB을 뺀 음압레벨들로 각각 결정한다.

(3) Bragg

1977년 Bragg는 1kHz 이상의 주파수대역에 대한 보청기의 출력을 불쾌수준과 청력역치 사이의 중간 정도가 되도록 제안하였다. 그러나 250Hz와 500Hz에서의 출력은 다음과 같이 처방하였다.[34]

$$\text{보청기의 출력레벨} = (\text{불쾌수준} - \text{청력역치}) \,/\, 3$$

(4) Berger

1977년에 Berger, Hagberg와 Rane는 250Hz부터 4,000Hz까지 5개의 주파수대역에 대한 보청기의 처방을 제안하였다. 이들 주파수대역에서의 청력역치와 최대출력은 〈표 8.4〉와 같다.[35]

표 8.4 Berger 처방법

주파수(Hz)	최적이득(dB HL)	최대출력
250	$0.45 \times H_i$	500Hz에서보다 20dB 낮게 설정
500	$0.5 \times H_i$	불쾌수준 – 3dB 또는 97dB
1,000	$0.625 \times H_i$	불쾌수준 – 3dB
2,000	$0.667 \times H_i$	불쾌수준 – 3dB
4,000	$0.5 \times H_i$	불쾌수준 – 3dB

(5) CID

1978년 Pascoe와 1982년 Pascoe, Miller와 Popelka들은 보청기의 출력을 쾌적수준(MCL)보다 약간 낮은 수준으로 처방하는 것이 좋다고 설명하였다.[36] 여기서 쾌적수준보다 약간 낮은 수준이란 쾌적수준–3dB을 의미한다. 그러나 250Hz의 주파수대역에 대한 출력은 쾌적수준과 청력역치의 중간 정도가 되도록 제안하였다. 이때의 출력은 500Hz 이상의 다른 주파수대역에서보다 낮다.

(6) Cox

1983년에 Cox는 보청기의 출력을 청력역치와 쾌적수준의 최대한계(Upper Limit of Comfortable Loudness, ULCL)의 중간 정도에 오도록 하였다.[37] 그러나 최대출력은 쾌적수준의 최대한계(ULCL)에 12dB를 더한 음압레벨로 정하였다.

(7) POGO

1983년 McCandless와 Lyregaard에 의하여 제안된 POGO(Prescription Of Gain and Output) 처방법은 Lybarger의 1/2이득법을 가장 간단히 보정(correction)한 처방이다.[38] 특히 80dB HL까지의 청력역치를 가진 감각신경성 난청인의 청력재활에 필요한 보청기의 실이삽입이득과 최대출력을 결정한다. Lybarger의 1/2이득법처럼 모든 주파수대역에서의 청력역치에 1/2을 곱한 값을 최적이득(=실이삽입이득)으로 결정하지 않고, 250Hz와 500Hz에서의 최적이득은 다른 주파수들에 비하여 10dB HL 또는 5dB HL만큼 적게 처방된다. 다시 말하면, 1kHz 이상의 주파수대역에서는 Lybarger의 1/2이득법을 그대로 적용하지만, 250Hz와 500Hz에서는 10dB 또는 5dB을 1/2이득에서 추가적으로 뺀다(표 8.5). 이처럼 저음에 대한 최적이득을 다른 주파수에 비해 낮추는 것은 소음이 있는 청취환경에서 어음명료도를 높이기 위한 것이다. 왜냐하면 소음과 말소리에 들어있는 저음성분을 과도하게 증폭할 경우에 이들 저음성분에 의해 상향차폐가 일어나기 때문이다. 실제로 대부분의 소음들이 주파수가 낮은 저음성분들로 이루어지는 경우가 많다.

표 8.5 POGO 처방법

주파수(Hz)	k_i(dB)	최적이득(dB HL)
250	-10	$0.5 \times H_i - 10$
500	-5	$0.5 \times H_i - 5$
1,000	0	$0.5 \times H_i$
2,000	0	$0.5 \times H_i$
4,000	0	$0.5 \times H_i$

$$IG_i = 0.5 \times H_i + k_i$$

POGO 처방법은 청력손실의 정도에 따라서 최적이득을 다르게 처방하도록 1988년에 수정되었다.[39] POGOII라고 불리는 이 처방법은 65dB HL의 청력역치를 기준으로 두 가지의 공식을 사용하여 최적이득을 실이삽입이득(REIG)으로 정하게 된다. 다시 말하면, 청력역치가 65dB HL 이하인 경우에는 POGO와 동일하게 처방하지만 그 이상일 경우에는 청력역치가 1dB씩 증가할 때마다 최적이득을 0.5dB씩이 아니라 아래의 공식처럼 1dB씩 변하게 한다. 뿐만 아니라 POGOII에서는 보청기의 최대출력(SSPL90)을 500Hz, 1,000Hz와 2,000Hz에서의 불쾌수준(UCL)들로 구할 수 있다.

$$IG_i = 0.5 \times H_i + k_i \qquad\qquad (H_i \leq 65dB\ HL)$$
$$IG_i = 0.5 \times H_i + k_i + 0.5 \times (H_i - 65) \qquad (H_i > 65dB\ HL)$$
$$SSPL90 = [(UCL@500Hz + UCL@1,000Hz + UCL@2,000Hz)/3] + 4$$

이와 같이 난청이 심한 경우에 실이삽입이득을 좀 더 높게 제공하는 것은 고도 및 심도난청을 가진 사람들이 1/2이득법에 의해 제공된 소리의 크기보다 좀 더 큰 소리를 더 편안하게 느끼고 있다는 것을 실험적으로 알았기 때문이다. 따라서 65dB HL 이상의 난청에서는 Lybarger의 1/2이득법이 아닌 〈그림 8.6〉에서 보여주는 Knudsen과 Jones의 처방법을 적용한다(표 8.6).

POGO와 POGOII 처방법의 특성차이를 비교하기 위하여 〈표 8.7〉에서는 한 난청인의 주파수별 청력역치와 불쾌수준을 보여주고, 〈그림 8.6〉에서는 청력도와 POGO와 POGOII로 처방되었을 경우에 대한 처방결과들을 보여준다. 청력역치가 65dB 이하인 250~1,000Hz까지의 실이삽입이득은 서로 동일하지만, 65dB 이상의 청력역치를 갖는 2kHz 이상에서의 삽입이득이 POGO보다는 POGOII에서 좀 더 높게 처방되는 것을 알 수 있다. 뿐만 아니라 POGOII 처방에 의한 최대출력(SSPL90)은 101dB로 주어졌다.

표 8.6 청력역치가 65dB HL 이상인 경우의 POGOII 처방법

주파수(Hz)	k_i(dB)	실이삽입이득(dB HL)
250	−10	$0.5 \times H_i + 0.5 \times (H_i - 65) - 10$
500	−5	$0.5 \times H_i + 0.5 \times (H_i - 65) - 5$
1,000	0	$0.5 \times H_i + 0.5 \times (H_i - 65)$
2,000	0	$0.5 \times H_i + 0.5 \times (H_i - 65)$
4,000	0	$0.5 \times H_i + 0.5 \times (H_i - 65)$

표 8.7 한 난청인의 주파수별 청력역치와 불쾌수준

주파수(Hz)	250	500	1,000	2,000	4,000	8,000
청력역치(dB HL)	40	40	55	70	80	75
불쾌수준(dB HL)	−	95	95	101	−	−

(8) Libby

1985년에 Libby는 POGO의 처방법을 수정하여 새로운 제안을 하였다. 각 주파수대역에서의 청력역치에 0.33을 곱하는 방식으로 보청기의 삽입이득(preferred insertion gain)을 처방하였다.[40] 그리고 250Hz와 500Hz에서는 삽입이득으로부터 5dB와 3dB을 각각 더 빼준다.

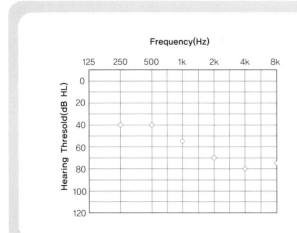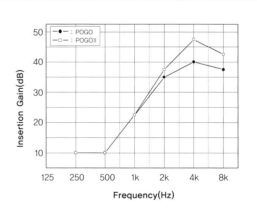

그림 8.6 청력도 및 POGO와 POGOII에 의한 최적이득곡선

보청기의 최대출력은 난청인의 불쾌수준을 활용하지 않는 대신에 Cox가 제안한 쾌적수준의 최대한계(ULCL)에 12dB를 더하는 방식으로 구한다.

(9) DSL

모든 처방법은 보청기를 착용함으로써 소리를 쾌적하게 들을 수 있도록 만들어주는 데 목적이 있다. 특히 DSL(Desired Sensation Level) 처방법도 보청기의 착용자로 하여금 말소리를 편안하게 잘 들을 수 있도록 도와주기 위한 보청기의 처방법이다.[41-42] 처음에는 청각장애를 가진 아동들의 청력재활을 위해 개발되었으나 지금은 난청을 가진 성인들에게도 널리 사용되고 있다.

보청기의 적합을 위하여 청력검사기로 측정한 dB HL 단위의 주파수별 청력역치들을 외이도 안에서 dB SPL 단위의 음압레벨로 변환할 수 있다. 이때에 dB SPL 단위의 청력역치는 외이도 안에서의 RETSPL, RECD와 REDD들을 이용하여 다음과 같이 나타내었다.

$$dB\ SPL = dB\ HL + RETSPL + RECD\ (이어폰\ 사용\ 시)$$
$$dB\ SPL = dB\ HL + REDD$$

청력역치에서 변환된 음압레벨(dB SPL)들이 보청기 적합의 마지막 과정에서 수행되는 외이도 안에서의 실이측정 결과들과 쉽게 비교될 수 있다. 특히 DSL 처방법에서는 난청인의 청력역치와 외이도 안에서의 음향특성들이 보청기 적합에 모두 이용된다. 다시 말하면, 난청인의 외이도 안에서 실이측정에 의한 실이증폭이득(REAG)을 알고 있어야만 dB HL 단위의 청력역치를 외이도 안에서의 dB SPL 단위로 정확하게 변환할 수 있다. 이처럼 다른 처방법들에서는 볼 수 없는 DSL 처방법의 핵심은 보청기를 처방할 때에 외이도의 음향특성을 활용하는 것이다. 예를 들면, 보청기를 적합할 때에 실이대커플러차이(RECD)를 활용한다는 것이다.

DSL 처방에서는 dB HL 단위가 아닌 dB SPL 단위로 계산을 수행한다. 따라서 DSL 처방법에서는 연산이 실행되기 이전에 dB HL 단위의 데이터들이 dB SPL 단위로 변환되어야만 한다. 어린이의 나이가 증가하면서 외이도가 커지기 때문에 DSL 처방법에서는 청력역치에 대한 보정값을 사용한다. 이처럼 외이도의 변화를 보청기의 적합에 반영하지 않으면 보청기의 이득이나 최대출력이 난청인에게 적절하지 않을 수 있다.

POGO나 NAL-RP처럼 특정한 공식에 의해서 난청인에게 적절한 최적이득(=목표실이증폭이득)이 계산되는 것이 아니고 일종의 표 형식으로 주어진다. 〈표 8.8〉에 나타나는 최적이득은 증폭된 말소리의 주파수와 가청수준(dB HL)에 따른 DSL(Desired Sensation Level) 값이다. 여기서 난청인에게 목표로 설정한 가청수준이 성취되기 위한 주파수별 DSL 값은 말소리를 지각수준별로 편안하게 들을 수 있는 수준을 설명하는 자료를 이용한 것이다. DSL 처방법은 NAL-RP 처방법 또는 POGO 처방법과는 다음의 세 가지 측면에서 다르다.[9]

표 8.8 DSL 처방법에서 주파수에 따른 목표실이증폭이득

(단위 : dB)

청력역치 (dB HL)	주파수(Hz)								
	250	500	750	1k	1.5k	2k	3k	4k	6k
0	0	2	3	3	5	12	16	14	8
5	3	4	5	5	8	15	18	17	11
10	5	6	7	8	10	17	20	19	14
15	7	8	10	10	13	19	23	21	17
20	9	11	12	13	15	22	25	24	20
25	12	13	14	15	18	24	28	27	23
30	14	15	17	18	20	27	30	29	26
35	17	18	19	21	23	30	33	32	29
40	20	20	22	24	26	33	36	35	32
45	22	23	25	27	29	36	39	38	36
50	25	26	28	30	32	39	42	41	39
55	29	29	31	33	35	42	45	45	43
60	32	32	34	36	38	46	48	48	46
65	36	35	37	40	42	49	52	51	50
70	39	38	40	43	45	52	55	55	54
75	43	42	43	46	48	56	59	58	58
80	47	45	47	50	52	59	62	62	61
85	51	48	50	53	55	63	66	65	65
90	55	52	54	57	59	66	69	69	69
95	59	55	57	60	62	70	73	73	–
100	62	59	61	64	66	73	76	76	–
105	–	62	64	68	70	77	80	80	–
110	–	66	68	71	73	80	83	84	–

- 보청기의 목표이득을 결정하기 위하여 실이삽입이득(REIG)이 아니라 실이증폭이득(REAG)을 사용한다.
- 신생아나 아동에게 쉽게 사용할 수 있는 검사방법들과 통합시키기 위하여 DSL 처방법

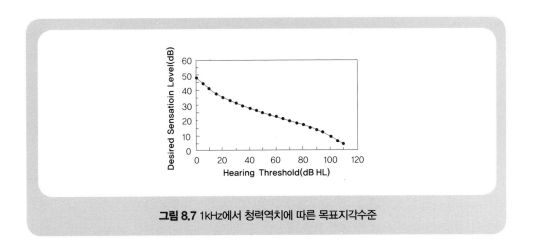

그림 8.7 1kHz에서 청력역치에 따른 목표지각수준

은 다른 처방법들처럼 별도의 보정값을 사용하지 않는다.

- 보청기의 착용자가 말소리를 쾌적하게 들을 수 있도록 도와주기 위하여 말소리를 구성하는 모든 주파수대역의 크기를 동일하게 만들지는 않는다. 1kHz에서의 청력역치에 따른 DSL 값을 〈그림 8.7〉에서 보여준다. 다른 주파수에서의 DSL 값들도 이들과 매우 유사하며, 청력역치가 증가할수록 DSL 값은 감소한다. 그 이유는 청력손실의 정도가 커질수록 역동범위가 감소하기 때문이다.

〈그림 8.8〉은 청력손실에 따른 DSL 처방에 의한 실이증폭이득의 특성을 보여준다. 청력의 손실이 증가할수록 2kHz 이상에서의 실이증폭이득이 크게 증가하는 것을 볼 수 있다. 예를 들어, 고도난청(- ● -)과 심도난청(- ◇ -)의 경우를 비교해보면 저음에 비하여 고음에서의 실이증폭이득의 증가가 크게 높아진 것을 쉽게 알 수 있다. 따라서 DSL 처방의 경우에 청력손실이 클수록 고음에서의 실이증폭이득을 크게 증가시킨다고 할 수 있다.

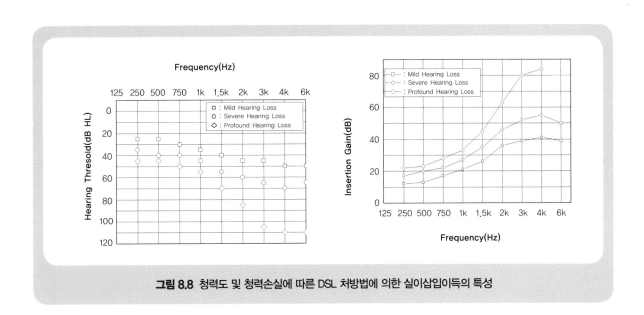

그림 8.8 청력도 및 청력손실에 따른 DSL 처방법에 의한 실이삽입이득의 특성

(10) Vandy

일반적인 대화를 나눌 때에 건청인이 듣는 말소리의 음량과 동일하게 들을 수 있도록 보청기의 출력을 증폭하는 처방법이다. 이때의 음량(L)은 Lochner와 Burger가 1961년에 제안한 아래의 식에 의하여 증가한다.

$$L = 0.01(P^{0.6} - P_o^{0.6})$$

여기서 L, P와 P_o는 손(sone) 단위의 음량, μPa 단위인 말소리의 음압과 μPa 단위인 청력역치에서의 음압을 의미한다. 위 공식에서 난청인의 청력역치에 대한 P_o를 안다면 건청인과 동등한 음량(L)이 되는 데 필요한 P를 계산할 수 있다. 이 처방에서는 보청기를 착용하지 않은 상태에서의 이득과 정상적인 청력을 얻는 데 필요한 음량들 사이의 차이를 목표이득(desired gain)으로 설정하였다.

2) POGOII, NAL-RP와 DSL 처방법의 비교

앞에서 설명한 POGOII, NAL-RP와 DSL 처방법들은 서로 다른 공식을 이용하여 최적이득을 계산할 뿐만 아니라, 이들 각각의 처방에 기초가 되는 기본적인 개념의 차이에 의하여 동일한 주파수반응곡선이 주어지지 않는다. 이들 차이점은 난청인의 청력상태에 적합한 처방결과를 서로 다르게 제공하는 원인이 된다. 그러나 난청인이 보청기에 장착된 볼륨을 스스로 조절할 수 있다면 이들 사이의 처방이 다소 다르다고 하여도 전체이득은 볼륨을 통하여 어느 정도 조정할 수 있다. 이는 청각전문가가 난청인에게 적절한 평균최적이득을 다소 잘못 처방하였다고 하여도 볼륨의 조정을 통해 이를 극복할 수 있다는 것이다. 그러나 많은 난청인들이 청취환경에 적절하도록 스스로 볼륨을 조정하는 것을 원하지 않기 때문에 요즘에는 자동으로 볼륨이 조정되는 보청기가 많이 사용되고 있다. 뿐만 아니라 볼륨을 스스로 조정할 수 없는 유아나 어린이 그리고 성인의 경우에 본인들의 청력조건에 대한 부적절한 처방으로 인하여 보청기의 착용효과가 크게 감소할 수 있다. 따라서 난청인의 청력상태에 가장 적절한 처방법을 선택하는 데 도움이 될 수 있는 POGOII, NAL-RP와 DSL 처방법들 사이의 특성차이는 다음과 같다.

(1) 수평형 청력손실

순음청력검사에 의한 평균청력역치가 40dB HL인 수평형 경도 및 중도난청(flat, mild-moderate hearing loss)에 대한 청력도와 세 가지 종류의 주파수이득곡선을 〈그림 8.9〉에서 볼 수 있다. 여기서 경도난청이란 청력역치가 20~40dB HL임을, 그리고 수평형은 난청인의 청력역치가 모든 주파수대역에서 20dB HL 이내의 차이를 갖는 것을 말한다. 이들 세 가지 종류의 처방결과를 살펴보면 DSL 처방법이 모든 주파수에서 대체로 가장 높은 이득을 제공하는 반면에, NAL-RP 처방법의 경우 가장 낮은 이득을 제공하고 있다. 뿐만 아니라 이들 중에서 POGOII 처방법이 가장 수평적인 주파수반응곡선을 보여주고, DSL보다도 NAL-

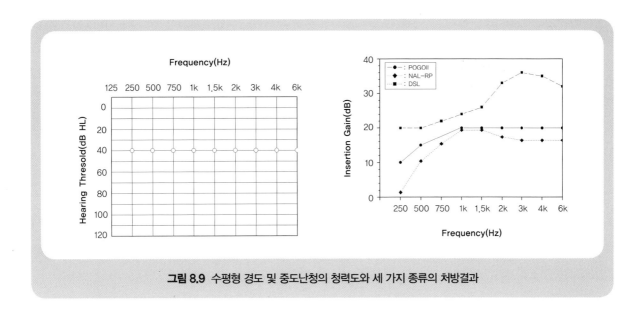

그림 8.9 수평형 경도 및 중도난청의 청력도와 세 가지 종류의 처방결과

RP 처방에 좀 더 가까운 것을 볼 수 있다. 말소리의 크기에 영향을 주는 저음의 최적이득은 NAL-RP 처방법에서 가장 작게 나타나는 반면에, 어음명료도에 관련된 고음의 최적이득은 DSL 처방법에서 가장 높게 제공하고 있다. 그러나 저음의 이득을 줄이거나 또는 고음의 이 득을 증가시킨다고 해서 어음명료도가 단순하게 증가하는 것이 아니다. 이들 사이의 균형 을 비롯한 여러 요소들이 어음명료도에 관련되어 있다. 따라서 이들 처방의 결과만으로 난 청인의 어음명료도를 성급히 판단해서는 안 된다.

〈그림 8.10〉에서는 청력손실의 형태가 〈그림 8.9〉와 동일한 수평형이지만, 순음청력검 사에 의한 평균청력역치가 100dB HL인 농에 가까운 심도난청에 대한 청력도 및 최적주파 수이득곡선을 보여준다. NAL-RP의 경우에는 다른 처방법에 비하여 가장 낮은 최적이득 을 제공하는데, 이는 경도 및 중도난청에 관한 〈그림 8.9〉에서의 결과와 동일하다. 뿐만 아 니라 POGOII 처방의 경우에 수평형 경도 및 중도난청에서와 같이 가장 수평적 주파수반응 곡선을 보여준다. 따라서 NAL-RP와 POGOII 처방법은 난청인의 청력손실의 정도에 관계 없이 모든 수평형 청력손실의 경우에 다른 처방법에 비하여 가장 낮은 최적이득을 제공하거 나 고음에서 가장 수평적인 주파수반응곡선을 갖는다. 청력손실의 정도가 높아지면 저음과 고음에 대한 최적이득이 NAL-RP와 POGOII 사이에 달라지는 것을 알 수 있다. 다시 말하 면, 1.5kHz를 기준으로 하여 그 이하의 주파수대역(단, 250Hz를 제외)에서는 POGOII 처방 법에서 그리고 그 이상의 고음대역에서는 NAL-RP 처방법에서 더 높은 최적이득을 제공한 다. 이 결과는 저음에 의한 어음의 크기와 고음에 의한 명료도 사이에서 어느 것이 더 난청 인의 편안한 소리청취에 도움이 될 것인지를 판단해야 한다는 것이다. 따라서 청각전문가 는 난청인의 개인적인 청력조건에 따라서 편안한 소리청취에 더 크게 도움이 될 수 있는 처 방을 선택해야 한다. 그리고 동일한 수평형 청력손실의 경우라고 하여도 청력손실의 정도 가 증가할수록 POGOII 처방에 의한 처방결과가 NAL-RP 처방에서 DSL 처방으로 그 결과

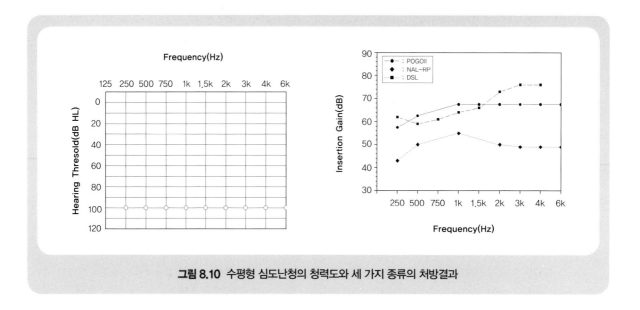

그림 8.10 수평형 심도난청의 청력도와 세 가지 종류의 처방결과

에 접근해가는 것을 볼 수 있다.

(2) 경사형 청력손실

순음청력검사에 의한 난청인의 평균청력역치가 43dB HL인 경사형 중도난청(gently sloping, moderate hearing loss)의 청력도와 세 가지 처방법에 따른 주파수이득곡선들을 〈그림 8.11〉 에서 보여준다. 1kHz 이하의 주파수에서는 이들 세 가지 결과들이 서로 큰 차이를 보이지 않는다. 그러나 주파수가 1.5kHz를 넘으면서 주파수이득곡선들이 처방법에 따라서 크게 달라지기 시작하는데, 주파수가 증가할수록 DSL, POGOII 그리고 NAL-RP의 순서로 최적이득이 낮아진다. 이는 DSL 방식이 다른 처방법에 비하여 가장 큰 최적이득을 제공하는 반면

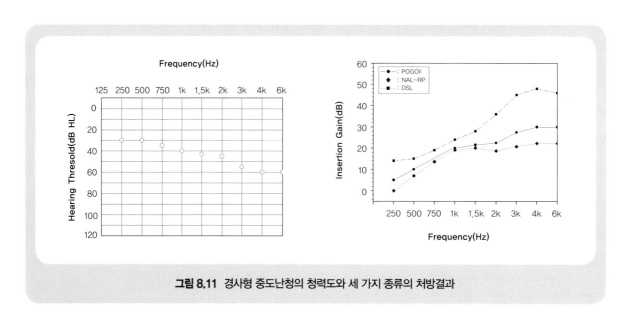

그림 8.11 경사형 중도난청의 청력도와 세 가지 종류의 처방결과

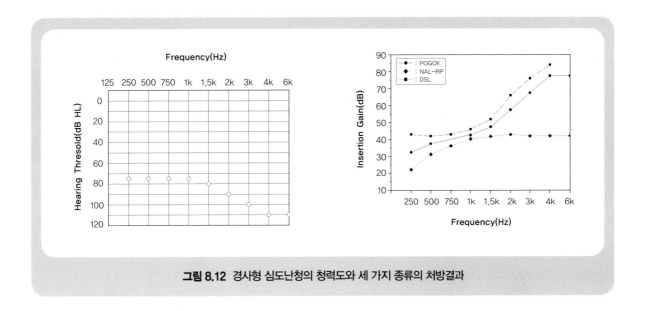

그림 8.12 경사형 심도난청의 청력도와 세 가지 종류의 처방결과

에 NAL-RP 방식이 가장 낮은 최적이득을 처방한다는 것이다. 여기서 POGOII 처방의 경우에는 DSL 방식보다 NAL-RP 방식에 좀 더 가깝다고 할 수 있다. 그리고 3~6kHz의 높은 주파수에 대해서도 이들 모든 처방법이 많은 이득을 지속적으로 제공한다.

〈그림 8.12〉는 경사형 심도난청의 형태이기는 하지만, 〈그림 8.10〉과는 다소 다르다. 다시 말하면, 〈그림 8.10〉은 모든 주파수에서의 청력손실이 서로 유사하지만, 〈그림 8.12〉의 경우에는 저음보다 고음에서의 청력손실이 다소 큰 경사형 심도난청이다. 그 결과로서 DSL, POGOII 그리고 NAL-RP 방식의 순서로 최적이득이 감소하며, 이는 〈그림 8.10〉에서의 결과와 동일하다. 그러나 POGOII 처방의 경우는 오히려 〈그림 8.11〉에서 보다 좀 더 DSL 방식에 가까워진 것을 알 수 있다. 따라서 난청인의 청력손실이 클수록 DSL과 POGOII 처방들 사이의 차이는 감소한다고 할 수 있다.

(3) 고음급추형 청력손실

저음에서의 청력손실은 작지만 주파수가 높아지면서 청력손실이 급격히 증가하는 고음급추형 심도난청(steeply sloping, severe hearing loss)에 대한 청력도 및 POGOII, NAL-RP와 DSL 처방결과들을 〈그림 8.13〉에서 보여준다. 이때의 순음청력검사에 의한 평균청력역치는 75dB HL이다. 앞에서 설명했던 수평형이나 경사형 경우에서와 같이 DSL 처방법이 다른 처방법에 비해 가장 높은 삽입증폭이득을 제공하는 반면에 NAL-RP 처방법이 가장 낮은 최적이득을 보여준다. 〈그림 8.11〉에서 보여주는 경사형 청력손실에서의 처방결과와 비교해보면, 청력손실이 증가할수록 최적이득이 높아진 것을 제외하고는 대체로 모든 측면에서 큰 차이를 보이지 않는다. 이 결과는 수평형이 아닌 경사형의 경우에 청력손실의 정도에 관계없이 DSL 처방법이 가장 높은 최적이득을 제공하는 반면에, NAL-RP 처방법에서 가장 작은 최적이득이 제공된다는 것을 알려준다. 다만 NAL-RP에서는 3kHz 이상의 주파수

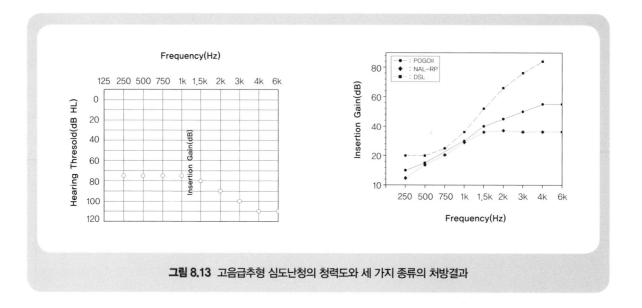

그림 8.13 고음급추형 심도난청의 청력도와 세 가지 종류의 처방결과

대역에 대한 최적이득의 증가가 〈그림 8.11〉에 비하여 감소하는 것으로 보아서 청력손실의 정도가 증가할수록 고음에 대한 최적이득의 증가가 줄어든다고 할 수 있다.

지금까지 설명한 것처럼 이들 처방법에 의한 결과들은 평균최적이득과 주파수반응곡선 (주파수에 따른 최적이득) 측면에서 서로 동일하지 않다. 그러나 청력손실의 유형에 따른 이들 처방법의 결과로부터 다음과 같은 공통된 점들을 찾을 수 있다.

- 청력손실의 유형에 관계없이 DSL 처방법이 가장 높은 최적이득을 제공하는 반면에 NAL-RP 처방법이 가장 낮은 최적이득을 제공한다.
- 수평형을 제외한 청력손실의 유형에서는 NAL-RP 방식이 고음에서 가장 수평적인 주파수반응곡선을 갖는다. 다만 수평형에서는 청력손실의 정도에 관계없이 POGOII 방식이 고음에서 수평적인 주파수반응곡선을 제공한다.
- POGOII 처방에 의한 고음의 최적이득은 청력손실이 작을 때에는 NAL-RP에 가깝지만 청력손실이 증가할수록 DSL 처방법에 더 접근하게 된다.

〈그림 8.9~13〉에서 보여주는 것처럼 이들 세 가지 종류의 처방법들 사이에는 분명한 특성차이가 존재한다. 그러나 이들이 난청인에게 적용되었을 때에 그들 사이의 차이가 임상적으로 잘 나타나지 않을 수 있다. 왜냐하면 어떤 처방법이 자신의 청력재활을 위해 활용되었는지를 난청인이 알지 못하는 가운데 모두 동일한 주파수반응특성을 갖는다고 생각할 수 있기 때문이다. 그리고 이들 사이의 특성차이가 보청기를 실제로 적합하는 과정에서 크게 줄어들 수 있기 때문이다. 예를 들면, 보청기에서의 음향되울림이 발생하는 것을 억제하기 위하여 POGOII로 처방된 주파수반응특성에서 3~4kHz 대역의 이득을 추가로 낮추게 되면, NAL-RP 방식의 처방과 유사해져서 이들 사이의 임상적인 음향특성차이가 감소한다.

보청기를 특정한 방식으로 처방해야만 말소리에 대한 어음청취능력이나 어음명료도를 높일 수 있는 것은 아니다. 어음청취능력 일부 또는 전체 주파수에서 난청인이 인식할 수 없을 정도의 작은 이득의 차이만으로도 변화될 수 있다. 그러나 볼륨을 사용하여 난청인이 선호하는 음량으로 소리의 크기를 조절하였는데도 불구하고, 어음명료도가 특정한 방식으로 처방했을 때에 비해 오히려 더 낮아질 수도 있다. 따라서 어느 특정한 처방법이 각 난청인의 보청기 적합을 위한 최적의 방법이 되지는 않는다. 다시 말하면 난청인에게 적절하지 않다고 생각하는 처방법을 다소 수정하여 적용했을 때에 오히려 말소리에 대한 이해나 음질이 더 높아질 수도 있다.

3) 선형 처방법의 유의점

(1) 순응과 적응

일반적으로 어떤 소리가 보청기에 의해 증폭되었을 때와 그렇지 않을 경우의 음색은 동일하지 않다. 왜냐하면 소리가 증폭되는 과정에서 소리의 음색이 원래대로 유지되지 못하고 변할 수 있기 때문이다. 처음으로 보청기를 착용했을 때에는 보청기에서 출력된 소리의 음색이 자연스럽지 못하고 매우 어색하게 느껴질 수가 있다. 그러나 보청기의 착용기간이 길어지면서 난청인은 보청기를 착용하기 이전의 음색을 잊고 보청기에서 나오는 소리의 음색에 점차 익숙해진다.

보청기에서 나오는 소리의 음색만이 아니라 어음명료도에 대한 난청인의 선호도에 의해서도 주파수이득곡선이 달라질 수 있다. 다시 말하면, 청각전문가가 청력검사를 통해 결정한 최적의 주파수이득곡선을 난청인에게 그대로 적용하지 못할 수도 있다는 것이다. 왜냐하면 처음으로 보청기를 착용했을 때에 보청기에서 나오는 소리의 음색에 익숙하지 못할 수가 있기 때문일 것이다. 예를 들어, 고음에 대한 청력손실이 큰 고음급추형 난청의 경우에는 고음에 대한 이득이 저음에 비해 상대적으로 크게 주어진다. 이때에는 저음에 의한 어음청취능력의 작은 증가에 적응하기 위한 기간보다도 고음에 의한 어음명료도의 큰 변화에 대해 적응하기 위한 기간이 더 길게 요구된다. 보청기의 착용기간이 증가하면서 난청인에게 적용했던 초기의 주파수이득곡선이 청각전문가가 청력검사를 근거로 처방하려 했던 주파수이득곡선으로 점차 바뀌게 될 것이다. 이처럼 난청인이 소리를 듣는 방식이 보청기에서 출력되는 소리에 서서히 맞춰지는 현상을 순응(acclimatization)이라고 부른다.

음색과 마찬가지로 난청인이 선호하는 최적이득도 보청기의 착용기간이 증가하면서 변한다. 난청인은 낮은 음량에서도 와우의 유모세포에서 청각신호를 생성하는 흥분(excitation)이 일어난다. 보청기의 착용으로 인해 갑자기 소리가 커지면 유모세포에서 만들어지는 청각신호도 급격히 많아져서 평소보다 더 큰 소리로 들리게 된다. 그러나 보청기의 착용기간이 증가하면서 난청인의 와우도 새로운 청취조건에 적응하여 청각신호의 생성을 조정하게 된다. 따라서 난청인은 최적이득을 좀 더 높여달라고 요청할 것이며 그 결과로 작은 말소리에 대한 어음명료도도 함께 높아진다. 이처럼 보청기의 착용에 순응하기 위한 최대이득의 변화를 이득에 대한 적응(adaption of gain)이라고 하며, 순응을 위한 최대이득의 변화량을 적응이득(adaption gain)이라고 새롭게 정의하자. 난청인의 청력손실이 클수록 보청기에 적응되는 기간이 늘어남과 동시에 적응이득도 높아진다. 예를 들어, 고도난청의 경우에는 약 10dB 정도의 적응이득이 3년 정도에 걸쳐 만들어진다. 그러나 경도난청과 같이 청력손실이 작을 때에는 적응이득을 무시할 수도 있다. 이처럼 처음으로 보청기를 착용할 때에 고려해야 하는 적응이득이 보청기를 처방하는 공식에 반영되어 있는지, 보청기 착용기간에 따라서 청각전문가가 별도로 제공해야 하는지 아니면 보청기에 들어있는 DSP 프로그램에서 자동적으로 적응이득을 보청기 착용기간에 따라서 조정하도록 설계되어 있는지를 확인해야 한다.

(2) 최적의 음량

비선형증폭방식의 보청기는 건청인이 다른 사람들의 말소리를 듣는 것과 동등한 수준의 음량으로 난청인에게 제공할 수 있다. 그러나 선형적인 증폭방식으로 건청인과 동등한 수준의 음량을 제공하기란 쉽지 않은 일이다. 특히 난청인의 청력손실을 기초한 공식들에 의해 계산되는 음량이 난청인이 선호하는 음량보다 다소 높은 것으로 알려져 있다. 난청인들이 선호하는 음량이 얼마인지를 실제로 정확하게 알 수는 없지만, 그들에게 필요한 음량이 대략 어느 정도일지는 예측할 수 있다. 예를 들어, NAL-RP와 NAL-NL1 방식으로 보청기가 처방되었을 때에는 난청인이 선호하는 음량이 이들에 의해 제시된 이득보다 평균적으로 약 3~4dB 정도 낮게 나타난다.   요즘에는 선형보청기에 비하여 비선형보청기가 널리 사용되고 있기 때문에 선형방식에서 난청인이 선호하는 음량과 각 처방법에 의해 계산된 음량들 사이의 차이를 크게 걱정할 필요는 없다.

(3) 사역

귀로 들어온 소리를 지각하기 위하여 와우의 기저막에는 외유모세포와 내유모세포가 있다. 여기서 외유모세포는 와우로 들어온 소리를 증폭하고 주파수의 동조(frequency tuning)가 예리하게 일어나도록 한다. 반면에 내유모세포에서는 소리가 입력됨에 따라 전기적인 청각신호를 발생시켜 뇌간으로 보내는 역할을 한다. 청력손실이 발생하는 가장 일반적인 경우는 외유모세포에 장애가 일어날 때이다. 내유모세포에서도 기능장애가 발생할 수 있지만, 이는 대체로 청력손실이 매우 증가하면서 발생한다. 예를 들어, 청력손실이 55dB HL 이상일 경우에 내유모세포의 장애가 발생한다. 특히 청력손실이 80dB HL 이상인 고음급추형 심도난청의 경우에 소리의 파동이 와우로 전달되어 기저막이 운동하는데도 불구하고 내유모세포에서 청각신호가 적절하게 발생되지 않거나 또는 청각신경이 끊어져 있는 특정한 기저막의 영역이 존재할 수 있다. 사역(dead region 또는 zone)이라고 불리는 이 영역이 80dB HL 이상의 청력손실을 가진 모든 난청인에게 나타나는 것은 아니다. 다시 말하면, 80dB HL의 난청을 갖는 일부의 난청인에서는 사역이 나타나지 않고 있다. 그러나 사역의 존재와 청력손실의 정도 사이에 어떤 관계가 존재한다는 것을 Hornsby와 Dundas가 2009년에 제시하였다. 예를 들면, 청력손실이 40dB HL 이하인 난청인에서도 사역이 발견되기도 하지만,

대체로 이들 경도난청인의 80% 정도는 사역이 나타나지 않는다. 그러나 청력손실이 50dB HL 이상에서 사역이 발견되는 경우에 청력손실이 커진다고 해서 사역이 발견되는 빈도수가 반드시 증가하는 것은 아니다.

일반적으로 사역은 어음명료도에 큰 영향을 주는 고음에 대응되는 기저막 영역에서 발생한다. 실제로 드물기는 하지만 사역이 저음이나 중음에서 발생할 수도 있다. 사역이 저음영역에 존재하는데도 불구하고 고음영역을 증폭하였을 때에 말소리의 명료도가 향상되지 않을 수 있다. 그리고 내유모세포들이 제한적으로만 반응하는 기저막의 영역이 있다면 이 영역도 마찬가지로 실질적인 사역처럼 고려할 수 있다. 예를 들면, 기저막의 어느 특정한 영역에 해당하는 특성주파수(characteristic frequency)가 기저막의 다른 위치에서 감지된다면, 그 특성주파수를 지각하지 못하는 기저막의 영역도 실질적인 사역으로 간주할 수 있다.

난청인의 기저막에 사역이 존재할 때에도 보청기의 사용대상임에 틀림이 없다. 왜냐하면 사역에 대응하는 주파수 성분을 증폭시킨다고 하여도 어음명료도의 향상은 기대하기 어렵기 때문이다. 이처럼 어음명료도가 좋아지지 않는 이유는 사역에 해당하는 주파수 성분이 여과되어 없어지기 때문이다. 만약 난청인의 기저막에 사역이 존재한다면 청각전문가는 보청기를 선정하고 적합할 때에 다음과 같은 점들을 고려할 수 있다.

- 사역에 해당하는 주파수대역의 어음청취능력과 어음명료도를 높이기 위하여 지나치게 노력할 필요는 없다. 특히 사역이 고음에 해당할 경우에도 이들의 향상에 기여하지 못하기 때문에 이 주파수대역을 음향되울림의 발생을 억제하는 데 활용할 수 있다.
- 사역에 해당되는 주파수대역에 이득을 제공하는 경우와 그렇지 않은 경우를 동시에 처방할 수 있도록 다채널 보청기를 사용하는 것이 좋다. 난청인에게 가장 적절한 최적의 주파수이득특성을 좀 더 쉽게 찾을 수 있기 때문이다.
- 고음에 대한 사역일 경우에 이 주파수에 관련된 정보를 인근의 낮은 주파수대역으로 이동시켜 지각할 수 있는 기능을 가진 보청기의 사용을 고려하는 것도 좋다. 특히 3~4kHz의 주파수대역에 사역이 존재할 경우에는 더욱 유용하다. 4kHz에서의 사역은 청력손실의 정도가 증가할수록 더 많이 발견되는데, 이때의 청력손실이 70dB HL 이상이 되면 난청인의 50% 이상에서 사역이 나타난다.

기저막에 존재하는 사역은 심리음향적 동조곡선, TEN 검사 또는 순음청력도를 통해 검사할 수 있다.

① 심리음향적 동조곡선
협대역잡음과 조용한 환경에서 검사한 청력역치보다 약 10dB 정도 높은 순음을 동시에 들려주었을 때에 협대역잡음의 크기가 순음보다 크다면 차폐가 일어날 수 있다. 사역을 찾기 위하여 심리음향적 동조곡선(Psychoacoustic Tuning Curve, PCT)을 사용한다면 각 순음에 대하여 중심주파수가 다른 여러 가지의 협대역 잡음을 사용하기 때문에 검사시간이 매우 길어진다. 예를 들어, 협대역잡음의 중심주파수를 일곱 가지로 변화시키면서 순음의 차폐

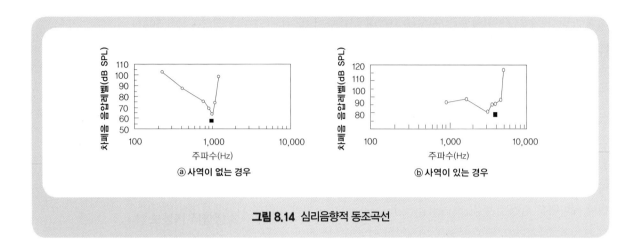

그림 8.14 심리음향적 동조곡선

여부를 조사한 결과를 〈그림 8.14〉에서 볼 수 있다. 청력역치가 40dB인 1kHz 또는 70dB인 4kHz의 순음을 차폐시키는 데 필요한 각 협대역잡음의 가장 낮은 음압레벨을 보여준다. 이 때에 협대역잡음은 순음을 차폐하는 차폐음(masker)이 되는 반면에 순음은 잡음에 의해 차 폐를 당하는 목적음(maskee)이 될 것이다.

〈그림 8.14ⓐ〉의 경우에는 협대역잡음의 중심주파수가 1kHz의 순음으로부터 멀수록 차 폐에 필요한 협대역잡음의 음압레벨이 커지다가, 중심주파수가 순음에 가까워지면서 음압 레벨이 크게 감소하는 것을 볼 수 있다. 이는 협대역잡음의 중심주파수와 순음의 주파수가 매우 가깝다는 것을 의미하며, 그 주파수에 대응하는 기저막의 내유모세포가 정상적으로 반응하고 있음을 알려주는 것이다.

〈그림 8.14ⓑ〉에서 보여주는 것처럼 4kHz의 순음이 3.15kHz의 협대역잡음에 의해 차폐 가 발생한다고 가정해보자. 이 경우에는 4kHz의 순음을 3.15kHz에 대응하는 기저막의 위 치에서 마치 3.15kHz의 소리처럼 듣고 있다는 것을 말한다. 따라서 4kHz에 대응하는 기저 막의 그 위치가 사역이라고 할 수 있으며, 이러한 현상을 off-frequency listening 또는 off- place listening라고 부른다.[43-44]

실제로 심리음향적 동조곡선을 이용하여 사역을 찾는 것은 다소 어려울 수 있다. 왜냐하 면 순음의 주파수와 협대역잡음의 중심주파수가 매우 가까워지면 맥놀이 현상(beat)이 발생 할 수 있을 뿐만 아니라, 난청인이 청취할 수 있는 낮은 주파수의 소리가 주파수변조로 인 해 발생할 수 있기 때문이다. 여기서 맥놀이 현상이란 주파수가 매우 유사한 2개의 순음들 이 합쳐져서 소리의 크기가 커졌다 작아졌다를 주기적으로 반복하는 것이다. 그리고 주파 수변조란 2개의 순음이 갖는 주파수들이 정수배로 더해지거나 뺀 새로운 주파수의 소리를 생성하여 원래의 순음들을 왜곡시키는 현상이다. 이러한 현상들은 기저막에서의 사역을 정 확하게 판단하는 데 방해가 될 수 있다.

② TEN 검사

조용한 청취조건에서 광대역잡음(차폐음)으로 목적음인 순음을 차폐시키는 방식으로 기저막에 있는 사역을 찾는 검사법을 역치등가잡음(Threshold Equalization Noise, TEN)이라고 부른다.[45] 여기서 조용한 청취조건이란 순음청력검사를 수행할 때의 음향조건을 말한다. 역치등가잡음 검사법은 2000년에 Moore, Huss, Vickers와 Glasberg와 Alcántara에 의해 청각전문가들이 빠르고 쉽게 검사할 수 있도록 처음으로 제안되었다. 이때의 역치등가잡음 검사법에서는 청각전문가들이 청력역치를 두 번 측정하도록 요구한다. 한번은 dB HL 단위로 청력검사기의 신호음을 이용하여 측정하고, 다음은 dB SPL 단위로 역치등가잡음검사 CD에 들어있는 신호음을 활용하여 측정한다. 2004년 Moore, Glasberg와 Stone에 의해 수정된 역치등가잡음 검사법은 건청인이 500~4,000Hz의 모든 주파수대역에서 dB HL 단위로 주어지는 차폐역치(masked threshold)와 동일한 수준의 잡음을 이용하는 방식으로 개선되었으며, 이는 TEN(HL) 검사법으로 불린다. 요즘의 TEN(HL) 검사는 청력검사기와 연결된 CD 플레이어에 의해서 수행할 수 있다. 그리고 Interacoustics사에서 개인용 컴퓨터(PC)를 기반으로 제작한 청력검사기인 Affinity 2.0과 Equinox 2.0을 이용하여 TEN(HL) 검사를 수행할 수도있다. 이들 TEN(HL) 검사기에 사용되는 CD에는 신호음과 잡음이 각각 다른 채널에 기록되어 있다. 모든 TEN(HL) 검사기는 dB HL 단위로 보정(calibration)되며 역치는 청력검사기에서 발생시킨 신호음 또는 CD에서 발생시킨 신호음을 이용하여 측정된다. 어떤 신호음을 이용하여 역치를 측정하여도 실제로 큰 문제는 없다. 왜냐하면 이들 신호음에 의해 측정된 역치들 사이의 차이가 거의 없기 때문이다. 초기의 TEN(HL) 검사기는 TDH39, TDH49와 TDH50의 헤드폰만을 사용하였으나 최근의 검사기에서는 ER-3A 삽입이어폰까지도 사용할 수 있다.

　TEN(HL) 검사를 위한 과정은 전형적인 청력검사와 매우 유사하다. 다만 이 검사들 사이에 차이점이 있다면 TEN(HL) 검사를 통해 측정된 역치가 2dB의 간격으로 주어진다는 것이다. 그러나 초기의 TEN(HL) 검사과정에서는 역치 근처에 좀 더 빨리 접근하기 위하여 2dB보다 넓은 간격으로 검사를 시행할 수도 있었다. TEN(HL) 검사법에 대해 2010년 Moore가 제시한 일반적인 검사지침(guideline)은 다음과 같다.

- 청력손실이 60dB HL 이하인 경우에는 TEN(HL) 수준을 70dB HL로 맞춘다.
- 어떤 주파수에서의 역치가 70dB HL 이상일 경우에는 그 주파수에서 청력검사기에 의해 측정된 역치보다 10dB 높게 TEN(HL) 수준을 조정한다.
- 만약 TEN(HL) 검사를 위한 신호음의 크기가 불쾌할 정도로 너무 크거나 또는 신호음 크기가 TEN(HL) 검사의 최대수준인 90dB HL에 접근할 경우에는 청력검사기에 의해 측정된 역치와 동일하게 TEN(HL) 수준을 조정한다.
- 어떤 주파수에서의 청력손실이 90dB HL 이상일 경우에는 TEN(HL) 검사를 수행하기 어렵거나 불가능할 수도 있다. 이 경우에는 사역이 존재할 가능성이 높은 편이며 순음청력검사를 통해 얻은 청력도를 통해서도 사역의 존재 여부를 판단할 수 있다.

　TEN(HL) 검사로 사역의 존재 여부를 판단하는 방법에 대해 2010년 Moore가 제시한 지침은 다음과 같다.

- 건청인의 경우

    TEN(HL) 검사를 위한 검사음의 역치는 TEN(HL) 수준과 대체로 일치한다. 예를들어, TEN(HL) 수준이 70dB HL로 맞춰진 경우에 500~4kHz 범위 안에 있는 특정한 주파수에서 검사음에 의해 측정된 역치도 약 70dB HL이 된다.

- 어떤 주파수에서 청력의 손실은 존재하지만 사역이 없는 경우

    일반적으로 TEN(HL) 검사기에서 제공되는 검사음의 역치가 TEN(HL) 검사기에 맞춰진 수준보다 약 몇 dB 정도만 높아진다. 예를 들어, TEN(HL) 수준이 70dB HL로 맞춰진 경우에 검사음에 의해 측정된 역치가 73dB로 나타난다. 이들 사이의 차이인 3dB은 신호대잡음비로 간주될 수 있다.

- 사역이 존재하는 경우

    TEN(HL) 검사기에서 제공되는 검사음의 역치가 TEN(HL)의 수준 또는 청력검사기로 측정된 청력역치보다 10dB 이상 높아진다.

만약 어떤 사람이 1.5kHz, 2kHz와 3kHz에서의 청력손실이 30dB HL, 70dB HL 그리고 80dB HL으로 고음급추형 난청을 가지고 있다면, 이때의 TEN(HL) 검사결과는 1.5kHz에서 정상인 반면에 2kHz에 사역이 존재할 수 있다고 제시할 수 있다. 이 경우에 난청인의 어음청취능력을 향상시키기 위하여 어느 주파수까지 증폭을 하는 것이 좋을까? 이는 사역이 존재하는 주파수로부터 가장 인접한 정상적인 청력을 갖는 주파수에 1.7을 곱해서 구하는 것이 좋다고 Moore가 2010년에 제안하였다. 예를 들면, 정상적인 청력을 갖는 2kHz의 1.7배가 되는 3.4kHz(=1.7×2kHz)까지만 증폭하는 것이 좋다는 것이다. Moore의 제안에 따르면 3kHz까지 사역이 존재하는지는 TEN(HL) 검사를 통해 확인하면 된다. 만약 3kHz에 대응하는 난청인의 기저막까지 사역이 존재하지 않는다면, 보청기에서 증폭했을 때에 보청기의 착용효과를 기대할 수 있는 주파수대역이 5.1kHz까지로 넓어지기 때문이다. 그리고 경사형 난청에서 2kHz의 청력손실이 약 60dB HL 이상일 경우에만 사역의 존재를 의심해도 된다. 왜냐하면 청력손실이 이보다 작을 경우에 사역이 존재할 가능성은 낮을 뿐만 아니라 2kHz 이상에서의 청력이 갑자기 급격하게 감소하기란 어렵기 때문이다. 따라서 2kHz에서의 청력손실이 60dB HL을 넘지 않는 경우에 대한 TEN(HL) 검사는 2kHz까지만 수행해도 된다(Vinay & Moore, 2007). 이들은 사역이 저음에 존재할 경우에는 보청기의 증폭효과를 얻을 수 있는 경계주파수를 사역에 가장 인접한 정상적인 주파수에 0.57를 곱하여 구하라고 제안하였다. 예를 들어, 2kHz 이상의 고음보다 저음에서 청력손실이 큰 역경사형 고도난청을 가진 난청인이 250Hz과 500Hz에 사역이 존재하는 가운데 1kHz부터 사역이 없다면 570Hz부터 증폭하면 된다. 그러나 청력손실의 유형이 접시(V)형인 경우에 보청기의 증폭효과를 얻을 수 있는 경계주파수를 계산하는 것은 매우 어려운 일이다. 이러한 제안들은 TEN(HL) 검사가 아닌 순음청력도를 이용한 결과이기 때문에 많은 청각전문가들이 사역에 가장 가깝게 위치하는 정상적인 주파수를 증폭하지 않는 경우가 있다.

③ 순음청력도

경험이 많은 청각전문가들은 주파수별로 청력역치들이 기록된 청력도를 가지고도 사역의 위치를 찾을 수 있다. 만약 주파수가 한 옥타브 증가할 때에 청력손실이 40~50dB보다 더 크게 감소한다면, 기저막에 사역의 존재를 의심할 수 있다. 그리고 어떤 주파수에서의 청력 손실이 80dB 이상인 가운데 1/2옥타브의 차이를 갖는 인근의 주파수에서 청력손실이 30dB 이상 갑자기 줄어들면 마찬가지로 사역의 존재를 의심할 수 있다. 예를 들면, 4,000Hz에서의 청력역치가 80dB HL인데 비하여 1/2옥타브 아래인 3,000Hz에서의 청력역치가 30dB HL로 크게 감소하는 경우이다. 따라서 난청인이 사역을 가지고 있는 경우의 순음청력도가 고음급추형으로 나타나는 경우가 많다. 그러나 수평형 청력손실에서도 고음급추형과 유사한 정도로 사역이 발견되고 있어서, 청력손실의 유형과 사역 사이의 관계를 정리하기 위해서는 더 많은 연구가 요구된다(Hornsby & Dundas, 2009).

기저막에 사역의 존재를 의심할 수 있는 또 다른 특징은 일반적인 청력검사를 수행할 때에 사용하는 순음이 마치 자기테이프에 입혀진 자성분말이 균일하지 못하여 발생하는 '싸~~' 하는 히스 잡음, 60Hz의 주파수를 갖는 버즈 잡음 또는 불이 타오를 때 나는 '탁탁' 소리인 크랙클 소리처럼 들린다고 한다.

고도 이하의 난청에서는 순음청력도(audiogram)만을 가지고 사역의 존재를 판단하기는 실제로 쉽지 않을 수 있다. 왜냐하면 사역에 대응하는 주파수 성분이 사역의 인근에 위치한 다른 유모세포들에 의해 지각되기 때문이다. 이때에 난청인은 사역에 대응하는 소리를 현재 반응하고 있는 인근의 유모세포가 갖는 특성주파수의 소리로 듣게 된다. 청각피질 속에 있는 뉴런은 사역에 있는 내유모세포들이 아무것도 하지 않는다는 것을 알기 때문에, 사역에서 발생되어야 할 청각신호를 사역으로부터 가장 근처에 있는 청신경들을 이용하여 대뇌로 보낸다.

(4) 고음의 어음명료도

말소리에 대한 대부분의 정보는 대개 100~10,000Hz의 범위 안에 있다. 특히 1kHz 이상의 고음성분은 명료도와 음량을 비롯하여 음색까지도 영향을 줄 수 있다. 저음에 비하여 고음 성분의 음향에너지가 상대적으로 낮으면 소리가 둔탁해지는 대신에 음량은 높아진다. 반면에 고음성분의 음향에너지가 증가하면 음량이 감소하는 대신에 어음명료도가 높아지면서 날카로운 음색으로 변한다. 이처럼 어음명료도에 대한 수준은 대체로 고음성분에 의해 결정되며 이는 앞에서도 이미 설명하였다. 그러나 높은 주파수대역일수록 어음명료도와의 연관성은 증가하지만 말소리에 들어있는 전반적인 정보량은 감소하는 것으로 알려져 있다. 만약 고음에 대한 청력손실이 증가하면 난청인의 고음에 대한 청취능력의 저하로 인해 말소리에 들어있는 정보와 어음명료도가 함께 감소한다.

비록 고음을 지각하는 와우의 기저막에 사역이 존재하지 않아도, 고음에 대한 청력손실을 회복하기 위하여 어느 정도의 이득이 최적일지에 대해 간단히 설명하기는 쉽지 않다. 그렇다고 해서 불가능한 일은 아니며 고음에 대한 최적이득을 결정할 때에 다음과 같은 점들

을 유의해야 한다.[9]

- 난청인의 손실된 청력을 재활시키기 위하여 어느 주파수대역까지 고려할 것인가?
- 위에서 선택한 주파수 범위에서 주파수대역에 따라서 지각수준을 어느 정도로 변화시킬 것인가?
- 위에서 지적한 2개의 유의점에 대한 대답들이 입력크기와 청력손실에 의해 얼마나 변하는가?

말소리에 대한 명료도와 음색은 보청기 착용에 대한 난청인의 만족도에도 영향을 줄 수 있다. 난청인이 보청기를 착용했을 때에 얼마나 소리를 정확히 알아들을 수 있는지 또는 보청기에서 나오는 소리의 음색이 싫지는 않은지에 의해 만족도의 수준이 결정될 수 있다. 이들에 대한 평가는 난청인의 개인적인 특성에 따라서 달라질 수 있다. 왜냐하면 동일한 소리의 음색에 대하여 어떤 난청인은 '매우 좋다'고 표현하는 반면에 다른 난청인은 '보통이다'라고 표현하는 것처럼, 난청인들이 서로 다른 각자의 만족도를 가질 수 있기 때문이다. 여기서 음색이나 어음명료도는 주로 고음성분에 의해 영향을 받기 때문에, 상한주파수(upper frequency)라고 불리는 어떤 특정한 주파수 이하의 주파수대역은 큰 영향을 주지 않을 것이다. 상한주파수는 여러 가지 방법으로 결정할 수 있는데, 이들로부터 얻어진 상한주파수들은 다음과 같은 이유들로 인해 서로 다를 수 있다.[9]

- 고음에 대한 청력손실이 클수록 고음에서의 반응이 줄어든다.
- 상대방만이 갖는 고음에서의 독특한 정보가 많을수록 최적의 주파수대역이 넓어질 수 있다. 4kHz 이상의 소리성분에 대한 어음청취능력은 남성보다 여성에게서 많이 발성되는 마찰음(fricative)의 인식에 큰 영향을 준다. 따라서 고음에 대한 청각장애를 가진 유아의 경우에는 마찰음을 잘 듣지 못하기 때문에 마찰음에 대한 발성이 지연될 수 있다.
- 말소리가 갖는 주파수특성에 대비한 소음의 주파수특성이 상한주파수의 결정에 영향을 줄 수 있다. 주파수가 증가할수록 신호대잡음비(SNR)가 높아지는 경우에 비하여 신호대잡음비가 낮아질 때에는 낮은 상한주파수를 갖는다. 이는 저음성분을 갖는 소음이 고음성분의 말소리를 차폐할 수 있기 때문이다.
- 말소리와 소음이 서로 다른 위치에서 발생할 때의 어음명료도는 높아진다. 이처럼 어음명료도가 향상되는 것은 말소리에 들어있는 고음성분에 의한 기여이다. 소음보다 말소리에 고음성분이 많이 존재하기 때문인데, 그 이유는 소음 속에 존재하는 고음이 저음에 비하여 멀리까지 공기 중으로 전달되지 못하기 때문이다. 따라서 청취하기를 원하는 말소리와 이를 방해하고자 하는 소음이 서로 다른 위치에서 발생할 경우에 말소리의 고음성분이 소음에 비하여 많을수록 어음명료도는 더 크게 향상될 것이다.
- 확장된 주파수대역에서 소리의 지각수준은 난청을 극복하는 데 영향을 준다. 소리의 크기에 대한 균형이 4kHz까지 잘 잡힌 경우와 고음성분이 전체 주파수대역의 소리 크기를 주도하는 가운데 주파수대역이 8kHz까지 확장된 경우를 비교하였을 때에, 난청

인은 다소 제한된(확장되지 않은) 주파수대역을 갖는 전자를 선호할 수도 있다. 이는 주파수대역을 확장하는 과정에서 어음명료도를 높이기 위해 고음성분을 지나치게 증폭하면 안 된다는 것이다. 이러한 결과는 주파수대역을 확장하는 과정에서 중·고음을 좀 더 크게 증폭하는 처방법들보다 NAL-R 처방법으로 난청인을 재활할 때에 더 큰 효과가 있었다고 Horwitz 등이 보여주었다.[46] 실제로 난청인의 청력손실이 심할수록 소리가 지각되기 시작하는 수준(hearing level)이 높아지기 때문에 소리의 크기를 증가시켜야 한다. 다시 말하면, 보청기의 이득이 확장된 주파수대역에서 어음청취능력을 얻을 수 있을 정도로 충분하지 못하면, 넓게 확장된 주파수대역으로부터 얻을 수 있는 이점이 없기 때문이다. 그러나 보청기의 과도한 증폭이 어음명료도를 전반적으로 감소시킬 수 있다는 것은 앞에서 지적한 바 있다. 특히 보청기에서 고음성분을 지나치게 증폭하면 저음에 대해 하향차폐를 발생시켜 저음이 갖는 정보의 취득을 방해할 수 있다.

- 수평형 청력손실의 경우에는 높은 주파수대역을, 그리고 고음급추형의 경우에는 낮은 주파수대역을 선호하는 경향이 있다. 그 이유를 살펴보면 고음급추형의 경우에 사역이 높은 주파수대역에 위치하는 경향이 있기 때문에 고음을 증폭시킨다고 하여도 어음명료도의 향상과 같은 효과가 크지 않기 때문이다. 뿐만 아니라 기저막에 사역이 존재하지 않는다고 하여도 경사형 고도난청을 갖는 난청인의 경우에 높은 주파수대역으로부터 추출할 수 있는 정보가 중도난청을 갖는 경우의 저음대역보다 작기 때문이다. 따라서 이들에게는 고음보다는 저음에 대한 가청이 더욱 중요하다는 의미이다.

청각장애를 가진 난청인이 다른 사람의 말을 들을 때에 그 말소리에 들어있는 모든 정보를 취득하기는 어렵다. 다시 말하면, 청력손실이 클수록 말소리에 대한 정보의 취득량은 크게 감소한다. 이처럼 난청인이 청력손실로 인해 말소리에서 취득할 수 있는 정보량의 감소는 어음을 구성하고 있는 주파수 성분들과는 관계없이 각 주파수대역에서의 청력손실에 의존한다. 예를 들어, 고음에서의 청력손실이 크다면 말소리에서 정보를 추출하는 능력은 저음보다 고음에서 더 크게 감소한다.

〈그림 8.15〉는 청력손실에 따라서 난청인들이 어음에서 최대로 추출할 수 있는 정보량을 보여준다.[46] 여기서 최대 정보량이란 그들이 소리를 잘 들을 수 있도록 청취조건을 적절히 구성한 상태에서 그들에게 들려주는 말소리로부터 추출할 수 있는 최대의 정보량을 말한다. 그리고 최대 정보량을 퍼센트(%)로 나타낸 것은 건청인이 추출할 수 있는 정보량을 기준으로 하여 난청인이 얻을 수 있는 정보량을 계산하기 때문이다.

〈그림 8.15〉를 보면 청력의 손실이 증가할수록 말소리로부터 추출할 수 있는 정보의 최대량이 감소하는 것을 볼 수 있다. 반면에 청력손실이 감소함에 의해 지각수준(sensation level)이 높아질수록 말소리로부터 많은 정보를 얻을 수 있다는 것을 의미한다. 〈그림 8.15〉에서 점선으로 나타낸 것처럼 난청인이 취득할 수 있는 최대 정보량이 50%에 해당하는 청력역치는 약 66dB HL임을 알 수 있다. 약 66dB HL 정도의 청력손실이 있을 경우에 난청인은 다른 사람의 말을 약 50% 정도만 이해할 수 있다.

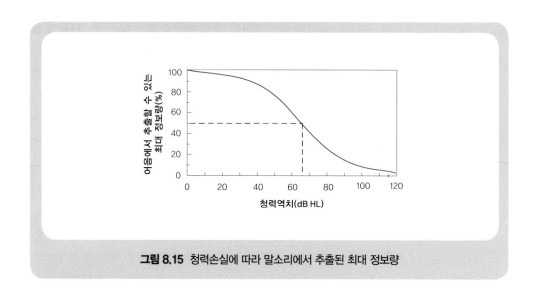

그림 8.15 청력손실에 따라 말소리에서 추출된 최대 정보량

　난청인의 청력손실이 고도난청 이상으로 심해질 경우에 말소리에 들어있는 고음성분으로부터 추출할 수 있는 정보량이 감소할 뿐만 아니라 고음성분에 의해 만들어지는 어음청취능력도 줄어든다. 따라서 말소리에 대한 전체 어음청취능력에서 고음에 의해 형성되는 어음청취능력이 차지하는 비중도 낮아질 것이다. 그 결과로 고도 이상의 청력손실을 가진 난청인의 어음청취능력을 향상시키는 데 있어서 고음보다는 오히려 저음에서 만들어지는 어음청취능력의 향상이 더 큰 효과를 보일 수도 있다. 이러한 개념을 기초로 활용한 처방법이 바로 NAL-RP이다.

　어음명료도를 최대로 높이기 위해서는 고음성분의 지각수준도 매우 중요하다. 앞에서 설명한 것과 같이 고음성분을 과도하게 증폭하는 것은 오히려 어음명료도의 향상에 도움이 되지 못한다. 왜냐하면 건청인의 어음명료도가 높게 형성되는 조건은 고음성분에 대한 지각수준이 지나치게 클 때보다는 다소 작을 때에 나타나기 때문이다. 그리고 고음성분에 대한 지각수준이 저음에 비하여 너무 크다면 음색이 날카롭게 변하여 난청인에게 불쾌감을 유발할 수도 있다. 따라서 고음에 대한 지각수준을 작게 유지하기 위해서는 높은 압축비율이 요구될 것이다. 보청기에 입력된 큰 소리는 높은 비율로 압축하여야 지각수준을 낮출 수 있기 때문이다.

　다채널 보청기에서 압축비율을 높게 유지하는 가운데 압축시간이 짧을 때의 어음명료도는 압축을 하지 않았을 때에 비해 크게 줄어들 수 있다. 그 이유는 압축이 크고 빠르게 진행되는 동안에 파형의 손실이 발생하기 때문이다. 따라서 고음에 의한 어음명료도의 감소를 줄이기 위해서는 높은 압축비율을 유지하는 가운데 빠른 압축보다도 느린 압축이 더 바람직한 경우가 많다. 반면에 낮은 압축비율을 이용하여 작은 크기의 입력신호에서 고음을 잘 듣기 위한 노력에는 장점보다 단점이 더 많을 수 있다.

(5) 처방의 유연성

보청기의 착용효과를 최대한으로 높이기 위해서는 음량, 어음명료도 그리고 음색들 사이의 균형을 잘 잡아야 한다. 왜냐하면 청각전문가가 의도한대로 보청기를 처방하지 못하였어도 보청기 착용에 대한 난청인의 만족도가 더 높일 수 있기 때문이다. 예를 들면, 말소리의 크기를 동일하게 유지하는 가운데 난청인이 선호하는 명료성(clarity), 쾌적성(pleasantness)이나 음색 등을 제공하기 위해서는 청각전문가가 권장하고자 하는 처방으로부터 스스로 약간 벗어날 수 있어야 한다. 따라서 청각전문가가 난청인에게 보청기를 처방할 때에는 다음과 같은 음량, 어음명료도와 음색(tonal quality)들의 균형에 유의하여야 한다.

● 보청기에서 출력되는 소리의 크기가 적절해야 한다.
난청인이 소리를 지각하기 위해서는 우선적으로 귀에 말소리가 들릴 수 있을 정도로 소리의 크기가 커야만 한다. 보청기의 출력이 충분히 높아야만 난청인은 소리를 잘 들을 수 있다. 그러나 소리의 크기가 너무 크면 오히려 불쾌감을 유발할 수 있기 때문에 조심하여야 한다. 뿐만 아니라, 크기에 가장 큰 영향을 주는 저음성분의 이득이 너무 클 경우에 주로 어음명료도에 관여하는 고음성분을 차폐할 수 있기 때문에, 귀에 들리는 소리만 클 뿐이지 무슨 소리인지를 명확히 인식하지 못할 수도 있다. 다시 말하면, 소리의 크기는 난청인이 편안하고 쾌적한 상태로 들을 수 있게 너무 크거나 작지 않고 무난하면서, 어음명료도에 부정적인 영향을 주어서는 안 된다.

● 보청기의 착용을 통해 난청인의 어음명료도를 최대한으로 회복시켜야 한다.
난청인이 귀에 들리는 소리를 정확하게 인식하는 데 있어서 어음명료도가 주된 역할을 한다는 것은 잘 알려져 있는 사실이다. 어음명료도는 청력손실의 정도와 관계없이 자음을 조음하는 데 필요한 고음성분에 의해 큰 영향을 받기는 하지만, 그렇다고 고음성분을 과도하게 증폭하는 것은 좋은 처방이 아니다. 왜냐하면 고음 성분에서 얻을 수 있는 음절이나 음소에 관련된 정보가 제한적이기 때문이다.

● 난청인이 선호하는 음색인지 유의해야 한다.
보청기에서 출력되는 소리도 일종의 기계음이기 때문에 음색이 매우 익숙하지 않을 수 있다. 음색은 음절이나 음소를 구성하는 주파수 성분, 각 주파수 성분들의 음압레벨과 압축에 관련된 여러 요소들에 의해 변한다. 난청인이 선호하는 음색을 무조건 무시하는 것은 좋은 처방이라고 말하기 어렵다. 만약 보청기를 착용하지 않은 상태에서 그동안 익숙했던 소리의 음색을 잊어버리라고 한다면, 난청인이 보청기의 착용 자체를 거부할 수도 있기 때문이다. 처음에는 난청인이 선호하는 음색에서 시작하여 서서히 청각전문가가 처방하고자 하는 음색으로 유도하는 것이 좋은 방법이다. 그러나 음색의 조정은 청각전문가의 의도와 관계없이 음량이나 어음명료도를 바꿀 수 있다.

4. 비선형증폭

난청이 없는 건청인의 경우 약 120dB의 역동범위를 갖는다는 것을 앞에서 설명하였다. 그러나 난청이 발생하면 청력역치의 증가로 인하여 역동범위가 좁아질 뿐만 아니라, 소리가 너무 커서 불쾌감을 느끼기 시작하는 불쾌수준(UCL)도 120dB에서 다소 낮아질 수 있다. 특히 청력의 역동범위가 감소한 감각신경성 난청의 경우에는 건청인에 비하여 소리의 크기가 비정상적인 비율로 증가하는 누가현상(recruitment phenomenon)이 나타난다. 이는 보청기에서 소리를 선형적으로 증폭할 경우에 어느 특정한 수준부터의 입력에 대한 출력이 불쾌수준을 초과하여 보청기의 착용효과를 떨어뜨리게 될 것이다.

건청인이 편안하게 들을 수 있는 모든 크기의 소리를 감각신경성 난청인의 역동범위 안에 포함시키는 것이 좋다. 이를 실현하기 위해서는 입력의 크기에 따라서 보청기의 이득을 변화시킬 수 있는 비선형증폭방식이 더 적합할 수 있다. 대부분의 비선형증폭은 음량을 규격화시킨다는 관점에 기초를 두고 있다. 여기서 음량의 규격화(loudness normalization)를 위해 적용한 기본적인 원리는 이미 제3장에서 설명한 바와 같이 감각신경성 난청인이 지각하는 음량을 건청인과 동일한 상태로 만드는 데 필요한 이득을 제공하는 것이다. 뿐만 아니라 동일한 어음에 들어있는 여러 가지 주파수 성분들이 갖는 음량들 사이의 관계를 복원하는 것도 포함된다. 따라서 각 주파수별로 음량을 조정한 후에 이들을 모두 합성하는 음량의 규격화는 마치 이퀄라이저를 사용하여 주파수반응곡선을 조정하는 것과 매우 유사하다.

지금은 많이 사용되지 않는 선형증폭방식의 경우에는 주파수반응곡선의 형태가 동일하게 유지되는 가운데 입력의 크기에 따라서 출력레벨만이 단순히 변한다(그림 8.16①). 그러나 비선형증폭방식의 경우에는 입력의 크기에 따른 이득의 변화에 의해 출력레벨이 달라져서 주파수반응곡선의 형태도 변하게 된다(그림 8.16②). 주파수에 따른 입력레벨이 서로 동일하지 않으면 각 주파수에서의 이득이 달라져서 주파수반응곡선의 형태가 변화될 수 있음

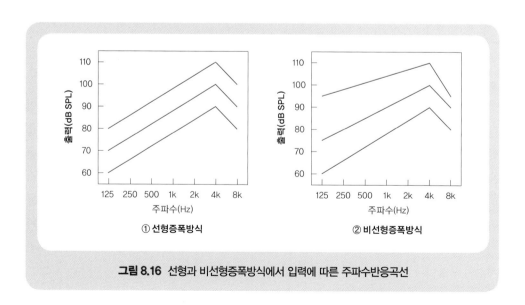

그림 8.16 선형과 비선형증폭방식에서 입력에 따른 주파수반응곡선

을 말한다.

보청기에서 사용하는 전체 주파수대역(125~8,000Hz)을 몇 개의 작은 주파수대역으로 나누었는지를 의미하는 채널(channel)의 숫자가 많은 것이 대체로 바람직할 것이다. 예를 들어, 16채널은 125~8,000Hz의 주파수대역을 16개의 작은 주파수대역(channel)으로 나누었다는 것을 의미한다. 각 채널에서의 입/출력곡선(input-output curve, I/O curve)이 입력의 크기에 따라 달라지며, 모든 채널에서 입력의 크기에 의해 결정된 입/출력곡선들을 주파수에 따라 연속적으로 연결한 것을 주파수반응곡선이라고 한다. 여기서 각 채널에서의 입/출력곡선이 입력의 크기에 따라서 변하기 때문에, 전체 주파수대역에 대한 주파수반응곡선도 입/출력곡선과 마찬가지로 입력의 크기에 따라서 변하게 된다.

비선형압축방식은 선형증폭에 관련된 대부분의 특성들을 그대로 반영한다. 특히 입력신호가 중간정도의 전형적인 크기(65~70dB)를 갖는 경우에 일어나는 비선형적 증폭특성은 선형증폭방식과 거의 동일하다. 예를 들어, 비선형적으로 증폭하는 NAL-NL2와 선형증폭방식인 NAL-RP는 서로 다른 증폭방식임에도 불구하고 그들의 처방은 거의 일치한다. 그러나 소리의 크기가 65~70dB보다 작아지거나 커지면, 난청인의 청력상태에 따라서 압축기능에 관련된 매개변수(예 : 압축역치, 압축비율 등)의 설정값이 달라져서 이들은 더 이상 동일하지 않게 된다.

비선형보청기에서의 이득은 청각장애가 없는 건청인의 평균적인 지각수준에서 난청인의 지각수준을 뺀 차이가 된다(그림 3.43). 뿐만 아니라, 비선형증폭은 소리의 크기를 대체로 7~9단계로 나누어서 수행되며(그림 3.46①), 비선형증폭방식에 관련한 처방법의 종류는 다음과 같다.

1) LGOB 처방법

난청인에게 가장 처음으로 시도한 비선형증폭방식은 LGOB(Loudness Growth in half-Octave Bands) 처방법이다.[48] 이 처방법은 지나치게 큰 소리와 난청인의 청력역치 사이의 음압레벨을 가지면서 250Hz, 500Hz, 1kHz, 2kHz와 4kHz를 중심주파수로 하는 1/2옥타브 밴드의 소음을 사용한다. 임의의 주파수와 음압레벨들로 구성된 소음을 난청인이 들은 후에, 난청인은 6단계(매우 작은 소리, 작은 소리, 보통 소리, 큰 소리, 큰 매우 소리, 너무 큰 소리)의 음량수준에서 그 소음에 해당하는 단계를 선택한다. 이 과정을 통해 얻은 난청인의 단계별 음량수준을 많은 건청인들로부터 얻은 평균적인 6단계의 음량수준과 비교하였다. 그 결과로 난청인에서 나타나는 음량수준의 변화를 주파수와 음압레벨 측면에서 건청인의 경우와 비교하여 isoloudness contour 또는 recruitment curve로 보여주었다.

2) IHAFF/Contour 처방법

1990년대에 청각전문가를 포함하여 전문연구원들로 구성된 IHAFF(Independent Hearing Aid Fitting Forum) 그룹에 의해 제안된 비선형증폭방식에 대한 처방법이다.[49] IHAFF 처방법은 건청인의 역동범위(=120dB)에 속하는 모든 소리의 크기를 난청인의 좁아진 역동범

표 8.9 IHAFF 처방에서 소리의 크기

분류	음량 수준
작은 소리	매우 작은 소리
	작은 소리
	안락하지만 약간 작은 소리
보통 소리	안락한 소리
	안락하지만 약간 큰 소리
큰 소리	큰 소리
	아주 큰 소리

위 안에서 그대로 재현하기 위한 방법이다. 이를 실현하기 위하여 지각된 소리의 음량을 작은 소리, 보통 소리 그리고 큰 소리로 크게 분류한 후에, 이들을 다시 〈표 8.9〉와 같이 2~3단계로 구분하였다.

IHAFF 처방법은 모두 7단계의 음량수준을 이용하여 각 주파수별로 음량을 규격화시킨다. 검사는 펄스형 변조음(pulsed warble tone)의 음압레벨을 난청인의 청력역치부터 5dB씩 높여가는 상향방식으로 불쾌감이 느껴질 때까지 실시된다. 이 과정에서 난청인은 〈표 8.9〉에 있는 7단계의 음량수준을 각 주파수별로 지적한다. 이때에 각각의 주파수 또는 한쪽 귀에서 소요되는 검사시간은 5분 이내로 하는 것이 좋으며, 3~4회를 반복적으로 실시하여 얻은 평균값을 최적이득의 계산에 활용한다. 다시 말하면, 건청인들이 갖는 7단계의 평균적인 음량수준과 IHAFF 처방법으로 구한 평균값 사이의 차이를 각각의 주파수에 대한 최적이득으로 산출한다. 이와 같이 검사음의 크기를 7단계의 음량수준으로 분류하는 과정을 Contour 검사라고 하며 IHAFF 처방을 위한 모든 검사를 20분 이내에 종료하는 것이 좋다. Contour 검사에서는 250~4,000Hz의 주파수대역을 모두 검사해야 한다. 이 경우에 검사시간이 너무 길어지는 단점이 있어서 500~3,000Hz의 주파수대역만을 검사하거나 또는 청력손실의 형태에 따라서 주파수를 선택하여 검사하는 경우도 있다.

높은 신뢰도를 갖는 Contour 검사결과를 비선형보청기의 입/출력곡선에 신속히 적용할 수 있도록 VIOLA(Vsual Input/Output Locator Algorithm)라고 불리는 컴퓨터 프로그램도 개발되었다. VIOLA은 각 주파수별로 2개씩의 압축역치와 압축비율을 사용하여 입/출력곡선을 완성한다.

3) ScalAdapt 처방법

보청기를 착용하지 않은 상태에서 청력을 검사하고 처방을 내리는 IHAFF 처방법과는 다르게, ScalAdapt 처방법은 예비적인 적합이 이루어진 비선형보청기를 착용한 상태에서 각 주파수별로 최적의 이득을 찾아내는 방식이다.[50] 음량수준도 IHAFF 처방법에서와 같이 7단계가 아닌 모두 11단계로 나누어진다. 이들 11단계의 음량에 대한 지각수준을 건청인과 동일하게 만들기 위하여, 각 단계의 입력에 대해 난청인이 지각하는 음량을 모두 구하지는 않는다. 우선 건청인이 지각하는 11단계의 음량수준들 중에 하나를 난청인의 목표수준으로 삼는다. 청각전문가는 난청인이 선택한 건청인의 음량수준에 사용된 입력을 통해 난청인의 청력이 건청인과 동일한 음량수준에 도달할 수 있도록 보청기의 기능을 조정한다. 예를 들면, 특정한 주파수에서 건청인이 선정한 60dB의 편안한 소리에 해당하는 음량수준을 난청인이 목표로 선정하였다면, 청각전문가는 이와 동일한 입력을 사용하여 난청인에게도 편안한 소리의 음량수준이 되도록 비선형보청기의 이득을 조정한다.

4) FIG6 처방법

1993년 Killion과 Fikret-Pasa의 논문에서 Figure 6에 소개되었다고 하여 붙여진 FIG6 처방법은 기존의 선형증폭방식을 새로운 비선형증폭방식으로 전환시키는 데 중요한 역할을 하였다.[51] FIG6 처방법은 IHAFF/Contour나 ScalAdapt 처방법처럼 음량의 규격화에 기초를 두고 있으며, 광대역역동범위압축방식(WDRC)의 보청기에 매우 적합하다고 할 수 있다. 이들 두 가지 처방법에서의 음량규격화는 각각의 난청인을 개인적 차원에서 음량을 지각하는 수준에 대해 분석하는 방식으로 이루어졌지만, FIG6 처방법에서는 비슷한 청력역치를 가지고 있는 많은 난청인들로부터 구한 평균적인 음량수준의 개념에서 음량의 규격화를 수행하였다. 따라서 각 난청인들에 대해서는 그들의 청력역치에 대한 정보만을 요구하기 때문에 청각재활현장에서 IHAFF/Contour나 ScalAdapt 처방들보다 좀 더 많이 활용되기도 한다.

FIG6 처방법은 소리의 크기를 작은 소리(40dB SPL), 보통 소리(65dB SPL)와 큰 소리

표 8.10 소리의 크기에 따른 FIG6 처방법

소리의 크기	청력역치(H_i)	삽입이득
작은 소리 (40dB SPL)	0~20 dB HL	0
	20~60 dB HL	$H_i - 20$
	> 60 dB HL	$0.5H_i + 10$
보통 소리 (65dB SPL)	0~20 dB HL	0
	20~60 dB HL	$0.6(H_i - 20)$
	> 60 dB HL	$0.8H_i - 23$
큰 소리 (95dB SPL)	0~40 dB HL	0
	> 40 dB HL	$0.1(H_i - 40)^{1.4}$

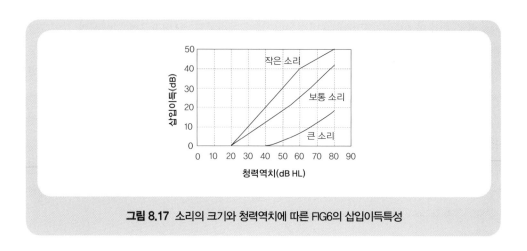

그림 8.17 소리의 크기와 청력역치에 따른 FIG6의 삽입이득특성

(95dB SPL)로 크게 나눈다. 따라서 FIG6 처방법은 세 종류의 이득과 주파수반응곡선을 제공하는데, 이들 세 종류의 소리는 다시 2~3종류의 청력역치로 구분되어 삽입이득(REIG)을 결정하게 된다〈표 8.10〉. 그러나 청력역치가 80dB HL이상일 경우에는 〈표 8.10〉의 적용에 유의하여야 한다.

〈그림 8.17〉에서는 세 종류의 크기에 대해 청력역치에 따른 삽입이득(REIG)을 보여준다. 모든 청력역치(예 : 50dB HL)에서 소리의 크기가 작을수록 삽입이득이 커지는 것을 볼 수 있다. 이는 청력역치에 대한 삽입이득의 증가율이 소리의 크기가 작을수록 높아지기 때문이다.

5) DSL[i/o] 처방법

앞에서 설명했던 처방법들과 같이 DSL[i/o] 처방법(Desired Sensation Level input/output)도 음량의 규격화에 기초를 두고 있으며, 1995년 Cornelisse 등에 의해 처음으로 제안된 이후부터 지금까지 여러 번에 걸쳐 보완되었다. 가장 처음으로 제안된 DSL 처방법을 DSL[i/o]라고 부르며, 그 이후부터 지속적으로 개정된 처방법을 DSLm[i/o]라고 한다.[52] 여기서 m은 개정된 번호를 의미하며 숫자가 클수록 최근에 개정된 것으로 생각하면 된다.

DSL[i/o]의 처방과정에서는 역동범위에 대한 압축을 중점적으로 다룬다. 다시 말하면, 건청인이 갖는 120dB의 역동범위 안에 들어가는 모든 크기의 소리를 청력손실로 인해 좁아진 난청인의 역동범위 안에 압축방식으로 증폭하여 넣는 것이다. 그 결과로서 모든 크기의 소리를 건청인과 동일한 음량으로 난청인이 들을 수 있도록 한다.

각 주파수에서 난청인에게 남아있는 잔여역동범위(residual dynamic range)를 구하기 위하여 난청인의 불쾌수준(UCL)과 청력역치에 대한 정보를 DSL[i/o] 처방에서 요구할 것이다. 뿐만 아니라 증폭기의 최대출력도 불쾌수준을 넘어서는 안 된다. 만약 난청인으로부터 불쾌수준을 직접 측정할 수 없다면 유사한 난청을 가진 많은 난청인들로부터 구해진 평균적인 불쾌수준을 사용하여도 된다. DSL[i/o] 처방은 작은 소리(40dB SPL), 보통 소리(65dB SPL)와 큰 소리(95dB SPL)들에 대한 각각의 주파수반응곡선들이 적합을 위하여 생성된다.

채널이 2개 이상인 다채널 보청기의 경우에는 서로 다른 역동범위를 갖는 각 채널의 압축조건들로 인하여 이들 곡선의 형태도 채널에 따라서 달라질 수 있다. 그러나 단채널 보청기의 경우에는 이들을 2kHz의 주파수에서 결정하거나 또는 여러 주파수에서 얻어진 값들을 평균하여 결정할 수 있다.

DSL[i/o] 처방에 의한 입/출력곡선을 넓은 입력 범위에서 직선이나 곡선의 형태로 나눌 수 있다. 첫 번째, 직선 형태의 입/출력곡선을 보여주는 처방을 DSL[i/o] linear라고 한다. 여기서 linear는 선형증폭을 의미하는 것이 아니고, 입력의 넓은 범위에서 압축비율이 일정하여 입/출력곡선의 형태가 직선을 이룬다는 의미이다. 두 번째, 압축이 일어나는 입력범위에서의 입/출력곡선이 곡선의 형태로 나타나는 처방을 DSL[i/o] curvilinear라고 한다. 이처럼 곡선형태의 입/출력곡선은 음량을 규격화하게 된다. 이 과정에서 건청인의 청력역치에 해당하는 소리를 난청인의 청력역치수준으로 증폭하는 반면에, 건청인의 불쾌수준에 해당하는 소리는 난청인의 불쾌수준으로 증폭한다. 그리고 입/출력곡선의 곡률은 난청인에게 남아있는 역동범위가 적을수록 증가할 것이다.

DSL[i/o]에서 개선된 DSLm[i/o] 처방의 특징은 다음과 같다.

- 음압레벨이 높은 경우에는 정점절단방식으로 입력을 제한한다.
- 보통 크기의 소리는 광대역동범위압축방식(WDRC)으로 입력을 증폭한다.
- 압축역치보다 작은 크기의 입력은 선형적으로 증폭한다.
- 매우 작은 크기의 소리는 확장(expander) 기능을 사용하여 증폭한다.
- 작은 음압레벨의 소리가 어음이 아닌 경우에는 접지(ground)를 통해 입력을 제한한다.

DSL[i/o]와 DSLm[i/o]의 처방에 의한 입출력곡선의 차이를 〈그림 8.18〉에서 보여준다. 〈그림 8.18〉은 1kHz에서 50dB HL의 청력손실을 가진 난청인으로부터 얻은 자료이다. 이들 처방에 의해 얻은 입출력곡선 사이의 차이를 소리의 크기에 따라서 살펴보면 다음과 같다.

- 작은 소리 : DSL[i/o]의 출력이 DSLm[i/o]보다 높다.
- 보통 소리 : 입력의 크기에 따른 DSL[i/o]과 DSLm[i/o]의 입출력곡선이 거의 일치한다.

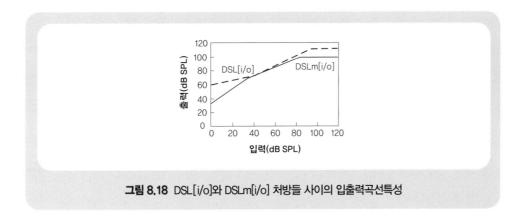

그림 8.18 DSL[i/o]와 DSLm[i/o] 처방들 사이의 입출력곡선특성

• 큰 소리 ： DSLm[i/o]에서는 80dB부터 정점절단방식으로 입력을 제한하는 반면에 DSL[i/o]은 약 94dB부터 정점절단을 일으키기 때문에 DSLm[i/o]의 출력이 DSLm[i/o] 보다 높게 나타난다.

6) NAL-NL1과 NAL-NL2 처방법

NAL-R과 NAL-RP 처방법을 비선형방식으로 개선한 NAL-NL1과 NAL-NL2 처방법에서는 각 주파수별로 정상적인 음량을 얻으려고 시도하지는 않는다. 이들 처방법의 기본적인 개념은 어음명료도를 최대한으로 높이기 위하여 어음에 관련된 주파수들에게 이득을 제공하는 것이다.[53] 이때의 이득은 건청인이 지각하는 음량수준보다 크지 않아야 한다. 왜냐하면 동일한 어음을 건청인이 들었을 때에 느끼는 음량수준보다 크지 않아야 하기 때문이다. 말소리의 음량을 건청인이 듣는 수준보다 더 높였다고 해서 그 어음에 대한 명료도가 항상 높아지는 것은 아니다. 예를 들면, 어음에 들어있는 저음성분의 이득을 높여주면 어음의 음량이 전반적으로 높아지는 것은 맞지만 저음성분이 고음을 차폐하여 어음명료도가 감소될 수 있다. 다시 말하면, 말소리가 크게 들린다고 해서 반드시 그 말소리를 반드시 더 정확히 인식할 수 있다는 것은 아니라는 의미이다. 그러나 고도 이상의 난청을 가진 난청인에게는 건청인이 지각하는 음량수준보다 더 음량을 높이는 경우가 있다. 이는 어음명료도를 높이는 데 있어서 다른 단서(cue)들도 함께 이용하기 때문이다. 따라서 이들 처방법은 청각장애의 재활을 위하여 어음명료도를 최대한으로 높이는 데 중점을 둔다.

NAL-NL1과 NAL-NL2 처방은 각 입력크기에서 어음명료도를 최대로 높이기 위해서는 음성명료도지수(Speech Intelligibility Index, SII)를, 그리고 정상적인 음량수준을 얻기 위하여 국제장시간평균음성스펙트럼(international long-term average speech spectrum)을 이용한다. 다채널 보청기에서 비선형 NAL 프로그램은 50dB, 65dB와 80dB의 입력에 대해 압축역치, 압축비율, 크로스오버 주파수(crossover frequency)와 이득을 제공한다.

NAL-NL1에서 개선된 NAL-NL2 처방은 125~8,000Hz까지 1/3옥타브밴드 단위로 삽입이득을 결정한다. 이때에 각 주파수대역에서의 이득은 해당하는 주파수대역만이 아니라 다른 주파수대역에서의 청력역치들도 모두 고려하여 결정된다. 이득은 실이삽입이득(REIG)에서 실이공명이득(REUG)을 더한 실이증폭이득(REAG)의 형태로 주어질 수 있으며, 처방의 형태는 입출력곡선이나 커플러 주파수이득곡선의 형태로 주어질 수 있다.

NAL-NL2 처방은 다음과 같은 점들에서 NAL-NL1과 차이를 갖는다.

• 좀 더 최근의 음량모델을 사용한다.
• 가청이 가능한 어음으로부터 정보를 축출하는 데 사용되는 난청인의 능력에 관련된 광범위한 데이터를 음성명료도지수(SII)의 모델을 개선하는 데 사용하였다.
• 여자보다 남자에게 약간 높은 이득을 제공한다.
• 보청기를 처음 착용할 경우에는 보청기를 계속해서 사용한 난청인보다 약간 낮은 이득을 제공한다.

- 고도 이상의 난청을 갖거나 빠른 압축속도를 가진 난청인들을 위하여 작은 소리나 큰 소리에 대한 이득을 최적이 되도록 조정하여 압축비율이 지나치게 높지 않도록 처방한다.
- 아동을 위한 이득은 성인을 위한 보통 소리에서의 이득보다 5dB 높게 조정한다.
- 단측착용보다 양측착용은 약간 낮게 처방한다.

7) CAMREST, CAMEQ와 CAMEQ2-HF

CAMREST와 CAMEQ은 영국의 캠브리지대학교에서 선형보청기에 대한 처방을 연구하던 연구자들에 의해 제안된 비선형보청기의 처방법이다.[54-56] 이들은 NAL과 NAL-R 처방들로부터 동일한 이유로 시작되어 개선이 이루어진 처방으로서, 65dB이 갖는 음량과 45dB에서 나타나는 어음명료도를 성취하는 데 목적을 두었다. 처음에는 보통 크기(=65dB)의 소리를 증폭할 때에 요구되는 주파수이득곡선을 얻기 위하여, 각 주파수대역에서의 음량(specific loudness)을 500~4,000Hz 주파수대역에서의 음량과 동일하게 만들었다. 이는 경도와 중도난청을 처방하는 데 기초가 되기는 하였지만 NAL 처방법에서 사용하는 공식과 큰 차이가 없었다. 이러한 선형적 처방에 관련된 방식은 나중에 다채널을 갖는 비선형보청기의 처방을 제안하는 데도 적용되었다. 여기서 새롭게 추가된 조건은 동일한 입력수준을 갖는 어음을 건청인과 난청인이 동일한 음량이 되도록 하는 것으로서 이를 CAMEQ(Cambridge loudness equalization) 처방법이라고 한다.

CAMEQ 처방에서의 압축비율은 각 주파수대역별로 45~65dB의 음압레벨을 갖는 어음에 대한 출력과 입력의 변동분들 사이의 비율로 결정된다. 만약 압축비율이 3을 넘으면 프로그램에서 압축비율을 자동으로 2.92로 설정한다. 낮은 입력에서 마이크로폰으로부터 발생된 소음이 과대하게 증폭되는 것을 피하기 위하여 15dB 이하의 입력은 15dB로 고정되어 출력되도록 압축비율(=1)이 설정된다.

CAMREST(Cambridge restoration loudness)에서는 어음을 입력수준에 따라서 건청인처럼 정상적인 음량으로 지각하는 데 필요한 이득을 결정한다. 이 처방에서는 큰 소리와 보통 소리의 크기에 해당하는 65dB과 85dB의 음압레벨을 갖는 어음을 건청인이 지각하는 음량과 동일한 수준으로 청취하도록 실이삽입이득(REIG)의 이용을 추천한다. 이때에 65dB와 85dB의 음압레벨을 갖는 어음에 대하여 각각의 주파수대역별로 음량을 규격화시킨다.

CAMREST와 CAMEQ에서 65dB과 85dB의 크기를 갖는 어음을 위해 계산된 음량패턴은 50dB HL과 70dB HL의 청력손실을 갖는 수평형 난청, 경사형 난청 또는 역경사형 난청을 가진 난청인과 건청인 사이에서 서로 유사하다. 수평형, 경사형 또는 역경사형 난청의 재활을 위하여 5개의 채널을 가진 비선형보청기에 정현파 형태의 50dB, 65dB과 80dB의 입력으로부터 출력된 CAMEQ의 결과와 CAMREST에 의해 추천된 실이삽입이득을 비교해보면, 80dB의 입력으로부터 출력된 이들의 결과는 거의 동일하다. 그러나 50dB과 65dB의 낮은 입력수준에서는 CAMREST가 CAMEQ보다 1kHz 이상에서 더 적은 이득을 산출하는 반면에, 저음에서는 CAMEQ보다 CAMREST에서 더 많은 이득을 제공한다.

CAMEQ의 기본적인 원리를 그대로 이용하는 가운데 주파수를 10kHz까지 확장하여 어음명료도의 향상을 추구한 처방을 CAMEQ2-HF라고 한다.[57] 이 처방에서는 500~4,000Hz까지 각 주파수대역별 음량을 동일하게 제공하며, 6~10kHz 주파수범위의 어음청취능력을 조정할 수 있다. CAMEQ2-HF은 줄여서 CAM2라고 불리며, 보청기의 착용이 처음인 난청인의 경우에 이득을 다소 낮추어 처방할 수 있는 기능도 추가하였다.

5. 보청기의 적합

1) 보청기 적합장소

보청기를 적합하는 데 적절한 장소로 조용한 곳보다 좀 더 실제적인 청취환경처럼 적절한 크기의 소음이 존재하는 편이 더 적합할 수도 있다. 보청기를 처음으로 착용하는 난청인의 경우에는 소음이 너무 크게 들리거나 아니면 여러 소리들이 한꺼번에 들리는 것을 불편하게 느낄 수 있다. 이 경우에 난청인이 보청기에 대한 부정적인 선입견을 만들어 보청기의 착용을 기피할 수도 있기 때문에 유의하여야 한다.

1991년 영국의 청각학회에서는 보청기를 적합하는 데 적절한 방이나 장소의 소음은 40dBA를 넘지 않아야 한다고 권장하고 있다. 뿐만 아니라 보청기를 처음으로 착용했을 때에 발생할 수 있는 청각적 혼동을 줄이기 위하여 잔향시간(reverberation time)도 500Hz에서 0.5초를 넘지 않도록 권장하고 있다. 보청기의 적합을 수행하기에 적절한 공간이 될 수 있도록 외부 및 내부소음 그리고 잔향음 등에 관련된 음향적인 권장사항들을 정리하면 다음과 같다.

- 건물의 외부에서 발생한 소음
  - 교통소음, 발소리, 주방, 변기 또는 초인종 등과 같은 소음이 자주 들리는 장소로부터 가급적 멀리 떨어지도록 한다.
  - 흡음성능이 좋은 재질로 벽을 만들어서 소음의 투과율을 낮춘다.
  - 콘크리트와 같은 차음성능이 좋은 재질로 벽을 만들고 두꺼운 유리로 창문을 만들어 소음의 유입을 방지한다.
  - 창문 또는 출입구와 벽 사이의 틈을 없애서 소음이 들어오는 것을 방지한다.

- 건물의 내부이면서 보청기를 적합하는 공간의 외부에서 발생한 소음
  - 건물 내의 조용한 자리에 위치시킨다.
  - 벽의 차음성능을 높이거나 벽을 흡음재로 처리하여 소음의 유입을 억제한다.
  - 냉/온방과 같은 공조설비로부터 소음이 들어오지 않도록 한다.

● 보청기를 적합하는 공간에서 발생한 소음
   - 전자제품이나 환풍기에서 발생할 수 있는 소음을 줄이거나 억제한다.
   - 책상이나 의자를 움직이는 소리, 컴퓨터의 자판을 두드리는 소리와 신발을 끌고 다니는 소리와 같이 개인적으로 만들어내는 소음을 줄인다.
   - 바닥에는 양탄자를 깔고 벽면은 흡음재로 처리하는 것이 좋다.
   - 부드러운 의자를 사용하며 두꺼운 커튼으로 차음용 창문을 가리는 것이 좋다.

● 실내에 발생하는 잔향음
   - 소리를 반사시킬 수 있는 벽면을 흡음재로 처리한다.
   - 바닥에 두꺼운 양탄자를 깐다.
   - 정재파가 발생하지 않도록 서로 마주 보는 벽면들이 평행하지 않도록 설계한다.
   - 공간의 크기를 줄인다.

2) 보청기 적합을 위한 매개변수

보청기를 적합할 때에 청각전문가가 결정해야 하는 매개변수들로는 이득, 최대출력(SSPL 90 또는 OSPL90), 압축역치, 압축비율, 압축 및 해제시간, 주파수반응곡선 등이 있다.

(1) 이득

처방법들을 이용하여 실제로 보청기를 적합하는 과정들은 보청기의 증폭방식이 단순한 압축방식을 포함한 선형방식인지 아니면 광대역역동범위압축(WDRC)방식인지에 따라서 달라질 수 있다. 지금 많이 사용하고 있는 처방법들에서 난청인의 청력손실을 재활하는 데 필요한 최적이득은 대체로 1/2이득법이나 1/3이득법에 기초를 두고 구해진다. 각 난청인의 개인적 청각특성에 맞는 보청기의 이득을 계산할 때에는 앞에서 설명한 여러 가지 처방법이나 알고리즘을 이용할 수 있다. 그러나 난청인의 개별적인 청각조건에 따른 적합을 좀 더 세밀하게 수행하기 위해서는 보청기를 평가하는 단계에서 다시 미세적합(fine tuning)을 시행하는 것이 좋다.

보청기의 처방법이나 알고리즘에 입력하는 이득은 기능이득(functional gain) 또는 삽입이득(insertion gain)으로 나눌 수 있다. 여기서 기능이득이란 보청기를 착용했을 때의 청력역치와 착용하지 않았을 경우의 청력역치들 사이의 차이로서, 외이도에 보청기를 착용함으로써 얻을 수 있는 이득을 말한다. 삽입이득도 일종의 기능이득이기는 하지만 이와는 다르게 이해하여야 한다. 다시 말하면, 삽입이득은 보청기를 착용하지 않았을 때의 음압레벨과 보청기를 착용한 상태에서 실이측정을 통해 측정한 음압레벨들 사이의 차이를 말한다. 기능이득처럼 보청기의 착용 전과 후에 발생하는 이득을 이론적으로만 계산하는 것이 아니고, 삽입이득은 실제로 실이측정을 통해 측정한 고막근처에서의 실질적인 이득이기 때문에 실효(effective 또는 true)이득이라고도 부른다. 제조사에서 제공하는 제품 설명서(specification)에 삽입이득이 제공되지 않는 경우가 있다. 이때에는 실이측정이나 KEMAR

을 사용하여 측정한 in situ 이득곡선에서 보청기를 착용하지 않은 상태에서 얻은 주파수반
응곡선을 뺀 차이가 바로 주파수에 따른 삽입이득곡선이 된다. 삽입이득은 보청기의 종류
나 형태에 따라서 변하겠지만, 2cc 커플러를 사용하여 얻는 이득에 귀걸이형 보청기는 3dB
을, 그리고 귓속형 보청기는 4dB을 보정함으로써 근사적으로 얻을 수도 있다.

　청각전문가들이 보청기의 이득을 결정하기 위해서는 각 처방법에서 사용하는 공식들과
그들의 특징에 대하여 잘 이해하고 있어야 한다. 그 결과로 각 난청인의 청각적 특징에 적
절한 처방을 내릴 수 있다. 일반적으로 보청기의 이득은 1953년에 Lybarger에 의해 제안된
1/2이득법에 기초하여 결정된다. 그러나 저음의 과도한 증폭으로 인해 상향차폐가 발생하
는 것을 억제하기 위하여 저음에서는 이보다 다소 작은 이득을 제공하기도 한다. 전체 주파
수에 대한 보청기의 이득을 단 하나의 대표값으로 표현할 때에는 주로 1kHz를 선택하여 다
음과 같이 계산한다.

$$이득 = 공기전도\ 청력손실/2 + (공기전도\ 청력손실 - 골도\ 청력손실)/4 + 5dB$$

　1/2이득법은 청력손실의 정도나 보청기의 성능을 측정하는 방법에 따라서 다소 유연하게
적용할 필요가 있다고 Libby가 주장하였다. 예를 들어, 고도 이상의 감각신경성 난청에서
는 1/2이득법보다 2/3이득법이 더 적절할 수도 있으며, 경도난청의 경우에는 오히려 1/3이
득법이 1/2이득법보다 더 적당하다고 보고하였다. 외이도 보청기(ITC)나 고막 보청기(CIC)
의 경우에는 2cc 커플러를 사용하여 측정된 이득이 실이측정으로 얻어진 이득보다 다소 낮
게 나타난다. 따라서 실이측정이 아닌 2cc 커플러를 이용하여 보청기의 이득을 결정할 때에
는 1/2이득법보다 1/3이득법이 더 적절할 수 있다.

(2) 주파수반응곡선

주파수반응곡선의 형태는 난청인의 주파수에 따른 청력손실을 보여주는 청력도와 매우 밀
접한 관계를 갖는다. 주파수반응곡선에서 가장 이득이 높은 주파수가 청력도에서 청력손
실이 가장 큰 주파수에 해당하는 거울반사의 형태와 유사하게 나타나기 때문이다. 각 주파
수에서 청력이 손실된 정도(dB)의 50%를 이득으로 제공하는 1/2이득법을 사용할 경우에
는 주파수에 따른 이득특성이 자동으로 계산되어 보청기에 제공된다. 보청기의 이득을 주
파수에 관계없이 하나의 값으로만 표시하고자 할 때에는 1kHz에서의 이득을 사용하거나
500~2,000Hz 사이의 중음에 대한 이득들의 평균값으로 제시할 수 있다. 그리고 보청기에
설치된 환기구는 고막에서의 저음에 대한 실질적인 이득을 감소시킬 수 있다.

　만약 어음명료도를 높이기 위하여 고음에 대한 이득을 지나치게 높여주면 마치 양철이 부
딪치는 소리와 유사한 음색으로 변해가거나 음향되울림이 일어날 수 있다. 반면에 저음에 대
한 이득을 너무 높여주면 상향차폐가 발생하여 어음명료도가 감소될 수 있다. 이를 억제하
기 위하여 500Hz 이하의 저음에 대한 이득을 고음성분보다도 다소 낮게 제공하는 것이 일
반적이며 이에 관련된 특징들을 살펴보면 다음과 같다.

- 저음에 대한 청력의 손실이 크지 않을 경우에는 저음의 이득을 적게 제공하는 것이 좋다.
- 1983년 McCandless와 Lyregaard에 의해 제안된 POGO 처방법에서는 500Hz의 이득에서 추가로 5dB만큼 감소시키는 것이 좋다고 제안하였다.
- 1986년 Libby는 500Hz에서는 3dB만큼, 그리고 250Hz에서는 5dB만큼 추가로 감소하는 것이 바람직하다고 제시하였다.
- 고도 이상의 감각신경성 난청을 갖는 경우에는 보청기의 출력을 높이기 위해 저음의 이득을 오히려 높게 제공하는 것이 좋다.

(3) 최대출력

보청기를 처방하는 데 있어서 최대출력을 결정하는 것도 매우 중요하다. 여기서 최대출력이란 보청기 자체가 갖는 기능적인 최대출력이 아니고, 각 난청인의 청력상태에 맞추어진 임상적인 최대출력을 의미한다. 다시 말하면, 보청기에서 나오는 출력이 난청인의 불쾌수준(UCL)을 넘지 않는 가운데 보청기에서 얻을 수 있는 최대한의 출력을 말한다. 이는 보청기의 기능적인 최대출력을 넘지 않게 될 것이다. 이처럼 각 난청인의 청력상태에 근거하여 보청기로부터 얻을 수 있는 최대의 출력을 최대출력이라고 한다.

보청기가 갖는 기능적인 최대출력은 난청인의 청력상태에 따라서 제한을 받는다. 예를 들면, 선형증폭기를 갖는 보청기에서의 최대출력은 약 120dB의 불쾌수준 이내에서 결정된다. 각 난청인의 청각상태에 따른 임상적인 최대출력은 보청기에서 정점절단을 일으키는 기능적인 최대출력보다 낮은 범위에서 난청인의 불쾌수준에 의해 결정된다는 것이다. 그 결과로 각 난청인에 따른 보청기의 최대출력을 불쾌수준보다 최소한 5dB 정도 낮은 수준으로 결정한다.

각 난청인에 대한 최대출력을 위와 같은 방법으로 단순히 결정하기는 어렵다. 예를 들면, dB SPL의 단위로 주어지는 최대출력이 dB HL의 단위를 갖는 불쾌수준에 의해 결정되기 위해서는 주파수별로 보정이 요구된다. 따라서 〈표 8.11〉에 제시된 BS EN ISO 389-1 : 2000에서 권장하는 각 보정값들을 주파수에 따라 dB HL 단위의 불쾌수준에 더해주면 된다.

일상생활에서 사용하는 어음에 대한 불쾌수준은 청력을 검사할 때에 순음으로 측정하여 청력도에 나타낸 불쾌수준보다 높은 것으로 알려져 있다. 이에 대해 어느 정도로 보정하는 것이 좋을지에 대해서는 여러 의견들이 있지만, 1983년 McCandless와 Lyregaard는 약 4~20dB 정도의 보정이 필요하다고 보고하였다.

표 8.11 BS EN ISO 389-1에 의한 보정값

(단위 : dB)

500Hz	1kHz	2kHz	4kHz
11.5	7	9	9.5

(4) 자동이득조절

보청기의 최대출력은 불쾌수준을 넘지 않는 가운데 역동범위가 최대한 넓어지도록 결정하여야 한다. 불쾌수준과 청력역치 사이의 범위를 의미하는 역동범위가 30dB일 경우가 선형적으로 증폭할 수 있는 최대의 역동범위라고 할 수 있다. 이보다 역동범위가 더 좁아졌을 때에 어음을 선형적으로 증폭하는 것은 적절하지 못할 수도 있다. 실제로 보청기의 증폭을 정점절단방식의 선형적으로 할 것인지 아니면 압축을 이용한 비선형적 방식으로 할 것인지에 대한 선택은 난청인의 청각상태나 요구 등과 같은 여러 가지 요소들에 달려있다. 예를 들어, 감각신경성 난청의 경우에는 비선형방식이 선형방식에 비해 더 적절할 수 있다.

정점절단방식의 선형증폭은 갑작스런 큰 소리에 대해 매우 훌륭하고 즉각적인 처방법인 반면에 압축방식은 즉각적이지 못하다. 그러나 난청이 심하여 역동범위가 좁은 경우에 정점절단방식만을 사용하는 선형방식은 거의 사용되지 않고 있다. 그 이유는 큰 소리가 너무 크게 들릴 수 있을 뿐만 아니라 어음에 대한 많은 정보들을 잃어버릴 수 있기 때문이다. 이런 경우에 사용하는 자동이득조절기는 난청인의 좁은 역동범위 안으로 모든 크기의 소리가 들어갈 수 있도록 압축역치보다 큰 소리를 자동으로 압축한다. 자동이득조절기에 의한 압축은 큰 소리에 대한 어음정보가 남아있도록 할 뿐만 아니라 정점절단에 의한 왜곡을 피할 수 있도록 한다. 실질적으로 정점절단에 의한 왜곡이 크게 문제가 되지 않을 수도 있다. 왜곡을 일으킬 수 있는 큰 소리가 어음에 의해 발생되기보다는 어음과는 관련성이 적은 자동차 경적과 같은 소리에서 발생하는 경우가 많기 때문이다.

(5) 압축역치와 압축비율

디지털 기술의 활용과 함께 여러 개의 채널을 가진 다채널방식의 보청기가 많이 사용되고 있다. 뿐만 아니라 보청기의 증폭방식도 출력제한방식보다는 압축제한방식의 사용이 크게 증가하고 있다. 요즘에는 다채널방식이면서 각 채널의 입력 또는 출력 신호의 크기를 압축하는 보청기를 많이 사용한다. 난청인의 좁아진 역동범위가 마치 건청인의 정상적인 역동범위처럼 작동하여 난청인의 청취능력을 높여주기 위해서는 압축방식에 들어있는 압축역치와 압축비율을 결정해야 한다. 압축역치는 각 채널별로 설정하던지 아니면 모든 또는 일부의 채널들을 결합시키는 광대역방식으로 결정하게 된다. 따라서 난청인의 청력상태에 적절한 압축역치와 압축비율을 선정함으로써 모든 크기의 소리가 난청인의 좁아진 역동범위 안으로 들어갈 수 있도록 하여야 한다.

압축역치를 어느 정도로 설정하는 것이 바람직할 것인가? 이에 대한 설명이나 대답을 명확하게 제공하기 위해서는 아직까지 더 많은 연구들이 필요하다. 실제로 압축역치가 낮을수록 여러 가지 장점이 있지만, 이로 인해 발생하는 단점들도 동시에 만들어지기 때문이다. 예를 들면, 작은 소리를 증폭시켜 난청인이 들을 수 있도록 만들지만 그 소리 안에 들어있는 소음성분도 함께 증폭될 수 있다. 이때에 소음의 크기가 오히려 어음보다 더 커져서 어음명료도가 감소하고 음향되울림이 더 쉽게 발생할 수도 있다. 특히 압축역치가 매우 낮게 설정된 가운데 압축속도가 빠르면 말소리와 말소리 사이의 빈 시간에 존재하는 낮은 레벨의 소음도 함께 증폭될 것이다. 그 결과로 말소리가 증폭되는 것보다도 소음의 증폭이 커서 마치 말소리가 소음처럼 들릴 수도 있다. 이처럼 빠른 압축속도를 갖는 경우의 압축역치는 느린 압축속도의 경우보다 더 높아진다.

일반적으로 보청기에 입력되는 소리의 크기가 40~60dB일 때에 압축이 시작되도록 결정하고 있다. 그러나 실제로 난청인이 선호하는 압축역치는 50dB 이상이라고 주장하는 경우도 있다. 만약 압축역치를 낮게 설정하면 작은 크기의 소리에 많은 이득이 발생할 수 있다. 따라서 주변소음이 크게 증폭될 수 있는 반면에 부드러운 말이나 소리들을 좀 더 쉽게 인식할 수 있다. 뿐만 아니라 다채널 보청기의 경우에는 단채널 보청기에서의 압축역치보다 좀 더 낮게 설정하는 것이 좋다고 알려져 있다.

광대역주파수를 사용하는 NAL-NL 처방법에서는 압축역치로 52dB SPL을 사용하도록 권장하고 있다. 일반적으로 건청인들이 선호하는 말소리의 크기가 작은 편이라서 난청인을 위한 보청기의 음량도 이 정도의 수준에 맞추는 것이 좋다고 생각하기 때문이다. 압축속도가 느릴 때의 적절한 압축역치는 이보다도 더 낮아진다. 그러나 다른 처방법들에 비하여 NAL-NL 처방법에 의한 압축역치가 난청인에게 더 적절한지는 말하기 어렵다. 각 난청인이 그들의 생활환경에서 보청기를 일정한 기간 착용하고 난 이후에, 보청기의 착용효과를 평가하는 과정에서 압축역치를 수정해가는 것이 가장 바람직할 수 있다.

청력손실의 정도에 따라서 압축비율도 달라진다. 만약 청력손실의 정도가 크지 않다면 보청기로 입력되는 소리를 크게 증폭할 필요가 없기 때문에 압축비율을 높이는 것이 좋다. 그러나 청력손실이 많은 고도 이상의 난청에서는 입력신호에 대하여 큰 증폭이 필요하기 때문에 보청기에서의 압축이 작아야 한다. 보청기의 압축을 감소시키는 방법은 압축역치를 증가시키던지 아니면 압축비율을 낮추는 것이다. 그러나 난청인의 청력손실에 따라서 압축역치를 바꿀 수 없는 경우도 있다. 예를 들어, NAL-NL2 처방법에서는 난청의 정도에 따라 최적의 출력을 얻기 위해서 압축비율만을 조정할 수 있다. 다시 말하면, NAL-NL2 처방법에서는 각 난청인들이 갖는 청력손실의 특성에 맞추어 청력을 재활하는 데 필요한 매개변수들로 압축역치를 사용하지 않는다는 것이다.

(6) 압축 및 해제시간

압축기능에서 압축시간과 해제시간들이 어음의 명료도에 큰 영향을 줄 수 있음은 앞에서 지적한 바 있다. 다시 말하면, 입력신호가 압축되거나 해제되는 데 얼마나 걸리는가에 따라서 어음의 어음청취능력과 편안함 그리고 음색이나 명료도 등을 비롯하여 소음에 대한 신호대잡음비까지 달라질 수 있다. 만약 압축시간과 해제시간이 0ms에 가까울 정도로 매우 짧다면, 어음의 음질은 매우 나빠진다. 예를 들어, 이들이 지나치게 짧다면 말을 할 때에 '퍽퍽' 소리와 유사한 펌핑현상이 발생하여 이득의 변화가 심해진다. 이들에 따른 어음의 특징을 살펴보면 다음과 같다.

- 만약 입력된 신호(예 : 음절)의 길이(duration)에 비하여 해제시간이 매우 짧으면, 압축 기능이 정점절단현상을 일으켜 어음을 왜곡시킨다.

- 압축시간은 매우 짧은 반면에 해제시간이 긴 경우에는 어음에 대한 왜곡이 매우 작아 진다. 그러나 입력신호가 클릭음(clicks)처럼 매우 짧은 지속시간을 갖는 경우에는 짧은 압축시간에 의해 이득은 감소하고, 줄어든 이득이 긴 완화시간에 의하여 오랫동안 유 지될 수 있다. 이 경우에는 클릭음이 더 이상 입력되지 않는데도 불구하고 작은 이득을 가진 소리가 지속적으로 유지되는 좋지 않은 현상을 유발할 수도 있다.

- 압축 및 해제시간들이 모두 입력신호인 음절의 지속시간보다 훨씬 긴 경우 새로운 음 절(또는 음소)이 시작된 이후부터 소멸될 때까지 이들에 대한 이득의 변화가 매우 작기 때문에 마치 선형증폭기로 증폭한 것과 유사한 엔벨롭을 갖는다. 이는 압축 또는 해제 시간이 음절의 길이(일반적으로 100~200ms)보다 훨씬 길 경우에는 보청기의 압축기 능이 입력신호의 파형이나 음압레벨에 거의 영향을 주지 않는다는 것을 의미한다. 그 러나 입력신호가 감소하면 압축기능은 낮은 입력신호를 보상하기 위하여 이득을 증가 시킬 수 있는 시간을 가질 수도 있다.

- 압축 및 해제시간들이 모두 입력신호인 음절의 길이와 유사하거나 훨씬 짧은 경우 압 축기능이 각 음절(또는 음소)의 전체 파형에 적용되어 엔벨롭을 변화시킨다. 이들의 시간이 짧아질수록 음절의 파형과 음압레벨의 변화를 보여주는 엔벨롭이 크게 바뀐 다. 특히 음절이 시작되는 순간에 압축이 얼마나 빨리 완성되는가에 따라서 과대과도 (overshoot transients) 또는 과소과도(undershoot transients) 상태라고 부른다. 과대압 축은 과소압축보다 압축시간이 짧게 걸릴 때에 발생하며, 이는 압축시간이 해제시간보 다 짧다는 것도 내포한다. 과대압축이 발생하면 어음에 대한 엔벨롭이 변하여 어음명 료도를 감소시킨다. 예를 들면, 마찰음인 [z]를 파찰음인 [dj]처럼 오인하게 만들 수 있 다. 그러나 입력신호가 증가하기 이전에 보청기의 이득을 감소시키는 디지털 압축기술 로 인하여 과도압축은 거의 발생하지 않는다.

실제로 보청기 적합에서 적절한 압축과 해제시간이 얼마인지는 입력신호의 형태에 크게 의존한다. 예를 들면, 짧고 강한 어음의 경우에는 빠른 압축과 해제기능이 적절하지만 이처 럼 이득의 갑작스런 증가는 말을 할 때에 음절과 음절 또는 단어와 단어 사이에 존재하는 소 음을 증폭시키는 결과도 함께 가져올 수 있다. 가장 무난하게 사용할 수 있는 압축시간은 약 5ms로 알려져 있지만, 필요에 따라서 이보다 훨씬 긴 압축시간도 설정할 수 있다. 반면에 해 제시간의 경우에는 20ms보다 작게 사용하는 경우는 거의 없고, 대체로 20ms보다는 길게 완 화시간을 설정한다. 클릭음처럼 짧고 강한 음절의 경우에는 해제시간을 20ms보다 짧게 사 용할 수도 있지만, 강도가 높은 음절의 길이가 길어질 경우에는 1초 이상으로 해제시간을 설 정하게 된다.

요즘의 디지털 보청기에서 많이 사용하는 압축방식으로 음절압축이라고 불리는 빠른반응압축(fast acting compression)과 느린반응압축(slow acting compression)들이 있다. 압축시간이 10ms 이하이면서 해제시간이 50~200ms인 빠른반응압축은 음절에서 모음에 대한 자음의 비율(consonant to vowel ratio)을 높여준다. 그 결과 고음성분인 자음의 청취력이 향상되어 어음명료도가 높아진다. 그러나 자음과 함께 잡음도 증폭되어 신호대잡음비가 감소하는 것에 유의하여야 한다.

현재 청각전문가들이 사용하는 보청기 적합을 위한 프로그램에서는 압축역치나 압축비율과 달리 압축시간과 해제시간을 임의대로 설정할 수 없는 경우가 대부분이다. 따라서 청각재활현장에 있는 청각전문가들이 이들의 조정을 통해 난청인의 어음명료도나 편안함 그리고 신호대잡음비의 개선을 도모하기에는 어려운 측면이 있다.

3) 보청기 적합의 예제

보청기의 적합에 필요한 압축역치 또는 압축비율과 같은 여러 가지 매개변수들을 비롯하여 증폭되기 이전의 신호에 대하여 압축할 것인지 아니면 증폭된 신호에 대해 압축할 것인지도 결정하여야 한다. 이와 같은 매개변수들이나 압축방식은 난청인의 청력상태에 따른 최대출력, 쾌적감, 왜곡, 음소 또는 음절압축, 장시간 역동범위, 편안함과 어음명료도 중에서 어떤 요소를 개선할 것인가에 따라서 달라진다. 각 난청인에게 잔존하는 청력조건들에 따라서 이들을 최적화할 수 있는 값들은 다소 차이가 있지만, 그들에 대한 대표적인 값들을 〈표 8.12〉에서 보여준다.

표 8.12 압축방식에 관련된 대표적인 매개변수 결정

개선요소	압축방식	압축비율	압축시간(ms)	해제시간(ms)	압축역치(dB)	채널방식
최대출력의 조정	출력압축방식	>8 : 1	<5	20~100	-	단/다채널
음절 사이의 크기 차이감소	입력압축방식	1.5 : 1~3 : 1	1~10	10~5	<50	단/다채널
장시간 크기 차이 감소	입력압축방식	1.5 : 1~4 : 1	>100	>400	<50	단/다채널
편안함의 증가	입력압축방식	1.5 : 1~4 : 1	-	-	≈60	단/다채널
음량의 규격화	• 볼륨을 사용하지 않는다. • 압축비율 : 입력이 증가하면 압축비율은 감소시키고, 채널에 따라 다른 압축비율을 사용한다. • 압축 또는 해제시간 : 길거나 또는 짧게 한다. • 압축역치 : 가급적 낮게 한다.					
소음감소	• 신호대잡음비가 낮은 채널(특히, 저음)의 이득을 감소한다. • 저음만을 압축하는 경우도 한다. • 압축 또는 해제시간 : 길거나 또는 짧게 한다. • 압축역치 : 중간정도로 한다. • 채널 : 다채널방식을 사용한다.					

청각전문가가 주문한 바와 같이 보청기가 제조사에서 적절하게 제작된 후에 난청인에게 적합이 이루어지는지 확인하여야 한다. 이처럼 보청기의 제작과 적합을 검사하는 방법은 크게 두 가지로 나눌 수 있다. 첫 번째, 보청기의 유형 또는 외형에 관련된 사항들이나 추가로 선택한 기능들이 주문한 바와 같이 제작되었는지 육안검사를 통해 확인한다. 두 번째, 보청기의 성능에 관련된 특성들을 심리음향 및 전기음향적인 방법으로 검사한다.

1. 육안검사

청각전문가는 제조사에 의해 제작된 보청기에 대해 육안으로 검사할 수 있는 항목들을 검사한다. 만약 보청기가 청각전문가에 의해 요청된 사항들과 동일하게 제작되지 않았다면, 난청인에게 보청기를 인도하기로 약속한 날짜를 연기한 후에, 보청기를 제조사에 되돌려보내 다시 제작해줄 것을 요청하여야 한다. 이때에 보청기의 유형이나 추가기능들을 비롯하여 육안으로 세밀하게 검사해야 하는 항목들은 다음과 같다.

● 보청기의 유형
보청기의 여러 유형들 중에서 난청인과 청각전문가가 선택한 형태대로 보청기가 제작되었는지를 우선 확인하는 것이 좋다. 특히 귓속형 보청기의 경우에는 주문한 바와 같이 갑개형, 외이도형 또는 고막형으로 제작되었는지를 주의 깊게 살펴야 한다. 귀걸이형 보청기의 경우에도 귀꽂이가 폐쇄형 또는 개방형으로 올바르게 제작되었는지 그리고 귀꽂이의 재질이 연질 또는 경질로 요청한 바와 같이 만들어졌는지 검사한다. 귀꽂이의 형태와 환기구의 설치가 잘 되었는지에 대해서도 세심히 살펴보아야 한다.

● 추가기능

보청기 착용에 대한 난청인의 만족도를 향상시키기 위해 추가적으로 선택한 볼륨, 텔레코일, 지향특성과 음향입력단 등을 비롯한 각종 트리머들이 빠짐없이 플레이트에 위치하고 있는지 확인한다. 이들이 프로그램에 의해 자동으로 조정되는 경우에도 청각전문가는 이들의 정상적인 작동을 확인하는 것이 좋다. 그리고 보청기에 사용되는 건전지의 크기가 주문한 것과 일치하는지에 대해서도 확인하여야 한다.

● 보청기의 색깔

보청기는 여러 가지 색상으로 제작할 수 있다. 일반적으로 난청인은 보청기의 착용이 다른 사람들의 눈에 잘 띄지 않기를 원한다. 따라서 우리나라 사람들을 비롯하여 동양인의 경우에는 대체로 갈색계통의 연주황색(beige 또는 pink)을 선호하는 편이다. 특히 보청기에서도 플레이트(faceplate) 부분이 가장 외부에 노출되기 쉽기 때문에 귓바퀴 또는 이주의 그림자 색깔과 유사하도록 진한 갈색(dark brown)계통으로 제작하는 경우가 많다.

고막 보청기의 경우에는 보청기의 크기가 작아서 보청기의 좌·우측을 구분하기가 어려울 수 있다. 따라서 오른쪽 귀에 착용하는 보청기의 외형은 빨간색으로 그리고 왼쪽 귀에 착용하는 경우에는 청색으로 보청기의 외형을 제작하기도 한다. 이들 외형을 빨간색이나 파란색으로 제작하여도 보청기가 외이도의 깊숙한 자리에 위치하기 때문에 외부에서는 거의 보이지 않는다.

● 보청기의 외관

보청기가 제조되는 과정에서 흠이나 균열 또는 깨진 부분이 있는지를 잘 살펴보아야 한다. 뿐만 아니라 보청기의 표면에 코팅이 제대로 되지 않아서 거칠거칠하면 난청인의 외이도에 상처를 내거나 피부가 붉게 변하여 착용감을 감소시킬 수 있다. 따라서 보청기의 표면이 매끄럽게 코팅이 잘 되었는지도 확인하여야 한다. 보청기를 난청인이 착용하였을 때에 외부로 어느 정도 튀어나올지에 대해서도 한 번 생각해보는 것이 좋다. 만약 귀에서 지나치게 튀어나오면 그만큼 외적으로 보기에 좋지 않기 때문이다.

● 마이크로폰과 볼륨의 위치

만약 보청기를 귀에 착용하였을 때에 마이크로폰이 대주(antitragus)에 접촉하면 소리가 들리지 않거나 음향되울림이 발생할 수 있다. 뿐만 아니라 볼륨이 대주에 닿으면 볼륨을 조절할 수 없거나 통증이 발생하기도 한다. 그리고 보청기에 환기구가 설치된 경우에는 환기구와 마이크로폰 사이의 거리가 멀수록 좋다. 왜냐하면 환기구를 통해 빠져나온 소리가 마이크로폰으로 다시 입력되어 음향되울림이 발생할 수 있기 때문이다. 따라서 이들이 플레이트에서 적절한 간격을 갖고 위치하는지 확인하여야 한다.

2. 보청기 성능검사

1) 심리음향적 검사

보청기에 대한 육안검사가 끝나고 나면 보청기의 성능들을 확인하여야 한다. 제4장에서 설명했던 바와 같이 청음기를 사용하여 심리음향적으로 보청기의 성능을 검사한다. 고출력용 보청기를 검사할 때에는 보청기의 출력이 청각전문가에게 매우 크게 들릴 수 있기 때문에 볼륨을 낮춘 후에 시행하는 것이 좋다. 이어후크, 음도관, 귀지방지장치와 리시버 보호장치 등을 제거하여 보청기 자체의 특성만을 검사하여야 한다. 보청기를 심리음향적으로 검사를 할 때에는 건전지를 새로 교체하여 약한 건전지로 인해 발생할 수 있는 오류를 없애야 한다. 보청기의 성능을 심리음향적으로 검사하는 항목들은 다음과 같다.

- 보청기에 입력된 고유의 소리성분이 아닌 이상음이 리시버를 통해 출력되는지를 주의 깊게 들어야 한다.
- 보청기에서 출력된 소리가 마이크로폰이나 리시버에 의해 어느 정도 왜곡되었는지를 청음기로 소리를 들어가며 정성적으로 확인한다.
- 소리가 연속해서 이어지지 않고 가끔씩 불규칙적으로 끊어지는 현상이 발생하는지를 검사한다. 특히 각종 트리머를 조작할 때에 소리의 끊김현상이 발생하는지를 세심하게 확인한다.
- 볼륨을 최대한 높인 상태에서 보청기의 전자회로에서 내부잡음을 일으키지 않는지에 대해 확인한다.
- 엄지와 검지손가락으로 리시버의 음구와 환기구의 입구를 막은 상태에서 보청기를 귀에 가까이하여 내부음향되울림이 발생하지 않는지를 검사한다.
- 볼륨을 조정하였을 때에 음량의 증감이 부드럽게 변하는지를 확인한다.

2) 전기음향적 검사

제조사에서 제작된 보청기에 대해 육안검사와 심리음향학적 검사를 실시한 후에는 보청기의 성능이 주문한 것과 동일한지를 2cc 커플러 또는 귀모형을 이용하여 전기음향학적으로 검사한다. ANSI 또는 IEC의 측정기준에 따라서 다음과 같은 항목들을 검사하여 보청기가 적절하게 작동하는지를 확인한다.

- 볼륨을 최대상태에 위치시키고 90dB의 신호음을 보청기에 입력하여 주파수에 따른 주파수반응곡선을 측정하여 출력음압레벨90(OSPL90)을 얻는다.
- 볼륨을 기준시험이득에 위치시키고 보청기에 60dB의 신호음을 입력한 후에, 보청기의 출력을 주파수별로 측정하여 주파수반응곡선을 얻는다. 이때의 입력음압은 증폭기의 종류 또는 측정방법에 따라서 달라질 수 있다.
- 60dB의 입력과 보청기 출력의 차이를 이용하여 주파수별로 이득을 보여주는 이득반응

곡선을 구할 수 있다. 볼륨의 위치를 기준시험이득에서 **최대상태**로 변경하여 최대이득을
측정할 수도 있다.

- 말소리가 증폭되는 과정에서 발생하는 왜곡의 정도를 정량적으로 검사한다.
- 보청기에서 불규칙적으로 발생하는 내부잡음을 정량적으로 확인한다.

3. 착용검사

1) 보청기 착용

보청기의 육안 및 성능검사를 통해서 특별한 문제가 발견되지 않았을 경우에는 난청인에게
보청기를 인도하여 불편한 점이 없는지를 확인하여야 한다. 만약 보청기를 착용하는 데 어
려움이 있거나 또는 착용 중에 불편한 점이 있다면, 보청기를 제조사로 돌려보내서 다시 제
작하거나 수정하여야 한다. 따라서 보청기를 삽입하거나 빼는 과정에 있어서 다음과 같은
사항을 확인한다.

(1) 보청기의 삽입

보청기의 크기가 외이도의 직경에 비해 크거나 작지 않고 적절해야 한다. 보청기의 외형이
나 귀꽂이가 외이도의 직경에 비해 크면 통증을 유발할 수 있고, 작아서 헐거우면 이들이
외이도에서 쉽게 빠지거나 소리가 외부로 누설되어 출력이 감소하여 음향되울림이 일어날
수 있기 때문이다. 보청기의 착용에 따른 외이도의 불편함이나 통증이 처음에 바로 나타나
지 않고 몇 시간이 지난 후에 느끼는 경우도 있다. 이 경우에는 난청인이 다시 청각전문가
를 방문하여 점검받도록 하여야 한다. 이때에 청각전문가는 외이도의 피부색이 붉게 변했
거나 염증이 생긴 위치를 이경검사기로 확인한 후에 또는 난청인에게 불편한 위치를 질문
한 후에, 이에 대응하는 보청기의 외형이나 귀꽂이의 부위를 약간 갈아내는 방식으로 수정
한다. 이들이 청각전문가에 의해 간단히 수정되지 않을 때에는 보청기의 외형이나 귀꽂이를
다시 제작하거나 수정할 수 있도록 새로 채취한 귓본과 함께 제조사로 보내는 것이 좋다.
보청기의 외형이나 귀꽂이가 제작되는 과정에서 발생할 수 있는 문제점들을 살펴보면 다음
과 같다.

- 통증을 느끼는 부위가 특정한 부분으로 국한된 경우에는 그 부위의 피부색이 붉게 변
  했거나 염증이 생길 수 있다. 염증이 발생한 경우에는 염증이 모두 치료되어 없어질 때
  까지 보청기의 착용을 미루어야 한다.
- 전반적으로 귀 전체에서 통증을 느끼는 경우는 보청기의 외형이나 귀꽂이가 대체로 외
  이도에 비해 클 수 있다.
- 보청기의 착용과 함께 통증이 바로 시작되는 경우에는 귓본을 포함하여 보청기의 외형
  이나 귀꽂이를 다시 제작하는 것이 좋다.

- 보청기를 착용한지 몇 시간 후에 통증이 생기는 경우에는 보청기의 외형이나 귀꽂이의 일부분만 수정해도 되는 경우가 많다.
- 귀걸이형 보청기의 음도관 길이가 적절하지 못하면 귓바퀴를 비롯한 외이에 통증이 발생할 수 있다. 이갑개정(helix lock) 또는 귀꽂이가 제 위치에 적절히 삽입되지 않은 경우에도 통증의 유발과 함께 불편해질 수 있다.
- 고막 보청기(CIC)가 작게 제작되면 보청기가 외이도에서 빠지거나 음향되울림이 발생할 수 있다. 이들의 발생을 억제하기 위하여 보청기를 고막 쪽으로 더욱 밀어 넣게 되어 통증이 유발될 수 있다.
- 보청기나 귀꽂이의 재질에 의해 알레르기가 발생할 수 있는데 이는 흔하게 일어나는 경우는 아니다. 만약 난청인에게 알레르기 반응이 일어나면 보청기의 외형이나 귀꽂이의 재질을 다른 종류로 바꾸든지 아니면 표면을 코팅하여 사용할 수도 있다.
- 좌측과 우측 보청기를 서로 교차하여 착용하거나 또는 다른 사람의 보청기를 착용하는 경우에도 통증이 유발하거나 착용감이 크게 감소한다.

보청기의 착용은 난청인의 개인적 특성에도 관련될 수 있다. 다시 말하면, 보청기의 제작에는 아무런 문제가 없지만, 난청인의 신체적이거나 습관적인 특징에 의하여 보청기를 제자리에 삽입하거나 위치시키지 못하는 다음과 같은 경우들이 있다.[9]

- 보청기를 착용할 때마다 보청기의 다른 부위를 잡거나 적절하지 못한 방식으로 삽입하는 경우가 있다. 이때에는 보청기의 외형이나 귀꽂이에 잡는 지점을 표시한 후에 훈련시켜 매번 동일한 부위를 잡도록 유도한다. 이들을 삽입하는 과정도 단계별로 나누어 각 단계를 차근차근 시도하도록 훈련한다.
- 난청인이 귀꽂이나 갑개 보청기의 이갑개정을 갑개의 이개정 안에 적절히 삽입하지 못한다면, 이를 귀꽂이나 보청기의 외형에서 제거하는 것이 좋다.
- 난청인이 귀걸이형 보청기의 귀꽂이를 대이륜 아래에 삽입하지 못하는 경우에도 귀꽂이의 갑개 테두리(concha rim)를 제거하는 것이 좋다. 이 경우에는 귀꽂이의 형태가 skeleton에서 semi-skeleton으로 바뀌게 된다.
- 보청기의 외형이나 귀꽂이가 외이도의 형태에 매우 적절하게 제작되었든지 아니면 외이도가 휘어져 있어서 난청인이 이들을 외이도에 삽입하기 불편한 경우에 이들의 표면에 윤활유를 바르기도 한다.

고막 보청기(CIC)나 외이도 보청기(ITC)의 경우에 난청인이 말을 하거나 하품을 하거나 또는 음식물을 씹을 때에 턱관절의 운동으로 인하여 보청기가 외이도에서 빠져나오는 경우가 있다고 앞에서 설명하였다. 이처럼 보청기가 외이도에서 빠져나오는 것을 억제하기 위하여 다음과 같은 방법들을 사용한다.

- 고막 보청기의 경우에는 외이도 보청기로 또는 외이도 보청기는 low-file형 갑개 보청

기로 유형을 바꾸어 다시 제작하는 것이 좋다.

- 외이도의 안쪽에 위치하는 보청기의 길이를 좀 더 길게 제작하든지 아니면 이갑개정을 포함하는 형태로 다시 제작한다.
- 턱을 벌린 상태에서 중간 정도의 점성을 가진 재료로 귓본을 제작하여 보청기의 외형이나 귀꽂이를 다시 제작한다.

(2) 보청기의 빼기

외이도에 삽입된 보청기를 모두 쉽게 뺄 수 있는 것은 아니다. 보청기가 외이도에서 너무 쉽게 빠지는 경우에는 보청기를 착용한 상태에서 말을 하거나 음식물을 먹을 때에도 빠져나올 수 있기 때문에 주의하여야 한다. 갑개 보청기처럼 크기가 클 경우에는 보청기를 난청인의 손가락으로 쉽게 잡을 수 있다. 그러나 보청기의 크기가 작아질수록 외이도 안에 들어있는 보청기를 손가락으로 잡기가 점차 어려워진다. 따라서 보청기를 외이도에서 쉽게 빼기위해서는 난청인이 보청기를 쉽게 잡을 수 있어야 한다. 만약 보청기의 크기가 너무 작거나신체적 장애로 인하여 난청인이 보청기를 잘 잡지 못하는 경우에는 보청기의 플레이트에 플라스틱 손잡이를 달아서 사용한다. 손잡이를 부착했는데도 불구하고 큰 도움이 되지 못하면, 보청기의 유형을 바꾸는 것이 좋다. 난청인이 외이도 안에 들어있는 보청기를 잡는 데문제가 없지만 보청기를 잘 빼지 못하는 경우도 있다. 이때에는 보청기를 약간 비틀어서 빼는 요령을 여러 번에 걸친 연습을 통해 익숙해지도록 돕는다. 실제로 보청기를 처음으로 사용하는 난청인의 경우에는 보청기를 외이도에 삽입하는 방법과 빼는 요령을 익숙해질 때까지 반복적으로 훈련하는 것이 좋다.

2) 보청기의 조작

현재 많이 판매되는 디지털 보청기의 여러 가지 기능들은 대부분 자동으로 조절되는 경우가 많다. 그러나 아날로그 보청기를 비롯하여 디지털 보청기의 경우에도 난청인이 스스로조정하기를 원하는 트리머들이 플레이트에 위치하는 경우가 있다. 난청인이 이들 트리머를조작하는 데 큰 어려움이 없는지를 확인하여야 한다. 실제로 보청기의 조작에 대한 어려움은 크게 두 가지로 나눌 수 있다. 첫 번째는 난청인에게 특별한 신체적인 장애가 없는데도불구하고 조작법을 잘 이해하지 못하는 경우이다. 이때에는 청각전문가가 난청인에게 각종트리머의 사용법을 간단하고 정확하게 다시 이해시키면 해결될 수 있다. 두 번째는 각종 트리머의 크기가 작거나, 손놀림과 같은 신체적인 장애가 있거나 또는 연령이 매우 높아서 이들의 조작이 쉽지 않은 경우이다. 이때에는 작은 크기의 트리머를 더 크게 만들기 위하여 보청기의 유형을 바꾸거나 또는 리모컨의 사용을 권장하는 것이 난청인에게 큰 도움이 될 수있다. 뿐만 아니라 보청기에서 가장 많이 사용되는 볼륨이나 건전지의 경우에는 다음과 같은 방법으로 그들의 조작을 좀 더 수월하게 만들 수 있다. 우선 보청기의 볼륨에 관련된 방법을 살펴보면 다음과 같다.[9]

- 갑개나 외이도 보청기에 있는 볼륨의 경우에는 뚜껑(cap)을 씌워 좀 더 돌출되도록 만든다.
- 보청기의 플레이트에 여러 개의 트리머가 장착되어 있을 때에 난청인이 손가락의 촉각만으로 이들 트리머를 잘 구분하지 못할 수도 있다. 이 경우에는 꼭 필요한 트리머만을 남기고 나머지 트리머를 없애는 것이 바람직할 수 있다.
- 비선형보청기에서 압축비율이 높아질수록 볼륨의 필요성은 그만큼 줄어들어 없애도 되는 경우가 있다. 다만 압축비율이 높아짐에 따라서 음질이 떨어지는 경향이 있다.

어떤 난청인들은 볼륨을 가장 낮은 상태나 높은 상태로 보청기를 사용하는 경우가 있다. 난청인에게 적절한 볼륨은 난청인이 소리가 약간 너무 크다고 느끼는 정도보다 조금 낮게 설정하는 것이 대체로 바람직하다. 그리고 보청기를 단측착용이 아닌 양측착용을 할 경우에는 소리가 양쪽 귀 사이의 머리 중앙에서 들릴 수 있도록 양쪽 보청기의 볼륨을 조정하는 것이 좋다. 이때에 각 보청기의 볼륨은 기본적으로 약간 너무 크다고 느끼는 정도보다 조금 낮게 설정하는 것부터 출발한다. 그 이후에 소리가 머리의 중앙에 오도록 양쪽 보청기의 볼륨을 조정한다. 그러나 양쪽 귀의 청력손실이 심하게 차이가 있거나 또는 오랫동안 단측착용을 해왔던 난청인의 경우에는 처음부터 소리가 머리의 중앙에서 발생하는 것처럼 만들려고 시도하지 않아도 된다.

보청기에서 볼륨 다음으로 많이 조작하는 것들 중에 하나가 바로 건전지의 교체이다. 어떤 특별한 이유로 인하여 난청인이 건전지를 잘 교체하지 못하는 경우에는 다음과 같이 조치하는 것도 좋다.[9]

- 건전지의 극성을 잘 구분하지 못하는 경우에는 건전지의 어느 한쪽 극성을 표시하거나 또는 촉각을 통해 구별하도록 연습시킨다. 그리고 표시된 극성이나 촉각에 의해 선택한 극성이 보청기의 건전지 도어(door)에 어느 방향으로 끼워져야 하는지를 연습을 통해 익숙하게 만든다.
- 난청인이 건전지 도어를 열기 어려운 경우에는 다른 도구를 이용하여 여는 방법을 설명한다.
- 손으로 건전지를 직접 잡는 것이 어려운 경우에는 자석을 이용하도록 한다.
- 보청기에서 사용하는 건전지의 크기를 좀 더 큰 것으로 수정하면 새 건전지로 교체할 때에 훨씬 수월해질 수 있다.
- 만약 충전기를 통해 재충전하는 방식으로 제작된 보청기를 사용하면 건전지를 매번 교체할 필요가 없다.

4. 보청기 음질평가

1) 폐쇄효과

보청기를 착용하였을 때에 발생하는 폐쇄효과의 원인과 결과들에 대해 이미 앞에서 설명하였다. 실제로 외이도에서 발생하는 폐쇄효과를 표현하는 말(특히, 형용사)들은 난청인에 따라서 다르다. 예를 들면, 속이 비어있는(hollow), 저음이 강한(boomy), 울리는(echoes), 통·터널 또는 우물 속에서 말하는 것 같은(like speaking in a barrel, tunnel or well), 감기에 심하게 걸렸을 때처럼(like having a cold) 또는 막힌 관에서 나는(feeling plugged) 등과 같은 표현을 쓰기도 한다. 난청인이 어떤 방식으로든 폐쇄효과에 대하여 표현하는 것은 보청기의 착용으로 인하여 부정적인 효과가 발생하고 있다는 것을 의미하며, 양쪽 귀에 착용하였을 때에 더욱 심하게 일어난다.

난청인이 보청기를 착용하였을 때에 보청기의 전원이 켜져 있든 아니면 꺼져 있든 간에 이들과 폐쇄효과 사이에는 아무런 관계가 없다. 보청기가 난청인의 외이도를 밀폐하고 있기 때문에 발생하는 현상이다. 보청기를 통해 출력되는 소리만이 아니고 자신의 목소리에 의해서도 폐쇄효과가 발생할 수 있다. 그러나 저음에 대한 과도한 증폭이 보청기의 착용으로 인한 폐쇄효과로 오인되는 경우도 있다. 만약 보청기의 저음이득을 낮추었더니 폐쇄효과가 없어졌다면, 이는 보청기의 삽입에 따른 폐쇄효과보다는 저음의 지나친 증폭현상으로 판단할 수 있다. 실제로 제10장에서 설명하게 될 실이측정기를 이용하여 실이폐쇄반응(REOR)을 측정한다면 폐쇄효과의 정도를 정확하게 알 수 있다.

자신의 목소리와 더불어 다른 사람의 말소리에서도 폐쇄효과가 발생한다면, 다른 사람의 말소리에 대한 폐쇄효과의 발생을 억제하거나 방지할 수 있는 방안을 찾는 것이 좋다. 왜냐하면 다른 사람의 말소리를 들을 때에 발생하는 폐쇄효과를 억제하다 보면 자신의 목소리에서 발생하는 폐쇄효과까지 함께 억제될 수도 있기 때문이다. 다음과 같은 방법으로 보청기의 착용으로 인한 폐쇄효과를 감소시키거나 억제할 수 있다.

- 외이도를 완전히 막아버리는 밀폐형이 아닌 개방형 귀꽂이나 보청기의 외형을 사용한다.
- 귀꽂이나 보청기의 외형에 환기구를 설치하여 잔여공간에서 폐쇄효과를 일으키는 주된 저음성분을 외부로 배출한다.
- 외형을 작게 제작(예 : 고막 보청기)하여 보청기를 외이도의 연골부가 아닌 골부에 위치시킨다.
- 저음성분의 이득을 낮춘다. 이 방법은 폐쇄효과를 근본적으로 해결할 수 있는 방법은 아니지만 실제적인 현장에서 가장 많이 사용되는 방법 중에 하나이다. 그러나 폐쇄효과를 일으키는 주된 주파수를 정확하게 찾지 못하거나 저음에 대해 충분한 이득이 제공되지 못할 때에는 다른 역효과가 나타날 수도 있다.
- 저음성분의 이득을 오히려 높이는 경우도 있다. 일부 난청인들에서는 저음성분의 증가

된 이득이 자음과 모음들 사이의 강도비율을 개선시켜 폐쇄효과로 인한 불평이 줄어드는 경우도 있다. 다시 말하면, 폐쇄효과로 인한 불편함보다 자음과 모음 사이의 강도비율이 개선됨으로 인해 말소리가 자연스러워지는 효과가 더 클 수 있기 때문이다. 이때의 폐쇄효과는 사라지는 것이 아니고 저음의 이득증가로 더 크게 발생할 수도 있다. 그리고 저음의 이득이 높아지면 소음이 있는 청취환경에서 어음명료도나 음질이 떨어지는 것이 일반적인 현상이다.

다른 사람의 말소리에서는 폐쇄효과가 발생하지 않는 가운데 난청인이 스스로 만들어내는 자신의 목소리 또는 음식물을 씹을 때에 일어나는 폐쇄효과의 원인들은 다음과 같다.[9]

• 보청기의 외형이나 귀꽂이가 외이도를 과도하게 밀폐하는 경우
  외이도가 보청기의 외형이나 귀꽂이에 의해 지나치게 막히면 폐쇄효과가 발생하지 않았을 때에 비하여 외이도의 연골부에서 발생된 골도음(특히, 저음성분)에 의해 고막에서 말소리의 크기가 약 15~30dB 정도 높아진다. 따라서 외이도의 과도한 밀폐에 따른 폐쇄효과는 다음과 같은 방법 등으로 감소시킬 수 있다.
  –환기구의 직경을 증가시키거나 길이를 감소시킨다.
  –보청기의 착용감이 감소하고 삽입과 빼기가 다소 불편하더라도, 보청기가 외이도의 골부에 이르도록 외형이나 귀꽂이를 길게 제작한다.
  –전자회로적으로 폐쇄효과를 감소시키는 기능을 사용한다.

• 자신의 목소리에서 왜곡이 발생하는 경우
  사람은 다른 사람이 말하는 소리와 자신이 말할 때에 자신의 목소리를 들을 수 있다. 상대방과 자신의 입을 통해 말소리가 만들어져서 나올 때의 음압레벨이 동일하다고 가정하자. 이때에 공기로 전도되어 귀로 들어간 소리는 상대방이 자신에게 한 말보다 자신이 상대방에게 한 말의 크기가 더 클 것이다. 이는 자신의 입에서 귀까지의 거리가 상대방의 입부터 자신이 착용하고 있는 보청기까지의 거리보다 더 가깝기 때문이다. 이 경우에 상대방의 목소리는 65dB 정도의 크기를 갖는 반면에 자신의 목소리 크기는 80~85dB 정도에 해당한다.
  다른 사람보다 자신의 말소리가 더 클 경우에 자신의 목소리가 너무 크게 들려서 불편해질 수 있다. 보청기로 들어가는 자신의 목소리가 커질수록 보청기의 증폭과정에서 일어나는 왜곡의 정도를 증가시켜 말소리의 음질을 떨어뜨릴 뿐만 아니라 폐쇄효과도 증가한다. 이처럼 지나치게 큰 자신의 목소리에 의해 발생하는 왜곡률과 폐쇄효과의 증가를 억제하기 위해서는, 높은 입력에서도 크게 왜곡되지 않고 출력도 자동적으로 조절되는 광대역역동범위압축(WDRC) 보청기를 사용하는 것이 좋다. 광대역역동범위압축 보청기에서는 자신의 목소리 크기를 상대방의 목소리보다 더 작게 압축할 수 있기 때문이다.

• 저음성분을 지나치게 증폭할 경우

사람의 말소리는 대체로 125~8,000Hz의 주파수 성분들로 구성된다. 사람의 입(음원)을 중심으로 사방으로 퍼져나가는 특성을 의미하는 지향성은 주파수 성분에 따라서 달라진다. 다시 말하면, 주파수가 낮은 저음의 경우에는 입을 중심으로 모든 방향으로 퍼져나가는 대신에, 주파수가 높아질수록 정면으로만 퍼져나가는 성질을 갖는다.

사람의 입을 중심으로 보았을 때에 보청기가 착용되는 양쪽 귀는 양쪽 측면에 위치한다. 따라서 자신이 한 말이 자신의 귀로 들어갈 때의 주파수특성을 살펴보면, 모든 방향으로 퍼져나갈 수 있는 저음성분은 대체로 유지되는 가운데 주파수가 높은 성분의 양은 감소한다. 그러나 상대방의 입에 맞추어진 보청기의 마이크로폰 방향은 상대방의 목소리가 가지고 있는 고유의 주파수특성을 그대로 받아들이도록 만든다. 그 결과로 상대방의 목소리보다 자신의 목소리가 갖는 음질이 더 열악해진다.

만약 보청기의 증폭과정에서 저음이 지나치게 증폭되면 자신의 목소리가 보청기로 입력되는 과정에서 나타나는 저음증가현상과 보청기에서의 저음증폭이 서로 합쳐질 수 있다. 그 결과로 자신의 목소리에서 저음성분의 강도가 고음성분에 비하여 지나치게 높아져 전반적으로 음질이 크게 떨어짐과 동시에 폐쇄효과도 그만큼 증가한다.

2) 음향되울림

폐쇄효과와 마찬가지로 외이도에 착용된 보청기에서 마치 '삐~~' 소리를 발생시키는 음향되울림을 표현하는 말도 난청인에 따라서 다르다. 아날로그방식이든 아니면 디지털방식이든 간에 관계없이 발생하는 폐쇄효과가 심하거나 음향되울림이 발생할 경우에 난청인이 보청기의 착용을 거부할 수도 있기 때문에 이들의 발생은 매우 중요하다. 실제로 모든 보청기에서 음향되울림은 일어날 수 있으며 음향되울림을 일으키는 되울림의 종류에는 크게 두 가지가 있다.

• 보청기의 리시버에서 발생한 소리가 환기구, 외이도와 보청기 외형(또는 귀꽂이) 사이의 틈이나 귀걸이형 보청기에서의 음도관(또는 이어후크) 등을 통하여 빠져나온 누설음이 마이크로폰으로 다시 입력되는 방식이 있다.
• 리시버에서 소리를 발생시킬 때에 일어나는 진동이 보청기의 외형과 다른 부품들을 통해 마이크로폰으로 다시 입력되는 경우가 있다.

누설음에 의한 음향되울림은 보청기에 의해 증폭된 음압레벨이 리시버에서 마이크로폰으로 다시 되돌아가는 과정에서 발생하는 증폭음의 음압감쇠량보다 클 경우에 발생한다. 다시 말하면, 리시버에서 나온 소리가 배출통로(예 : 환기구)를 거쳐 마이크로폰으로 다시 입력될 때의 음압레벨이 보청기에 입력되는 원래 신호음의 음압레벨보다 높을 경우이다. 예를 들면, 음식물을 씹을 때와 모자를 쓸 때 그리고 보청기를 착용한 귀에 손이나 전화기를 가까이하였을 때에 자주 발생하는데, 보청기의 출력이 높거나 또는 보청기에서 넓은 주파수대역을 취급할 때에도 많이 일어난다. 광대역역동범위압축(WDRC) 보청기는 조용한 청취환경에서 보청기의 이득이 증가되기 때문에 주변이 시끄러운 청취환경보다 오히려 조용한 장소에서 더 많은 음향되울림이 발생할 수 있다. 난청이 없는 주변사람들에게 음향되울림으로 인해 발생하는 소리가 들리는데도 불구하고, 고음영역에 고도 이상의 난청을 가진 난청인들이 이를 듣지 못하는 경우도 있다. 왜냐하면 마치 휘파람 소리와 같은 음향되울림은 주로 고음성분들로 이루어지기 때문이다.

보청기의 외형이나 기능상에 특별한 문제가 없는 가운데 음향되울림이 발생하는 경우에 문제의 원인을 파악하고 해결하기 위해서 다음과 같은 방법을 사용한다. 또한 이와 같은 방법으로 음향되울림의 발생을 억제하였을 때에 일어날 수 있는 단점은 다음과 같다.[9].

- 제10장에서 설명하게 될 실이증폭이득(REAG)곡선에서 과대한 이득이 주어지는 피크(음향되울림의 원인으로 의심되는)가 있다면, 이 주파수에서의 이득을 노치필터(notch filter)를 이용하여 감소시킨다. 이 방법이 음향되울림의 발생을 억제하기 위하여 가장 많이 사용된다.

  ※ 단점 : 이는 목표삽입이득을 얻는 데 필요한 피크일 경우에는 어음명료도가 감소할 수도 있다.

- 보청기에 환기구가 설치되어 있다면 환기구에 다른 재료를 끼워 넣어서 환기구의 직경을 감소시킨다. 귀걸이형 보청기의 경우에는 개방형 귀꽂이를 폐쇄형으로 교체한다.

  ※ 단점 : 폐쇄효과의 정도를 변화시킬 수 있다. 따라서 환기구 직경의 감소로 인하여 저음의 강도가 증가될 수 있기 때문에 프로그램을 이용하여 좀 더 감소시킬 필요가 있다.

- 고음의 이득을 감소시킨다. 이를 위하여 비선형증폭기를 사용할 경우에는 고음에 대한 압축비율을 낮추거나 압축역치를 증가시킨다.

  ※ 단점 : 부드러운 소리에서 어음명료도와 음질을 감소시킬 수 있다.

- 외이도와 보청기의 외형 또는 귀꽂이 사이의 틈을 줄이기 위하여 코팅을 더 하거나 다시 만든다. 이들을 다시 제작할 경우에는 귓본을 입을 벌린 상태에서 제작하는 것이 좋을 수도 있다.

  ※ 단점 : 추가적인 시간과 비용, 폐쇄효과의 증가, 보청기 착용의 불편함 등이 발생할 수 있다.

- DSP를 사용하는 보청기들의 대부분은 음향되울림의 발생을 억제할 수 있는 알고리즘을 가지고 있다. 마이크로폰으로 입력된 신호음에서 음향되울림을 발생시키는 주파수에 해당하는 소리를 역위상으로 신호음에 부과시켜 음향되울림의 발생을 억제하는 방식이다. 따라서 음향되울림의 발생을 억제하는 기능을 강화하거나 강력히 억제할 수 있는 기능을 가진 보청기로 교체한다. 이들의 억제효과는 보청기의 제조사마다 또는 모델별로 다를 수 있으며 동일한 보청기라고 하여도 이를 착용하는 난청인에 따라서 억제효과에 차이가 발생할 수 있다.

  ※ 단점 : 추가적인 시간과 비용이 발생할 수 있다.

음향되울림을 발생시킬 수 있는 요인들을 귀걸이형 보청기와 귓속형 보청기로 구분하여 살펴보면 다음과 같다.

- 귀꽂이의 삽입이 잘못되었거나 헐거운 경우에는 난청인에게 보청기의 착용교육을 실시하거나 귀꽂이를 수정 또는 다시 제작한다(귀걸이형 보청기, 귓속형 보청기).
- 마이크로폰이나 리시버의 음도관이 완전히 밀착되지 않은 경우에는 음도관을 교체하거나 밀착되도록 한다(귀걸이형 보청기, 귓속형 보청기).
- 이어후크 또는 음도관이 파손되어 소리가 새어나오는 경우에는 이들을 교체한다(귀걸이형 보청기).
- 내부음향되울림이 발생하는 경우에는 보청기를 제조사로 돌려보내서 다시 제작하는 것이 좋다(귓속형 보청기).
- 마이크로폰의 주변에 소리를 반사시키는 물체가 있는 경우에는 물체를 제거하거나 마이크로폰의 위치를 변경한다(귓속형 보청기).

3) 음색

어떤 소리의 높이(주파수)나 크기(음압레벨)가 동일하더라도 감각적으로는 제각기 다른 느낌을 줄 수 있다. 그러나 청취자에 관계없이 어떤 소리를 동일하게 느끼는 객관적인 청각적 느낌이 있다. 이와 같이 소리의 청각적 느낌을 음색이라고 하는데 이는 소리의 강도나 주파수 그리고 시간적인 장단에 따라서 달라진다. 보청기에서는 각 주파수대역(채널)별로 소리의 크기를 나타내는 음압레벨을 조정할 수 있다. 서로 인접한 채널별 음압레벨들을 모두 연결하여 전체 주파수대역으로 표시한 것이 주파수반응곡선이라고 앞에서 설명한 바 있다. 따라서 보청기의 주파수반응곡선을 조정하여도 음색이 바뀔 수 있다.

보청기도 일종의 전자기기이기 때문에 보청기에서 출력된 소리의 음색이 보청기를 사용하지 않았을 때와 동일하지 않을 수 있다. 다시 말하면, 보청기를 비롯한 모든 음향기기가 원음과 동일하게 소리를 재생하는 것은 매우 어려운 일이다. 따라서 보청기에서 출력되는 소리가 난청인에게 자연스럽지 못할 수 있다. 뿐만 아니라 소음이 많이 존재하든지 아니면 음향되울림이 발생할 때에 저음 또는 고음에 대한 이득의 조정이 필요할 수 있다. 음색을 조정하기 위한 스위치를 장착하여 정상(N), 저음(L) 또는 고음(H)을 선택하도록 할 수 있다. 여기서 정상(N)은 일반적인 경우를, 저음(L)은 소음이 심한 환경에서, 그리고 고음(H)은 음향되울림이 발생할 때에 선택하게 된다. 이때의 스위치가 N-L-H 선택방식이 아니고, 가변저항기를 이용한 가변조절기를 사용하는 경우도 있다. 이때에는 난청인이 작은 드라이버를 이용하여 저음 또는 고음의 이득에 관련된 가변조절기를 스스로 조절함으로써 자신이 선호하는 음색으로 변화시킬 수 있다. 지금은 이들 음색의 조정이 청취환경에 따라서 자동으로 조절되는 보청기들이 많이 판매되고 있다.

난청이 없는 상태에서는 소리가 갖는 고유의 음향특성과 청각에서 발생하는 각종 공명(예 : 외이도 공명)이 합쳐진 주파수특성을 갖는다. 이 주파수특성은 난청으로 인한 주파수별 청력손실에 따라서 변하게 된다. 이들 청력손실에 의해 변화된 주파수특성을 난청이 없었을 때의 주파수특성으로 복원시켜 주어야 보청기의 착용으로 인한 음색의 차이를 크게 느끼지 못한다. 그러나 보청기를 통해 이들을 동일하게 만드는 것은 결코 쉬운 일이 아니다.

보청기에서 사용하는 전체 주파수대역(125~8,000Hz)은 크게 저음과 고음영역으로 구분한다. 난청인이 보청기를 착용하지 않은 상태에서 듣는 말소리의 자연스런 음색은 보청기를 착용함으로써 바뀌는 경우가 거의 대부분이다. 보청기를 착용한지 오래되지 않은 난청인일수록 음색의 차이를 크게 느낀다. 이러한 음색의 차이를 난청인은 여러 가지 종류의 단어(특히, 형용사)들로 다르게 표현할 수 있다. 예를 들면, 보청기에 의해 저음이 지나치게 증폭된 경우에는 소리를 죽인(muffled), 불분명한(unclear), 저음이 너무 많은(boomy) 그리고 둔탁한(dull) 등으로 표현하기도 한다. 반면에 고음성분이 지나치게 증폭된 경우에는 날카로운(shrill), 거친(harsh), 예리한(sharp), 금속성의(metallic) 그리고 양철 부딪치는 소리가 나는(tinny) 등으로 소리의 느낌을 나타낸다. 이 단어들 외에도 또 다른 표현(형용사)들이 저음 또는 고음의 증폭에 대한 음색을 설명하는 데 사용될 수 있다. 일반적으로 난청인들이 음색을 정확히 표현할 수 있을 정도의 전문적인 지식이나 기술을 가지고 있지 못하기 때문에, 청각전문가가 그들의 음색에 대한 표현을 세심하게 살펴서 잘 이해하여야 한다. 저음의 이득이 과도한 경우에는 소리가 들리기는 하는데 무슨 말인지 잘 알아들을 수 없다는 의미가 숨어있는 표현에 귀를 기울인다. 반면에 고음의 이득이 과도할 경우에는 무슨 말인지는 알 수 있는데 소리가 불쾌하거나 싫다는 표현에 주목한다. 청각전문가는 난청인이 사용한 단어로 추측한 음색의 특징을 음색을 표현하는 대표적인 단어들을 사용하여 다시 확인하는 것도 좋은 방법이다.

보청기에서 출력되는 소리의 음색은 주파수반응곡선, 압축시간 또는 해제시간 등에도 크게 의존한다. 청각전문가가 권장하는 주파수특성과 난청인이 선호하는 주파수특성 사이에는 차이가 있을 수 있다. 따라서 어떤 주파수반응곡선을 처방할 것인가에 대하여 보청기를 처음으로 착용하는 난청인과 보청기를 착용한 경험이 있는 난청인으로 나누어서 설명할 것이다. 첫 번째는 보청기를 처음으로 착용하는 난청인의 경우이다. 가장 일반적인 난청의 유형인 고음급추형에는 난청인과 청각전문가 사이의 중간 정도에 해당하는 주파수특성을 처방하는 것이 좋다. 왜냐하면 그동안 난청인에게 익숙하던 저음 중심의 음색이 갑작스럽게 달라짐으로 인하여 발생하는 거부감을 줄이고, 보청기의 착용기간을 늘려가면서 보청기의 음색에 점차 익숙해지도록 유도하는 것이다. 만약 난청인이 보청기를 매일 착용하고 한 달이 넘었는데도 불구하고 본인이 선호했던 주파수특성을 계속해서 고집한다면, 난청인이 선호하는 주파수특성을 적용하는 것에서 시작하여 서서히 청각전문가가 권장하는 주파수특성으로 바꾸는 것이 좋다.

두 번째는 보청기를 착용한 경험이 있는 경우이다. 현재 난청인이 선호하는 주파수특성은 과거에 사용하던 주파수특성일 수도 있지만 그렇지 않을 수도 있다. 뿐만 아니라 나중에 난청인이 선호하게 될 주파수특성이 지금과 달라질 수도 있다. 따라서 난청인이 선호하는 주파수특성은 지속적으로 변할 수 있다.

저음과 고음에 대한 주파수특성으로 인해 발생할 수 있는 난청인들의 불편함을 해소하기 위한 방법은 다음과 같다.[9]

- 저음부터 고음에 이르는 주파수특성이 전반적으로 무난한데도 불구하고 특별한 음색을 갖는 경우가 있다. 이러한 현상은 특정한 주파수에서의 이득이 매우 높으면서 예리한 형태의 피크가 존재할 때에 발생할 수 있다. 왜냐하면 다른 주파수 성분들에 비해 피크에 해당하는 주파수 성분이 매우 크게 재생되어 소리의 음색을 전반적으로 주도하기 때문이다. 이러한 형태의 피크가 형성되지 않도록 하는 것이 가장 좋지만, 이러한 피크의 존재가 의심될 때에는 실이측정을 통해 확인하는 것이 좋다. 만약 피크의 존재가 확인된다면 귀걸이형 보청기는 이어후크나 음도관에, 그리고 귓속형 보청기는 리시버의 음구에 이 피크를 제거할 수 있는 음향여과기를 설치하여 없앤다.
- 음색이 소리의 크기에 관계없이 특정한 느낌을 주는 경우도 있지만 소리의 크기에 따라서 달라지는 경우도 있다. 다시 말하면, 소리가 작아졌을 때에 또는 커졌을 때에만 음색이 만족스럽지 못하게 변하는 경우가 있다. 이런 경우에는 적절한 질문을 통해 보청기를 조정함으로써 수정할 수 있다.
- 보청기를 통해 증폭된 소리의 주파수특성이 피크나 딥없이 전반적으로 무난한데도 불구하고 난청인이 음색이 날카롭다고 불평하는 경우도 있다. 이는 난청인 스스로가 청각전문가가 처방한 현재의 주파수특성보다 더 적절한 특성을 얻을 수 있다고 생각할 수 있다. 그동안 고음에 대한 청력이 떨어져 있는 상태의 음색에 익숙하다가 보청기의 착용을 통해 고음성분의 기여가 갑자기 증가했기 때문일 수도 있다. 이처럼 고음성분의 갑작스런 기여로 인해 어색해진 음색이 난청인에게 익숙해지는 데 몇 달이 걸릴 수도 있다. 난청인이 보청기를 착용한 기간이 경과함에 따라서 보청기에서 출력되는 소리의 음색에 익숙해지는 현상을 순응효과(acclimation effect)라고 한다.

4) 소음과 음량

보청기를 착용한 난청인이 가장 불편하게 느낄 때는 주변에 소음이 많아서 어음명료도가 감소하든지 아니면 소리가 너무 크거나 작은 경우이다. 이들이 일어날 수 있는 원인은 매우 다양한데, 각각의 원인에 따른 결과와 해결방법도 서로 다르다. 뿐만 아니라 어떤 문제를 해결하기 위하여 무엇인가를 조치하였을 때에 그 조치가 또 다른 문제에 원인이 될 수도 있다. 예를 들어, 소리의 크기가 너무 작아서 보청기의 이득을 높여주었을 경우에 낮은 음량으로 인한 문제는 해결되지만 이로 인하여 음향되울림이 발생할 가능성이 높아진다. 따라서 어떤 문제를 해결하기 위한 방법을 선택할 때에 그 문제의 해결방법이 또 다른 형태의 문제를 발생시키지 않도록 종합적으로 분석하여 결정하여야 한다.

● 조용한 청취환경에서 소음이 들리는 경우
주변의 청취환경이 조용한데도 불구하고 보청기에서 소음이 들린다고 불편해할 수 있다.

이처럼 보청기에서 출력되는 소리에 들어있는 소음성분은 크게 두 가지로 생각해볼 수 있다. 다시 말하면, 보청기에서 발생하는 잡음이 외부소음인지 아니면 내부소음에 해당하는지를 먼저 확인하고 각각에 경우에 대하여 다음과 같이 조치하는 것이 좋다.

첫 번째는 보청기를 통해서 듣는 소음이 그 청취공간에 실제로 존재하는 외부잡음인 경우이다. 이처럼 청취공간에 소음이 존재할 경우에는 난청인뿐만 아니라 청력손실이 없는 건청인에게도 청취조건은 동일하게 주어진다. 그 결과로 난청인에게만 주변소음으로 인해 어음명료도가 감소하는 것이 아니고, 건청인도 마찬가지로 다른 사람의 말을 알아듣기 어려워질 수 있다. 난청인이든 건청인이든 간에 상관없이 모두에게 이는 매우 자연스러운 현상이라는 점에 대해 난청인을 잘 설득해야 한다. 특히 난청인이 듣고자 하는 말소리가 작을 경우에 주변소음에 대한 불편을 크게 호소할 수 있는데, 건청인에게도 어음명료도가 동일하게 감소하고 있음을 잘 설명한다. 이 현상에 대하여 난청인이 충분히 이해하면 보청기에서 출력되는 소리의 음색이나 음질이 난청이 없는 건청인들이 듣는 것과 큰 차이가 없어진다.

두 번째는 보청기에서 스스로 잡음을 발생시키는 경우이다. 보청기에서 내부잡음이 발생하는 경우에는 보청기를 착용한 난청인만이 이 소음을 들을 수 있다. 다시 말하면, 대화를 함께 나누고 있는 다른 사람들은 이 소음을 듣지 못하는 경우이다. 따라서 보청기의 내부잡음으로 인해 어음명료도가 감소하지 못하도록 청각전문가가 조치하여야 한다. 외부에서 유입된 소음이 있을 때에는 내부잡음을 잘 듣지 못하다가 주변의 청취환경이 조용해져야만 내부잡음이 비로소 들리게 되는 경우가 있기 때문에 유의하여야 한다. 난청인은 주로 저음성분에 대해 불평하는 경우가 많다. 이는 난청인에게서 가장 흔하게 나타나는 경사형의 난청유형으로서 개방형 귀꽂이나 보청기의 외형을 사용하거나 환기구를 설치함으로써 문제의 발생을 감소시킬 수 있다. 만약 보청기에서 발생하는 내부잡음이 거의 없는데도 불구하고 난청인이 지속적으로 불편함을 호소한다면 보청기의 이득을 줄이든지 아니면 잡음 차단기(noise squelch)를 이용할 수도 있다. 이처럼 보청기의 이득을 감소시키면 난청인이 작은 소리를 잘 듣지 못할 수 있다.

보청기에서 발생하는 소음이 내부잡음인지 아니면 외부소음인지를 구별하는 것은 쉽다. 손가락으로 마이크로폰의 음구를 완전히 막은 상태에서 보청기를 귀에 가까이 갖다 대었을 때에 소음이 들리는지 그렇지 않은지를 확인하면 된다. 만약 소음이 들린다면 보청기에서 발생하는 내부잡음이고, 그렇지 않다면 외부에서 유입된 외부소음일 가능성이 높다.

● 소음이 발생할 때에 소리의 크기가 지나치게 커지는 경우
소음이 발생할 때에 보청기의 출력이 지나치게 높아짐으로써 불편하게 느끼는 경우에는 최대출력(OSPL90), 입력과 출력과의 관계와 압축비율 등을 조정하는 것이 좋다. 첫 번째, 최대출력의 조정을 통해 난청인의 불편함을 줄이고자 할 때에는 음향여과기(damper)나 전기적인 여과기(electrical filter)를 이용할 수 있다. 이때에는 실이측정을 통해 난청인에게 불편함을 발생시키는 주파수를 찾아서 그 주파수에 대해서만 최대출력을 낮추는 것이 바람직하다. 왜냐하면 최대출력을 낮추면 보청기의 전체 이득이 전반적으로 낮아지기 때문이다.

두 번째, 입력과 출력과의 관계를 변화시켜 난청인의 불편함을 감소시킬 수 있다. 이 방법으로 소음의 강도가 지나치게 클 때에 발생하는 불편함까지 도움을 줄 수는 없지만, 보통 소리에 해당하는 크기(=65dB)의 소음에 대해서는 큰 효과를 얻을 수 있다. 예를 들어, 비선형보청기에서 65dB 이상의 입력에 대하여 압축비율을 높이면, 보청기의 출력도 65dB에서 크게 벗어나지 않기 때문에 보청기의 착용에 의한 불편함이 감소한다.

세 번째, 다채널 보청기에서 각 채널의 압축비율을 조정함으로써 큰 소음으로 인한 불편함을 줄일 수 있다. 이는 각 채널의 압축비율을 동일한 비율로 증가시키는 방식이다. 예를 들면, 각 채널에서의 압축비율을 50%씩 모든 채널에서 높여주는 것이다. 만약 난청인에게 불쾌감을 주는 주파수대역을 알고 있다면, 그 주파수대역에 해당하는 채널들만 압축비율을 높이는 것이 모든 채널의 압축비율을 조정하는 것보다 좀 더 바람직하다.

● 주변소음이 말소리를 이해하기 어렵게 만드는 경우

만약 난청인을 불쾌하게 만드는 소음의 주파수특성이 말소리의 주파수특성과 크게 다르다면, 대부분의 보청기에 들어있는 능동소음제거(adaptive noise reduction) 기능으로 해결할 수 있다. 그러나 보청기에 능동소음제거기능이 없는 경우에는 압축과 이득을 적절하게 조정하면 도움이 될 수 있다. 예를 들어, 주변소음이 저음으로 만들어진 경우(예 : 교통소음, 잔향음, 기계소음 등)에는 저음성분에 대한 압축비율을 높이거나 또는 전기필터로 저음성분을 여과시키면 주변소음이 어음명료도에 미치는 영향을 줄일 수 있다. 반면에 주로 고음성분으로 이루어진 소음의 경우(예 : 식기나 금속류 소음, 종이가 부스럭거리는 소리, 브레이크 밟을 때에 '끽'하는 소리, 충격음 등)에는 저음에 대한 압축을 증가시키거나 또는 고음을 여과시켜 어음명료도를 높인다.

소음이 갖는 주파수특성이 말소리의 주파수특성과 유사한 경우도 있다. 말소리의 크기나 음질이 크게 나쁘지 않은 가운데 소음이 들어가서 어음명료도가 낮아진 경우에는 능동소음제거기능을 통해 소음을 제거하기가 어려워진다. 이때에는 방향성 마이크로폰을 이용하여 주변소음의 유입을 줄이는 것도 좋은 방법이 될 수 있다.

● 소음이 커졌다 작아졌다 하는 경우

만약 압축기능의 해제시간을 0.2~2초 사이로 결정하면 보청기에서 발생하는 기본적인 잡음의 크기가 크게 증가할 수 있다. 왜냐하면 말과 말 사이의 빈 시간(말이 없는)에 보청기의 이득이 서서히 증가하거나 또는 충격음의 이득이 감소되기 때문이다. 그 결과로서 보청기의 기본적인 잡음이 커졌다 작아졌다하는 현상이 발생하는데, 이때의 잡음을 펌핑잡음(noise pumping)이라고 부른다. 펌핑잡음이 발생하는 것을 억제하기 위해서는 압축의 해제시간을 0.2~2초보다 줄이거나 늘리면 된다. 만약 압축의 해제시간이 이보다 짧아지면 소리의 크기가 순간적으로 입력수준에 도달하기 때문이다. 만약 해제시간이 이보다 길어지면 말이 비어있는 시간에 일어나는 기본잡음의 크기가 증가하는 것이 줄어들고 말이 비어있는 시간이 길어질수록 기본잡음의 크기 변화가 매우 서서히 일어나기 때문이다.

● 가까이 있는 것보다 멀리 떨어진 사람의 말소리가 더 잘 들리는 경우
난청인과 상대방 사이의 거리가 가까울 때에 말소리를 지나치게 증폭하면 압축이 과도하게
발생하거나 또는 왜곡이 발생하여 음질이 떨어질 수 있다. 이 경우에는 보청기의 최대출력
을 높이거나 압축방식을 출력제한방식에서 압축제한방식으로 바꾸는 것이 좋다. 반면에 먼
거리에서 들려오는 소리가 너무 크게 들리는 것은 압축역치가 지나치게 낮게 설정되었거나
또는 압축비율이 너무 높게 결정되었기 때문이다. 따라서 압축역치와 압축비율을 적절히
조정하여 먼 거리에서 오는 소리가 너무 크지 않도록 한다.

● 조용한 청취환경에서 작은 소리를 지각할 수 없는 경우
주변 환경이 조용한데도 불구하고 보청기로 입력되는 작은 소리를 지각하지 못하는 경우에
는 보청기의 이득을 높여주는 것이 좋다. 특히, 고도 이상의 난청을 가지고 있거나 또는 시
각적 단서가 없는 작은 크기의 말소리를 지각하고자 할 경우에 더 필요할 수 있다. 그러나
보청기의 이득이 높아짐에 따라서 음향되울림이 발생하거나 난청인이 듣기를 원하지 않는
소리까지 함께 증폭될 수 있다. 따라서 보청기의 이득을 높일 때에는 모든 채널의 이득을
동일하게 높여주는 방법도 있지만, 필요한 채널만을 선택하여 이득을 높여주는 것도 좋은
방법이다.

5. 보청기 미세조정

보청기가 제작된 이후에 여러 가지 검사와 음질평가를 통해 보청기의 기능과 착용에 문제
가 없는지 확인하고 음질에 관련된 요소들을 알아보았다. 여기서 음색과 다른 의미를 갖는
음질은 소리의 품질을 말한다. 음색은 다소 절대적인 의미를 갖는 반면에 음질은 상대적인
의미를 갖는다. 다시 말하면, 고음이 강한 경우에 소리가 갖는 음색은 대체로 결정되어 있
다. 이는 저음이 강할 때에 느낄 수 없는 음색이라는 의미이다. 그러나 음질은 음색을 비롯
하여 소리가 가질 수 있는 모든 특징들이 종합적으로 합쳐졌을 때에 소리가 주는 청각적 느
낌을 말한다. 따라서 음질은 소리를 듣는 사람에 따라서 평가가 다를 수 있다. 예를 들면,
고음을 선호하는 사람에게 저음이 많은 소리를 들려주는 것과 같다. 이는 대중가요를 좋아
하는 사람에게 유명한 고전음악을 들려주는 것과도 유사한 사례이다. 이 음악들은 대중음
악이든 고전음악이든 간에 관계없이 그들 각각의 장르에서는 완벽한 음악으로서 단지 청취
자의 선호도에 의해 음악에 대한 평가가 이루어진 것이다.

비록 난청인이 불편할 수 있는 기계적인 또는 기능에 관련된 모든 요소들을 제거하거나
해결하였다고 하여도, 보청기에서 출력되는 소리의 음질을 최적의 상태로 구현해야만 난청
인의 만족도를 더욱 높일 수가 있다. 이를 위한 보청기의 미세조정은 모든 보청기 착용자들
에게 가급적 정기적으로 시행하는 것이 좋다. 이처럼 보청기의 정기적인 미세조정으로 얻을
수 있는 특징들을 살펴보면 다음과 같다.

- 보청기를 처음 착용하는 경우
  시간이 지나면서 난청인이 보청기의 소리에 익숙해지는 정도에 맞추어 청각전문가가 원하는 방향으로 처방을 점차 바꾸어갈 수 있다.

- 보청기를 새로 교체하는 경우
  새로 구입한 보청기의 음질을 기존에 착용하던 보청기의 음질과 비교해가며 최적의 음질을 얻을 수 있다.

- 동일한 보청기를 오랫동안 착용하는 경우
  청력상태의 변화가 발생한 경우에 이에 대응할 수 있는 음질로 바꿀 수 있다.

보청기의 음질은 청각전문가보다 보청기의 착용자에 의해 최종적으로 만족되어야 한다. 다시 말하면, 지금의 음질이 최상의 상태라고 난청인을 이해시키기보다는 난청인 스스로가 지금의 소리가 최고로 좋다라고 만족감을 표현하는 것이 더 중요하다. 왜냐하면 청각전문가가 생각하는 것처럼 난청인의 청력조건에 따른 최적의 처방들이 서로 동일하지 않을 수 있기 때문이다. 이를 실현하기 위해서는 청각전문가가 보청기의 처방이나 적합상태를 스스로 입증(verification)하려고 시도하기보다는 난청인으로부터 확인(validation)을 받으려고 노력해야 한다는 것이다. 다시 말하면, 지금이 최상의 상태이기 때문에 소리의 음질을 더 이상 향상시킬 수 없다고 난청인을 설득하려 해서는 안 된다는 의미이다. 따라서 난청인에게 주어진 처방이 가장 적절한지를 확인함과 동시에 난청인이 인정할 수 있는 최적의 음질을 성취하기 위하여 보청기의 기능을 미세하게 다시 조정하는 것은 매우 바람직한 일이다. 이처럼 보청기의 음질을 최적의 상태로 향상시킬 수 있는 두 가지 방법에 대해 다음과 같이 소개한다.

1) 대응비교법

서로 다른 음향특성(예 : 주파수반응곡선, 압축시간, 압축비율, 압축역치, 해제시간 등)을 가진 소리들을 난청인에게 연달아 들려주면서 가장 선호하는 소리에 접근해가는 방식을 대응비교법(paired comparison)이라고 한다. 일반적으로 두 가지 종류의 음향특성을 가진 소리들을 난청인에게 연속적으로 들려준 후에 어느 소리가 더 좋은지를 선택하도록 요청하는 방식이다. 이때에 다른 보청기를 사용하거나 또는 다기억 장치를 이용하여 서로 다른 음향 특성을 갖는 소리들을 들려준다. 청각전문가는 그 소리가 왜 좋았는지를 난청인에게 질문을 할 수도 있으며, 이들 질문의 요소로는 어음명료도(intelligibility), 어음청취능력(audibility), 편안함(comfort), 자연성(naturalness), 유쾌함(pleasantness) 등이 있다. 이들을 질문할 때에는 난청인이 이해하기 쉽도록 물어야 한다. 예를 들면, 이들 요소에 대하여 〈표 9.1〉과 같이 난청인에게 질문할 수 있다.

만약 난청인이 선택한 이유가 여러 가지 요소들이 복합적으로 작용한 것이라면, 이들 각각의 요소에 대한 평가를 반드시 요구할 필요는 없다. 왜냐하면 난청인이 선택한 이유를 각

표 9.1 요소별 질문방식

요소	질문
어음명료도	무슨 말인지 잘 알아 듣겠어요?
가청력	잘 들리세요?
편안함	소리가 너무 크거나 작지 않으세요?
자연성	소리가 이상하지 않으세요?
유쾌함	소리가 잘 들리니까 기분이 좋으시죠?

요소별로 평가할 수는 없지만, 최소한 난청인이 선호하는 음질을 스스로 선택할 수 있으면 되기 때문이다.

보청기의 음질을 향상시키기 위하여 대응비교법을 수행할 때에는 검사음과 반응평가시 간에 대해 다음과 같이 유의하여야 한다.

- 검사음의 종류
  소음으로 인해 발생한 난청인의 불편함을 덜어주기 위한 것이라면 조용한 장소에서 어음을 사용하지 않는 것이 좋다. 다만 명료도를 향상시키고자 할 때에 검사음으로 어음을 사용하는 것이 더 좋은 결과를 가져올 수 있다.

- 반응평가시간
  일반적으로 각각의 음향특성을 가진 소리를 난청인에게 들려주는 시간은 10~30초 정도이면 된다. 소리가 바뀔 때의 시간간격은 1~2초가 적당하며 이를 넘기지 않는 것이 바람직한 것으로 보고되고 있다. 쉬는 시간이 이보다 길어지면 사람이 이들 검사음에 적응하기 때문이다. 그리고 주변소음이 크게 변하지 않는 청취환경에서는 이를 좀 더 빠르게 진행할 수도 있다.

난청인의 청력상태에 따른 최적의 적합조건을 찾기 위해 실시하는 미세조정의 방식으로 대응비교법을 활용하는 경우에는 여러 종류의 음향특성들을 결정하여야 한다. 이때에 모든 음향특성들을 임의로 설정할 필요는 없다. 왜냐하면 보청기에 설정되어 있는 현재의 적합 상태는 청각전문가가 난청인의 청력상태에 가장 적절할 것으로 예상하는 **최적의 음향특성**이 라고 할 수 있다. 만약 보청기 적합의 미세조정을 위하여 임의의 음향특성들을 사용한다면 청각전문가가 최종적으로 처방한 적합조건은 그 의미를 상실함과 동시에 처음부터 보청기 의 처방과 적합을 다시 실시하는 경우가 된다. 처음부터 보청기의 처방과 적합을 다시 실시 한다고 하여도 결과적으로는 청각전문가가 최종적으로 제시했던 적합조건에 유사하게 도 달할 것이다. 따라서 청각전문가가 최종적으로 처방한 적합조건을 기본음향특성(baseline response)으로 설정하고 이로부터 대응비교법을 시작하는 것이 좋다. 예를 들면, 기본음향조건에 의한 소리를 들려준 후에 다른 음향특성을 갖는 소리를 들려준다. 그리고 처음에 들린 소리에 비해 나중에 들은 소리가 좋은지 아니면 나쁜지를 선택하도록 한다. 그다음에는 조금 전에 난청인이 선택한 음향특성을 기본음향조건으로 설정하고 이를 청각전문가가 준비한 다른 음향특성을 가진 소리와 다시 비교하도록 한다.

청각전문가에 의해 실시되는 대응비교는 각 쌍(pair)별로 4번 정도 실시하는 것이 가장 바람직하다. 이때에 만들어지는 대응비교 쌍은 (n-1)개가 만들어지는데, n은 대응비교에 사용되는 음향특성의 전체 개수를 말한다. 따라서 난청인에게 적절한 최적의 음향특성을 찾는 데 필요한 총 비교횟수는 4(n-1)번이 된다. 예를 들어, 청각전문가가 기본음향특성과 함께 3개의 음향특성들을 준비하였다면, 총 12회의 비교가 이루어지는 가운데 평균적으로 약 6분 정도 소요된다. 기본음향특성이 아닌 다른 음향특성의 숫자를 증가시킬수록 기본음향특성과 유사한 선호도를 갖는 음향특성들이 많아질 수 있다. 이 경우에는 최적의 음향특성을 선정하기 위해 많은 시간이 요구될 것이다. 따라서 대응비교법을 사용할 경우에는 기본음향특성을 포함하여 5개 이내의 음향특성들을 이용하는 것이 가장 바람직할 것이다.

대응비교법에서 이들 사이의 음질차이를 난청인이 실제로 잘 느끼지 못하거나 자신의 능력을 과소평가하여 선택하지 못하는 경우가 있다. 이때에는 강제적으로 어느 한쪽을 선택하도록 요구하거나 또는 시간을 가지고 다시 실시한 후에 그 결과들 사이의 상관관계를 평가하는 시험-재시험법(test-retest method)을 이용할 수 있다. 만약 강제적으로 선택을 요구할 때에는 대응비교법을 반복적으로 여러 번 실시하여 난청인이 신뢰할 수 있는 선택을 하고 있는지 아니면 추측을 하고 있는지를 판단하여야 한다. 난청인이 선호하는 음향특성을 선택할 수 있는 경우에는 다른 음향특성에 비하여 어느 정도 더 좋아하는지를 음질평가법에서와 같이 정량적으로 또는 정성적으로 표현하도록 요구할 수도 있다. 지금까지 설명한 대응비교법을 수행할 때에 다음과 같은 점들에 대하여 유의하여야 한다.

- 2개의 음향특성들에서 기준이 되는 음향특성이 아닌 다른 음향특성을 난청인이 선택할 수도 있다. 다른 음향특성이 기본음향특성에 비해 음질이 꼭 나빠야만 한다는 선입견은 갖지 않도록 한다.
- 난청인이 선호할 것으로 예상되는 기본적인 소리의 음질과는 충분한 차이가 발생하도록 다른 소리의 음향특성을 만들어야 한다. 그러나 다른 쪽의 음향특성이 적절하지 않을 정도로 지나치게 조정해서는 안 된다.
- 음향특성에 관련된 기능들을 하나 또는 여러 개를 동시에 조정할 수도 있다.
- 음향특성에 관련된 어떤 기능을 조정하였더니 보청기의 이득도 함께 변했다면, 보청기의 다른 기능을 조정하여 달라진 이득을 원래의 상태로 회복시켜 놓아야 한다. 예를 들어, 압축역치의 변화로 이득이 변했다면 전체 이득이나 압축비율을 조정하여 원래의 이득과 동일한 상태를 유지하도록 만들어야 한다.
- 난청인에게 가장 적절한 음향특성을 얻기 위하여 대응비교법을 수행할 때에 서로 다른 보청기를 사용하는 것보다 가급적 동일한 보청기를 사용하는 것이 좋다. 왜냐하면 이

들 보청기 사이의 음향특성에 근본적인 차이가 존재할 수 있기 때문이다. 따라서 동일한 보청기들을 사용하는 것이 좋으며 특히 다기억 장치를 가진 보청기의 경우에는 이러한 차이를 고민할 필요가 없다.

대응비교법을 수행하는 방법으로는 여러 가지가 있는데, 그들 중에서 가장 많이 활용되고 있는 리그방식, 토너먼트방식 그리고 능동방식들에 대하여 살펴보면 다음과 같다.

(1) 리그방식

축구나 야구경기에서와 같이 모든 팀들이 서로 한 번씩 경기를 갖는 방식이다. 다시 말하면, 대응비교에 사용되는 모든 음향특성들을 서로 한 번씩 비교한 후에 가장 많이 선택된 음향특성을 난청인에게 적절한 음향특성으로 선정하는 방식(round robin)이다. 이처럼 대응비교를 리그방식으로 실시하기 위해서는 음향특성의 종류가 적어야 한다. 음향특성의 종류가 많은 가운데 최적의 음향특성을 리그방식으로 선정하면, 그 음향특성이 난청인에게 가장 적절한 실질적인 최적의 처방이 될 가능성이 높다. 왜냐하면 모든 음향특성들 사이에서 최소한 한 번씩은 비교가 이루어졌기 때문이다. 그러나 리그방식의 대응비교를 통해 얻어지는 결과의 신뢰도를 높이기 위하여 모든 음향특성들의 비교가 실제로 4회 정도 이루어져야 하기 때문에 상당히 많은 검사시간이 요구된다. 따라서 리그방식은 음향특성의 숫자가 적을 경우에 사용하는 것이 좋으며 약 10분 이내에 이루어지도록 4개 정도의 음향특성들을 이용하는 것이 바람직하다.

기본음향특성으로 지정할만한 음향특성이 특별히 없는 경우에도 실시하면 좋다. 왜냐하면 청각전문가가 난청인의 청력상태에 따른 최적의 적합조건을 확신하기 어려울 경우에 가능성이 있는 여러 가지의 처방을 난청인에게 직접 적용하면서 최적의 조건을 찾는 것도 좋은 방법이기 때문이다. 이때에 난청인에게 가장 적절한 적합조건이 한 번의 선택기회만 주어지는 토너먼트방식에 의해 선택되지 못하는 경우가 발생할 수 있기 때문에 리그방식을 선택하는 것이다. 다시 말하면, 토너먼트방식에서는 최적의 적합조건이 단 한 번뿐인 난청인의 오인된 선택에 의해서 완전히 배제될 수 있다.

(2) 토너먼트방식

토너먼트(tournament)방식도 일반적인 운동경기에서 이용되는 형태와 동일하다. 쌍을 이루고 있는 음향특성들의 음질을 서로 비교하여 하나는 다음 비교에 사용되는 승자가 되고, 나머지 다른 음향특성은 최종적인 음향특성의 선정에서 배제되는 패자가 되는 방식이다. 토너먼트방식에서 음향특성을 비교하는 총 횟수는 음향특성의 수-1이 된다. 예를 들어, 총 10개의 음향특성(n)을 대응비교에 이용할 경우의 총 횟수는 10-1이 되어 총 9회의 비교가 이루어진다. 그러나 토너먼트방식에서 얻어진 결과의 신뢰도를 높이기 위하여 전체 대응비교를 2회 또는 3회 반복할 것을 권장하기 때문에, 그 결과로서 총 2(n-1) 또는 3(n-1)번의 비교가 이루어진다. 만약 약 10분 이내에 토너먼트방식의 대응비교를 마치려면 음향특성의 종류를 8개 이하로 선정하는 것이 좋다.

리그방식에 비하여 많은 음향특성의 종류를 검사할 수 있다. 이는 모든 음향특성을 서로 비교하는 방식이 아니기 때문에 검사시간을 크게 줄일 수 있다. 따라서 좀 더 넓은 범위까지 보청기의 처방조건을 확대하여 음향특성들을 설정할 수 있다. 이처럼 음향특성들 사이의 차이가 커지면 난청인이 2개의 소리들 중에서 선호하는 어느 한쪽을 선택할 때에 오인할 수 있는 가능성이 그만큼 줄어든다. 왜냐하면 난청인의 청력재활에 적절한 소리의 음향특성은 난청인의 대뇌에 이미 결정되어 있기 때문에(난청인이 의식하지 못하는 가운데), 서로 음향특성의 차이가 클 경우에는 난청인이 선호하는 음질을 쉽게 구분할 수 있기 때문이다. 따라서 리그방식에서와 마찬가지로 기본음향특성이 정해지지 않았을 때에 최적의 적합조건을 얻는 데도 활용할 수 있다.

음향특성들 사이의 차이가 크지 않은 경우에는 난청인이 오인된 결과를 발생시킬 수도 있다. 그 결과로 난청인에게 최적의 적합조건을 처방하기가 어려워질 수 있다. 왜냐하면 최적의 처방에서 한번 벗어나면 다시 그 상태로 돌아올 수 없기 때문이다. 따라서 그들 사이의 차이가 적은 경우에는 토너먼트방식보다 리그방식이 난청인의 오류로 인한 검사결과의 신뢰도를 통계적으로 줄일 수도 있다. 여기서 음향특성들 사이의 차이가 적다는 것은 청각전문가가 난청인에게 필요한 최적의 처방이 무엇인지를 알고 있다는 것을 의미한다. 만약 청각전문가가 난청인에게 적절한 처방을 내리지 못하는 경우에는 이들 사이의 차이를 작게 만들면 안 된다. 왜냐하면 최적의 조건이라고 선정된 처방이 좁은 범위의 음향특성들 사이에서 토너먼트방식으로 선정되었기 때문에 난청인의 청력상태에 적절하지 못할 수도 있기 때문이다. 따라서 청각전문가가 난청인의 청력재활에 필요한 처방을 제대로 수행하기 어려운 경우에는 음향특성들 사이의 차이를 넓힘과 동시에 토너먼트방식으로 최적의 음향특성을 찾는 것이 좋다. 다만 토너먼트방식에 사용되는 음향특성들 사이의 차이가 다소 큰 편이기 때문에 리그방식처럼 최적의 음향특성을 얻는 데 있어서 아주 미세하게 대응비교를 수행하기에 어려운 점이 있다.

(3) 능동방식

대응비교법을 이용하면 난청인의 청력을 재활하는 데 가장 적절한 음향특성을 얻을 수 있다고 설명하였다. 이러한 대응비교법은 리그방식이나 토너먼트방식에 의해 시행될 수도 있지만, 능동(adaptive)방식으로도 수행할 수 있다. 여기서 능동방식은 2개의 반응특성을 비교하여 선호하지 않는 음향특성은 버리고 선정된 음향특성을 새로운 음향특성과 다시 비교하는 방법으로 수행하는데, 여기까지는 리그방식이나 토너먼트방식들과 유사하다. 그러나 능동방식을 수행하는 절차는 이들과 다른 점을 가지고 있으며, 최적의 압축역치를 설정하는 예제를 통해 그 차이점을 자세히 설명할 것이다.

비선형증폭기에서 능동방식으로 각 기능들의 최적값을 결정하는 방법으로서 압축역치를 하나의 예제로 사용하여 설명하고자 한다. 우선 압축역치를 어느 수준부터 시작할 것인가 그리고 각 대응비교가 한 단계씩 진행될 때마다 어느 만큼씩 압축역치를 올리거나 낮출 것인가를 가장 먼저 결정해야 한다. 최초로 시작하는 음향특성의 압축역치는 30~70dB에서 결정하는 것이 좋은데, 작은 소리의 경우는 낮은 압축역치부터 시작할 것을 권장한다. 그리고 다음 단계의 대응비교로 진행될 때마다 압축역치의 변화폭을 꼭 다르게 설정할 필요는 없으며, 동일한 크기로 압축역치(예 : 10dB)를 변화시켜도 된다. 다만 압축역치의 변화폭을 너무 작게 잡으면 이들 변곡점이 무분별하게 형성될 수 있기 때문에 난청인에게 적절한 최적의 압축역치로 보기 어려울 수도 있다. 2개의 음향특성에 대한 음질차이를 난청인이 잘 느끼지 못할 수도 있기 때문이다. 이런 경우에 최적의 압축역치에 대한 신뢰도를 높이기 위해서는 대응비교의 횟수를 크게 늘리거나 또는 압축역치의 변화폭을 줄여야 한다. 반면에 너무 지나치게 큰 압축역치의 변화폭을 사용하면 변곡점들이 너무 자주 발생할 수도 있다. 따라서 대응비교법을 수행할 때에 적절한 압축역치의 변화폭을 설정하는 것도 중요하다.

〈그림 9.1〉은 대응비교법을 사용하여 최적의 압축역치를 결정하는 하나의 예제이다. 난청인에게 가장 적절한 압축역치를 결정하기 위한 절차를 〈그림 9.1〉에서 살펴보면 다음과 같다.

- 가장 먼저 시작하는 압축역치를 50dB로 결정하고 이와 비교하는 음향특성의 압축역치는 이보다 10dB이 작은 40dB로 결정한다. 그 결과로 난청은 압축역치가 40dB일 경우를 선호하였다.
- 다음 비교에서 기준이 되는 음향특성의 압축역치는 40dB이 되고 이와 비교할 음향특성의 압축역치는 이보다 10dB이 작은 30dB로 결정한다. 그 결과 난청인은 압축역치가 30dB일 경우를 선호하였다.
- 다음 비교에서 기준이 되는 음향특성의 압축역치는 30dB이 되고 이와 비교할 음향특성의 압축역치는 이보다 10dB이 작은 20dB로 결정한다. 이때에는 난청인이 압축역치가 20dB보다 30dB인 경우를 더 선호하였다.
- 다음 비교에서 기준이 되는 음향특성의 압축역치는 30dB이 되고 이와 비교할 음향특성의 압축역치는 이보다 10dB이 더 높은 40dB로 결정한다. 이때에는 난청인이 압축역치가 40dB일 경우를 선호하였다.
- 다음 비교에서 기준이 되는 음향특성의 압축역치는 40dB이 되고 이와 비교할 음향특성의 압축역치는 이보다 10dB이 더 높은 50dB로 결정한다. 이때에는 난청인이 압축역치가 50dB일 경우를 선호하였다.
- 다음 비교에서 기준이 되는 음향특성의 압축역치는 50dB이 되고 이와 비교할 음향특성의 압축역치는 이보다 10dB이 더 높은 60dB로 결정한다. 이때에는 난청인이 압축역치가 60dB인 경우보다는 50dB인 경우를 선호하였다.
- 이와 같은 방식으로 2개의 음향특성들에 대한 비교를 총 10회 시행하였으며 각 비교에서 난청인이 선호했던 음향특성을 〈그림 9.1〉에 ●과 ◎으로 표시하였다. 난청인이 선호하는 압축역치가 3회, 6회, 8회 그리고 10회에서 각각 방향을 전환하는 일종의 변곡점(turning point, ◎)들로 나타났다. 여기서 방향의 전환이란 난청인이 선호하는 압축

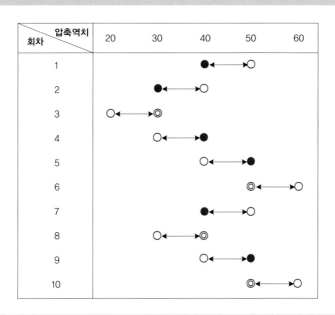

그림 9.1 각 대응비교에서 난청인이 선호한 압축역치

역치가 지속적으로 줄어들다가 증가하는 형태로 바뀌거나 또는 증가하다가 감소하는
방식으로 압축역치가 변화하는 것을 말한다.

- 이들 변곡점에 해당하는 압축역치는 30dB, 50dB, 40dB 그리고 50dB로, 이들 사이의
  평균값(=42.5dB)을 난청인에게 가장 적절한 압축역치로 볼 수 있다.
- 42.5dB의 압축역치가 최적의 압축역치에 가깝다고 판단되면 다음의 대응비교를 위
  한 기준음향특성의 압축역치를 42.5dB에서 시작하고 다른 음향특성의 압축역치를
  10dB(또는 5dB)로 줄이거나 높여가면서 이를 확인한다.

2) 음질평가법

일반적으로 대응비교법은 소리에 대한 전문적인 지식이 없는 난청인들에게 다소 유리한 측
면이 있다. 실제로 대부분의 난청인들이 자신의 청력재활에 필요한 지식이나 기술을 보유
하기보다는 단순한 사용자에 해당되는 경우가 많다. 따라서 난청인이 자신의 청력을 재활
하기 위해서는 전문적인 지식과 기술을 갖춘 청각전문가의 도움이 절대적으로 필요한 경우
가 거의 대부분이다. 이와 같이 전문적인 지식이 없는 난청인의 경우에는 본인의 청력재활
에 필요한 최적의 음향특성을 얻기 위하여 대응비교법이 좀 더 적절할 수 있다. 청각전문가
의 지시에 따라서 본인이 선호하는 소리만을 단순히 선택하면 되기 때문이다.

만약 난청인이 소리에 대한 지식을 가지고 있거나 또는 청각전문가의 지시에 따라서 자
신의 청각적 느낌을 좀 더 구체적으로 표현할 수 있다면, 난청인에게 주어지는 여러 가지
음향특성을 가진 소리들에 대해 음질을 평가하도록 유도하는 것도 좋은 방법이다. 이처럼

난청인이 소리에 대한 음질평가(absolute rating of sound quality)를 수행할 수 있다면, 본인이 선택한 소리가 어떤 종류인지를 인식할 수 있다. 뿐만 아니라 음질평가에 사용되는 소리들의 음질이 어느 정도 좋은지 또는 나쁜지를 정량적으로 표현할 수도 있다. 그러나 음질평가법에 사용되는 음향특성들의 숫자가 지나치게 많거나 또는 난청인이 좀 더 확실하게 음질의 차이를 얻고자 할 경우에는 시간이 많이 소요될 수 있다. 만약 음향특성들의 전체 숫자가 지나치게 많지 않고 여섯 종류 이상일 경우와 난청인의 청력재활에 큰 도움이 되지 못하는 음향특성을 선별해야 하는 경우에는 음질평가법을 실시하는 것이 바람직하다. 음향특성에 대한 음질평가의 차이가 매우 작다면 비교대응법을 사용하여 최종적으로 난청인에게 적합한 음향특성을 선정하는 것도 좋은 방법이다.

음질평가에 대한 신뢰도를 높이기 위해서는 음질특성에 관련한 요소(예 :어음명료도, 어음청취능력, 편안함, 자연성, 유쾌함 등)들이 여러 음향특성에 자연스럽게 포함되어 있어야 한다. 다시 말하면, 난청인이 평가한 각각의 결과를 가지고 청각전문가는 난청인이 어떤 요소들 때문에 음질을 높게 평가하였는지를 알아야 한다. 이는 청각전문가가 각각의 음향특성을 설정할 때에 어떤 요소를 중점적으로 평가할지에 대해 미리 생각해두어야 한다는 의미이다. 난청인에게 음질평가를 시행할 때에는 한 번에 한 종류의 음향특성만을 들려준 후에 그 결과를 적도록 하는 것이 좋다. 만약 서로 다른 보청기를 혼합하여 사용한다든지 아니면 서로 다른 음향특성을 동시에(또는 연속해서) 평가하면, 각 음질에 대해 둔감(적응)해져서 평가결과의 신뢰도가 감소할 수 있다. 난청인에게 적용하고자 하는 음향특성이 두 종류 이내로 감소하였을 때에는 이들을 번갈아 연속하며 어느 한쪽을 선택하도록 비교대응법을 사용하는 것도 좋은 방법이다.

〈그림 9.2〉에서 보여주는 것처럼 보청기에서 출력되는 소리의 음질을 숫자나 또는 단어로 표현하도록 할 수 있다. 여기서 숫자로 나타내는 정량적인 경우는 최고의 음질을 100(또는 10)으로 그리고 정반대의 경우(가장 나쁜 음질)를 0으로 정하고, 이들 사이를 10단계로 나누어 음질을 평가하기도 한다. 이들의 숫자나 간격은 청각전문가가 임의로 결정할 수 있지만, 일반적으로 많은 청각전문가들이 위와 같이 사용한다. 반면에 난청인이 소리의 음질을 정량적으로 표현할 정도까지는 못되지만 정성적인 단어를 통해 음질을 표현할 수도 있

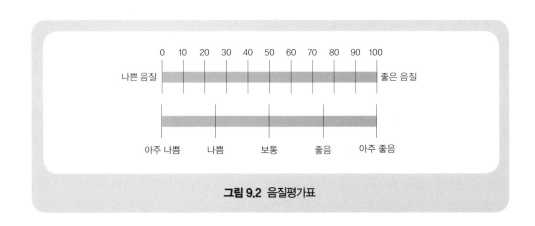

그림 9.2 음질평가표

다. 이 경우에는 대개 아주 좋음, 좋음, 보통, 나쁨 그리고 아주 나쁨 등의 단어를 가장 많이 사용한다. 다시 말해서, 소리의 음질을 5단계로 나누어서 표현하는데, 이는 정량적인 평가에서 0부터 100 구간을 20으로 나누어서 평가한 것과 동일하게 취급할 수 있다(그림 9.2). 만약 난청인이 이들 5개의 표현으로 구분하는 것에 대해서 어려워하거나 또는 평가결과에 대한 신뢰가 적다고 판단될 때에는 음질을 좋음, 보통, 나쁨으로 표현하도록 유도한 다음에 그냥 좋은지 아니면 아주 좋은지 또는 그냥 나쁜지 아니면 아주 나쁜지를 다시 물어보는 것도 좋은 방법이다.

난청인에게 가장 적합한 처방을 얻기 위해서 대응비교법, 음질평가와 어음검사 등을 시행할 수 있다. 이들 중에서 어느 방법이 가장 좋은지는 난청인에 따라서 다르지만 음질평가법의 경우에 각 음향특성을 몇 초 간격으로 난청인에게 들려주면 어음검사보다도 더 높은 신뢰도를 얻을 수도 있다. 만약 이들 세 가지 검사에 사용된 음향특성이 서로 유사할 경우에는 음질평가나 어음검사보다도 대응비교법에 의한 결과를 좀 더 신뢰할 수 있다.

6. 기타 진단 및 해결

1) 음도관

귀걸이형 보청기에서 사용되는 음도관은 수명이 짧아서 자주 교체하는 부품에 속한다. 이처럼 음도관을 교체해야 하는 경우는 다음과 같으며, 음도관의 재질에 따라서 교체하는 방법이 달라진다.

- 음도관이 찢어졌거나 변형되었을 경우
- 음도관이 오래되어 색깔이 변한 경우
- 음도관이 오래되어 딱딱해진 경우
- 어린 난청인의 성장이나 음도관의 부적절한 절단으로 인해 음도관의 길이가 적당하지 못한 경우

2) 손잡이

고막 보청기의 경우에 보청기를 외이도에 삽입하거나 빼는 과정을 매일같이 반복하기 때문에 손잡이가 파손되는 경우가 많다. 뿐만 아니라 난청인이 외이도 보청기와 같은 귓속형 보청기를 외이도에서 쉽게 빼지 못하는 경우에도 손잡이를 나중에 장착하여 사용할 수 있다.

3) 기타

보청기의 출력이 약하거나 소리가 전혀 발생하지 않는 원인을 진단하는 방법에 대해서 알아두는 것이 좋다. 왜냐하면 간단한 원인일 경우에는 보청기를 제조사에 보내지 않고 문제를 쉽게 해결하여 보청기가 없는 동안에 발생하는 난청인의 불편함을 줄일 수 있기 때문이

다. 우선 소리가 작은 경우는 다음과 같다.

- 건전지가 약한 경우에 소리가 작아질 수 있기 때문에 우선적으로 건전지를 확인하는 것이 좋다. 이때에 건전지를 확인하는 방법은 새 건전지로 교체하여 소리가 정상적으로 나는지를 살핀다.
- 건전지가 접촉되는 부분이 녹슬거나 오염되어 있으면 이들을 제거한다.
- 마이크로폰이나 리시버의 음구가 귀지로 막혀 있으면 이들을 제거한다.
- '지직~ 지직~'하는 소리가 들린다면 보청기를 제조사로 보내어 리시버를 교체하는 것이 좋다.

다음과 같은 원인들로 인하여 보청기에서 소리가 전혀 나오지 않을 수도 있다.

- 건전지가 약하거나 완전히 방전되었거나 또는 접촉이 이루어지지 않는 경우
- 마이크로폰 또는 리시버가 불량하거나 음구가 완전히 막힌 경우
- 볼륨을 비롯하여 각종 트리머들이 파손된 경우
- 보청기의 여러 곳을 눌러보았을 때에 결선이 되어 소리가 끊어지는 현상이 발생하는 경우

1. 실이측정의 개요

골도를 포함한 순음(또는 어음)청력검사가 끝나면 난청의 종류와 유형 그리고 청력손실의 정도를 알 수 있다. 이들 청력검사결과의 분석을 통하여 난청인에게 각 주파수에 대한 이득을 처방한다. 이처럼 보청기를 처방하는 과정에서 난청인의 청력재활에 필요한 목표이득이 결정된다. 보청기의 끝부분과 고막 사이의 잔여공간에서 얻고자 하는 주파수반응곡선이 주파수별 목표이득에 의하여 만들어진다. 이때의 주파수반응곡선이 바로 청각전문가가 보청기를 통해 난청인의 잔여공간에서 실현하고자 하는 음향특성이 될 것이다. 따라서 청각전문가가 보청기를 적합하는 과정에서 주파수별 목표이득이 얻어지도록 각 주파수별로 보청기의 이득을 제공했어도, 보청기를 착용했을 때에 청각전문가가 목표로 했던 주파수반응곡선이 외이도의 잔여공간에서 제대로 형성되었는지는 정확히 알 수 없다. 좀 더 실제적으로 말하면 난청인의 잔여공간에 형성된 주파수반응곡선이 다음과 같은 이유들로 인해 청각전문가가 목표로 했던 것과 차이가 발생할 수 있다. 첫 번째, 보청기에 환기구가 설치되면 외이도의 잔여공간에서 저음성분에 대한 이득이 변할 수 있다. 두 번째, 보청기가 착용되면 외이도의 길이가 그만큼 짧아져서 외이도 공명을 일으키는 주파수가 변한다. 세 번째, 보청기의 종류에 따른 잔여공간의 용적변화로 인하여 이 잔여공간에서의 음향특성도 달라질 수 있다.

청각전문가가 처방한 보청기의 적합조건이 난청인의 청력상태에 최적이 아닐 수도 있다. 각 난청인의 청력손실을 회복시켜서 건청인과 유사한 청력상태로 재활시킬 수 있는 처방의 종류는 매우 다양하기 때문이다. 뿐만 아니라 난청인의 청력을 최적의 상태로 회복시키기 위해서는 청각전문가의 처방을 다소 조정할 필요가 있을 수도 있다.

난청인의 청력을 조사하는 과정에서 순음이나 어음을 이용한 검사는 주관적이라고 할 수 있다. 여기서 주관적이라는 단어를 사용하는 것은 청력검사과정에서 난청인의 주관적인 의사표시를 요구하기 때문이다. 예를 들면, 순음청력검사 과정에서 소리가 들렸을 때에 버튼을 누르는 동작 자체가 난청인의 주관적인 판단에 따르는 것이다. 이처럼 난청인 스스로의 판단이 필요하기 때문에 객관적인 검사방법이라고 하기보다는 주관적이라고 할 수 있다. 따라서 주관적인 검사방법에 의한 난청인의 청력분석결과는 다소 객관적이지 못할 수가 있다.

이러한 이유들로 인하여 외이도의 잔여공간에 형성된 음향특성을 객관적이면서 실질적으로 분석할 수 있는 방법이 바로 실이측정(Real-Ear Measurement, REM)이다. 뿐만 아니라 난청인의 청력을 좀 더 최적한 상태로 재활하기 위하여 보청기의 처방을 다시 미세하게 조정하는 과정을 실이측정을 통해 수행하면 매우 바람직할 수 있다. 왜냐하면 실이측정을 통해 이루어지는 보청기의 조정은 매우 실제적인 결과를 얻을 수 있기 때문이다.

실이측정은 새로 제작된 제품을 난청인에게 적용하는 과정이나 기존제품에 대한 적합을 다시 조정할 필요가 있을 때에도 사용하지만, 처음으로 보청기를 사용하고자 하는 난청인에게 보청기의 착용효과를 상담하는 과정에도 매우 유용하다. 다시 말하면, 평가용 보청기를 난청인에게 착용시킨 후에 보청기의 착용전과 후의 차이를 난청인에게 직접 경험할 수 있도록 해주면 보청기 착용에 관한 상담효과가 더욱 커질 수 있다. 뿐만 아니라 난청인으로 하여금 청각전문가에 대한 신뢰도 함께 높일 수 있다.

고도난청을 가진 경우나 고막 보청기를 사용할 때에는 실이측정보다 순음이나 어음을 이용한 청력검사가 더 바람직할 수 있다. 실이측정을 위해서는 탐침 마이크로폰의 음도관(튜브)이 보청기와 외이도 사이를 통과해야 한다. 이 과정에서 외이도와 마이크로폰의 음도관 그리고 보청기 사이에 약간의 틈이 만들어질 수 있다. 그 결과로 보청기의 이득이 클 경우에 이 틈을 통해 외부로 새어나온 소리가 음향되울림을 발생시킬 수도 있기 때문이다. 그리고 고막 보청기와 고막 사이의 거리가 매우 짧기 때문에 탐침 마이크로폰이 보청기(리시버)의 음구로부터 유지해야 하는 거리를 확보하기가 어렵다.

2. 실이측정시스템

1) 신호음

잔여공간에서의 음향특성을 실이측정을 통해 측정하기 위하여 성능분석기에서 발생하는 신호음을 사용한다(그림 10.1). 가장 일반적으로 사용하는 신호음으로는 주파수가 200Hz부터 8,000Hz까지 연속적으로 변하는 연속음을 들 수 있다. 연속음을 발생시킬 때에 주파수가 변하는 속도(sweeping speed)도 달리하여 느리게, 정상 또는 빠르게 중에서 선택할 수 있도록 만든 성능분석기도 있다. 뿐만 아니라 톤 버스트(tone burst), 변조음, 핑크잡음, 어음 그리고 복합음도 실이측정에 사용되기도 한다.

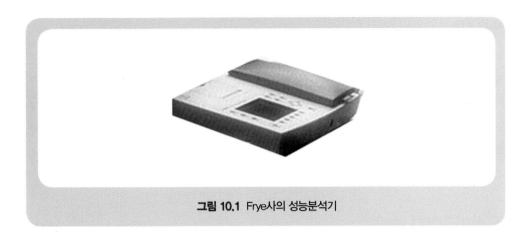

그림 10.1 Frye사의 성능분석기

2) 마이크로폰

보청기의 성능을 분석할 때와 마찬가지로 실이측정에서도 기준 마이크로폰과 탐침 마이크로폰이 사용된다.

(1) 기준 마이크로폰

일반적으로 검사하는 귀의 귓바퀴 위쪽에 설치되는 마이크로폰으로서 실이측정을 실시할 때에 스피커에서 나오는 신호음의 음압레벨을 일정하게 유지시키는 기능을 한다. 스피커와 검사하는 귀 사이의 거리와 방향에 따라서 보청기에 입력되는 신호음의 음압레벨이 변한다. 따라서 보청기에 입력되는 신호음의 크기를 일정하게 유지하기 위하여 기준 마이크로폰에 들어오는 신호음의 크기가 ANSI S. 3.46에서 규정한 일정수준보다 작으면 스피커에서 발생되는 신호음을 자동적으로 높여준다. 반면에 신호음의 크기가 일정수준보다 클 경우에는 스피커의 입력을 줄여서 신호음의 크기를 낮추게 된다.

(2) 탐침 마이크로폰

보청기를 착용하였을 때에 외이도의 잔여공간에서 형성되는 음향특성을 실제로 측정하는 마이크로폰이다. 이 탐침 마이크로폰은 외이도 안으로 직접 삽입되기 때문에 부드럽고 유연한 실리콘 음도관(튜브)으로 제작되어 있다. 탐침 마이크로폰으로 불리는 것은 실리콘 음도관에 불과한 것으로서 실제로 탐침 마이크로폰은 귀의 외부에 있는 장치에 위치한다. 다시 말하면, 외이도의 잔여공간에 형성된 신호음이 실리콘 튜브를 통해 귀의 외부에 있는 탐침 마이크로폰으로 전달되는 것이다.

3) 스피커

실이측정을 수행하기 위하여 신호발생기에서 들어온 전기적인 신호를 난청인이 귀로 들을 수 있는 신호음(소리)으로 바꾸어 주는 장치를 말한다.

4) 컴퓨터

외이도의 잔여공간에 형성된 음향특성을 조사하는 데 필요한 모든 실이측정과정을 성능분석기에 부착된 버튼들을 가지고 수행할 수도 있다. 이런 경우에는 성능분석기의 작은 화면으로 실이측정결과를 볼 수만 있는 가운데, 성능분석기에 들어있는 데이터 용지에 직접 프린트해서 이들을 보관하여야 한다. 그러나 컴퓨터에 성능분석기를 연결하면 모든 측정결과들을 파일로 저장하거나 프린터로 인쇄할 수 있으며, 컴퓨터에서 성능분석기를 프로그램을 통해 제어할 수 있기 때문에 측정이 편리하다.

3. 실이측정의 준비

1) 마이크로폰의 보정

보청기의 성능이나 실이측정에 의한 음향특성을 조사하는 데 있어서 마이크로폰의 보정(calibration)은 필수적이라고 할 수 있다. 왜냐하면 이들 분석에서는 2개의 마이크로폰을 사용하기 때문에 동일한 신호음이 입력되었을 때에 동일한 측정결과를 보여주어야 하기 때문이다. 그래야만 이들 마이크로폰에서 측정된 결과들 사이의 차이를 이용하여 검사목적을 달성할 수 있다.

마이크로폰에서 측정된 결과에 절대값의 의미를 부여할 수도 있다. 감도가 달라진 마이크로폰으로 측정한 결과를 절대값으로 인정하기는 어렵기 때문이다. 예를 들면, 0dB에 해당하는 마이크로폰의 감도가 달라진 상태로 측정된 65dB의 음압레벨을 실제로 절대적 의미를 가진 65dB의 음압레벨로 그대로 받아들일 수는 없다. 이와 같은 이유로 인하여 보청기의 성능을 분석하거나 실이측정을 수행하고자 할 때마다 이들 마이크로폰의 보정이 반드시 필요하다.

(1) 탐침 마이크로폰

탐침 마이크로폰은 얇고 긴 실리콘 음도관을 통해 신호음을 받아들인다. 이 실리콘 음도관에서도 기주공명이 일어나기 때문에 탐침 마이크로폰의 주파수반응곡선이 평탄(flat)하지 않다. 여기서 주파수반응곡선이 평탄하지 않다는 의미는 모든 주파수에 대한 마이크로폰의 감도가 동일하지 않다는 것을 의미한다. 비록 탐침 마이크로폰 자체의 주파수반응곡선이 평탄하여도 실리콘 음도관에서 발생한 기주공명으로 인해 특정한 주파수에서의 음압레벨이 다른 주파수들에 비해 높게 나타날 것이다. 이처럼 실리콘 음도관의 기주공명에 의한 효과를 성능분석기에 들어있는 마이크로폰의 보정기능을 통해 없앨 수 있다.

실이측정을 수행하는 데 필요한 기준 마이크로폰의 주파수반응곡선은 실리콘 음도관을 사용하지 않기 때문에 평탄하다. 만약 기준 마이크로폰의 주파수반응곡선에 탐침 마이크로폰의 주파수반응곡선을 일치시킨다면 탐침 마이크로폰의 주파수반응곡선도 평탄하게 만들 수 있을 뿐만 아니라 주파수반응곡선을 얻기 위해 탐침 마이크로폰으로 측정한 주파수별 음압레벨들에 대해 절대값의 의미를 부여할 수 있다.

탐침 마이크로폰을 보정하기 위하여 탐침 마이크로폰에 사용되는 실리콘 음도관의 음구를 기준 마이크로폰의 음구에 가깝게 위치시킨다. 이때에 마이크로폰의 음구들이 막히지 않도록 조심하여야 한다. 그리고 이들 마이크로폰의 위치를 고정시킬 수 있는 별도의 장치(예 : 클립)가 없을 경우에는 이들을 고무찰흙이나 손가락을 이용하여 고정시킨다. 손가락을 사용하는 경우에는 손이나 손가락이 스피커로부터 나오는 신호음이 마이크로폰으로 들어가는 데 방해되지 않도록 유의하여야 한다.

(2) 기준 마이크로폰

일반적으로 귓바퀴의 위(또는 아래)에 위치하는 기준 마이크로폰은 압력방식으로 보정을 실시한다. 또한 실이측정이 실제로 수행되는 검사조건에서 실시된다. 만약 실이삽입이득(REIG)을 측정하는 동안에 피검사자가 움직이지 않고 고정된 상태를 지속적으로 유지할 수만 있다면, 기준 마이크로폰의 보정이 필요하지 않을 수도 있다. 왜냐하면 머리의 위치, 탐침 마이크로폰의 위치와 보정상태 그리고 신호음의 음압레벨들이 실이공명이득(REUG)과 실이증폭이득(REAG)을 측정할 때에 동일한 상태로 유지된다면, 기준 마이크로폰이 반드시 보정되지 않아도 실이삽입이득을 결정하는 데 영향을 주지 않기 때문이다. 여기서 실이공명이득은 보청기를 착용하지 않은 상태에서 그리고 실이증폭이득은 보청기를 착용한 상태에서 측정한다. 이들 측정이 수행되는 동안에 피검사자가 움직여서 측정조건이 바뀌는 경우에는 기준 마이크로폰을 미리 보정했어야만 피검사자의 이동에 의한 측정오차를 없앨 수 있다.

환기구가 설치되어 있는 보청기를 사용하는 경우에서 실이삽입이득 또는 실이증폭이득을 측정할 때에는 기준 마이크로폰의 전원을 끄는 것이 좋다. 이는 환기구를 통해 누설된 신호음이 보청기에 있는 마이크로폰과 성능분석기의 기준 마이크로폰으로 동시에 들어갈 수 있기 때문이다. 새로 들어오는 신호음과 환기구를 통해 새어나온 신호음이 함께 섞여서 이들 마이크로폰으로 들어갈 것이다. 여기서 새로 들어오는 신호음은 환기구에서 새어나온 소리보다 나중에 발생되어 마이크로폰으로 들어가려는 고유의 신호음을 말한다. 만약 보청기에 음향되울림 현상을 줄여주는 알고리즘이 있다면 환기구를 통해 들어온 되울림 성분은 증폭기에서 증폭되기 이전에 제거할 수 있어도, 기준 마이크로폰으로 입력되는 되울림 성분은 제거하지 못한다. 따라서 보청기를 통해 나온 소리와 기준 마이크로폰을 통한 소리들이 서로 달라진다. 그 결과로서 일반적으로 기준 마이크로폰으로 들어간 신호음이 보청기에 입력된 신호음보다 더 크기 때문에 실이측정에 필요한 기준음압레벨보다도 더 낮은 음압레벨수준에서 측정이 수행될 수 있다. 이로 인해 발생되는 측정오차는 보청기의 이득이나 환기구의 직경이 클수록 증가하는 반면에 기준 마이크로폰이 귀에서 멀어질수록 감소한다. 그리고 기준 마이크로폰의 전원을 끄기 이전에 보정을 마쳐야 하며, 실이공명이득과 같이 보청기를 착용하지 않은 상태에서 실시하는 측정들을 먼저 수행하는 것이 좋다. 실이측정이 이루어지는 동안에 청각전문가와 난청인의 위치가 이동하는 것은 좋지 않다. 이들의 위치가 달라지면 반사음과 같은 주변의 음향조건이 변하여 실이측정결과에 영향을 줄 수 있기 때문이다. 이때에 스피커에서 나오는 신호음의 크기가 실이측정에 적당한 수준인지를 판단해야 한다.

2) 귀지

신호음이 고막에 도달하도록 유도하는 외이도에는 고막을 보호하기 위하여 땀샘의 일종인 많은 귀지샘(ceruminous gland, 이도선)이 있다. 여기서 분비된 밀납성 액체와 피부의 표피층에서 박리된 피부, 그리고 먼지 등이 섞여 황갈색의 귀지(ear wax 또는 cerumen)를 만들어낸다. 이 귀지는 쓴맛이 나서 벌레가 고막에 접근하지 못하도록 한다.

만약 외이도 잔여공간의 특정한 위치에서 귀지가 수직단면을 약 1/3 이상 채우면, 고음에 대한 이득에 영향을 줄 수 있다. 어느 정도 이상의 잔여공간이 귀지로 채워지면 저음에 대한 이득도 영향을 받는다. 이들 모두는 귀지가 외이도의 잔여공간에 꽤 많이 들어있을 때에 발생하는 것이기 때문에 일상적으로 외이도의 잔여공간 안에 존재하는 귀지의 양은 음향특성에 큰 영향을 주지 않는다. 그러나 작은 양이라도 탐침 마이크로폰의 실리콘 음도관 안으로 들어간 귀지는 실제보다 보청기의 이득을 많이 줄여서 측정하기 때문에 부정확한 측정결과의 원인이 될 수 있다. 따라서 실이측정을 수행하기 이전에 이경(otoscope)으로 외이도 내부의 상태를 확인하고 귀지에 의해 실리콘 음도관의 음구가 막히지 않도록 제거하는 것이 좋다.

외이도에 중이염으로 인한 고름이 있어도 실리콘 음도관의 음구를 막을 수 있기 때문에 중이염이 있는 경우에는 먼저 이비인후과에서 치료를 완전히 받은 후에 실이측정을 수행하는 것이 좋다.

3) 배경잡음

실이측정을 수행하는 동안에 측정주변에 존재하는 잡음이나 소음들이 신호음과 함께 성능분석기로 입력될 수 있다. 이들 배경잡음이 신호음과 섞여서 함께 분석되는 것을 방지하기 위하여 성능분석시스템에 필터를 사용하거나 또는 측정값의 평균을 얻기도 한다. 연속음으로 순음을 사용할 경우에는 신호음의 주파수에 필터의 주파수를 연동시켜 배경잡음을 여과한다. 반면에 광대역잡음을 신호음으로 사용할 때에는 주파수대역이 매우 좁은 대역통과필터(예 : 노치필터)를 많이 사용하여 배경잡음을 제거한다. 그러나 광대역잡음보다는 순음으로 만들어진 연속음을 신호음으로 사용하는 것이 배경잡음을 좀 더 효과적으로 줄일 수 있다. 왜냐하면 순음의 경우에는 전체 파워가 한 가지 주파수만을 재생하는 데 사용되기 때문에 배경잡음으로부터 신호음을 분리하기가 수월하기 때문이다. 광대역잡음의 경우에는 순음과 동일한 전체 파워가 넓은 주파수대역의 소리를 동시에 발생시켜, 어떤 특정한 주파수에서의 파워가 순음보다는 낮다.

배경소음을 제거하는 또 다른 방식은 각 주파수에 대한 측정을 여러 번 실시하여 측정값에서 연속성이 나타날 때에만 데이터로 인정한다. 만약 배경소음에 의해 측정값이 달라지면

이는 측정값으로 인정하지 않는 방식이다. 이때에 배경소음이 매우 커지거나 또는 측정시간이 무한히 길어지면 성능분석기에 경고 메시지가 나타난다.

만약 배경소음의 영향을 줄일 수 있는 기능이 성능분석기에 없다면 배경소음이 없는 장소를 찾아서 실이측정을 실시해야 한다. 무향실의 기능을 갖는 측정부스에서도 실이측정을 실시할 수 있으나 주변에서 만들어지는 배경소음에 대한 차음성능에 따라서 배경소음의 영향을 받을 수도 있다. 따라서 차음성능이 충분히 좋지 못한 측정부스보다도 오히려 조용한 장소에서 실이측정을 실시하는 것이 더 바람직할 수도 있다.

실이측정을 수행하기 위해 어떤 조용한 장소를 이용할 경우에는 그 장소에서 수행할 수 있는 신호음의 가장 낮은 음압레벨을 결정해야 한다. 주변 소음이나 잡음에 의한 배경소음의 음압레벨로 간주될 수 있는 바로 이 음압레벨은 낮을수록 좋기는 하지만, 65dB 이하의 장소를 찾기는 어려울 것이다. 만약 어떤 측정장소에 대한 최소한의 음압레벨이 50dB이 되면 매우 훌륭한 장소로 볼 수 있다. 측정장소에 대한 최소한의 음압레벨이 65dB보다 높은 경우에는 광대역잡음을 신호음으로 사용하지 않는 것이 좋다. 이 경우에는 더 조용한 장소를 찾던지 아니면 더 높은 음압레벨로 실이대커플러차이(RECD)를 측정해야 한다.

4) 포화상태

주변에 있는 소음이나 잡음들에 의해 신호음이 차폐되는 현상을 막기 위해서는 신호음의 음압레벨을 높여주어야 한다. 그러나 신호음의 음압레벨을 높이면 보청기에서 포화(saturation)가 일어날 수 있다. 만약 포화가 일어난다면 낮은 음압레벨의 신호음을 사용하여 얻어진 측정결과와 차이가 발생한다. 비선형증폭기의 경우에는 포화를 발생시키는 입력이 선형증폭기에 비해 크게 높다. 따라서 비선형증폭기의 경우에 포화로 인한 실이측정결과의 신뢰도가 감소하는 것을 줄일 수 있다.

5) 스피커의 위치

실이측정을 수행할 때에 피검사자의 움직임으로 인하여 측정한 결과에 오차가 발생할 수 있다. 이런 오차의 발생을 줄이기 위하여 실이측정을 수행할 때에 스피커를 피검사자의 어느 방향에 위치하는 것이 좋을 것인가? 대체로 스피커는 피검사자의 정면 또는 45° 방향에 두는 것이 좋다. 실제로 스피커를 0°에서 45° 사이에 위치시킨다면 스피커의 위치에 따른 측정오차가 무시할 수 있을 정도로 작아지기 때문이다. 왜냐하면 보청기에 있는 마이크로폰의 위치가 아닌 기준 마이크로폰의 위치에서 기준 마이크로폰이 신호음의 음압레벨을 보정하기 때문이다. 다시 말하면, 보청기에 있는 마이크로폰은 스피커의 90° 방향(측면)으로 향하고 있는 반면에, 기준 마이크로폰은 스피커 쪽을 향하고 있기 때문이다. 여기서 스피커를 정면에 두는 것과 45° 방향에 위치시키는 것에 대한 논쟁은 아직까지도 계속되고 있다. 그러나 스피커를 피검사자의 90° 방향에 설치하는 것은 바람직하지 않은데, 이는 기준 마이크로폰과 90°의 각도를 이루어 실이측정에 대한 측정오차를 높일 수 있기 때문이다. 피검사자의 머리 돌림(head moving)과 같은 움직임에 의해 기준 마이크로폰에서 신호음의 크기에

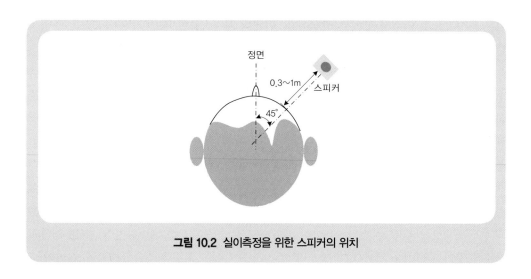

그림 10.2 실이측정을 위한 스피커의 위치

대한 기준설정에 오차가 발생하면 그 기준오차가 측정결과에 미치는 영향이 전반적으로 크다. 스피커와 피검사자 사이의 거리는 대개 0.3~1m 정도가 적당한 것으로 알려져 있다(그림 10.2).

보청기의 실이삽입이득(REIG)을 구할 때에 고막 보청기는 외이도의 안쪽에 깊숙이 위치하기 때문에 스피커의 위치에 따라서 실이삽입이득이 크게 변하지 않는다. 왜냐하면 보청기를 착용한 상태의 실이증폭이득과 착용하지 않은 상태의 실이공명이득을 측정할 때에 신호음이 우선 외이도를 거치게 된다. 따라서 실이증폭이득을 측정하기 위해 소리가 보청기의 마이크로폰으로 입력되는 방향과 실이공명이득을 측정하기 위해 신호음이 외이도로 들어가는 방향들이 서로 동일하기 때문이다. 그러나 마이크로폰이 외이도 내부에 위치하지 않는 다른 형태의 보청기에서는 실이삽입이득이 스피커의 위치에 따라서 달라진다. 만약 주파수가 5kHz 이하이면서 스피커가 피검사자의 정면(0°)에서 45° 사이의 각도에 위치하는 경우에는 실이삽입이득에 거의 영향을 주지 않는다.

실이증폭이득을 얻기 위해 측정한 주파수이득곡선이 스피커의 위치에 따라서 달라진다. 무지향성 보청기의 경우에는 스피커의 위치가 0°에서 60° 방향으로 이동할 때에 머리배플효과(head baffle effect)의 감소에 의해 고음의 이득이 증가할 것이다. 반면에 지향성 보청기의 경우에는 머리배플과 마이크로폰의 지향특성이 합쳐진 효과가 이득을 만든다. 따라서 주파수이득곡선의 형태는 스피커의 위치에 따라서 약간 달라지는데, 특히 스피커가 20°에서 50° 사이에 위치할 때에 대부분의 주파수에서 최대이득이 나타난다. 스피커와 피검사자 사이의 각도가 약 30°인 경우에 가장 좋을 것으로 보이지만, 보청기가 갖는 지향특성이 주파수이득특성에 큰 영향을 주지 않기 때문에 0°에서 45° 사이도 무난한 편이다.

4. 실이음향특성

보청기가 삽입되지 않은 외이도에 형성된 음장(sound field)의 음향특성들은 보청기를 착용함으로 인하여 변한다. 이처럼 외이도의 잔여공간에서 측정된 여러 가지 음향특성들은 ~반응(Response, -R)과 ~이득(Gain, -G)들로 표현된다. 여기서 ~반응은 출력에서 입력을 제외하지 않았다는 의미인 반면에, ~이득은 출력에서 입력을 뺀 음압레벨을 말한다. 예를 들어, 실이공명반응(REUR)은 외이도의 잔여공간에서 측정된 주파수특성에 검사음(신호음)의 입력특성(음압레벨)이 포함되어 있다는 것을 의미하는 반면에, 실이공명이득(REUG)은 잔여공간에서 측정된 주파수특성에서 입력음압레벨을 제외했다는 것을 말한다. 이처럼 각 주파수별로 구해진 실이공명이득을 그래프로 표현한 것이 실이공명이득곡선이다. 보청기를 착용했을 때에 외이도의 잔여공간에서 측정할 수 있는 음향특성들은 다음과 같다.

1) 실이대커플러차이

제4장에서 보청기의 성능을 측정하기 위하여 일반적으로 보청기와 탐침 마이크로폰 사이에 2cc 원통형 커플러를 사용한다고 설명하였다. 이 커플러는 보청기를 착용한 난청인의 잔여공간을 가정한 것이라고 함께 설명한 바 있다. 커플러를 사용하여 측정한 보청기의 음향특성과 보청기를 난청인의 외이도에 실제로 삽입한 상태에서 측정한 음향특성이 과연 일치할까? 동일한 소리를 커플러와 외이도 안으로 입력시킨 가운데 측정한 주파수반응곡선들 사이에는 실제로 차이가 존재한다. 이처럼 보청기를 착용한 상태에서 측정된 주파수별 음압레벨과 커플러를 이용하여 측정한 음압레벨 사이의 차이를 실이대커플러차이(Real-Ear to Coupler Difference, RECD)라고 부른다.

$$RECD = 외이도\ SPL - 커플러\ SPL$$

아직까지 실이대커플러차이의 측정방법에 관련된 국제적인 규격이 정해진 것은 아니다. 그러나 청각전문가가 보청기를 난청인(특히, 외이도가 작은 어린이)의 청력조건에 적절하도록 처방하는 데 실이대커플러차이를 많이 이용하고 있다. 만약 실이대커플러차이에 대한 개념을 잘 이해하고 있다면 난청인의 청력상태를 보다 더 실질적으로 반영할 수 있는 보청기의 처방과 적합을 실현할 수 있다. 왜냐하면 보청기 설명서에 적혀있는 특성들이 제조사에서 2cc 커플러를 사용해 측정하였거나 또는 청각전문가가 2cc 커플러를 이용하여 직접 측정하기 때문이다. 여기서 커플러의 용적인 2cc가 실제로 외이도 잔여공간의 체적과 차이가 있다는 것은 이미 앞에서 설명하였다. 만약 주파수별 목표이득이 커플러를 이용하여 측정된 보청기의 성능만을 기초로 하여 난청인에게 제공된다면, 커플러와 실이측정 사이의 차이만큼 부적절한 처방이나 적합이 될 수 있다. 따라서 목표이득을 설정할 때에 커플러와 실이측정 사이의 차이를 주파수별로 보상해야 좀 더 적절한 적합이 될 수 있다. 실제로 커플러를 사용하여 측정한 보청기의 성능만을 기초로 한 청각전문가의 처방과 적합에 대해 난청인이 만족하지 못하는 이유를 실이대커플러차이로 설명하는 경우가 많다.

커플러와 실이측정 사이의 차이는 성인보다 나이가 어릴수록 더 크게 나타나는 것으로 알려져 있다. 나이가 어릴수록 외이도가 작기 때문에 커플러의 용적(=2cc)과 외이도의 잔여공간 사이의 체적차이가 더 커지기 때문이다. 그러나 나이가 어릴수록 신뢰할 수 있는 실이증폭이득(REAG)을 측정하기 어렵기 때문에 성인에 비하여 유아나 어린이의 정확한 실이대커플러차이를 구하기가 어렵다. 뿐만 아니라 모든 청각전문가들이 실이측정에 필요한 검사장비를 보유하는 것은 아니다. 청각장애를 가진 어린이나 실이측정기를 보유하지 못한 경우를 위하여 주파수에 따른 실이대커플러차이를 연령별로 〈표 10.1〉에서 보여주고 있다.[58] 실제로 실이대커플러차이는 개인적인 차이가 존재하며 〈표 10.1〉에 주어진 각각의 실이대커플러차이는 여러 연구자들이 측정하여 얻은 결과들의 평균이다. 이때의 실이대커플러차이는 HA-2 커플러를 사용했을 때와 외이도에 폼(foam)을 삽입한 상태에서 얻은 실이측정 사이에서 구해진 결과들의 차이이다. 만약 청각전문가가 실이측정기를 보유하고 있다면, 실이측정기와 2cc 커플러를 사용하여 보청기의 기능이득을 주파수별로 직접 측정할 수 있다. 이와 같이 측정된 커플러 이득과 실이측정을 통해 측정된 잔여공간에서의 음압레벨(real-ear SPL)을 이용하여 개인별 실이대커플러차이를 직접 구할 수 있다. 개인별로 측정된 실이대커플러차이를 보청기의 적합에 적용하면 좀 더 난청인의 청력상태에 적절한 처방과 적합을 이룰 수 있다.

〈표 10.1〉을 이용하여 어떤 난청인의 잔여공간에서 예상되는 음압레벨을 구해보자. HA-2 커플러를 이용하여 측정한 1kHz에서의 최대출력을 113dB이라고 하자. 그리고 1kHz에서 8세 이상에 대한 실이대커플러차이는 8dB이라고 〈표 10.1〉에서 보여준다. 최대출력이 113dB인 보청기를 이 난청인이 착용할 경우에 외이도의 잔여공간에서 예상되는 1kHz에서의 최대음압레벨은 113dB과 8dB이 더해진 121dB이 될 것이다. 반면에 실이측정을 통해 외이도 안에서의 목표음압레벨을 결정하였다면, 〈표 10.1〉의 실이대커플러차이를 이용하여 보청기의 이득이나 최대출력이 어느 정도가 되어야 하는지를 계산할 수 있다. 이와 같이 계산된 최대출력을 보청기를 선정할 때에 활용할 수도 있다.

표 10.1 주파수에 따른 연령별 실이대커플러차이[58]

(단위 : dB)

	0.25Hz	0.5Hz	0.75Hz	1kHz	1.5kHz	2kHz	3kHz	4kHz	6kHz
1개월	3	8	9	12	15	15	16	20	23
12개월	3	6	8	10	10	11	11	15	17
24개월	3	5	7	9	9	10	10	14	15
36개월	3	5	7	9	8	9	9	13	14
60개월	3	5	7	9	7	8	8	13	13
8세 이상	3	4	6	8	7	7	8	13	13

(1) 실이대커플러차이 측정에 영향을 주는 요소

실이대커플러차이는 여러 요소들에 의해 난청인들 사이의 개인차가 만들어진다. 이처럼 실이대커플러차이에 영향을 줄 수 있는 요소들의 특징을 살펴보면 다음과 같다.

① 외이도의 잔여공간

일반적으로 성인이 귀에 보청기를 착용하였을 때에 외이도에 남는 잔여공간의 용적은 커플러가 갖는 2cc의 용적보다 적다. 따라서 실이측정을 통해 얻어진 주파수별 음압레벨은 커플러를 사용했을 때에 비하여 높다. 이와 같은 잔여공간의 용적차이가 실이대커플러차이를 만들어내는 가장 중요한 원인이라고 할 수 있다. 뿐만 아니라 잔여공간의 체적이 2cc보다 작기 때문에 실이대커플러차이(RECD)는 항상 양수(+)가 된다.

　실이대커플러차이는 헤드폰이 아닌 이어폰을 사용하여 측정하는 청력검사에서도 나타난다. 왜냐하면 청력검사에 사용되는 이어폰을 보정할 때에 2cc 커플러를 사용하기 때문이다. 이때에 2cc 커플러 용적이 외이도의 잔여용적과 차이가 있다면 난청인의 청력역치가 실제와 다르게 결정될 수 있다. 일반적으로 성인들이 갖는 외이도의 잔여용적은 1~2cc 정도이다. 따라서 외이도의 잔여용적은 커플러의 2cc보다 같거나 작다고 할 수 있다. 따라서 이어폰을 이용하여 검사한 청력역치에 실이대커플러차이를 반영하면, 난청인의 실제적인 청력역치에 좀 더 가까워질 수 있다.

　외이도의 잔여공간과 커플러 사이의 체적이 다를 경우에 실이대커플러차이가 발생할 수 있다는 것은 보일의 법칙을 통해서도 쉽게 알 수 있다. 여기서 보일의 법칙이란 일정한 온도에서 기체의 압력(P)과 부피(V)가 서로 반비례한다는 것을 말한다.

$$PV = 일정$$

　보일의 법칙에 따르면 체적이 감소하면 압력이 높아져서 외이도의 잔여공간이 줄어들면 잔여공간에서의 음압레벨은 증가한다. 이는 잔여공간의 체적이 달라지면 그 공간에 형성된 음압레벨도 함께 변한다는 것을 의미한다. 예를 들어, 성인 여성이 갖는 외이도의 용적은 남성에 비하여 작기 때문에 여성의 실이대커플러차이가 남성에 비해 평균적으로 1~2dB 높게 나타난다. 뿐만 아니라 귀꽂이를 고막 쪽으로 깊숙이 삽입할수록 외이도에서의 잔여공간이 감소하기 때문에 이 공간에 형성된 음압레벨이 높아져서 실이대커플러차이는 더 크게 확대될 것이다.

② 틈과 환기구

귓속형 보청기 또는 귀꽂이가 외이도에 삽입되었을 때에 외이도와 보청기의 외형(또는 귀꽂이) 사이는 세 가지 형태로 완전히 밀폐되지 않을 수 있다. 첫 번째는 이들과 외이도 사이에 틈(leakage)이 생길 수 있다. 이 틈은 어떤 필요성에 의해 의도적으로 만들 수도 있다. 그러나 외이도를 완전히 밀폐하려는 의도와 다르게 만들어지는 경우가 있는데 귓본이 부정확하게 제작되는 경우에 뜻하지 않은 틈새가 생길 수 있다. 두 번째는 보청기나 귀꽂이에 내부 환기구를 설치하여 외이도 단면의 일부를 개방하는 경우이다. 세 번째는 외부환기구를 제작하기 위하여 보청기나 귀꽂이의 크기(직경)가 외이도를 완전히 밀폐하지 않도록 만드는 경우이다.

틈새와 내부 또는 외부환기구가 외이도의 잔여공간에 만들어졌을 때에 저음의 이득이 감소된다는 것은 이미 앞에서 설명한 바 있다. 이처럼 잔여공간에서의 저음이득이 낮아지면 이는 실이대커플러차이를 증가시키는 결과로 이어진다. 만약 주파수가 감소함에 따라서 실이대커플러차이가 증가한다면 외이도와 보청기의 외형 또는 귀꽂이 사이에 틈새 또는 환기구의 존재를 의심해야 한다. 특히 이들에 의한 외이도의 개방정도가 증가할수록 실이대커플러차이는 더욱 증가하는데, 250Hz와 500Hz에서 커플러를 사용했을 때의 음압레벨이 실이측정에 의한 음압레벨보다도 오히려 더 높아질 수도 있다(그림 10.3).[59-61]

만약 환기구의 직경이 매우 크게 증가하면 마치 외이도 공명처럼 그 환기구에서 기주공명이 일어날 수 있다. 환기구에서 기주공명이 발생하면 대체로 약 2.7kHz를 중심으로 한 고음영역의 이득이 증가할 것이다. 그 결과로서 내/외부 환기구의 설치는 고음에 대한 실이대커플러차이를 오히려 더욱 증가시킨다. 따라서 귓속형 보청기 또는 귀꽂이가 고막에 가깝게 위치할수록 그리고 환기구의 직경이 커질수록, 주파수가 매우 낮은 저음영역과 2.7kHz를 중심으로 한 고음영역에서 실이대커플러차이가 증가한다(그림 10.3).

③ 음도관

실이대커플러차이를 얻기 위해 수행하는 실이측정과 커플러를 이용한 측정에서 외이도 또는 커플러를 마이크로폰과 연결시키는 과정에서 음도관에 관련된 조건들이 서로 다르다. 음도관에 관련된 조건들의 차이는 소리를 마이크로폰으로 전달하는 음향조건을 변화시킬 수 있다. 예를 들어, 음도관의 직경이 달라지면 소리의 전달을 위해 음도관으로 일시에 들어오거나 나가는 공기의 양이 변한다. 따라서 외이도와 커플러 사이에서 그들 자체가 갖는 고유의 차이가 아닌 음도관에 관련된 주변조건의 차이가 고음에 대한 실이대커플러차이에

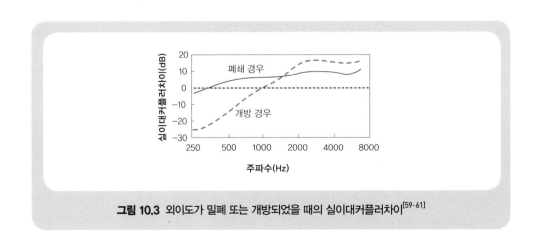

그림 10.3 외이도가 밀폐 또는 개방되었을 때의 실이대커플러차이[59-61]

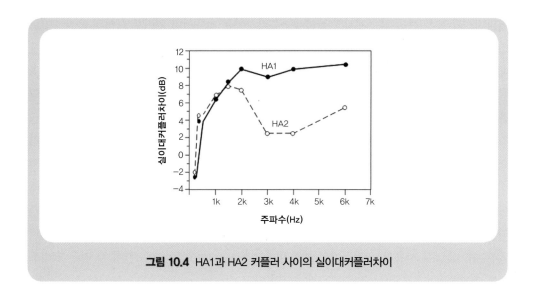

그림 10.4 HA1과 HA2 커플러 사이의 실이대커플러차이

영향을 줄 수 있다.

실이대커플러차이를 구하기 위하여 커플러 측정을 수행할 때에 사용상의 편리로 인하여 HA-2 커플러를 많이 사용한다. HA-2 커플러는 음도관의 직경이 서서히 넓어지는 혼형이기 때문에 HA-1 커플러에 비하여 고음에 대한 이득이 증가한다. 따라서 실이대커플러차이를 얻기 위해 HA-2 커플러를 사용하면 HA-1 커플러를 사용할 때에 비하여 고음에서의 실이대커플러차이가 감소할 것이다(그림 10.4). 예를 들면, 4kHz에서의 실이대커플러차이가 약 7dB정도 줄어든다.

④ 트랜스듀서의 형태

리시버처럼 전기신호를 소리로 변환하거나 또는 소리를 전기신호로 변환하는 장치를 가리켜 트랜스듀서라고 부른다. 실이대커플러차이의 측정을 위하여 성능분석기에서는 신호음을 발생시킨다. 트랜스듀서를 통해 발생한 소리는 음도관을 통해 외이도 또는 커플러로 전달된다. 이 과정에서 음도관에 있는 모든 공기가 트랜스듀서 안에 있는 진동판의 진동에 맞추어 안쪽 또는 바깥쪽으로 진동을 지속적으로 반복하게 된다. 이처럼 음도관의 내부에 있는 공기들이 한꺼번에 동일한 방향(위상)으로 움직일 때의 속도를 체적속도(volume velocity)라고 한다.

트랜스듀서나 음도관을 통해 음원이 커플러에 연결되든 아니면 외이도에 연결되든지 간에 상관없이 공간에 들어있는 공기들의 체적속도가 동일하다고 가정하자. 이런 경우의 실이대커플러차이는 음향임피던스로 해석될 수 있는 그들 공간의 용적(volume)에 의존한다. 그러나 음원이 커플러 또는 외이도에 연결되어 있을 때에 이들 공간에서의 체적속도들이 서로 동일하기 위해서는 음원의 음향임피던스가 커플러 또는 외이도에서의 음향임피던스보다 매우 커야만 한다. 따라서 실이대커플러차이는 음원의 음향임피던스보다도 커플러 또는 외이도에서의 음향특성에 의존할 것이다. 만약 음원의 음향임피던스보다도 외이도의 음향

임피던스가 매우 큰 주파수에서의 실이대커플러차이는 커플러와 외이도 사이의 용적차이로
인한 실이대커플러차이보다 오히려 더 감소할 것이다. 따라서 실이대커플러차이를 측정할
때에는 모든 주파수에서 외이도의 음향임피던스보다 음향임피던스가 몇 배로 높은 ER3A
삽입형 이어폰을 주로 사용한다. 이런 경우에 실이대커플러차이는 오직 외이도와 커플러의
용적차이에만 의존하게 된다.

귀걸이형 보청기는 일종의 트랜스듀서처럼 사용될 수도 있다. 만약 이어후크에서 소리
의 감쇠가 일어나지 않는다면 귀걸이형 보청기의 음향임피던스가 공명주파수 부근에서 외
이도의 음향임피던스보다 낮아야만 한다. 따라서 실이대커플러차이는 트랜스듀서의 형태
에 의해서도 영향을 받는다. 한 예로서, 트랜스듀서의 종류에 따라서 실이대커플러차이가
약 10dB 정도까지 발생할 수 있다. 특히, 트랜스듀서에 의한 영향은 음향감쇠를 일으키지
않는 이어후크를 사용하는 귀걸이형 보청기나 귀꽂이를 연결하는 음도관이 길 경우 그리고
HA-2 커플러를 사용하는 경우에 크게 증가한다.

삽입형 이어폰(ER3A)과는 달리 TDH39/49와 같은 supre-aural 이어폰은 음향임피던스
가 낮기 때문에 외이도의 용적변화가 외이도 안에서 발생한 소리의 음압레벨에 거의 영향을
주지 않는다. 다만 이어폰을 착용했을 때에 누설음(leakage)의 개인적 차이는 저음영역의
음압레벨을, 그리고 외이도 길이의 개인적 차이는 고음영역의 음압레벨을 변화시키는 데 원
인이 될 수 있다. 높은 음향임피던스를 갖는 삽입형 이어폰을 가지고 측정한 실이대커플러
차이는 낮은 음향임피던스를 가진 supre-aural 이어폰으로 측정한 실이대커플러차이와 관
련이 없다.

(2) 실이대커플러차이 측정

성능분석기와 삽입형 이어폰(ER3A) 그리고 탐침 마이크로폰을 사용하여 실이대커플러차
이를 측정할 수 있다. 외이도가 갖는 개인적인 음향특성까지 고려한 가운데, 귓속형 보청기
의 처방과 적합 그리고 청력역치 등의 보정을 위하여 실이대커플러차이를 측정하고자 한다
면, 세 가지 형태로 삽입형 이어폰과 귀의 외이도를 연결할 수 있다. 첫 번째는 개인의 외이
도 형태에 적합하도록 만든 귀꽂이보다는 대개 폼(form)과 같이 부드러운 재질로 만든 팁
(tip)으로 연결한(그림 10.5①). 두 번째는 삽입형 이어폰과 HA-1을 폼으로 만든 팁으로 연
결한다(그림 10.5②). 세 번째는 삽입형 이어폰과 HA-2 커플러를 직접 연결하여 측정한다
(그림 10.5③).

외이도가 갖는 개인적인 음향특성까지 고려한 가운데 개인적인 귀꽂이를 가진 귀걸이 형
보청기의 보정을 위해 실이대커플러차이를 측정할 때에도 귓속형 보청기와 마찬가지로 세
가지 형태로 삽입형 이어폰과 귀의 외이도를 연결한다. 첫 번째는 개인적인 귀꽂이와 음도
관을 이용하여 삽입형 이어폰에 연결한다(그림 10.6①). 두 번째는 삽입형 이어폰을 개인적
인 귀꽂이, HA-1 커플러와 음도관에 의해 연결한다(그림 10.6②). 세 번째는 개인적인 귀
꽂이를 사용하지 않고 오직 HA-2 커플러와 25mm의 길이를 갖는 음도관에 의해 삽입형
이어폰에 연결한다(그림 10.6③).

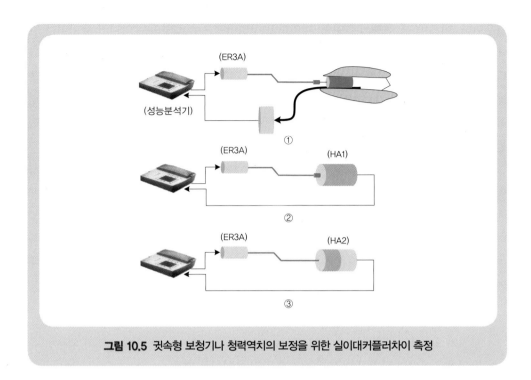

그림 10.5 귓속형 보청기나 청력역치의 보정을 위한 실이대커플러차이 측정

사람의 외이도 형태는 크게 세 가지로 나눌 수 있다. 우선은 성인들이 갖는 일반적인 유형의 외이도 형태이다. 두 번째는 유아의 경우로서 외이도의 길이가 다소 짧고 좁은 형태이다. 세 번째는 이과적인 질환으로 인해 수술을 받은 경우로서 외이도의 형태가 다소 변한

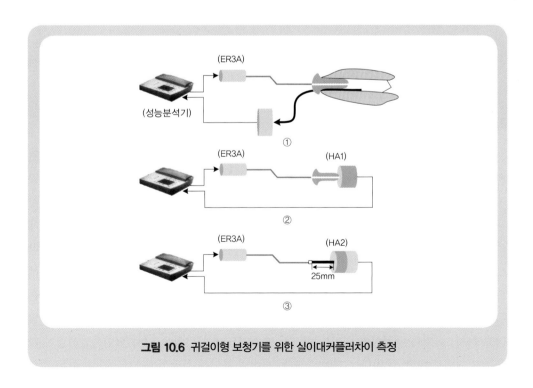

그림 10.6 귀걸이형 보청기를 위한 실이대커플러차이 측정

경우이다. 마지막 세 번째의 경우를 제외하고는 일반적으로 성인이든 아니면 유아이든 간에 그들이 갖는 양쪽 귀 사이의 외이도 형태는 매우 유사하다. 다만 각 사람들 사이에서 나타나는 외이도 형태는 다소 개인적인 차이가 있다. 따라서 양쪽 귀에서 측정한 실이대커플러차이들 사이의 차이는 대개 3dB 이내로 주어진다. 그 결과로서 양쪽 귀에서 실이대커플러차이를 정확히 측정하기가 어려운 유아의 경우에는 한쪽 귀에서 측정한 실이대커플러차이를 양쪽 귀에 적용하여도 된다.

성인에 비해 유아의 경우에 높은 실이대커플러차이가 나타나기 때문에 실이대커플러차이를 측정하는 것은 매우 바람직한 일이다(표 10.1). 그러나 실이대커플러차이를 측정할 때에 유아가 잘 협조하지 못하거나 또는 측정에 적합하지 않은 측정장치들이 사용될 수도 있다. 이런 경우의 실이대커플러차이에는 커다란 측정오차가 포함될 수 있기 때문에 유의하여야 한다. 주파수대역별로 다음과 같은 원인들에 의해 양수(+)가 아닌 음수(-)의 실이대커플러차이(RECD)가 주어질 수 있다.

- 저음
  보청기 외형(또는 귀꽂이)과 외이도 사이의 틈새 또는 환기구를 통해 소리가 외부로 유출되거나 아니면 환기구를 통해 소리가 직접 유입되는 경우

- 중음
  적당하지 않은 트랜스듀서를 사용하는 경우

- 고음
  탐침 마이크로폰이 충분히 깊게 삽입되지 않거나 2cc가 아닌 다른 용적의 커플러를 사용하는 경우

- 고막과 중이에 이과적인 이상이 있을 경우에는 주파수에 따른 실이대커플러차이곡선이 일반적인 형태로 나타나지 않는다.

2) 실이대다이얼차이

실이측정기는 외이도 안에 형성된 소리의 음향특성과 보청기의 성능을 측정하는 데 사용될 뿐만 아니라 청력검사에도 활용할 수 있다. 난청인이 소리를 듣기 시작하는 경계인 청력역치는 청력검사기의 사용을 통해 dB HL 단위로 측정된다. 청력검사기에서 헤드폰(또는 이어폰)으로 출력되는 검사음(신호음)의 강도는 청력검사기에 있는 다이얼(또는 버튼)의 조작에 의해 결정된다. 다시 말하면, 청력검사기에서 출력된 검사음의 강도가 난청인의 외이도 안에서 어느 정도의 음압레벨로 형성될지에 대해서는 생각하지 않고, 단지 청력검사기에서 헤드폰(또는 이어폰)으로 출력되는 검사음의 강도만을 의미하는 것이다. 예를 들어, 어떤 순음의 출력이 70dB HL이 되도록 청력검사기의 다이얼을 조작하여 난청인의 귀에 들려주었다고 하자. 이때에 난청인의 외이도 안에서 70dB HL에 해당하는 검사음의 음압레벨이 다른 음압레벨로 변할 수 있다는 것이다. 이들 사이의 차이를 청각전문가가 정확히 아는 것도

보청기를 처방하거나 적합할 때에 큰 도움이 될 수 있다. dB HL 단위로 결정된 난청인의 주파수별 청력역치를 외이도 안에서 형성되는 실제적인 음압레벨로 바꾸어 알 수 있다면, dB SPL 단위로 제공되는 보청기 이득을 좀 더 정확하게 계산할 수 있기 때문이다. 이처럼 청력검사기에서 SPL HL 단위로 주어지는 검사음의 강도(dial HL)와 잔여공간에서 형성된 음압레벨(real-ear SPL) 사이의 차이를 실이대다이얼차이(Real-Ear to Dial Difference, REDD)라고 부른다.

실이대다이얼차이(REDD) = 잔여공간에서의 음압레벨(real-ear SPL) - 검사음 강도(dial HL)

검사음의 강도(dB HL)를 잔여공간에서의 음압레벨(dB SPL)로 변환하기 위해서는 dB HL 단위의 검사음 강도를 2cc 커플러에서의 음압레벨(dB SPL)로 변환해주는 기준등가역치 음압레벨(Reference Equivalent Threshold SPL, RETSPL)과 2cc 커플러의 음압레벨을 실이측정에 의한 음압레벨로 바꾸어주는 실이대커플러차이(RECD)가 요구된다. 여기서 기준등가역치 음압레벨은 헤드폰(TDH39)이 아닌 삽입형 이어폰(3A/5A)을 사용하여 청력검사를 수행하는 경우에 성인 건청인들의 평균적인 dB HL 단위의 가청수준(=0dB HL)을 dB SPL 단위로 나타낼 때의 차이이다. 이때에 이어폰에서 출력된 검사음은 2cc 커플러를 사용하여 성능분석기로 측정하며, 주파수에 따른 기준등가역치 음압레벨을 〈표 10.2〉에 나타내었다.[58]

청력검사기에서 제시된 강도(dial HL)와 커플러에서 측정된 음압레벨(coupler SPL) 사이의 차이인 기준등가역치 음압레벨(RETSPL)은 다음과 같이 구한다.

기준등가역치 음압레벨(RETSPL) =
커플러에서의 음압레벨(coupler SPL) - 검사음 강도(dial HL)

주파수에 따른 기준등가역치 음압레벨이 헤드폰, 삽입형 이어폰과 커플러에 따라서 달라지는 것을 〈표 1.2〉와 〈표 10.2〉에서 알 수 있다. 그리고 실이대다이얼차이를 실이대커플러차이와 기준등가역치 음압레벨로 구하면 다음과 같다.

실이대다이얼차이(REDD) = 실이대커플러차이(RECD) + 기준등가역치 음압레벨(RETSPL)

만약 청력검사기의 이어폰을 이용하여 청력역치를 측정하는 것이 아니고 실이측정을 통해 청력역치를 구한다면 청력검사기에 의해 측정된 청력역치를 실이대다이얼차이만큼 보정

표 10.2 3A/5A 삽입형 이어폰을 사용했을 때의 기준등가역치 음압레벨[58]

(단위 : dB)

	0.25Hz	0.5Hz	1kHz	1.5kHz	2kHz	3kHz	4kHz	6kHz
HA-1	14.5	6.0	0.0	0.0	2.5	2.5	0.0	-2.5
HA-2	14.0	5.5	0.0	2.0	3.0	3.5	5.5	2.0

하여야 한다. 실이측정을 통해 측정한 청력역치는 청력검사기의 의해 측정된 청력역치보다 좀 더 정확하다고 할 수 있다. 청력검사기에 의해 측정된 청력역치에는 외이도의 내부에서 일어나는 음향현상이 고려되지 않기 때문이다.

실이측정과 청력검사기를 이용한 청력역치들 사이에는 실이대다이얼차이(REDD)가 실제로 존재한다. 예를 들어, 청력검사기를 이용하여 측정한 2kHz에서의 청력역치가 60dB HL이라고 하자. 그리고 2kHz에서의 기준등가역치 음압레벨(RETSPL)과 실이대커플러차이(RECD)가 각각 3dB과 8dB이라고 하자. 이때의 실이대다이얼차이(REDD)는 기준등가역치 음압레벨(RETSPL)과 실이대커플러차이(RECD)가 합쳐진 11dB이 될 것이다. 따라서 외이도 안에서 주어지는 난청인의 청력역치는 청력검사를 통한 청력역치에 실이대다이얼차이(REDD)가 더해진 71dB SPL이 된다.

3) 실이이득

외이도에 착용하는 보청기는 작은 소리를 더 크게 만들어주는 일종의 증폭기라고 할 수 있다. 소리가 보청기로 입력될 때와 보청기에서 증폭된 후 출력될 때의 음압레벨 차이를 이득(gain)이라고 한다. 다시 말하면, 보청기에서 소리를 얼마나 증폭하였는지를 이득이라고 표현한다. 외이도의 잔여공간에서 측정된 보청기의 이득을 실이이득(real-ear gain)이라고 한다. 실이이득은 귀의 크기, 귀꽂이 또는 보청기 외형에 의한 외이도의 개방정도, 음도관 또는 환기구의 길이 그리고 귓바퀴 또는 갑개에서 마이크로폰의 위치에 따라 변할 수 있다. 실이이득은 실이공명이득(REUG), 실이증폭이득(REAG)과 실이삽입이득(REIG)으로 구분되는데, 실이삽입이득은 실이측정을 통해 얻는 것이 아니고 실이공명이득과 실이증폭이득의 측정으로부터 계산하여 구한다.

(1) 실이공명이득

소리가 고막에 도달하기 위해서는 귓바퀴와 원통형의 외이도를 거쳐야만 한다. 앞에서 설명한 바와 같이, 이 과정에서 기주공명의 일종인 외이도 공명이 발생하여 1~3kHz 대역의 음압레벨이 높아진다. 이러한 외이도 공명에 의한 결과는 귓바퀴, 머리 또는 몸통 등의 형상이나 조건에 따라서 사람마다 약간 다르게 나타날 수 있다.

실이공명반응(REUR)은 외이도 공명에 의해 주파수별로 음압레벨이 얼마나 변하는지를 보여준다. 실이공명반응을 측정하기 위해서는 기준 마이크로폰을 귓바퀴에 장착하지 않고 보청기도 외이도에 삽입해서는 안 된다. 왜냐하면, 기준 마이크로폰에 관련된 장치들이 검사음의 특성을 변화시킬 수도 있기 때문이다. 그리고 보청기를 외이도에 삽입하지 않는 이유는 순수하게 외이도 공명에 의한 효과만을 알아보기 위해서는 외이도의 내부에 어떠한 물체나 물질이 없어야 하기 때문이다. 이 과정에서 얻어지는 각 주파수별 이득을 실이공명이득(REUG)이라고 부른다. 각 주파수에서의 실이공명이득은 외이도 공명에 의해 주어진 외이도공명반응곡선(실선)에서의 주파수별 음압레벨로부터 외이도로 입력된 소리가 갖는 고유의 입력음압레벨곡선(점선)에서의 음압레벨을 뺀 차이이다(그림 10.7). 다시 말하면,

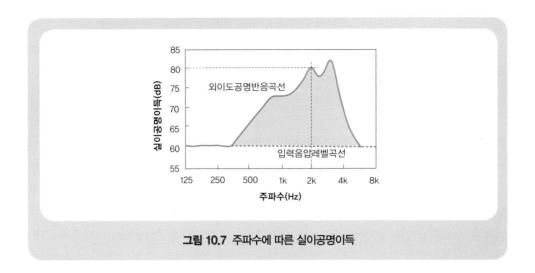

그림 10.7 주파수에 따른 실이공명이득

각 주파수별로 실이공명반응(REUR)에서 입력음압레벨을 뺀 음압레벨을 말한다. 예를 들면, 2kHz에서의 외이도 공명에 의해 검사음의 음압레벨이 80dB인 반면에, 소리가 입력될 때에 가졌던 고유의 음압레벨이 60dB이었다고 가정하자. 따라서 실이공명이득은 80dB에서 60dB을 뺀 20dB이 되며, 검사음의 크기가 외이도 공명에 의하여 20dB 높아졌다는 것을 의미한다.

(2) 실이증폭이득

보청기를 외이도에 적절히 삽입하여 전원을 켜면 보청기에서 증폭된 소리가 외이도의 잔여공간으로 나오게 된다. 보청기를 삽입할 때에는 탐침 마이크로폰의 위치가 실이공명이득을 측정할 때와 동일하도록 조심하여야 한다. 뿐만 아니라 보청기의 전원을 켠 후에 난청인이 편안하게 느끼는 정도의 음량이 되도록 보청기의 볼륨을 조절한다. 이와 같이 외이도의 잔여공간에서 보청기의 착용에 따른 음압레벨의 분포를 주파수별로 살펴보는 것을 실이증폭반응(Rear-Ear Aided Response, REAR)이라고 한다. 그리고 실이증폭반응에서 외이도로 입력된 고유의 입력주파수반응을 뺀 차이를 실이증폭이득(Rear-Ear Aided Gain, REAG)이라고 하고, 이를 주파수별로 나타낸 그래프를 실이증폭이득곡선이라고 한다. 여기서 외이도로 입력된 고유의 입력주파수반응이란 귓바퀴의 위(또는 아래)에 위치하는 기준 마이크로폰으로 측정한 주파수반응곡선을 말하며, 실이증폭이득에는 외이도 공명에 의한 실이공명이득이 포함된 상태이다.

실이증폭이득(REAG) = 실이증폭반응(REAR) + 입력주파수반응

실이증폭이득을 얻기 위해서는 기준 마이크로폰을 통하여 검사음의 주파수반응곡선(입력주파수반응곡선)을 측정해야 한다. 이때에 검사음의 주파수반응곡선은 기준 마이크로폰의 위치에 따라서 변할 수도 있는데, 이는 머리회절효과(head diffraction)에 의한 영향이

생기기 때문이다. 예를 들면, 음원이 보청기에 있는 마이크로폰과 일직선으로 위치하면 머리회절효과를 일으키지 않지만, 이들이 서로 45°의 방향으로 위치하면 500~1,000Hz에서 약 4dB까지의 이득이 발생할 수 있다.

① 탐침 마이크로폰의 위치

보청기에서 사용하는 주파수는 125Hz부터 8,000Hz이다. 그리고 상온(15C°)에서 125Hz가 갖는 파장(λ)은 $2.72\,\mathrm{m}\,(=340\mathrm{ms}^{-1}/125\mathrm{s}^{-1})$인 반면에, 8,000Hz에서의 파장($=340\mathrm{ms}^{-1}/8,000\mathrm{s}^{-1}$)은 0.0425m가 된다. 따라서 이들 주파수대역에서의 파장은 4.25~272mm에 해당한다. 여기서 파장은 어떤 음압이 조화적(sinusoidal)으로 동일한 크기로 다시 회복되는 데 필요한 거리를 말한다. 그리고 한 파장 안에서 각 음압의 크기를 위상(phase)이라고 부르며, 한 파장을 360°도로 나눈다. 낮은 주파수에서는 파장이 길기 때문에 거리가 다소 변하여도 음압(p)에 지수함수적으로 비례하는 음압레벨[$=20\log(p/p_0)$]의 변화는 거의 발생하지 않는다. 그러나 주파수가 높아지면 파장이 매우 짧아져서 작은 거리의 차이에도 음압의 차이가 커지기 때문에 그들 사이의 차이를 무시할 수 없다.

성인이 갖는 외이도의 평균적인 길이는 25~30mm 정도로 알려져 있다. 보청기가 외이도에 착용되고 난 이후에 남은 잔여공간의 길이는 이보다 훨씬 짧다. 외이도의 잔여공간에는 실이측정을 위한 탐침 마이크로폰으로 소리를 보내주는 실리콘 음도관(보통, 탐침 마이크로폰으로 표현함)의 끝이 위치한다. 짧은 잔여공간에서도 탐침 마이크로폰의 위치에 따라서 측정되는 음압레벨이 달라질 수 있다. 다시 말하면, 낮은 주파수에서는 파장이 길기 때문에 외이도의 잔여공간에서 탐침 마이크로폰의 위치가 달라진다고 하여도 위상이 크게 바뀌지 않는다. 그러나 주파수가 높아지면 파장이 짧아져서 탐침 마이크로폰이 약간만 움직여도 위상이 크게 변한다. 만약 탐침 마이크로폰이 잔여공간에서 5.6mm를 이동했다고 가정하였을 때에, 5.6mm의 거리는 600Hz가 갖는 파장의 약 1/100에 불과하지만, 6kHz에서는 파장의 1/10이 된다. 이는 탐침 마이크로폰의 위치가 다소 달라진다고 하여도 낮은 주파수에서의 음압레벨은 큰 차이를 보이지 않지만, 높은 주파수에서는 탐침 마이크로폰의 위치변화에 따라서 음압레벨의 차이가 커질 수 있다는 것을 의미한다.

외이도의 잔여공간에서 실이증폭이득을 측정할 때에 탐침 마이크로폰의 위치가 매우 중요한 요인이 되는 또 다른 원인은 특정한 주파수에서 정재파(standing wave)가 외이도의 잔여공간에서 발생할 수 있기 때문이다. 여기서 정재파란 보청기에서 출력된 소리와 고막으로부터 반사된 소리가 서로 합성된 후에 마디(node)점이 시간이 지나도 이동하지 않고 그 자리에 정지해 있는 파동을 말한다. 그리고 정재파에서 마디를 제외한 다른 지점에서의 음압은 시간에 따라서 주기적으로 높아졌다 낮아졌다를 반복한다.

폐쇄형 귀꽂이의 경우에는 2kHz까지, 그리고 개방형 귀꽂이의 경우에는 1kHz까지의 파장은 잔여공간의 길이에 비해 상대적으로 매우 크다고 할 수 있다. 이들보다 낮은 주파수의 소리가 보청기(또는 귀꽂이)의 음구에서 고막까지 이동하는 동안에 그들의 위상은 크게 변하지 않는다. 그 결과로서 이들 위치 사이에 존재하는 음압레벨의 차이는 무시할 수 있을

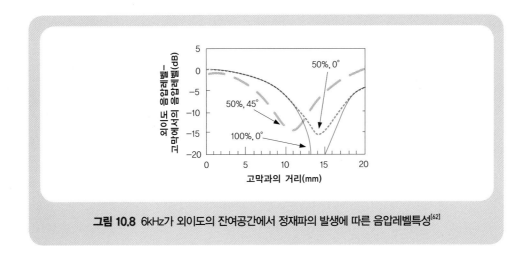

그림 10.8 6kHz가 외이도의 잔여공간에서 정재파의 발생에 따른 음압레벨특성[62]

정도로 작다. 그러나 주파수가 높아지면 파장이 짧아지기 때문에 정재파의 발생으로 인한
음압레벨의 차이가 잔여공간에서의 위치에 따라 발생하게 된다.

〈그림 10.8〉에서는 6kHz의 주파수가 외이도의 잔여공간에서 발생시킨 정재파로 인해 그
음압레벨이 고막으로부터의 거리에 따라서 어떻게 변하는지를 보여준다.[9] 잔여공간에서
정재파를 일으키는 주파수(f_s)는 고막으로 한쪽이 막혀있는 잔여공간의 길이(L)와 음속(c)
사이의 관계를 이용하여 다음과 같이 구할 수 있다.

$$f_s = c/\lambda = nc/4L, \ (\lambda = 4L/n, \ n = 1,3,5...)$$

상온(15°C)에서 6kHz가 갖는 파장의 1/4이 되는 지점(=14mm)에 정재파의 마디점이 형
성된다. 따라서 보청기에서 출력된 6kHz의 주파수 성분이 고막에서 위상지연(phase delay)
없이 반사가 일어날 경우에, 고막으로부터 14mm가 되는 지점에 마디점이 형성된다(그림
10.8). 그리고 위상지연이 없는 가운데 6kHz 주파수 성분의 반사율(100% 또는 50%)에 따라
서 마디점의 깊이(음압레벨의 변화)가 달라진다. 만약 위상지연이 발생하는 가운데 반사율
이 변하면, 마디점의 위치와 크기가 각각 변하게 된다. 예를 들면, 45°의 위상지연과 50%의
반사율로 고막에서 반사되면, 마디점의 위치가 약 1.8mm 정도 달라지면서 반사율이 50%
인 마디점의 깊이를 갖는다. 여기서 마디점의 위치는 고막 쪽으로 약 1.8mm 정도 이동한
결과이다. 이는 45°의 위상지연이 360°의 1/8에 해당하기 때문에 파장(=14mm)의 1/8에 해
당하는 거리이다. 그리고 정재파의 발생으로 인한 음압레벨의 측정오차를 2dB 안에서 허용
하고 싶다면, 탐침 마이크로폰의 위치를 고막으로부터 6mm 이내에 위치시켜야 한다(그림
10.8).[62] 고막으로부터 탐침 마이크로폰의 위치에 따라 발생하는 정재파의 주파수를 〈그림
10.9〉에서 보여준다.[63]

〈표 10.3〉에서는 정재파의 발생으로 인한 음압레벨의 측정오차를 1~5dB 범위에서 허용
하기 위하여 탐침 마이크로폰이 외이도의 잔여공간에 있는 고막으로부터 얼마나 떨어뜨려
야 하는지를 주파수별로 보여준다.[9] 만약 실이증폭이득의 측정을 8kHz까지 실행하는 가운

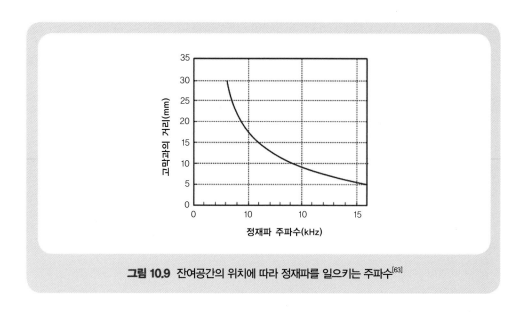

그림 10.9 잔여공간의 위치에 따라 정재파를 일으키는 주파수[63]

데 정재파의 발생으로 인한 측정오차를 2dB까지만 허용하고 싶다면, 탐침 마이크로폰을 고막으로부터 4mm까지만 떨어뜨려야 한다. 〈표 10.3〉은 탐침 마이크로폰의 위치에 따라서 고음에 대한 측정오차를 예상하는 데도 사용할 수 있다. 예를 들면, 탐침 마이크로폰이 고막으로부터 약 9mm가 되는 지점에 위치해 있다면, 정재파의 발생으로 인하여 3kHz에서는 1dB, 4kHz에서는 2dB, 5kHz에는 3dB, 6kHz에서는 5dB 그리고 8kHz와 10kHz에서는 5dB 이상의 측정오차가 발생할 것이다.

② 실이증폭이득과 기능이득 사이의 관계

외이도의 잔여공간에서 측정한 실이증폭이득과 2cc 커플러(또는 귀모형)를 사용하여 측정한 보청기의 기능이득이 서로 다를 수 있다고 앞에서 설명하였다. 예를 들면, 커플러의 2cc 용적과 잔여공간의 체적이 서로 동일하지 않음으로 인하여 실이증폭이득과 기능이득 사이

표 10.3 정재파의 발생에 따른 주파수별 허용오차를 위한 고막에서의 거리[9]

(단위 : mm)

정재파로 인한 오차범위	주파수(Hz)						
	2k	3k	4k	5k	6k	8k	10k
1dB	13	9	6	5	4	3	3
2dB	18	12	9	7	6	4	4
3dB	22	14	11	9	7	5	4
4dB	24	16	12	10	8	6	5
5dB	27	18	13	11	9	7	5

에는 실이대커플러차이(RECD)만큼의 차이가 발생한다. 이러한 결과가 일어나는 데 다음과 같은 요소들도 영향을 준다.

● 검사음의 크기

커플러로 기능이득을 측정할 때보다 실이증폭이득을 측정하기 위해 보청기(특히, CIC, ITC 와 low profile ITE)로 입력되는 검사음의 크기가 더 크다. 그 이유는 보청기의 마이크로폰 음구와 음원 사이에서 일어나는 회절효과가 기준 마이크로폰과 음원 사이에서 발생하는 회절효과보다 크기 때문이다. 왜냐하면 음원과 보청기의 마이크로폰 사이에 있는 몸통, 머리, 귓바퀴, 갑개와 외이도 등에서 일어나는 회절효과가 음원과 기준 마이크로폰 사이에 있는 몸통과 머리에 의해서만 발생하는 회절효과보다 크기 때문이다. 따라서 성능검사기에서 동일한 강도로 출력된 검사음이라고 하여도, 검사음의 크기는 커플러 측정보다 실이측정에서 더 크게 작용한다.

〈표 10.4〉에서는 보청기의 유형과 소리의 입력방향 그리고 주파수에 따른 마이크로폰의 위치효과(Microphone Location Effect, MLE)를 보여준다.[9] 여기서 보청기의 유형은 마이크로폰의 위치와도 깊이 관계되는데, 이는 보청기의 형태에 따라서 마이크로폰의 위치가 달라지기 때문이다. 그 결과로서 몸통, 머리, 귓바퀴, 갑개와 외이도에서 발생하는 회절과 공명현상들에 의해 음압레벨이 변한다. 이때의 음압레벨은 보청기에 있는 마이크로폰 음구의 음압레벨에서 검사음의 음압레벨을 빼서 구한다. 이 효과는 파장이 머리나 귓바퀴의 크기와 유사해지는 2~6kHz의 고음에서 높게 나타나는 가운데, 대체로 보청기의 외형이 작아질수록(=갑개가 개방될수록) 증가하는 경향이 있다. 뿐만 아니라 소리가 입력되는 방향도

표 10.4 보청기 형태, 소리의 입력방향과 주파수에 따른 마이크로폰의 위치효과[9]

(단위 : dB)

보청기 형태	입력방향	주파수(kHz)								
		0.125	0.25	0.5	1	2	3	4	6	8
상자형	0°	2	3	5	3	2	1	0	0	0
BTE	0°	-1	0	0	0	3	2	1	1	2
ITE	0°	-1	0	1	1	3	5	7	3	2
ITC	0°	0	1	1	1	5	8	10	2	-2
CIC	0°	0	0	0	1	3	6	8	2	-5
BTE	45°	0	1	1	2	5	5	4	4	3
ITE	45°	0	2	3	3	5	7	9	7	5
ITC	45°	0	2	3	3	6	10	13	8	1
CIC	45°	2	3	3	4	6	10	13	10	0

표 10.5 커플러의 종류 및 보청기의 삽입위치에 따른 평균실이대커플러차이[59-61, 64-68]

(단위 : dB)

보청기	주파수(kHz)							
	0.25	0.5	1	1.5	2	3	4	6
HA-1을 이용한 표준삽입위치	-2.5	4.0	6.5	8.5	10.0	9.0	10.0	10.5
HA-2을 이용한 표준삽입위치	-2.0	4.5	7.0	8.0	7.5	2.5	2.5	5.5
HA-1을 이용한 깊은삽입위치	6.0	8.0	10.0	12.5	15.0	19.0	20.0	23.0
HA-1을 이용한 귀모형	3.5	3.5	4.5	7.5	8.0	10.0	12.5	14.5

$0°$보다는 $45°$ 방향에서 회절효과가 크게 나타나는 것을 알 수 있다.

● 보청기의 형상

보청기가 커플러와 연결될 때의 조건은 거의 동일하다. 그러나 보청기가 사람의 외이도에 착용될 때의 조건들은 다양해질 수 있다. 예를 들어, 귀걸이형 보청기나 상자형 보청기의 경우에는 귀꽂이 안에 있는 음도관(sound bore) 또는 환기구의 형상에 따라서 실이증폭이 득이 변할 수 있다. 실제로 2cc 커플러를 이용하여 기능이득을 측정할 때에는 환기구를 밀폐하기 때문에 환기구의 형태에 의한 특성변화는 주어지지 않는다. 실이측정과 커플러(또는 귀모형) 측정을 수행할 때에 보청기의 볼륨을 동일하게 고정시킨 가운데 실이증폭이득은 다음과 같이 얻을 수 있다.

$$실이증폭이득 = 커플러(또는 귀모형) 기능이득 + RECD + MLE$$
$$+ 음도관(sound\ bore) 효과 + 환기구 효과 ----- (10.1)$$

이 식에서 실이대커플러차이(RECD)를 개인적으로 측정하여 사용하면 좀 더 정확한 실이 증폭이득을 구할 수 있으나, 〈표 10.5〉에 제시한 커플러의 종류 및 보청기의 삽입위치에 따른 평균실이대커플러차이(RECD)를 이용하여도 된다.[59-61, 64-68]

③ 측정의 적정성 평가

성능분석기를 이용하여 측정한 실이증폭이득을 과연 신뢰할 수 있는지에 대해 판단하는 것은 매우 중요한 일이다. 실이측정을 수행하는 과정에서 실이증폭이득에 영향을 줄 수 있는 실제적인 요인들은 여러 가지가 있다. 실이측정과정에서 이들의 영향이 있었는지에 대한 판단은 쉽지 않다. 그러나 저음영역에서의 실이증폭이득곡선을 이용하여 환기구에 관련된 특징들은 알아볼 수 있다. 만약 보청기에 환기구가 설치되어 있거나 또는 보청기와 외이도 사이에 틈새가 존재하면, 이들이 외부의 저음을 잔여공간으로 유입시키는 일종의 통로가 된다는 것은 이미 앞에서 설명하였다. 그 결과로서 동일한 저음성분이 기준 마이크로폰과 환

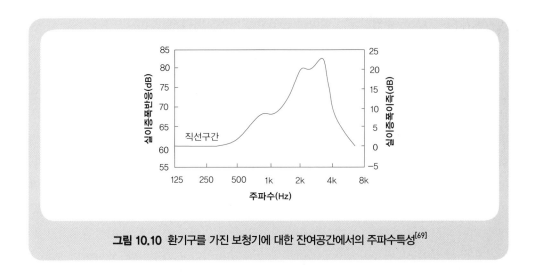

그림 10.10 환기구를 가진 보청기에 대한 잔여공간에서의 주파수특성[69]

기구(또는 틈새)를 통해 외이도의 잔여공간으로 들어갔다고 가정해보자. 만약 보청기의 이 득이 크지 않을 경우에는 외이도의 잔여공간에서 측정된 저음과 외부에서 보청기로 입력될 때에 기준 마이크로폰에서 측정된 저음들 사이의 음압레벨이 서로 동일할 것이다. 따라서 보청기의 이득이 매우 높지 않을 경우에는 저음영역에 실이증폭이득이 0dB인 직선구간이 만들어진다(그림 10.10).[69]

실이증폭이득곡선의 저음영역에 이득이 0dB인 직선구간이 형성되는 또 다른 경우가 있 다. 만약 보청기와 외이도 사이의 틈새가 크거나 또는 환기구의 직경이 탐침 마이크로폰과 연결된 실리콘 음도관(튜브)의 직경보다 2배 이상 크면, 저음에 대한 실이증폭이득이 거의 없어서 직선으로 된 실이증폭이득곡선 구간이 만들어진다. 잔여공간에 형성된 저음성분이 환기구나 틈새를 통하여 외부로 빠져나가기 때문이다. 그러나 환기구와 탐침 마이크로폰의 직경이 서로 유사하고 환기구의 입구가 탐침 마이크로폰에 의해 대부분 가려져 있다고 하 자. 이 경우에는 마치 환기구의 직경에 따른 저음특성처럼 실이증폭이득곡선의 저음특성이 변한다.

보청기에 환기구나 틈새가 존재할 때에 저음영역의 실이증폭이득곡선이 직선으로 나타 나는 원인으로는 이들의 직경이나 크기가 크던지 아니면 보청기의 이득이 적은 경우를 들 수 있다. 만약 보청기의 이득은 높지만 이들의 직경이나 크기가 크지 않거나 환기구의 입구 가 탐침 마이크로폰에 의해 가려있으면, 저음에 대한 실이증폭이득곡선의 특성이 마치 환 기구의 직경에 따른 저음특성처럼 변하게 된다. 그리고 1~2개의 순음을 이용하여 식(10.1) 으로 계산한 실이증폭이득과 실제로 측정된 실이증폭이득들 사이의 차이는 대개 5dB 이내 로 나타난다. 실제적으로 이들 사이의 차이가 10dB 이상으로 나타나는 경우는 드물며, 특 히 15dB 이상인 경우는 거의 없다. 실이증폭이득의 측정에서 오차를 만들어낼 수 있는 가장 일반적인 원인들은 다음과 같다.

• 외이도에 있는 귀지에 의해 측정이 방해받는 경우

- 탐침 마이크로폰에 연결되는 실리콘 음도관이 외이도의 벽에 밀착되는 경우
- 탐침 마이크로폰에 연결되는 실리콘 음도관이 딱딱한 귀꽂이에 의해 눌리는 경우
- 성능분석기의 버튼이 잘못된 순서로 조작되는 경우
- 보청기의 전원이 꺼져 있는 경우

(3) 실이삽입이득

외이도 안에 보청기가 삽입되면서 실질적인 외이도의 길이는 줄어든다. 그 결과로, 기주공명의 일종인 외이도 공명을 일으키는 주파수가 높아지기 때문에 이 공명주파수를 보청기의 리시버에서 정상적으로 재생하기 어렵다. 따라서 보청기의 주파수반응곡선에는 외이도 공명에 의한 피크가 없어진다. 보청기를 착용하였을 때에 외이도 공명에 의한 증폭효과가 없어지지만 이 실이공명반응이 실이증폭반응에 포함되어 있다고 가정한다. 왜냐하면 보청기를 착용하지 않는다면 외이도 안에서 항상 공명이 일어나기 때문이다. 따라서 보청기의 삽입으로 인하여 외이도의 공명효과가 존재하지 않지만, 이 공명효과를 실이증폭반응에서 제외해야만 보청기의 착용을 통해 얻을 수 있는 실질적인 이득을 구할 수 있다.

실이증폭반응(REAG)과 실이공명반응(REUG) 사이의 차이를 보청기에 의해서 순수하게 발생한 이득이라고 할 수 있으며, 이를 실이삽입반응(REIR) 또는 실이삽입이득(REIG)이라고 한다(그림 10.11).[9] 실이삽입이득(REIG)을 측정할 때에 잔여공간에서 탐침 마이크로폰의 위치는 실이증폭이득을 측정할 때만큼 중요하지는 않다. 비록 고막 앞에서 음압레벨을 측정하는 것이 실이삽입이득에서도 중요하지만, 귓속형 보청기의 외형이나 귀꽂이의 끝부터 잔여공간의 중간 사이에는 음압레벨이 동일한 위치가 여러 군데 존재하기 때문이다.

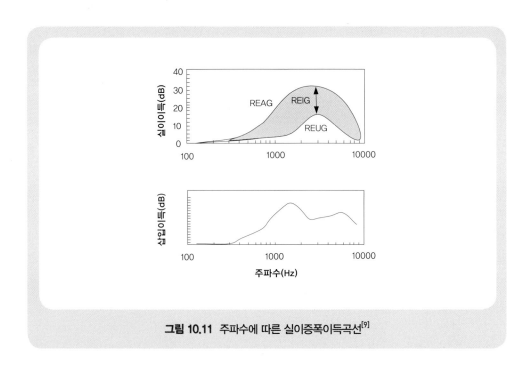

그림 10.11 주파수에 따른 실이증폭이득곡선[9]

실이측정을 통해 얻은 실이삽입이득은 청각전문가가 난청인에게 처방한 주파수별 목표이득과 ±5dB의 오차범위 안에서 일치하는 것이 바람직하다. 왜냐하면 목표이득이 대체로 주관적인 청력검사와 특정한 처방법에 의해 결정되기 때문이다. 따라서 청각전문가가 처방한 목표이득에 실이삽입이득을 일치시키려고 노력하는 것보다 난청인이 좀 더 편안하게 소리를 들을 수 있는 실이삽입이득을 찾는 것이 더 중요하다.

① 실이증폭이득과 기능이득 사이의 관계

실이증폭이득과 마찬가지로 실이삽입이득도 외이도 안에서 직접 측정하였을 때와 커플러를 사용하였을 때에 차이가 발생한다. 이 차이의 원인들도 앞에서 설명한 실이증폭이득에서와 동일하다. 그 결과로서 외이도의 잔여공간에서 직접 측정한 실이삽입이득이 커플러(또는 귀모형)를 사용한 기능이득에 비하여 더 작게 나타나는데, 이는 실이삽입이득을 구할 때에 실이증폭이득에서 실이공명이득을 빼기 때문이다. 일반적인 성인이 귓속형 보청기(ITC, ITE)를 착용했을 경우에 3kHz까지는 실이삽입이득과 기능이득이 몇 dB 이내에서 서로 유사하다. 그러나 다른 형태의 보청기에서는 실이삽입이득이 기능이득, 실이대커플러차이(RECD), 마이크로폰의 위치효과(MLE), 실이공명이득(REUG), 음도관(sound bore) 효과와 환기구 효과 등에 의해 다음과 같이 구해진다.

$$\text{실이삽입이득} = \text{커플러(또는 귀모형) 기능이득} + RECD + MLE - REUG$$
$$+ \text{음도관(sound bore) 효과} + \text{환기구 효과} - - - - - (10.2)$$

환기구가 설치되지 않은 가운데 동일한 음도관(sound bore)을 가진 보청기들을 사용하여 측정한 커플러 기능이득과 실이삽입이득 사이의 차이를 CORFIG(coupler response for a flat insertion gain)라고 부른다.

$$CORFIG = \text{커플러 기능이득} - \text{실이삽입이득} - - - - - - - - - (10.3)$$

식(10.2)를 이용하여 식(10.3)을 다시 쓰면 다음과 같다.

$$CORFIG = REUG - RECD - MLE - - - - - - - - - - -(10.4)$$

여기서 음도관(sound bore)과 환기구들의 효과는 동일한 음도관을 사용하는 가운데 환기구가 설치되지 않았기 때문에 위 식들에 기여하지 않는다. 식(10.4)에서 보면 커플러 기능이득과 실이삽입이득 사이의 차이(CORFIG)가 실이공명이득(REUG), 실이대커플러차이(RECD)와 마이크로폰의 위치효과(MLE)에 의해서만 주어지는 것을 알 수 있다. 검사음이 0°와 45° 방향에서 보청기로 입력될 때의 평균적인 실이공명이득(REUG)을 〈표 10.6〉에 나타내었다.[70] 마이크로폰의 위치효과, 평균적인 실이대커플러차이와 실이공명이득을 이용하여 얻은 CORFIG를 보청기와 커플러의 종류에 따라서 〈표 10.7〉에 나타내었다.[9]

CORFIG를 이용하여 실이삽입이득과 커플러 기능이득을 다시 쓰면 다음과 같다.

표 10.6 기준 마이크로폰의 존재 여부와 소리의 입력방향에 따른 실이공명이득[70]

(단위 : dB)

입력방향	기준 마이크로폰	주파수(kHz)								
		0.125	0.25	0.5	1	2	3	4	6	8
0°	없음	0	1	2	3	12	16	14	4	2
45°	없음	0	1	3	5	13	20	18	9	3
0°	있음	0	0	0	1	12	14	12	3	1
45°	있음	0	0	0	1	12	17	15	7	2

표 10.7 보청기와 커플러의 종류에 따른 CORFIG[9]

(단위 : dB)

보청기	커플러	주파수(kHz)						
		0.25	0.5	1	2	3	4	6
상자형	HA2	0	−7	−7	2	12	11	−1
BTE	HA2	3	−2	−4	1	11	10	−2
BTE	HA1	3	−2	−3	−1	5	3	−7
ITE	HA1	3	−3	−4	−1	2	−3	−9
ITC	HA1	3	−3	−4	−3	−1	−6	−8
CIC	HA1	3	−2	−4	−1	−1	−4	−8

실이삽입이득 = 커플러 기능이득 − CORFIG + 음도관(sound bore) 효과 + 환기구 효과

커플러 기능이득 = 실이삽입이득 + CORFIG − 음도관(sound bore) 효과 − 환기구 효과

난청인의 청력상태에 적절한 보청기를 선정할 때와 측정박스 안에서 보청기를 조절할 때에 사용하는 커플러 기능이득은 CORFIG로 구한다. 뿐만 아니라 실이삽입이득을 실제로 측정하지 않고 커플러를 사용하여 측정한 커플러 이득만으로도 〈표 10.5〉에서의 CORFIG와 식(10.4)를 이용하여 보청기의 형태에 따른 실이삽입이득을 예상할 수 있다. 이와 같이 구한 실이삽입이득을 난청인의 청력조건에 적절한 보청기의 이득을 주파수별로 처방할 때에 활용할 수도 있다.

② 측정의 적정성 평가
실이삽입이득을 구하기 위해서는 실이공명이득과 실이증폭이득의 측정이 필요하다고 앞에

서 설명하였다. 난청인이 보청기를 착용했을 때에 기대할 수 있는 실제적인 실이삽입이득을 측정하는 데 영향을 줄 수 있는 요인들도 실이증폭이득과 실이공명이득 부분으로 나누어 생각해볼 수 있다. 그러나 실이증폭이득의 측정과정에 대한 적정성 평가는 이미 앞에서 설명하였기 때문에 실이공명이득에 대해서만 설명할 것이다.

보청기가 삽입되지 않은 외이도에서 나타나는 주파수반응곡선은 연속음을 사용하여 측정한다. 가장 일반적으로 나타나는 주파수반응곡선의 형태는 저음영역에서 낮은 음압레벨을 가지고 직선에 가까운 주파수반응곡선을 갖다가, 외이도 공명에 의하여 2~3kHz에서 음압레벨이 약 12~22dB 정도 높아지는 2개의 피크가 존재한다. 그리고 4kHz부터 주파수가 높아질수록 음압레벨이 급격히 감소하는 특징을 갖는다. 만약 외이도의 길이(너무 길거나 짧거나)가 변하거나 또는 유양돌기 개방술(mastoidectomy)과 같은 수술에 의해 외이도의 형상이 바뀌면, 주파수에 따른 실이공명반응곡선의 형태도 달라질 수 있다. 예를 들면, 외이도의 길이가 길어지면 외이도 공명을 일으키는 주파수가 낮아지는 반면에, 외이도의 길이가 짧아지면 공명피크의 주파수가 고음 방향으로 이동한다.

③ 실이삽입이득의 신뢰성

정상적인 과정을 통해 측정된 실이삽입이득과 잔여공간에서의 실제적인 실이삽입이득의 신뢰도를 높일 수 있으면 좋다. 성능분석기를 이용하여 측정한 실이삽입이득의 신뢰도가 높을수록 보청기의 착용에 대한 만족도를 향상시킬 수 있기 때문이다. 실이삽입이득의 신뢰도를 높일 수 있는 가장 좋은 방법은 여러 번 반복적으로 측정하여 평균적인 실이삽입이득을 구하는 것이다. 여러 번의 반복적인 실이측정을 통해 얻어진 평균적인 실이삽입이득이 잔여공간 안에서의 실제적인 참값에 가까워지기 때문이다.

실제로 여러 번의 반복적인 측정에 의해 결정된 평균적인 실이삽입이득이 실제 참값에 가까워졌는지는 다음과 같이 알 수 있다. 만약 평균적인 실이삽입이득과 각각의 주파수별 실이삽입이득 사이의 표준편차가 3dB 이내로 주어진다면, 이때의 평균적인 실이삽입이득을 참값으로 인정할 수 있다. 이때에는 평균적인 실이삽입이득과 각 측정에서 얻어진 실이삽입이득들 사이의 편차가 표준편차의 2배인 6dB 이내로 주어지는 측정들이 전체 횟수의 95%가 될 것이다. 그러나 주파수대역을 고음영역으로만 제한하면 이들 사이의 표준편차가 다음과 같은 원인들로 인해 5dB로 증가한다.

- 외이도의 잔여공간에서 정재파의 발생
- 실이공명이득과 실이증폭이득을 측정할 때에 탐침 마이크로폰의 동일한 위치
- 탐침 마이크로폰으로 소리를 전달하는 실리콘 재질의 음도관이 귀꽂이나 보청기 외형에 의해 눌려서 수축되거나 또는 부적절한 위치에 놓임으로 인해 발생하는 고음감쇠현상

4) 삽입손실

외이도에 보청기가 삽입되었을 때에 나타나는 폐쇄효과는 앞에서 자세히 설명한 바 있다.

이처럼 보청기의 착용에 의해 외이도가 폐쇄되었을 때에 외이도의 잔여공간에서 측정한 주파수특성을 실이폐쇄반응(Real-Ear Occluded Response, REOR)이라고 한다. 다만 실이폐쇄반응을 측정할 때에는 외이도에 보청기를 착용한 가운데 보청기의 전원이 꺼져 있는 상태를 유지하여야 한다. 보청기의 전원이 켜진 상태에서 측정된 결과는 실이폐쇄반응이 아닌 실이공명반응이기 때문이다. 각 주파수별로 실이폐쇄반응곡선의 음압레벨에서 실이공명반응곡선의 음압레벨을 뺀 차이를 삽입손실(insertion loss)이라고 한다. 이와 같이 구한 삽입손실을 바로 보청기의 착용에 의한 폐쇄효과로 간주할 수도 있다.

삽입손실 = 실이폐쇄반응 – 실이공명반응

5) 실이포화반응

커플러나 귀모형을 사용하지 않고 외이도의 잔여공간에서 최대음압레벨을 측정한 것이다. 이때에 보청기에 입력되는 검사음의 음압레벨은 90dB로, 잔여공간에서의 음장(sound field)을 충분히 포화시킬 수 있다. 그리고 최대음압레벨은 외이도의 잔여공간에서 음압레벨이 더 이상 높아지지 않는 것으로, 보청기의 출력이 외이도의 잔여공간에서 포화되었음을 알려준다. 이처럼 외이도의 잔여공간에서 주파수별로 포화된 음압레벨의 측정을 실이포화반응(Real-Ear Saturation Response, RESR)이라고 한다. 90dB의 검사음을 커플러나 귀모형에 입력하여 측정한 최대음압레벨(maximum sound pressure level)과 동일한 의미를 갖는다.

제11장 보청기 사용과 관리

난청인의 청력을 검사한 후에 보청기의 선정과 적합과정을 거쳐 제조사에서 제작된 보청기에 문제가 없는지를 확인하면 미세조정이 완료된 보청기는 난청인에게 인도될 수 있다. 보청기를 전달하는 과정에서 난청인의 청력상태 및 보청기의 필요성과 착용효과를 다시 설명해주고, 보청기의 사용과 관리 그리고 사용 중에 불편한 점이 발생하면 다시 보청기전문가를 방문하도록 알려주어야 한다.

난청인의 청력상태에 관련해서는 난청의 종류(전음성 난청, 감각신경성 난청 등)와 정도(경도난청, 중도난청 등), 난청을 일으키는 위치(외이, 중이 등) 및 청력손실의 유형(수평형, 경사형 등) 등이 있다. 현재 난청인에게 남아있는 잔존청력에 대해서도 난청인이 이해하기 쉽도록 어느 정도의 소리를 들을 수 있는지에 대해 실제적인 예를 들면서 설명한다. 뿐만 아니라 보청기를 착용하였을 때에 어느 정도로 소리가 잘 들리는지에 대해서도 설명하고 보청기의 착용효과를 높이기 위해서 보청기를 매일 착용해야 한다는 것도 설명한다. 보청기의 가격이나 착용효과 등에 영향을 줄 수 있는 기능 사이의 관계에 대해서도 난청인과 동반가족에게 충분히 설명하여, 타인과 자신이 느끼는 보청기의 착용효과를 단순히 상대적으로 비교하지 않도록 한다.

보청기를 판매한 청각전문가는 난청인에게 보청기의 품질보증기간과 혜택에 대하여 자세히 설명하여야 한다. 보청기가 파손이나 고장이 발생하였을 경우에 대한 유상 또는 무상 수리에 관련한 내용들도 함께 설명한다. 난청인이 구입한 보청기의 환불정책에 대해서도 알려주어 나중에 발생할 수 있는 분쟁의 여지를 없애는 것이 좋다.

기능상의 측면에서 보청기의 사용과 관리에 대한 교육 또는 상담과 더불어 보청기의 착용효과를 최대한으로 향상시킬 수 있는 청취전략에 대해서도 좀 더 자세히 설명하게 될 것이다.

1. 보청기의 사용과 관리

1) 보청기 착용 및 사용

보청기의 사용법은 보청기를 착용한 모든 난청인에게 중요하다. 난청인이 보청기의 사용법에 대해 익숙하지 않을 경우에 보청기의 착용효과가 크게 감소할 수 있기 때문이다. 예를 들면, 볼륨이나 소음제거기능이 자동으로 작동하지 않는 보청기의 경우에, 난청인이 이들 기능을 청취환경에 적절하도록 스스로 조절하거나 선택하지 못하면 그만큼 보청기 착용에 대한 난청인의 만족도는 감소할 것이다. 보청기를 이전에 착용해본 경험이 있는 난청인의 경우에는 기존에 착용했던 보청기와 지금 착용하는 보청기들 사이의 차이점에 대해서만 설명하여도 충분할 수 있다. 그러나 80세 이상의 노인이나 처음으로 보청기를 사용하는 난청인의 경우에는 보청기를 착용할 때부터 다음과 같은 항목들이 익숙해질 때까지 반복하여 교육하는 것이 좋다.

- 보청기를 외이도에 착용하거나 빼는 방법
- 보청기에 장착된 각종 스위치들을 on-off하는 방법
- 볼륨을 조절하는 방법
- 각종 트리머 사용법

보청기의 착용효과를 높이기 위하여 난청인이 스스로 선택(예 : 텔레코일, 다기억 장치, 지향성 마이크로폰 등)한 기능들이 있다. 예를 들면, 지향성 마이크로폰이나 다기억 장치를 사용하거나 소음제거기능을 사용하여 잡음이나 소음으로부터 말소리에 대한 명료도를 높일 수 있다. 만약 이들 장치 또는 기능이 자동으로 조절되는 경우가 아니거나 청취환경에 적절한 기능을 난청인 자신이 조절하기를 원한다면, 난청인이 이들을 스스로 조절할 수 있도록 그 방법에 대하여 자세히 설명하여야 한다. 다만 보청기에 들어있는 각종 기능들을 난청인이 스스로 조절하고자 할 때에는 각 조절기능에 관련된 내용과 사용법에 대하여 충분한 이해가 요구될 수 있다.

- 건전지를 교체하는 시기 및 방법

  건전지의 수명이 어느 정도 남아있는지를 확인할 수 있는 건전지 테스터의 사용을 권장하는 것도 건전지의 교체시기를 좀 더 정확히 알 수 있는 좋은 방법이다. 보청기에 의존도가 높은 난청인일수록 건전지의 교체에 대하여 민감할 수 있다. 이 경우(특히, 건전지의 수명이 얼마 남지 않았다고 생각될 때)에는 여유분의 건전지를 휴대하도록 권장하는 것이 좋다. 건전지의 교체가 예상되는 날짜를 달력에 표시해 유의하도록 하는 것도 좋은 방법이다. 건전지가 약해졌을 때에 보청기에서 나타나는 증상들은 다음과 같다.

  - 소리가 약해지거나 정상적으로 나지 않는다.
  - 소리에 왜곡이나 울림현상이 발생하여 음질이 떨어진다.

　　-잡음이 간혹 또는 계속해서 들린다.

　　-소리가 들렸다 안들렸다 한다.

　　-음향되울림이 발생하는 경우도 있다.

　　건전지를 교체할 때에는 보청기에 있는 건전지 덮개를 열어 기존의 건전지를 뺀 후에, 건전지의 극성이 바뀌지 않도록 새 건전지를 넣고 덮개를 닫는 방법에 대해 자세히 알려주어야 한다. 만약 건전지의 극성이 바뀔 경우에는 덮개가 쉽게 닫히지 않는데 이를 무리하게 닫으면 보청기의 덮개가 파손될 수 있음을 설명한다. 그리고 난청인이 유 · 소아인 경우나 신체적인 장애로 인해 건전지를 스스로 교체하지 못할 경우에는 난청인을 동반한 가족에게 설명한다.

2) 보청기 적응

처음으로 보청기를 사용할 경우에 난청인은 그동안 잘 듣지 못했던 고음성분들의 증가를 크게 경험한다. 보청기를 통한 고음성분의 갑작스런 증가는 보청기의 소리에 대한 거부감으로 이어질 수 있다. 따라서 보청기를 처음으로 착용할 때에 거부감이 발생하지 않도록 보청기의 착용시간을 조금씩 늘려가는 것이 좋으며, 이를 STEP(Situation To Experience and Practice)라고 부른다. 이처럼 조용한 청취조건에서 보청기의 착용시간을 매일같이 서서히 늘려가야 하는 이유들을 살펴보면 다음과 같다.[9]

* 보청기에서 나오는 소리에 대한 생소한 느낌의 음색과 음질이 자연스럽게 보청기 착용기간의 증가와 함께 익숙해지도록 한다.
* 보청기의 착용과 같은 난청인의 적극적인 행동을 통해 손실된 청력을 회복시킬 수 있다는 긍정적인 확신을 만들어낼 수 있다.
* 청취환경에 따라 보청기의 착용효과가 달라질 수 있음을 경험하도록 한다. 어떤 특정한 청취환경에서 보청기의 착용효과가 감소하는 것을 마치 모든 청취환경에서 동일하게 일어날 것이라고 생각하지 않도록 한다.
* 귀꽂이나 보청기 외형과의 접촉으로 인해 발생한 외이도에서의 이물감에 서서히 익숙해지도록 만든다.

　　보청기에 대한 초기 적응을 급하게 서두르지 않고 서서히 진행하면 난청인이 처음 1~2주일 동안에 경험한 여러 현상들을 청각전문가와 충분히 상담할 수 있다. 이 정보들은 보청기의 청취전략을 세우거나, 착용효과를 높이거나 또는 보청기의 착용에 따른 단점을 보완하는 데 활용될 수 있다.

　　난청인이 처음으로 보청기(특히, 광대역역동범위압축 보청기)를 착용했을 때에 주변소음이나 갑자기 너무 큰 소리들로 인해 어려움을 겪을 수 있다. 이러한 어려움은 청력손실이 없는 건청인에게도 동일하게 나타나는 현상임을 난청인에게 자세히 설명하여야 한다. 예를 들어, 소음이 있는 청취환경에서 대화를 나눌 때에는 건청인도 난청인과 마찬가지로 다른 사람의 말을 정확히 인식하는 데 어려움을 겪게 된다. 소음의 존재는 난청인만이 아니고 건청인에게도 어음명료도를 감소시키기 때문이다. 다만 소음으로 인한 어음명료도의 감소가 건청인보다 난청인에게 좀 더 크게 나타나는 것은 사실이다. 건청인의 경우에는 이 소음의 존재를 무시하든지 아니면 조용한 장소로 옮겨서 대화를 지속한다. 난청인도 건청인처럼 이 소음의 존재를 무시하도록 청각전문가가 설명하여야 한다. 그리고 보청기의 착용기간이 증가하면 난청인에게 소음이 익숙해진다는 것도 함께 설명하는 것이 좋다. 여기서 난청인이 소음에 익숙해진다는 의미는 소음이 없어진다는 것이 아니고, 보청기의 착용기간이 길어지면서 말소리와 함께 들리는 소음을 무시할 수 있다는 의미이다.

큰 소리가 갑자기 보청기로 들어올 경우에는 난청인이 깜짝 놀라면서 불쾌감을 느낄 수 있다. 이러한 일이 자주 발생한다면, 난청인이 보청기의 착용을 거부하는 상황까지 이어질 수도 있다. 따라서 보청기를 착용함으로 인하여 발생하는 현상이 아니고, 난청인을 포함한 모든 사람에게서 흔히 발생할 수 있는 일임을 이해시켜야 한다. 건청인의 경우에도 갑자기 큰 소리가 들리면 깜짝 놀란다고 설명한다. 뿐만 아니라 보청기를 착용하고 있는 난청인의 경우에도 청력을 잃기 이전에 이런 일들이 일어났었음을 상기시키는 것도 난청인을 이해시키는 데 도움이 될 수 있다. 실제로 건청인과 난청인이 불쾌하다고 느끼기 시작하는 불쾌수준(UCL)은 청력손실 유무에 관계없이 서로 비슷한 것으로 알려져 있다. 모든 난청인들이 보청기의 착용기간이 늘어난다고 해서 큰 소리에 의한 불쾌감이 없어지는 것은 아니다. 큰 소리가 입력될 때마다 난청인이 불편함을 지속적으로 호소할 경우에는 청각전문가가 이 현상에 대하여 다시 설명해줄 것인지 아니면 보청기의 처방을 조정하는 것이 좋은지를 판단하여야 한다.

3) 보청기 관리

보청기는 작고 매우 비싼 제품들 중에 하나이다. 따라서 난청인이 보청기를 어떻게 관리해야 하는지에 대해서도 자세히 설명해주어야 한다. 뿐만 아니라 난청인이 쉽게 이해할 수 있도록 보청기의 관리요령을 잘 정리한 후에 프린터로 인쇄하여 난청인에게 나누어주면서 집에 가서 필요할 때에 다시 확인해보도록 알려준다. 난청인이 보청기를 집에서 사용하거나 관리할 때에 하지 말아야 하는 일과 해야 하는 일을 〈표 11.1〉에 나타내었다.

귀지나 습기로 인하여 보청기전문가를 자주 찾는 난청인의 경우에는 제조사에서 판매하는 제습기능을 가진 보관함을 사용하는 것도 권장해볼 수 있다. 보청기를 착용하지 않을 때에 보청기를 보관함에 넣어서 보관하면, 보청기 안에 있는 습기도 제거될 뿐만 아니라 귀지의 크기가 줄어들어 이들을 제거하기가 쉬워진다. 보청기를 보관함에 넣어 보관할 때에는 건전지의 수명이 줄어들지 않도록 건전지를 제거한 후에 건전지 도어를 열어두는 것이 좋다. 보청기 내부에 있는 습기를 제거할 뿐만 아니라 살균 및 냄새까지 없애주는 기능을 가진 보관함도 있다.

표 11.1 보청기의 관리법

하지 말아야 하는 일	해야 하는 일
물에 씻거나 접촉시키지 않는다.	화장지로 보청기의 외형을 정기적으로 닦아주고, 가끔 물에 약간 축축한 부드러운 헝겊으로 닦는다. 이때에 물보다 알코올을 사용하는 것도 좋은 방법이다.
머리를 감거나 샤워, 목욕 또는 수영할 때에 착용하지 않는다. 만약 실수로 인하여 물에 젖게 되었을 때에 전자레인지 또는 오븐에 넣고 말려서는 안 된다. 우선, 건전지를 먼저 제거한 후에 자연 상태로 건조시키거나 헤어 드라이어를 사용해도 된다.	귀꽂이를 씻을 때에는 보청기 본체에서 분리한 후에 미지근한 비눗물을 이용한다. 귀꽂이를 본체에 다시 연결할 때에는 음도관에 습기가 없는지를 확인하여야 한다. 이때에 음도관이 완전히 건조되는 데 하루가 걸릴 수도 있다. 따라서 음도관을 빨리 건조시키기 위해 헤어 드라이어를 사용할 수도 있다.
귀지나 오염물질을 꺼내기 위한 도구를 마이크로폰이나 리시버의 음구 속으로 3mm 이상 넣어서는 안 된다.	리시버의 음구에 귀지가 있으면 솔(brush), 쑤시개(pick) 또는 귀지 가드(wax guard)를 사용하여 귀지를 제거한다. 귀지가 들어있는지 밝은 빛을 이용하여 확인한다.
헤어 스프레이를 뿌리지 않는다.	보청기를 착용하지 않을 때에는 보청기 상자 또는 단단하게 만들어진 박스에 넣어 보관한다. 이때에 습기 제거제를 함께 넣어두는 것도 좋은 방법이다.
차 안에서 햇빛이 비치는 곳에 두지 않는다.	보청기를 하루 이상 착용하지 않을 때에는 건전지를 분리하여 보관한다.
보청기를 착용한 상태에서 화장을 하지 않는다.	보청기를 조금 쉽게 삽입하거나 빼기 위하여 크림(cream)이나 바셀린(Vaseline)을 사용할 때에는 음구가 막히거나 고장이 발생할 수 있기 때문에 조심하여야 한다.
보청기 근처에서 향수를 뿌리지 않는다.	마이크로폰이나 리시버 안에 먼지와 같은 이물질이 들어가는 경우에 고장이 발생할 수 있으므로 깨끗하고 마른 손으로 보청기를 취급하여야 한다.
정전기가 발생하는 옷은 보청기를 뺀 상태에서 입는다.	–

2. 청취전략

청력손실이 없는 건청인의 경우에도 청취환경에 따라서 말소리를 정확하게 인식하지 못하는 경우가 있다. 이는 건청인과 난청인에 관계없이 대화를 나누는 주변환경에 따라서 상대방의 말소리를 정확하게 지각하지 못할 수도 있기 때문이다. 건청인이 어느 특정한 청취환경에서의 어음명료도를 높이기 위하여 그 청취환경에서의 청취전략을 훈련하기도 한다. 뿐만 아니라 난청인이 보청기를 착용함에 따라 얻을 수 있는 어음명료도의 향상을 더욱 높이기 위하여 어음청취요령을 훈련하는 것이 좋다. 어음명료도의 향상을 위한 난청인의 청취전략에는 보청기만 착용하는 경우와 청각보조기기를 보청기와 함께 사용하는 경우로 나눌 수 있다. 난청인의 적절한 청취훈련은 좀 더 많은 종류의 청취환경에 쉽게 적응할 수 있도록 만들어준다. 이와 같은 청취훈련은 어떤 특정한 청취환경에서 보청기를 착용하지 않고도 상대방과 대화할 수 있을 정도까지 향상시켜 주기도 한다.

만약 소리를 잘 듣지 못하는 상태로 오랜 기간을 보내게 되면 어음청취능력이 크게 감소하여 다른 사람과 대화를 나눌 때에 대화주제에서 벗어난 말을 자주 하여 상대방과의 대화를 어렵게 만들 수 있다. 난청을 극복하기 위해서는 보청기의 착용과 더불어 적절한 청취훈련을 함께 수행하도록 권장하는 것이 좋다. 보청기의 착용에 따른 청취요령들 중에서 중요한 사항들은 별도의 안내서로 작성하여 나눠줌으로써 일상생활에서 난청인이 훈련할 때에 어려움이 없도록 하는 것이 좋다.

난청인의 청취전략에는 청취환경의 관찰(observation), 사회적 배려(manipulating social interaction)와 청취환경의 조성(manipulating the physical environment) 등이 포함되어야 하고 이들에 대한 각각의 자세한 설명은 다음과 같다.[71-72]

1) 독화술

(1) 입술 모양

일반적으로 사람들이 대화를 나눌 때에는 서로 상대방의 얼굴을 자연스럽게 쳐다본다. 그러나 잔존청력이 거의 없는 농아의 경우에는 상대방의 얼굴보다 입술을 쳐다보는 경우가 많다. 이는 입술의 모양변화(lip reading)를 통해 상대방의 말소리를 예측하려는 의도이다. 그러나 상대방의 말을 좀 더 정확하게 지각하기 위하여 대화자의 입술까지 함께 살피는 난청인은 많지 않다. 특히 청력이 심하게 감소한 난청인에게는 상대방의 눈을 쳐다보는 것보다 입술의 모양변화를 살피는 것이 말소리를 이해하는 데 더 큰 도움이 된다. 왜냐하면 말소리를 정확하게 인식하는 데 필요한 정보를 청각을 통해 완전히 취득할 수 없기 때문에 입술의 움직임을 통해 이를 보충해주는 정보를 얻을 수 있기 때문이다.

난청인은 상대방과 대화를 나눌 때에 상대방의 얼굴이 아닌 입술을 바라보는 것에 대해 건청인이 신경을 쓸 것이라고 생각할 수도 있다. 그러나 대화를 나누는 상대방은 난청인이 본인의 얼굴을 쳐다보든 아니면 입술을 바라보든 크게 상관하지 않는다는 점도 설명해준다. 따라서 청각전문가는 말소리의 이해도를 높여주는 데 있어서 입술모양의 변화가 줄 수 있는 도움에 대해 난청인에게 설명해주고, 이에 관련된 교육용 영상자료를 이용하여 훈련하도록 유도하는 것이 좋다.

(2) 얼굴 표정과 몸 동작

심한 청력손실로 인해 보청기만으로 말소리를 완전히 이해할 수 없는 경우에 오로지 독순술에 의해서만 청력재활에 도움을 받을 수 있는 것이 아니다. 다시 말하면, 미소, 놀라는 표정, 찌푸린 표정 그리고 싫어하는 표정 등과 같은 얼굴 표정들을 비롯하여 몸의 움직임과 발음/조음기관의 동작들도 말을 이해하는 데 도움을 줄 수 있다. 말소리에 대한 이해도를 높이기 위하여 상대방의 입술 움직임, 얼굴 표정, 몸의 동작, 발화의 장면이나 전후관계 그리고 문맥 등을 종합적으로 살피는 것을 독화술(speech reading)이라고 부른다. 청각전문가는 말소리의 이해도를 높이는 데 있어서 독화술이 제공해줄 수 있는 도움에 대해 난청인에게 자세히 설명해주고, 이에 관한 교육용 영상자료를 이용하여 훈련하도록 유도하는 것이 좋다.

(3) 음절의 추측

상대방의 말소리 중에서 알아듣지 못하고 지나간 음절이 존재함으로 인하여 상대방의 말을 전체적으로 이해하지 못하는 어려움을 겪을 수도 있으며, 이로 인해 발생하는 실망 또는 좌절감 때문에 다른 사람들과의 대화를 피할 수도 있다. 따라서 독화술의 일종인 대화의 주제, 대화자의 얼굴 표정, 주변 환경, 발화의 장면이나 전후관계와 문맥 등을 이용해 지각하지 못한 음절들을 추측함으로써 상대방의 말소리를 완벽히 복원할 수도 있다. 만약 난청인이 추측한 음절을 포함시킨 상대방의 말이 실제의 상대방 말과 너무 다르다고 느껴지면, 상대방에게 자신이 인식한 말을 다시 확인하도록 권장하는 것이 좋다.

2) 사회적 배려

사람은 어려서부터 다른 사람들과 어울리는데 서로의 의사를 대화를 통해 전달한다. 어떤 사람이 청력손실로 인하여 난청이 발생하였을 때에 이 난청인과 원활한 의사소통을 하기 위해 그동안 사용해오던 의사소통방법을 다소 변경하기도 한다. 이 경우에는 난청인이 좀 더 편안하고 자연스럽게 상대방의 말을 들을 수 있다.

(1) 명료한 발음

청력손실의 여부와 관계없이 말하는 사람의 발음이 정확하지 못하면 다른 사람이 그 말을 정확하게 알아듣기가 어렵다. 특히 청력손실이 있는 난청인의 경우에는 그 사람의 말을 제대로 이해하기가 더욱 어려워질 수 있다. 청력손실의 정도가 심한 난청인에게 정확한 발음으로 천천히 말하는 것도 청각장애인들에게 커다란 사회적 배려가 될 수 있다. 이처럼 난청인이 말을 좀 더 쉽게 알아들을 수 있도록 도와주기 위해서는 방송국의 아나운서들처럼 정확한 발음을 가지고 천천히 조금 크게 말하면 된다.

난청인이 말을 좀 더 정확하게 이해할 수 있도록 대화자가 명료하게 발음하면 다음과 같은 측면에서 일반적인 대화로부터 차이가 발생한다.

- 말을 천천히 하면 난청인이 말을 좀 더 정확하게 이해할 수 있다. 왜냐하면 음소를 길게 발음하게 되어 음소가 좀 더 명료해지고 단어들 사이에 쉬는 시간이 길어지거나 또는 새롭게 추가되기 때문이다. 특히 말을 천천히 하는 것에 대한 장점은 나이가 많은 노인에서 잘 나타난다. 왜냐하면 이들은 귀로 들은 말을 대뇌에서 이해하는 데 좀 더 시간이 걸리기 때문이다.
- 모음의 발음이 완전하게 형성된다.

- 종성으로 쓰이는 자음들의 파열이 정지하는 것을 완화(release)시킨다.
- 폐쇄자음의 상대적인 강도가 증가한다.
- 소리의 높이 범위가 증가한다.

난청인과 가장 많이 대화를 나누는 사람은 아마도 가족일 것이다. 따라서 가족 관계에 있는 난청인이 좀 더 쉽고 정확하게 말을 알아들을 수 있도록 명료한 발음을 위한 교육과 훈련을 받는 것도 매우 좋다. 이들의 정확한 발음을 위하여 반드시 음성학을 정규적으로 교육받을 필요는 없으며, 약 10~15분 정도의 교육을 포함한 훈련만으로도 가능하다. 이 훈련에는 말하는 속도, 발화, 멈춤과 중요한 단어를 강조하는 방법 등이 포함되어 있으며, 이 훈련의 효과는 몇 주에서 몇 달간 지속될 수 있다. 가족들 중에서 난청인에게 가장 명료하게 말을 전달할 수 있는 사람을 특별히 지정하는 경우도 있다. 이때에도 그 사람의 발음 중에서 난청인이 잘 알아듣지 못하는 발음을 정확하게 개선시켜 주는 것도 좋은 방법이다.

보청기를 착용하는 난청인과 대화를 나누는 장소에 소음이 많거나 잔향이 많을 경우에는 난청인이 상대방의 말을 알아듣기가 더욱 어려워진다. 이와 같은 청취환경에서 대화의 어려움을 느끼는 것은 건청인도 실제로 마찬가지일 것이다. 다만 난청인이 건청인에 비하여 좀 더 어렵게 느낄 뿐이다. 소음이나 잔향이 많은 청취환경에서 상대방이 좀 더 크고 정확하게 발음하면 난청인의 어음이해도가 훨씬 높아지는 것으로 알려져 있다. 이때에 상대방이 크게 말을 하여도 난청인이 광대역역동범위압축(WDRC)방식과 같은 비선형보청기를 사용한다면 큰 문제가 되지 않을 것이다. 실제적으로 청력이 정상인 건청인들도 소음환경에서는 큰 소리를 통해 의사를 전달하고 있다. 1994년 Payton은 소음이 많은 청취환경에서 건청인의 20%, 그리고 감각신경성 난청인의 26%가 정확한 발음으로 인해 어음명료도가 높아졌다고 발표하였다.[73]

(2) 대화의 주제

난청인이 다른 사람들과 대화를 나눌 때에 전반적으로 말소리를 잘 알아듣지 못하거나 아니면 문장을 구성하는 단어를 가끔씩 인식하지 못하는 경우가 있다. 이와 같이 잘 알아듣지 못하는 단어들로 인하여 다른 사람들과의 대화를 피하는 난청인도 있다. 다른 사람들과의 대화에서 주제를 벗어나 엉뚱한 소리를 하거나 또는 동문서답을 하는 자신의 모습을 보고 싶지 않기 때문일 것이다. 만약 난청인이 대화의 주제를 파악하고 있다면 가끔씩 듣지 못하는 말이나 단어를 올바르게 추측할 수 있어서 대화를 지속적으로 원만하게 유지할 수 있다. 따라서 난청인이 다른 사람과 대화를 시작할 때에 대화의 주제를 가급적 빨리 파악하는 것이 좋다.

부끄러움이 많거나 조용한 성격을 가진 난청인의 경우에도 다른 사람에게 대화의 주제가 무엇인지 물을 수 있는 용기가 필요하다. 여러 사람들이 대화를 나누는 상황에서 난청인이 대화의 주제가 무엇인지를 다른 사람들에게 갑자기 물어보면, 대화가 잠시 중단되거나 분위기가 어색해질 수가 있다. 따라서 대화를 함께 나누는 사람들 중에서 가장 친숙한 사람에게 대화의 주제가 무엇인지 조용히 물어보도록 한다.

(3) 청취요령의 수정

청력의 손실이 없는 건청인이라고 해서 다른 사람의 말속에 들어있는 모든 단어(word)와 구(phrase)를 항상 빠짐없이 알아듣는 것은 아니다. 건청인들도 어떤 원인에 의해 대화 속의 주요 단어나 구를 알아듣지 못하는 경우가 발생할 수 있다. 다만 건청인에 비해 청력손실을 가진 난청인의 경우에서 이런 일이 좀 더 자주 일어나는 것에 불과하다. 따라서 난청인은 이미 시작된 대화의 흐름에 대해 부정적 영향을 최소화할 수 있는 방법으로 알아듣지 못한 단어나 구를 추측하여야 한다. 이를 위하여 난청인이 다른 상대방에게 "뭐라고?"라는 말을 반복하기보다는 다음과 같은 방법으로 청취요령을 수정하는 것도 좋다.[9]

- 지금까지 알아들었던 단어나 말을 다시 상기하여 알아듣지 못한 단어나 말을 생각한다.
- 난청인이 정확하게 알아듣지 못한 단어를 상대방에게 다시 말하여 올바르게 알아들었는지를 확인한다.
- 알아듣기 어려운 단어나 문장을 상대방에게 간단히 적도록 요청한다.

(4) 재확인

난청인이 상대방의 말을 알아들었다는 것에 대해 어떤 방식으로든 다시 상대방에게 확인(feedback)시켜 주는 것도 대화를 원활하게 하는 좋은 방법이 된다. 다시 말하면, 상대방이 하고 있는 말을 알아들었는지 아니면 알아듣지 못했는지를 상대방에게 알려주는 것도 원활한 대화에 기초가 될 수 있다. 이러한 메시지를 상대방에게 암시적으로 전달할 수 있는 표현으로는 얼굴표정이나 몸짓 또는 간단한 단어들을 사용할 수 있다. 예를 들면, 웃는다거나 "예(yes)…예…" 소리를 내거나 또는 고개를 끄덕거리는 행위는 상대방으로 하여금 말을 알아듣고 있다는 메시지로 인식하게 만든다. 반면에 얼굴을 찌푸리거나 아니면 어리둥절한 표정 또는 고개를 옆으로 갸우뚱하는 동작은 상대방으로 하여금 다시 말하거나 천천히 정확하게 발음하도록 만드는 동기가 될 것이다.

(5) 난청의 인정

청력손실을 가진 난청인이 다른 사람들에게 나에게 난청이 있음을 스스로 밝히는 것은 쉬운 일이 아니다. 한 예로서, 난청을 가지고 있어도 보청기의 착용을 미루는 경우를 흔히 볼 수 있다. 이는 난청인 스스로가 난청에 관련된 장애를 인정하고 싶지 않을 뿐만 아니라 귀에 착용한 보청기가 다른 사람에게 보여지는 것이 싫기 때문일 것이다. 그러나 난청인이 스스로의 난청을 인정하고 이를 상대방에게 말한다면, 난청인에 대한 상대방의 배려로 인해 서로 간의 대화를 좀 더 쉽게 이어갈 수 있다. 따라서 필요하다고 생각되는 경우에는 난청인이 상대방에게 자신이 난청인임을 스스로 밝혀 대화가 원활해지도록 유도하는 것도 좋다.

3) 청취환경의 조정

난청인이 대화자의 말을 좀 더 이해하기 위해서는 상대방의 입술이나 몸짓을 잘 관찰하거나 난청인에 대한 상대방의 이해와 배려가 도움이 된다고 앞에서 설명하였다. 이처럼 난청인과 상대방 사이에 주어지는 직접적인 요인들만이 아니고, 그들이 대화를 나누는 청취환경도 난청인의 어음명료도에 영향을 줄 수 있다. 따라서 난청인의 어음명료도에 어떤 청취환경들이 영향을 줄 수 있는지에 대해 살펴보면 다음과 같다.

(1) 조명

청력손실이 심한 난청의 경우에는 청력을 보청기의 착용만으로 완전히 회복하기 어려울 수 있다. 이때에는 보청기와 함께 다른 청각보조기기를 사용하든지 아니면 앞에서 설명한 독화술을 이용하는 것도 큰 도움이 될 수 있다. 따라서 상대방의 얼굴 표정이나 입술의 움직임과 같은 여러 가지 시각적 단서들을 살펴보기 위해서는 난청인과 상대방 사이의 조명이 중요한 요소가 될 수 있다. 난청인이 상대방의 입술이나 얼굴 표정을 좀 더 쉽게 살피기 위해서는 밝은 조명이 필요하기 때문이다. 따라서 상대방이 램프나 창문의 반대편에 앉거나 서도록 유도하여 불빛 또는 햇빛이 상대방의 얼굴에 비치도록 하는 것이 좋다. 이처럼 서로가 위치하였는데도 불구하고 상대방의 얼굴이 잘 보이지 않는 경우에는 난청인이 상대방에게 좀 더 밝은 다른 장소로 옮길 것을 요청하는 것이 좋다.

(2) 위치

일반적으로 사람들은 서로 얼굴을 마주한 상태에서 대화를 나눈다. 이때에 각 대화자의 귀로 들어가는 소리는 크게 두 가지 성분들로 나눌 수 있다. 대화자의 입에서 나온 말소리는 상대방의 귀로 직접 들어가는 직접음(direct sound)과 벽이나 천정 또는 가구들에 의해 반사가 일어난 이후에 상대방의 귀로 들어가는 반사음(reflected sound)으로 나눌 수 있다. 무향실을 제외한 거의 모든 청취공간에는 직접음과 잔향음이라고도 불리는 반사음들이 함께 존재한다. 다만 직접음과 잔향음 사이의 비율에 따라서 말소리의 명료도가 크게 변한다. 예를 들면, 직접음과 잔향음 사이에서 직접음의 비율이 커지면 어음명료도가 높아지는 반면에 잔향음의 비중이 높아지면 그만큼 어음명료도는 감소한다.

잔향음이 존재하는 청취공간에서 난청인의 어음명료도를 향상시키기 위해서는 난청인과 상대방의 거리도 매우 중요하다. 이들 사이의 거리가 가까우면 직접음의 비중이 높아지면서 어음명료도가 좋아진다. 왜냐하면 상대방과의 거리가 가까울수록 직접음의 크기가 증가하고, 이로 인하여 신호대잡음비(SNR)가 개선되기 때문이다. 뿐만 아니라 직접음의 크기가 커지면 그만큼 상대방의 말소리를 좀 더 쉽게 지각할 수 있다. 따라서 난청인은 상대방의 말소리를 좀 더 정확하게 알아들을 수 있다.

난청인이 다른 사람과 대화를 나눌 때에 가장 적절한 상대방과의 거리는 약 1.2m 정도로 알려져 있다. 거리가 이보다 더 가까워지면 난청인에게 어음명료도가 더욱 향상될 수 있지만 상대방이 난청인과의 거리가 지나치게 가까워지는 것을 부담스러워 할 수 있다. 반면에 이들 사이의 거리가 너무 멀어지면, 신호대잡음비와 직접음의 크기가 줄어서 어음명료도가 크게 감소할 수 있다. 특히 난청인과 대화자가 서로 다른 방에 위치하는 경우에는 신호대잡음비가 크게 감소하여 원활한 대화를 나누기 어려울 수 있다. 이러한 어려움은 건청인들 사이에서도 일어나지만, 가급적 난청인과 상대방이 서로 가까이 위치하여 대화를 나누도록 설명해주어야 한다.

사람의 머리는 소리가 퍼져나가는 것을 방해할 수 있는 일종의 장애물이 될 수 있다. 특히 1.5kHz 이상의 주파수 성분을 갖는 소리가 머리를 통과하여 반대편의 귀로 전달되는 것을 방해하는데, 이를 두영효과 또는 머리회절효과라고 부른다. 예를 들면, 왼쪽 귀가 있는 방향으로 소리가 들어올 때에 1.5kHz 이상의 소리가 머리를 지나서 반대편에 있는 오른쪽 귀에 전달되기 어렵다는 것을 말한다. 따라서 오른쪽 귀로 들어가는 소리에는 고음성분이 줄어들어 어음명료도가 감소될 수 있다. 만약 왼쪽 귀의 청력은 정상인 가운데 반대편에 있는 오른쪽 귀가 고음에 대한 청력손실이 크다고 가정하자. 이때에 말하고 있는 상대방이 난청인의 왼쪽에 위치하는 경우에는 어음명료도에 큰 문제가 없을 것이다. 그러나 상대방이 오른쪽에 위치할 때에는 두영효과로 인하여 어음명료도가 크게 감소할 수 있다. 따라서 난청인의 측면에 상대방을 위치시켜야 할 경우에는 상대방을 청력손실이 적은 귀 방향으로 위치시키는 것도 어음명료도를 높일 수 있는 좋은 방법이 된다. 어느 한쪽 방향에서 소음이 들려온다면 소음이 들려오는 방향으로 청력이 좋지 않은 쪽의 귀가 향하도록 만들어 소음과 대화음 사이의 신호대잡음비를 높이는 것도 좋다. 이처럼 두영효과가 줄어들거나 또는 신호대잡음비가 높아지도록 귀의 방향을 변화시키는 것도 어음명료도를 향상시키는 데 도움이 된다.

(3) 소음

주변에서 발생하는 소음의 경우에 난청인의 귀에 들리는 소음의 크기를 직접 또는 간접적으로 조절할 수 있다. 예를 들면, 난청인이 TV나 오디오와 같은 전자기기들의 소리를 직접 줄일 수가 있으며 밖에서 들려오는 소음이라고 하여도 방문을 닫는 간접적인 방법으로 소음의 크기를 줄일 수 있다. 소음의 크기가 줄어들면 신호대잡음비가 개선됨으로써 어음명료도가 높아져 대화를 좀 더 원활하게 지속할 수 있다. 이와 같이 주변소음에 의해 말소리의 명료도가 감소하는 것을 억제하기 위하여 청력손실이 없는 건청인들도 이 방법들을 실제로 자연스럽게 사용하고 있다.

(4) 잔향음

천장, 바닥, 벽이나 가구와 같은 물체들은 소리를 반사시키는 특성을 가지고 있다. 소리가 이들로부터 한 번의 반사가 일어난 후에 난청인의 귀로 들어갈 수 있지만, 여러 번의 반사가 일어난 이후에 귀로 들어갈 수도 있다. 뿐만 아니라 단 한 번의 반사를 일으켰지만 상대방으로부터 난청인의 귀에 들어올 때까지 반사가 일어난 위치에 따라서 소리의 이동거리는 달라진다. 이처럼 소리의 이동거리가 달라지는 것은 난청인의 귀에 도달하는 시간이 변한다는 것을 의미한다. 상대방의 말소리가 시간 차이를 가지고 여러 번에 걸쳐 난청인의 귀에 이어서 도달하면, 난청인은 말소리와 직접음이 마치 소리가 울리는 것처럼 함께 느낀다. 소리의 울림은 말소리의 명료도에도 큰 영향을 주어서 무슨 말인지 명확히 이해하기 어렵게 만든다. 이처럼 잔향음은 대화공간이 크거나 가구가 없는 경우에 많이 발생한다. 따라서 작은 공간에서 대화를 나누거나 흡음이 잘 되는 부드러운 물질(예 : 커튼, 양탄자 등)이나 가구(예 : 침대, 책상, 의자 등)들로 공간을 채움으로써 잔향음의 발생이 줄어들어 어음명료도가 높아질 수 있다.

(5) 전자기기

요즘에는 소비자가 음색을 조정할 수 있는 전자기기들이 많이 있다. 난청인이 가장 많이 사용하는 TV의 경우에도 주파수대역을 저음(bass), 중음(middle)과 고음(treble)으로 나누어 음압레벨을 조정할 수 있다. 그 결과로 TV에서 나오는 소리의 명료도를 향상시킬 수 있다. 만약 난청인이 보청기를 착용하고 있지 않거나 보청기의 처방이 난청인의 청력상태를 완전히 반영하지 못할 경우에는 이들 전자기기들의 음색을 조정함으로써 난청인의 어음명료도를 높일 수도 있다.

3. 주변인의 배려

보청기를 착용한다고 해서 모든 난청인이 건청인처럼 청력을 완전히 회복하는 것은 아니다. 청력손실의 정도가 심할수록 보청기의 착용효과가 감소한다는 것은 이미 앞에서 설명한 바 있다. 보청기의 착용효과를 더 높이기 위해서는 난청인의 가족이나 친구들의 도움이 절실히 필요할 수 있다. 보청기의 착용 및 사용에 관련한 교육과 상담을 난청인만이 아니고 가족들이 함께 받는 경우에 난청인은 다음과 같은 도움들을 얻을 수 있다.[9]

- 교육과 상담에는 난청인의 어음명료도에 영향을 줄 수 있는 소음, 여러 명이 한꺼번에 말을 하는 경우, 난청인과 대화자 사이의 거리, 잘 모르는 내용의 대화, 희미한 조명, 억양, 말의 속도, 대화자의 빠른 교체 등을 포함하는 것이 좋다. 그리고 난청인이 말을 이해할 때에 어떤 어려움(예 : 고음의 손실)이 있는지를 가족들이 이해하는 것도 큰 도움이 된다. 이처럼 난청의 재활에 도움이 될 수 있는 사안들을 청각전문가가 가족들에게도 교육해주면, 이에 대해 난청인은 크게 고맙게 생각할 것이다. 왜냐하면 난청인이 스스로의 난청이나 청력손실에 관련된 특성과 현상을 자세히 이해하지 못하거나, 어떻게 해야 어음명료도를 더욱 향상시킬 수 있는지 잘 알지 못하거나 또는 소극적인 성격으로 인하여 가족에게 도움을 요청하지 못하는 경우가 있기 때문이다.
- 보청기의 착용효과를 높이기 위한 난청인의 청취전략에는 주변인의 배려가 있어야 한다. 만약 보청기의 착용효과를 높이기 위해 무엇이 필요한지를 청각전문가의 설명을

통해 주변인들이 알게 된다면, 그만큼 난청인이 주변인들의 배려를 얻기가 쉬워질 것이다.

- 주변인들은 난청인이 보청기를 착용하거나 빼거나 또는 조정하는 것을 눈으로 볼 수 있다. 만약 난청인(특히, 기억력이 좋지 않거나 손가락의 움직임과 같은 신체적 장애가 있는 경우)이 이들에 대하여 어떤 어려움이 있다면, 청각전문가로부터 받은 교육내용대로 주변인들이 난청인을 도와줄 수 있다. 이런 경우를 위하여 보청기전문가는 난청인과 가장 많이 시간을 보내거나 또는 보청기에 대한 이해가 높은 특정한 주변인(예: 가족 중의 한 사람)을 지정하여 난청인을 돕도록 하는 것도 좋은 방법이다.

- 난청인의 주변인은 난청인이 보청기를 얼마나 착용하고 있는지, 보청기 착용에 어려움은 없는지 또는 보청기 착용한 후에 얼마나 좋아졌는지 등을 자주 확인하는 것이 좋다. 보청기의 착용효과나 문제점만을 파악하는 것보다는 보청기의 사용에 관련한 정보까지 수집하면 청각전문가가 난청인의 보청기 착용효과를 향상시키는 데 크게 도움이 될 수 있다.

- 난청인이 보청기의 사용에 필요한 많은 사항들을 배울 수 있도록 주변인들이 여러 가지 방법으로 격려할 수 있다. 예를 들면, 초기에 설정했던 보청기의 조정상태가 시간이 경과하면서 최적의 음질을 구현하지 못하는 경우가 있다. 이때에 난청인이 음질의 수정을 위하여 보청기의 기능을 스스로 조정해도 된다고 주변인이 말해줄 수 있다. 만약 난청인이 보청기의 조정을 실패하여 이전보다도 음질이 더 나빠진다고 하여도, 청각전문가가 보청기를 초기의 설정상태로 다시 되돌릴 수 있기 때문에 난청인이 이를 걱정할 필요가 없다는 것을 함께 설명해준다.

- 난청인이 처음으로 보청기를 착용할 때에 청각전문가가 해주는 설명을 모두 기억하기 어려울 수 있다. 만약 난청인을 동반한 가족들이 난청인과 함께 청각전문가의 설명을 듣는다면, 나중에 집에서 청각전문가를 대신하여 난청인에게 필요한 설명을 다시 해줄 수 있다.

- 가족 중에서 청력손실이 심한 난청인이 있을 경우에 난청인으로 인한 여러 가지 불편한 점들이 가족과 같은 다른 사람들에게도 발생할 수 있다. 이처럼 난청인으로 인해 다른 사람들이 겪는 불편한 점을 제3자 장애(third-party disability)라고 부른다. 난청인으로 인한 제3자 장애의 형태를 살펴보면 다음과 같다.
  - 난청인의 사회참여가 감소함에 따라서 사회활동이 줄어든다.
  - 가족들을 비롯한 다른 사람들이 난청인의 말을 제대로 이해하지 못하거나, 같은 말을 계속해서 반복해야 하거나 또는 난청인이 반응하지 않는 불편함들로 인하여 난청인과의 대화가 줄어든다.
  - 간단하면서도 흥미가 있는 것들을 지나가는 말로 하는 횟수가 줄어든다. 그런 간단한 말들도 난청인에게 이해시키기가 피곤할 수 있기 때문이다.
  - 친밀감이 감소하며 비밀을 잘 말하지 않는다.
  - TV나 라디오 소리가 너무 커지는 것을 싫어하게 된다.

- 난청인이 다른 사람과 대화를 나누거나 전화를 받을 때에 주변인이 이들 사이의 의사
소통에 지속적으로 책임져야 하는 부담감이 증가한다. 여기서 주변인은 난청인의 말을
해설하는 설명자나 상대방이 난청인의 말을 잘못 이해하는 것을 방지하는 대화의 조정
자(controller) 역할을 할 수 있다.
- 주변인이 난청인의 대화자들까지 관심을 갖고 적응해야 하는 생각에 짜증이 날 수도
있다.
- 난청인이 대화에 참여하지 않으려고 하거나 부적절하게 행동할 때에 주변인이 어색하
거나 곤란할 수 있다.

4. 청능훈련

오랫동안 고도 이상의 난청을 가진 경우에는 보청기의 착용효과가 바로 나타나지 않을 수
가 있다. 이러한 현상은 다른 사람들의 말소리를 듣고 이해하는 방법을 잊어버렸거나 또는
익숙하지 못하여 발생한다. 보청기의 착용에 따른 효과를 높이기 위하여 말소리를 알아듣
는 청능훈련이 필요한 경우가 있다. 이 청능훈련은 청능치료, 말이나 언어치료 또는 농아
(deaf)의 훈련법 등을 이용하여 개별적으로 진행된다. 난청인과 대화로 전혀 소통이 되지
않을 경우에는 손으로 글씨를 쓰거나 수화(sign language)를 통해 의사를 전달할 수도 있다.

청능훈련을 위한 프로그램들은 난청인이 소리를 들을 수 있는 능력을 높여줄 뿐만 아니
라 소리와 그 소리의 의미를 결합해주는 능력도 체계적으로 향상시킨다. 난청인이 청능훈
련에 따른 효과를 최대로 높이기 위해서는 여러 가지 훈련에 적극적으로 참여할 수 있도록
유도하여야 한다. 일반적으로 청능훈련에 필요한 기간은 난청인의 청력손실기간과 비례한
다. 다시 말하면, 보청기를 착용하지 않는 가운데 고도 이상의 난청상태로 생활해온 기간이
길수록 청능훈련에 요구되는 기간이 길어진다. 그러나 고도 이상의 난청에서 청능훈련을
실시한 기간이 길어질수록 청능훈련에 따른 효과가 높아지는 것으로 알려져 있다.

보청기의 착용효과를 높이기 위한 청능훈련은 컴퓨터 프로그램을 이용하여 가정에서 쉽
게 수행할 수도 있다. 난청인이 컴퓨터 프로그램을 능동적으로 따라서 하거나 또는 DVD,
TV와 컴퓨터의 화면을 이용하는 수동적인 방법으로 훈련할 수 있다. 실제로 컴퓨터를 이
용하는 훈련은 반복과 강화가 쉽고 정답 여부를 즉시 확인할 수 있으며 훈련의 목적을 성취
하는 데 따르는 어려움에 적응시키고 난청인을 능동적으로 참여시킬 뿐만 아니라 그동안의
진전된 결과를 보여주어 훈련을 계속할 수 있도록 도와준다. 디지털 보청기의 착용효과를
높이기 위해 실시하는 청능훈련(auditory training)은 다음과 같이 두 종류가 있다.[9]

1) 분석적인 언어지각훈련

난청인이 들은 소리가 무엇인지를 맞추게 하거나 또는 2개의 소리가 동일한지 아니면 다른
지를 대답하도록 한 후에, 난청인의 대답이 정답이면 맞았다고 확인시켜 주는 방식으로 훈
련하는 것을 분석적인 언어지각훈련(analytic speech perception training 또는 perceptual

speech training)이라고 한다. 분석적인 언어지각훈련은 난청인이 음절 패턴(syllable pattern)과 음절 또는 단어를 구성하는 음소(phoneme)들을 구분할 수 있는 능력을 향상시킨다. 그 결과로서 난청인이 말소리를 인식하는 데 꼭 필요한 어음단서를 이용하는 방법에 대해 배우게 된다.

분석적인 언어지각훈련은 대화음을 구성하는 각각의 음절이나 단어를 난청인에게 올바르게 지각시켜 전체 대화음을 완성하는 상향(bottom-top)방식의 청능훈련법이다. 이 훈련을 통해 향상된 대화음의 이해도가 단순히 훈련용 검사지(training material)에 의해 평가되기 때문에 다른 소리나 대화자 또는 주변소음이 있는 장소에서 이를 적용할 수 있을지는 아직까지 확실하지 않다.

2) 종합적인 대화훈련

실제로 난청인과 대화를 나눈다든지 아니면 그들에게 이야기를 들려주는 방식으로 청능훈련을 수행할 수도 있다. 이와 같은 청능훈련방식을 종합적인 대화훈련(synthetic communication training 또는 active listening training)이라고 한다. 이 훈련의 중요한 요점은 대화음에 들어있는 모든 음절이나 단어를 이해하지 못하여도 난청인에게 대화의 내용을 이해시키는 데 있다. 여기서 **종합적**이란 대화의 내용을 올바르게 이해하는 데 필요한 유용한 정보들을 서로 결합시킨다는 의미이다. 어떤 대화의 흐름(context)속에서 각각의 말들을 제대로 이해하고 있는지를 알아보기 위하여 대화자에게 자주 확인(relative listening)을 받아가면서 수행한다.

종합적인 대화훈련은 하향(top-bottom)방식으로 진행되는 청능훈련법이다. 이 훈련에서는 다른 사람과 대화를 할 때에 난청인의 태도를 적절하게 변화시켜 가는 것을 비롯하여 의사소통에 관련된 자신감도 증가시킨다. 분석적인 언어지각훈련은 자동화시킬 수도 있지만 종합적인 대화훈련은 사람들 사이에서 일어나는 관계의 변화를 포함하고 있기 때문에 자동화하기는 어렵다.

5. 보청기 착용으로 인한 추가적인 청력손실의 억제

청력손실을 회복하기 위하여 착용한 보청기가 난청인의 잔존청력을 오히려 추가적으로 감소시킬 수도 있다. 다시 말하면, 난청인의 청력손실이 크지 않은데도 불구하고 보청기에서의 이득이 지나치게 높으면, 보청기에서 출력되는 큰 소리로 인하여 잔존청력에 추가적인 손실이 발생할 수 있다. 난청인이 큰 소음에 자주 노출되는 경우에도 보청기의 착용이 난청인에게 남아있는 잔존청력을 추가적으로 감소시키는 원인이 될 수 있다. 보청기를 통해 매우 크게 증폭된 큰 소음이 난청인의 청각을 지속적으로 자극하기 때문이다. 따라서 보청기의 착용으로 인한 추가적인 청력손실을 방지하기 위해서는 보청기의 이득과 최대출력(OSPL90)을 적절히 처방하거나 또는 광대역역동범위압축(WDRC) 보청기를 사용하는 것이 좋다. 그러나 난청인이 심도 이상의 청력손실을 가진 경우에는 보청기의 착용으로 인한

추가적인 청력손실을 걱정하지 않아도 된다. 왜냐하면 난청인의 잔존청력이 크지 않고 청
력재활을 위해서 높은 출력이 요구되기 때문이다.

6. 청각보조장치

그동안 듣지 못하던 소리를 보청기의 착용으로 들을 수 있다고 해서 난청인이 갖고 있는 모
든 문제가 일시에 해결되는 것은 아니다. 난청인이 듣고자 하는 소리는 대화를 나눌 때에
상대방의 말소리만이 아니라 전화기 또는 TV에서 나오는 소리 등에도 큰 관심을 가질 수
있다. 왜냐하면 이들 전자기기는 난청인을 포함한 모든 사람들의 일상생활에서 가장 유용
하게 많이 사용되기 때문이다. 따라서 이들을 용이하게 사용할 수 있도록 도와줄 수 있는
청각보조장치(Assistive Listening Device, ALD)들도 난청인들이 많이 사용하고 있다. 앞에
서 설명한 바와 같이 난청인들이 주로 사용하는 청각보조장치들로는 텔레코일, FM 수신기,
음향입력, 리모컨 등이 있다. 청각보조장치들의 용이한 사용을 위하여 청각전문가는 이들
의 사용법에 대한 설명과 교육을 난청인에게 충분히 제공해야 한다.

7. 언어치료

모든 사람은 자신이 말하는 목소리를 스스로 들으면서 말한다. 그러나 청각장애로 인하여
소리를 잘 듣지 못할 경우에는 말을 산출하거나 또는 자신의 말소리 크기를 조절할 때에 문
제가 발생할 수 있다. 전도성 난청이 있는 경우에는 건청인에 비하여 대개 말을 작고 조용
히 한다. 이러한 현상을 Paracusis Willisi라고 부르는데, 난청인이 자신의 목소리를 골전도 방
식으로 보다 크게 듣기 때문이다. 반면에 다른 사람들의 목소리나 외부의 소음은 청력손실
로 인하여 작게 들린다.

　감각신경성 난청이 발생하면 일반적으로 난청인이 건청인에 비하여 큰 소리로 말하는 특
징을 가진다. 왜냐하면 자신이 말하는 목소리가 감각신경성 난청으로 인하여 잘 듣지 못하
거나 작게 들리기 때문이다. 뿐만 아니라 주파수가 높은 고음성분을 잘 듣지 못할 경우에는
자음(consonant)의 산출에 장애를 일으킬 수도 있다.

8. 상담지원

지금까지는 보청기의 착용효과를 높이는 데 도움이 될 수 있는 교육과 상담의 내용에만 중
점을 두었다. 예를 들면, 난청인이 다른 사람의 말소리를 가장 편안하게 들을 수 있도록 만
드는 데 필요한 질문이나 교육의 내용에 대해서는 설명하였지만 청각전문가가 난청인하고
상담하는 방식에 대해서는 설명하지 않았다. 실질적으로 청각전문가가 난청인을 교육하거
나 상담하는 방법도 난청인의 만족도를 높이는 데 매우 중요한 역할을 할 수 있다. 왜냐하
면 청각전문가의 설명을 최대한으로 쉽고 간단하게 전달시켜 난청인의 생각이나 태도에 변

화를 일으킬 수 있도록 만들어야 하기 때문이다.

만약 청각전문가가 오직 한 가지의 방법으로만 모든 난청인을 교육하거나 상담을 수행한다면, 이 방법이 적절하지 않은 난청인의 경우에 교육과 상담의 효과는 그만큼 줄어들 수 있다. 따라서 청각전문가는 교육이나 상담하고자 하는 내용을 정확하게 알고 있는 가운데 난청인을 짧은 시간 동안에 이해시킬 수 있는 방법을 여러 가지 형태로 준비하고 있어야 한다. 이는 난청인의 개별적 특징에 따른 적절한 방법을 통해 난청인을 이해시켜야 한다는 것을 의미한다. 다시 말하면, 오로지 한 가지의 교육 및 상담 방식을 가지고 모든 난청인을 이해시키려고 해서는 안 된다는 의미로서 보청기에 관한 교육과 상담의 방식은 청각전문가가 아닌 각 난청인의 개성에 중심을 두고 이루어져야 한다.

제12장 특수 보청기

지금까지는 마이크로폰으로 입력된 신호가 DSP에서 증폭과 신호처리과정을 거친 후에 리시버에서 다시 소리로 재생되는 일반적인 방식의 개인용 보청기에 대하여 설명하였다. 그러나 청각장애를 가진 아동들이 집단으로 교육을 받을 경우에는 각 아동들마다 개인용 보청기를 사용하는 것보다도 집단용 보청기를 사용하는 것이 더 바람직할 수 있다. 예를 들면, 교사로부터 먼 거리에 위치하고 있거나 소음이 많은 청취환경일 경우에 소음의 영향을 줄이고 어음명료도를 향상시킬 수 있기 때문이다.

일반 보청기에서는 소음의 영향을 줄이기 위하여 DSP에서 신호처리과정을 거치고 있다. 그러나 교육을 하고 있는 강사와 아동들 사이를 무선방식으로 연결하여도 소음의 영향을 크게 줄일 수 있다. 이처럼 청각장애의 특성이나 청취환경에 따라서 보청기의 착용효과를 향상시킬 수 있는 특수한 방식의 보청기에 대해 설명할 것이다.

1. FM 보청기

만약 말을 하는 상대방과 난청인 사이의 거리가 멀다고 가정해보자. 난청인이 보청기를 통해 상대방의 목소리를 먼 거리에서 직접 듣게 되면 신호대잡음비가 크게 줄어들어 어음명료도가 감소할 것이다. 그러나 상대방의 목소리가 전파를 이용한 무선방식으로 난청인에게 전달된다면 어음명료도가 크게 향상될 수 있다. 이처럼 상대방과 난청인이 착용하고 있는 보청기 사이를 전자기파를 이용해 무선방식으로 연결하는 것을 FM(Frequency Modulation) 보청기라고 한다.

FM 보청기는 개인용보다 집단용으로 많이 사용되고 있다. 예를 들면, 청각장애 아동들을 교육하는 학교에서 수업을 할 때에 매우 효과적이다. 만약 선생님의 말소리를 FM 방식으로 학생들이 착용하고 있는 보청기로 전송하면, 선생님과 학생들 사이의 거리 또는 위치와 교실에서 발생하는 잔향음에 의한 영향도 크게 줄일 수 있다.

블루투스(bluetooth)를 이용하는 무선통신방식의 보청기들도 개발되어 판매가 증가하고 있다. 블루투스형 보청기는 기존의 FM 방식에 비해 매우 간편한 구조이기 때문에 난청인들이 좀 더 편리하게 사용할 수 있다. 뿐만 아니라 집단용이 아닌 개인용으로도 판매되는 가운데 스마트폰이나 TV와 같은 전자기기들에서 나오는 소리를 좀 더 명료하게 들을 수 있다.

1) FM 보청기의 구조

FM 보청기는 무선방식의 음향기기들과 유사하다. 상대방이 무선용 마이크로폰에 대고 말을 하면 소리가 마이크로폰에서 전기신호로 바뀐 다음에 전자기파(전파)로 변환되어 음향기기로 보내진다. 이 전자기파를 음향기기에서 수신한 다음에 스피커에서 다시 소리로 변환한다. 이처럼 전파방식의 무선신호를 수신하는 음향기기를 보청기로 바꾼 것이 바로 FM 보청기이다.

FM 보청기의 구조는 상대방의 말을 전자기파의 형태로 보청기에 보내주는 송신기와 이 전자기파를 받아서 난청인에게 소리로 변환시켜 주는 수신기로 〈그림 12.1〉과 같이 나눌 수 있다.

(1) 송신기

상대방이 사용하는 송신기(transmitter)는 마이크로폰, 증폭기, 주파수변조기 그리고 안테나 등으로 구성되어 있다. 마이크로폰이 송신기에 직접 장착되어 있는 경우도 있지만, 송신기는 허리띠에 차고 마이크로폰은 입에서 가까운 위치에 클립으로 옷에 고정시키는 방식으로 송신기와 마이크로폰 사이를 유선(cable)으로 연결할 수도 있다.

마이크로폰에서 소리가 전기적인 소리신호로 바뀐 다음에 증폭기에 입력된다. 증폭기에서 증폭된 전기적인 소리신호가 다시 주파수변조기(modulator)에 입력되어, 소리신호가 반송파(carrier wave)에 실려 안테나로 보내진다. 이처럼 소리신호를 반송파와 합성시켜 소리신호가 갖는 음성주파수를 변조(modulation)시키는 이유는 소리신호를 왜곡이나 소실 그리

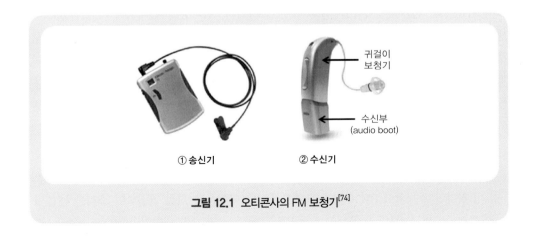

① 송신기   ② 수신기

그림 12.1 오티콘사의 FM 보청기[74]

고 잡음 없이 멀리까지 전송하기 위한 것이다. FCC(Federal Communication Commission)에서는 반송파의 주파수를 72~76MHz, 173~176MHz 또는 216~217MHz의 주파수대역으로 사용하도록 정하였다. 반송파에 실린 음성신호는 안테나를 통해 수신기로 보내지는데 이때에 전자기파가 전송될 수 있는 유효거리는 약 100m 이내이다. 따라서 반경 100m 이내의 거리에서 상대방과 난청인이 자유롭게 이동하여도 통신에 큰 문제가 발생하지 않는다. 이들 세 가지 반송파의 주파수대역은 다시 8kHz의 대역폭을 갖는 여러 개의 밴드(band)로 나누어지는데 이들 밴드를 채널이라고 부른다. 만약 어떤 채널에 다른 사용자에 의해 혼선이 발생하면, 자동으로 다른 채널(밴드)으로 주파수대역을 교체하여 혼선에 의한 잡음을 제거한다.

요즘에 보청기에서는 음성신호의 주파수만을 변조시키는 방식이 아니고 주파수도약확산 스펙트럼 변조방식(frequency hopping spread spectrum modulation)을 사용하기도 한다. 이는 주파수를 고정시키지 않고 시간에 따라 주파수를 변화시켜 송신하는 방식으로서, 전송과정에서 다른 전자기파에 의해 일어날 수 있는 간섭을 피할 수 있어서 음성의 명료도를 높일 수 있다.

(2) 수신기

상대방이 가지고 있는 송신기에서 전송된 전자기파는 난청인이 착용하고 있는 수신기(receiver)의 안테나에 의해 수신된다. 여기서 수신기는 보청기로 볼 수 있고 수신기의 안테나는 다음과 같은 형태로 난청인이 착용한다.

- 보청기의 내부에 들어있음
- 보청기의 외부(특히, 하단)에 부츠(boots) 형태로 부착되어 있음
- 자기유도고리(magnetic induction loop) 또는 실루엣(silhouette) 코일을 난청인의 목에 걸도록 하고 있음

그러나 상대방의 송신기와 난청인이 착용하고 있는 수신기들 사이를 무선방식이 아닌 유선으로 직접 연결하는 경우도 있다. 유선방식의 FM 보청기를 집단으로 사용할 때의 모습은 마치 외국어를 학습하는 어학실습실과 매우 유사하다. 어학강사와 각 부스에 앉아있는 학생들 사이를 유선방식으로 연결하여 여러 가지 교육정보를 제공하거나 질문과 대답을 전달하는 방식과 동일하다.

안테나를 통해 수신된 전자기파는 복조기(demodulator)에 입력되어 반송파를 제거한다. 이처럼 복조기에서 반송파를 제거하면 상대방의 말소리에 해당하는 음성신호만 남게 된다. 이 음성신호가 보청기(주로 귀걸이형)의 증폭기 또는 DSP를 거치면서 증폭과 신호처리과정이 이루어진 후에 리시버로 입력되어 소리로 다시 재생되는 것이다. 그리고 전도성 또는 혼합성 난청을 가진 난청인에게 사용하는 골도 보청기와도 직접 연결할 수 있다. 뿐만 아니라 보청기와 관계없이 FM 수신기와 헤드폰이나 이어폰을 직접 연결하여 소리를 들을 수도 있고 TV, CD, MP3와 휴대폰의 소리 또는 음악을 수신기의 음향입력단(Direct Auditory

Input, DAI)을 이용하여 들을 수도 있다.

　FM 보청기를 반드시 집단용으로 사용하지 않고 개인용으로 사용할 수도 있다. 현재는 FM 수신기를 보청기에 장착하면 FM 보청기가 되고, 이를 보청기에서 분리하면 일반용 귀걸이형 보청기가 되는 제품들이 많이 있다. 예를 들면, 난청인이 전화나 TV 소리를 잡음 없이 직접 듣기 위해서 FM 수신기를 보청기에 연결할 수도 있고, 일반적인 대화를 나누기 위해서는 FM 수신기를 보청기에서 분리하면 된다. 따라서 난청인이 FM 수신기를 보청기에 장착하거나 분리함으로써 청취하고자 하는 소리의 종류를 난청인이 자유롭게 선택할 수 있다.

2) FM 보청기의 특징

FM 보청기는 한 사람의 대화자에 여러 사람의 난청인이 함께 사용하는 집단용 보청기로 사용할 수 있다. 예를 들면, 교실에 있는 여러 사람의 청각장애를 가진 아동들이 동시에 동일한 수업을 받을 때에 사용할 수 있다. 만약 서로 인접해 있는 여러 개의 교실에서 수업이 동시에 진행될 때에 발생할 수 있는 혼선을 막기 위해서는 보청기의 채널을 서로 다르게 설정하면 된다. 그러나 무선전화기, 휴대전화 또는 무선호출기와 같은 무선통신기기들과 동일한 주파수대역을 사용하기 때문에 이들과 혼선이 발생할 수도 있다. 이때에도 보청기의 채널을 변경하면 명료한 음성을 얻을 수 있다. 학교의 수업만이 아니고 FM 보청기의 사용을 권장할 수 있는 청취환경이나 장소들을 살펴보면 교회나 극장 그리고 세미나 등이 있으며, 난청인들이 자주 찾는 음식점에서도 도움이 될 수 있다.

　집단적인 용도만이 아닌 개인용 보청기의 경우에도 FM 수신기능을 추가하면 많은 장점을 얻을 수 있다. 가장 대표적인 예로서, 송신기에 연결된 마이크로폰을 상대방의 입에 가까이 위치시켜 주변의 소음과 청취공간에서 형성된 잔향음의 영향을 최소한으로 줄일 수 있다. 다른 보청기에 비하여 신호대잡음비(SNR)를 15dB에서 25dB까지 향상시킬 수 있는 것으로 알려져 있다. 뿐만 아니라 난청인이 수신하고 싶은 전자기파의 종류를 다음과 같이 선택하여 청취환경이나 목적에 따라서 보청기의 착용효과를 더욱 높일 수 있다.

- FM시스템 : 상대방의 말만을 집중하여 듣기 위한 경우
- EM(Environmental Microphone system)시스템 : 자신의 목소리를 포함하여 주변에 있는 모든 대화자들의 말소리들을 함께 듣고자 할 경우
- FM시스템＋EM시스템 : 상대방을 포함한 모든 대화자의 목소리를 함께 듣기 위한 경우

지금까지 설명한 FM 보청기가 갖는 대표적인 장점들을 다음과 같이 요약할 수 있다.

- 휴대하기가 매우 쉽다.
- FM시스템의 유효반경 이내에서 난청인이 자유롭게 위치를 변경하여도 큰 문제가 되지 않는다.
- 비록 디지털 보청기만큼은 아니지만 넓은 범위의 청력손실에 사용할 수 있다.

• 서로 인접한 여러 개의 공간(예 : 교실)에서 동시에 FM시스템을 사용하여도, FM시스템의 송/수신 주파수(채널)를 서로 달리 사용하면 이들 공간 사이에서 발생하는 혼선을 방지할 수 있다.

FM 보청기의 경우에 위에서 설명한 장점들만 있는 것은 아니다. FM 보청기가 갖는 여러 가지 단점들에 대해서 살펴보면 다음과 같다.

• 난청인들이 FM 수신기를 별도로 몸에 지녀야 한다. 지금은 FM 수신기를 귀걸이형 보청기의 하단에 간단히 장착하는 방식의 제품들이 많이 출시되어 있어서 이런 문제가 많이 없어진 상태이다. 따라서 FM 수신기를 별도로 몸에 부착해야 하는 불편으로 인해 FM 보청기의 사용을 회피하는 경우가 크게 줄어들고 있다.
• 청각전문가는 보청기와 별도인 FM시스템에 대한 이해를 추가적으로 가지고 있어야 한다. 예를 들면, FM시스템 간의 혼선을 피하기 위해 통신주파수의 채널 변경이나 지속적으로 발전해가는 FM 기술에서 각 난청인의 보청기 착용효과를 최대화시킬 수 있는 방법 등이 있다. FM시스템이 보청기의 전기음향적인 요소들에 영향을 줄 수도 있기 때문에 FM시스템을 장착하지 않은 상태에서 먼저 보청기를 적합하는 것이 좋다.
• 난청인들이 상대방에게 질문하기를 다소 불편하게 느낄 수 있다.
• 자동차의 발전기를 비롯하여 각종 전기제품들로 인해 소음이 발생할 수 있다. 예를 들면, 자동차에서 발전기의 작동으로 인한 자기장의 발생이 FM시스템에 소음을 만들 수가 있다.
• 보안성이 없다. 만약 동일한 주파수대역(채널)을 사용하고 있는 무선수신기가 있다면, 이들 FM시스템에서도 상대방의 말을 들을 수가 있다.
• 상대방이 난청인과 관계없는 대화를 다른 사람과 나눌 때에는 무선송신기의 전원을 끄는 것이 좋다. 만약 전원이 켜져 있는 상태라면 난청인이 이로 인하여 혼란스러울 수도 있고 대화 내용이 난청인에게도 전달될 수도 있다.

2. 적외선 보청기

적외선 보청기(infra-red hearing aid)의 구조와 원리는 FM 보청기와 매우 유사하다. 적외선 보청기(그림 12.2)에서 사용하는 통신방법은 TV의 리모컨처럼 적외선에 해당하는 전자기파를 사용한다. 이들 FM 보청기와 적외선 보청기는 크게 두 가지 측면에서 다르다. 첫 번째, 적외선 보청기의 전송주파수가 FM 보청기에 비하여 약간 높다. 두 번째, 적외선 보청기에는 적외선 변환기가 추가되어 있다. 따라서 무선용 마이크로폰에 의해 음향신호인 소리가 전기신호로 바뀐 이후에 적외선 변환기로 들어간다. 이처럼 전기신호로부터 변환된 적외선이 난청인이 지니고 있는 자기유도고리(magnetic induction loop) 또는 텔레코일 형태의 적외선 수신기로 방사된다. 수신기에서 탐지된 적외선 신호는 다시 전기신호로 환원된 이후에 헤드폰 또는 보청기에 입력된다.

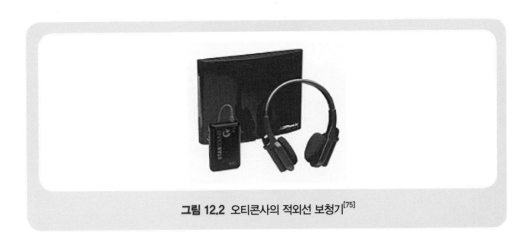

그림 12.2 오티콘사의 적외선 보청기[75]

현재 95kHz와 250kHz의 주파수대역을 가장 많이 사용하지만 통신기기들 사이의 호환성을 높이기 위하여 다른 반송주파수대역(예 : 2.3MHz 또는 2.8MHz)도 사용하고 있다. 실제로 적외선 신호를 받아 그대로 이어폰에 입력시켜 소리를 듣게 하는 경우가 대부분이다.

적외선 보청기는 강당과 세미나 장소 그리고 극장과 같이 대체로 넓은 공간에서 많이 사용한다. 왜냐하면 적외선이 난청인들에게 골고루 전파될 수 있도록 그들을 배치할 수 있어야 하기 때문이다. 일반 가정에서는 대체로 TV를 시청할 때에 적외선 보청기를 사용한다. 이와 같이 적외선 보청기의 사용이 다소 제약을 받는 것은 적외선이 가시광선과 동일한 물리적 성질을 갖기 때문이다. 왜냐하면 적외선의 주파수는 사람이 눈으로 볼 수 있는 붉은색 가시광선에 비해 약간 낮기 때문에, 비록 눈에 보이지 않는다고 하여도 그 성질은 가시광선에 매우 가깝다. 따라서 적외선은 불투명한 물체들을 잘 투과하지 못하고 물체의 표면에서 반사가 일어난다.

적외선 보청기의 가장 큰 장점으로 음질의 향상과 보안성을 들 수 있다. FM시스템에서 일어날 수 있는 전자기파의 간섭현상이 적외선에서는 발생하지 않는다. 뿐만 아니라 FM시스템처럼 적외선이 벽이나 가구 등을 투과하지 못하기 때문에 교실 바깥에서는 상대방의 말을 들을 수가 없다. 이러한 점은 장점인 동시에 단점이 될 수도 있다. 그러나 적외선 보청기라고 해서 장점만 있는 것이 아니다. 다음과 같은 단점들도 존재한다.

- 적외선이 딱딱하거나 불투명한 물체들을 투과하지 못하기 때문에 난청인과 상대방 사이에는 이런 방해물이 없어야 한다.
- 햇빛에 의한 간섭이 일어날 수 있기 때문에 햇빛이 강한 장소나 야외에서 사용하지 못할 수도 있다.
- 적외선은 일종의 빛이기 때문에 수신거리가 짧아서 FM시스템만큼 유효반경이 크지 않다.

학교 교실에서 많이 사용되는 음장증폭시스템(sound field amplification system)은 하나의 마이크로폰과 증폭기 그리고 하나 이상의 스피커로 구성되어 있다(그림 12.3). 교실에

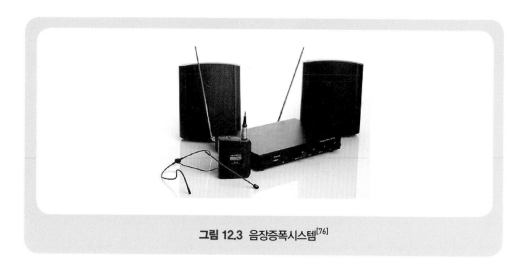

그림 12.3 음장증폭시스템[76]

서 수업이 이루어지는 동안에 선생님의 목소리가 학생들에게 전달되는 과정의 신호대잡음비는 잔향음 또는 외부에서 들어오거나 내부에서 발생한 주변잡음 그리고 선생님과 학생들 사이의 거리 등에 의해 감소할 수 있다. 이때에 음장증폭시스템은 선생님의 목소리가 갖는 음압레벨을 약 10~15dB 높여서 신호대잡음비를 향상시킨다. 그러나 음장증폭시스템에 의해 배경소음도 함께 증폭되어 신호대잡음비가 음압레벨의 변화만큼 향상되지 않을 수도 있다. 고급형 음장증폭시스템은 배경소음의 크기에 따라서 이득을 자동적으로 조정할 뿐만 아니라 고음성분의 증폭량도 조정한다. 그리고 적절히 위치시킨 스피커들에 의해 선생님이나 학생들의 위치에 관계없이 동일한 음장분포(sound field distribution)가 형상된다. 따라서 청취공간의 특징에 따라 스피커의 숫자와 위치를 적절히 변화시켜야 한다.

학교의 교실이 클 경우에는 스피커의 숫자를 3~4개 정도로 늘리는 가운데 그들의 위치를 천장이나 바닥으로부터 약 1.5m 정도 높여서 소리가 모든 학생들에게 골고루 퍼져 나가도록 한다. 반면에 작은 교실의 경우에는 하나의 스피커만으로도 선생님의 말소리를 충분히 학생들에게 전달할 수 있다.

만약 마이크로폰의 위치가 고정되었다면 선생님도 마이크로폰의 위치에서 벗어날 수가 없다. 유선방식의 마이크로폰을 사용하는 경우에는 선생님의 위치변화에 따라서 마이크로폰 전선(cable)이 이동하여야 한다. 이러한 불편함을 줄이기 위하여 주파수변조(FM시스템)나 적외선을 이용한 무선방식을 사용한다. 음장증폭시스템은 다음과 같은 특징들을 가지고 있다.

- 외부의 소음이나 잔향음이 지나치게 클 경우에 음장증폭시스템의 장점이 잘 나타나지 않을 수도 있다. 특히 잔향이 많은 교실에서 선생님의 목소리가 크게 증폭될수록 어음명료도가 큰 폭으로 감소할 수 있다. 이와 같이 어음명료도가 감소하는 것을 억제하기 위하여 다음과 같은 방법을 이용할 수 있다.
  - 스피커를 교실에 있는 각 모퉁이의 높은 위치나 천장에 부착하여 최소한 하나의 스

피커가 각각의 학생에게 향하도록 한다.

- 바닥으로부터 약 80cm의 높이에 칼럼 스피커(column speaker)를 수직방향으로 설치한다. 이 칼럼 스피커는 여러 개의 유닛들로 구성되어 있으며 소리를 수평방향으로 강하게 방사하여 교실에서 잔향음(reverberant sound)에 대한 직접음(direct sound)의 비율을 높여준다.

- 음장증폭시스템의 대상이 불과 1~2명일 경우에는 작은 스피커를 그들의 정면으로 설치하여 소리가 직접 그들을 향하도록 한다. 이러한 시스템을 데스크톱(desk-top) FM시스템이라고 부른다.

• 만약 스피커의 숫자나 배치가 적절하지 못하면 난청인에게 소리가 너무 크거나 작게 들릴 수 있다.

• 교실의 공간이 매우 작을 경우에 음장증폭시스템이 적절하지 않을 수도 있다. 선생님의 목소리를 10dB 정도 높여주었을 때에 음향되울림이 발생할 수도 있기 때문이다.

3. 크로스보청기

한쪽 귀는 정상에 가까운 청력인 반면에 반대편 귀의 청력이 농(deaf) 또는 고도 이상의 편측성 난청(Single-Sided Deafness, SSD)이 나타나는 경우가 있다. 이런 경우에는 주변소음이 많거나 여러 사람이 동시에 대화를 하거나 또는 상대방의 위치를 정확히 파악하는 데 어려움을 겪을 수 있다. 이러한 어려움은 양쪽 귀에서의 시간과 음압레벨 그리고 위상의 차이에서 만들어진다는 것을 앞에서 설명하였다.

편측성 난청의 경우에 다른 사람과 대화를 나누는 동안에 어떤 특별한 문제를 인식하지 못할 수 있다. 예를 들면, 조용한 청취조건에서는 큰 문제없이 상대방과 대화할 수 있고 전화를 사용할 수 있고 TV를 시청할 수 있으며 그리고 다른 사람의 말을 이해하는 데 큰 문제가 없다. 그러나 이들에게 나타날 수 있는 특별한 문제들에 대하여 과소평가하면 안 된다. 이들의 편측성 난청을 병원에서 이과적인 치료로 회복하지 못하는 경우에는 보청기의 사용도 좋은 방법이 된다.

편측성 난청의 경우에 보청기를 청력이 나쁜 귀에만 착용할 수 있지만 크로스보청기(Contralateral Routing Of Signal, CROS)를 사용할 수도 있다. 여기서 크로스보청기는 청력이 나쁜 귀로 들어오는 소리를 청력이 좋은 쪽의 귀로 보내주는 방식의 보청기를 말한다. 실제로 청력손실이 심도 이상으로서 농(deaf)에 가까운 귀에 보청기를 착용한다고 하여도 그 효과를 기대하기란 어렵다. 만약 한쪽 귀의 청력이 보청기를 통해서도 회복되기 어려운 상태인 반면에 반대편의 귀는 정상에 가까운 청력을 보유하거나 또는 보청기의 착용을 통해 청력이 향상될 수 있는 경우에 크로스보청기를 사용하는 것은 난청인의 어음이해도를 높이는 데 매우 유용할 수 있다.

크로스보청기의 구조는 청력이 나쁜 쪽의 귀에 장착된 마이크로폰으로 입력된 소리를 반대편의 귀로 유선 또는 무선방식으로 송신한다. 그러면 청력이 거의 정상인 귀에서는 원래

이쪽 귀로 들어오는 소리와 청력이 나쁜 쪽의 귀로 들어오는 소리를 동시에 지각하게 된다.

　편측성 난청을 크게 두 가지 형태로 나눌 수 있다. 첫 번째는 한쪽 귀가 고도난청 이상의 청력손실을 가진 반면에 반대편의 귀는 정상에 가까운 청력을 가진 경우이다. 두 번째는 한쪽 귀가 고도 이상의 청력손실을 가진 점은 동일하지만 반대편의 귀에도 청력손실이 있는 경우이다. 다만 보청기의 착용을 통해 손실된 청력을 회복할 수 있는 경우에 해당된다. 따라서 이들과 같은 청력조건에 의하여 크로스보청기의 종류도 나누어지며 그들의 종류와 특징을 살펴보면 다음과 같다.

1) 단일-크로스보청기

한쪽의 청력이 정상이거나 경도 정도의 난청을 가진 편측성 또는 비대칭 난청에 사용하는 기본적인 크로스보청기를 말한다. 보청기의 구조도 청력이 나쁜 귀에는 마이크로폰만 착용하고, 청력이 정상에 가까운 반대편의 귀에 개방형 리시버를 착용한다(그림 12.4). 개방형 리시버를 사용하는 이유는 청력이 좋은 귀로 동일한 소리가 들어가는 것을 리시버가 방해하지 않기 위한 것이다. 마이크로폰과 리시버를 전선(cable)을 이용한 유선방식으로 연결할 수도 있지만 요즘에는 RF(radio frequency)나 블루투스를 이용한 장치를 많이 사용한다. 유선방식의 경우에 전선을 안경테의 내부에 감추기도 하고 전선을 목의 뒤편으로 다소 길게 늘여 옷 속에 넣기도 한다. 그러나 양쪽 귀를 연결하는 전선의 노출을 완전히 막을 수는 없기 때문에 무선방식이 크게 증가하고 있다.

　비록 양쪽 귀의 청력이 정상일 때에 나타나는 진정한 양이효과를 얻을 수는 없지만 단일-크로스보청기(simple CROS)를 통해 이와 유사한 양이효과를 난청인에게 제공할 수 있다. 그 결과로서 머리회절에 따른 양이효과로 발생하는 음원의 방향을 탐지하고 소음에 대한 신호대잡음비를 개선할 수 있으며 그리고 여러 사람과 함께 대화를 할 때에도 좀 더 편안함을 줄 수 있다. 뿐만 아니라 마이크로폰과 리시버가 서로 떨어져 있기 때문에 음향되울림의 발생이 크게 줄어든다.

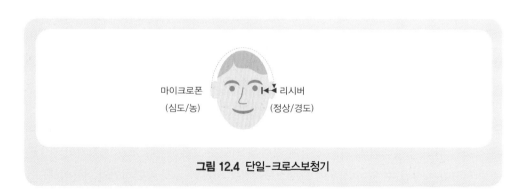

마이크로폰　　　　　리시버
(심도/농)　　　　　(정상/경도)

그림 12.4 단일-크로스보청기

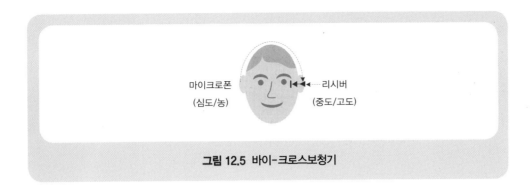

그림 12.5 바이-크로스보청기

2) 바이-크로스보청기

좋은 쪽 귀의 청력이 정상에 가깝지 않고 중도 또는 고도난청 정도의 청력손실을 가진 경우에는 보청기의 착용을 통해 청력을 향상시킬 수 있다. 따라서 청력이 좋은 쪽의 귀에 보청기를 착용한 가운데, 심도 이상의 농에 가까운 반대쪽 귀에는 마이크로폰을 설치하는 것을 바이-크로스보청기(bilateral CROS)라고 한다.

　바이-크로스보청기(그림 12.5)의 형태도 단일-크로스보청기처럼 유선형과 무선형으로 나눌 수 있다. 다만 이들 사이의 차이는 청력이 상대적으로 좋은 쪽의 귀에도 청력향상을 위하여 보청기를 착용한다는 것이다. 따라서 청력이 좋은 귀는 청력이 나쁜 귀에서 보낸 소리와 청력이 좋은 귀에 착용한 보청기에서 나온 소리가 동일한 증폭기에서 증폭된 이후에 고막으로 입력된다. 바이-크로스보청기의 경우에 청력이 좋은 귀에 착용한 보청기에는 밀폐형 귀꽂이나 환기구가 없는 외형을 일반적으로 사용한다. 개방형 귀꽂이나 환기구를 설치할 수도 있지만 이들에 의해 음향되울림이 발생할 수 있음에 주의하여야 한다.

3) 스테레오 크로스보청기

2개의 크로스보청기를 이용하는 방식을 스테레오 크로스보청기(stereo CROS)라고 한다. 양쪽 귀의 설치된 마이크로폰으로 입력된 소리들은 서로 반대편 귀에 있는 증폭기와 리시버를 거쳐 고막으로 입력된다. 이처럼 스테레오 크로스보청기(그림 12.6)를 사용하는 이유는 양쪽 귀에 개방형 귀꽂이나 환기구를 가진 보청기를 사용할 때에 이득을 높일 뿐만 아니라 양이효과까지 함께 얻을 수 있기 때문이다. 마이크로폰과 리시버 사이의 거리가 증가되어 음향되울림의 발생을 억제할 수 있어서 보청기의 이득을 크게 높일 수가 있다. 그러나 실제로는 이와 다른 결과가 주어질 수도 있다. 비록 같은 귀에 들어있는 마이크로폰과 리시버는 서로 다른 보청기를 위하여 작동하지만 이들이 동일한 외이도에 설치됨에 따라 음향되울림을 발생시키는 경우도 있다. 다시 말하면, 오른쪽 귀를 위해 설치된 마이크로폰에 왼쪽 귀를 위해 설치한 리시버에서 나오는 소리가 입력되는 것이다.

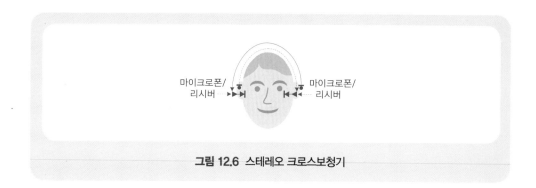

그림 12.6 스테레오 크로스보청기

4) 골도-크로스보청기

지금까지의 크로스보청기는 소리를 유선 또는 무선형태로 청력이 좋은 쪽의 귀로 보내는 방식이었다. 그러나 이들 방식을 사용하지 않고 골전도를 이용하여 청력이 나쁜 쪽의 소리를 반대편의 귀로 보낼 수가 있다. 골전도방식의 크로스보청기를 골도-크로스보청기(bone CROS)라고 한다. 다시 말하면, 청력이 나쁜 쪽의 귀로 들어온 소리를 유선이나 무선방식으로 반대편 귀에 보내는 것이 아니라 나쁜 쪽의 귀에서 두개골의 진동을 발생시키는 것이다. 그 결과로서 좋은 쪽의 귀에 있는 와우가 반대편 귀에서 발생된 골진동을 두개골로 전달받아 인식하게 된다. 이 경우에는 양이감쇠(IA)가 적을수록, 그리고 나쁜 쪽의 귀가 차폐되기 이전의 역동범위가 넓을수록 그 효과는 증가한다.

　청력이 나쁜 귀의 두개골을 진동시키는 방법은 다음과 같다.

- 귀걸이형이나 귓속형 보청기에서 발생되는 소리의 파워에 의해 두개골을 진동시킨다.
- 외이도에 위치한 골전도 진동자에 의해 두개골을 진동시킨다.
- 청각에 인공적으로 이식된 유양돌기에 의해 두개골을 진동시킨다.

4. 주파수압축보청기

청력손실을 가지고 있는 대부분의 난청인들에서 저음보다 고음에 대한 지각능력이 떨어지는 경사형 난청유형이 나타난다고 이미 앞에서 설명하였다. 경사형 난청은 고음영역에서 산출되는 /ㅅ/, /ㅆ/ 또는 /ㅎ/의 음소들을 특별히 잘 알아듣지 못하는 결과를 초래할 수 있다. 왜냐하면 이들 음소는 주로 4∼6kHz의 주파수대역에서 산출되기 때문이다. 예를 들면, 상대방은 '사자'라고 말을 했는데 불구하고 난청인은 250Hz와 1kHz에서 산출되는 /ㅈ/과 /ㅏ/는 들을 수가 있는 반면에 고음대역에서 산출되는 /ㅅ/를 듣지 못하여 '아자'로 잘못 이해할 수가 있다. 만약 난청인이 잘 알아들을 수 있을 정도로 충분히 어음을 증폭한다고 하여도, 고음대역에서 음소나 음절에 대한 정보를 제대로 얻지 못하면 어음에 대한 이해도가 감소할 수 있다. 이러한 청각장애의 특징은 경사형 난청의 유형을 갖는 가운데 고음에서의 청력역치가 70dB HL 이상일 경우에 나타날 수 있다. 이들 난청인은 /ㅅ/, /ㅆ/ 또는

/ㅎ/의 음소를 이해하는 데 필요한 30~50dB HL의 가청수준을 일반 보청기의 착용으로 얻기가 매우 어려울 수 있다. 이들 중에서 일부는 저음이나 중음에서 산출되는 음소 또는 음절에 대한 정보를 추출할 수 있는 능력이 함께 감소하기도 한다.

만약 고음에 들어있는 정보를 청력이 대체로 양호한 저음이나 중음의 영역으로 옮길 수 있다면, 난청인이 고음성분에 들어있는 어음정보들도 다른 정보와 함께 얻을 수 있기 때문에 어음에 대한 전반적인 이해도가 향상될 수 있다. 따라서 난청인이 어음정보를 추출할 수 있는 주파수대역으로 고음성분을 이동시키는 것을 주파수 전이(frequency transposition)라고 한다.

주파수 전이특성을 이용하는 보청기를 주파수압축보청기(frequency compression hearing aids) 또는 주파수전이보청기(frequency transposition hearing aids)라고 부른다. 이 보청기는 고음에 대해서는 고도 이상의 청력손실을 갖는 반면에 저음에서의 잔존청력이 크게 남아있을 때에 사용하면 효과적이다. 여기서 고음에 대한 고도 이상의 청력손실이 의미하는 것은 고음에 대한 잔존청력이 거의 남아있지 않아서 이들 고음성분에 들어있는 정보를 일반적인 보청기로 추출하는 것이 어려운 상태를 말한다.

주파수압축보청기에서 어음의 단서가 얻어지는 것은 전이어음보코더(transposition speech vocoder)를 사용하여 고음을 낮은 주파수대역으로 이동시키기 때문이다. 어음보코더에서는 어음을 주파수가 좁은 여러 개의 필터들이 뱅크(bank)처럼 구성되어 있는 협대역 필터들 안으로 입력하여 각 주파수대역별로 레벨을 분석한 후에 이들을 다시 합성한다.

어음에 들어있는 고음성분을 주파수가 낮은 방향으로 이동시키면 어음은 왜곡(예 : 정점절단 등)이 발생하여 본래의 소리가 갖는 음색이 달라질 수 있다. 이러한 왜곡을 줄이기 위하여 첫 번째는 어음이 주로 고음성분에 의해 구성되어 있을 때에 고음성분을 동일한 주파수만큼씩 저음방향으로 이동시킨다(그림 12.7①).

어떤 유성-마찰음(voiced fricative)이 0~4kHz까지는 주파수가 증가함에 따라서 에너지가 감소하지만, 4kHz를 전후하여 큰 에너지를 갖는다고 가정하자. 이 어음이 갖는 4kHz 이상의 주파수 성분을 동일하게 4kHz씩 저음방향으로 이동시킨다고 하자. 이때에 1kHz의 소리가 이 어음이 가지고 있는 고유의 1kHz에서 나온 것인지 아니면 5kHz에서 만들어진 것인지를 정확히 알 수 없다. 따라서 고유의 주파수에서 시작된 포먼트(formant)와 같은 중요한 어음특성들이 다른 (올바르지 못한) 주파수대역에서 시작되어 만들어진 어음성분들에 의해 이해하기 어려워질 수 있다. 그럼에도 불구하고 고음영역에 심도난청을 가진 많은 난청인들은 이러한 주파수압축방식이 어음의 명료도를 높여준다고 생각한다.

두 번째는 어음의 스펙트럼이 중복되는 것을 피하기 위한 방법으로서 전체 주파수대역을 일정한 비율로 줄이는 것이다(그림 12.7②). 그 결과로서 어음이 갖는 주파수대역이 좁아지는 결과를 가져오기 때문에 주파수압축(frequency compression)이라고 부른다. 여기서 사용되는 압축이란 앞에서 설명했던 비선형증폭기에서의 압축과는 전혀 다른 의미를 갖는다. 다시 말하면, 주파수 압축이란 입력음압레벨을 압축한다는 의미가 아니고 어음의 주파수대역을 좁힌다는 의미이다. 이처럼 어음의 주파수대역을 압축하는 것은 여성의 목소리가

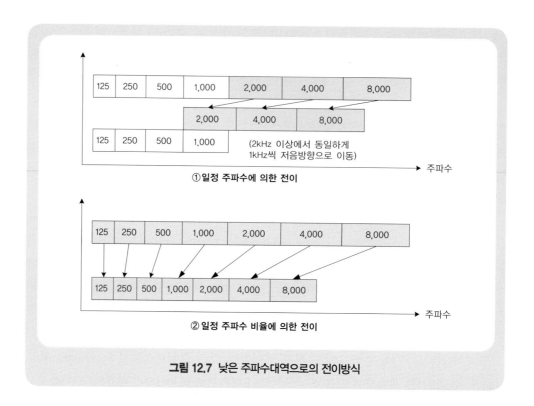

그림 12.7 낮은 주파수대역으로의 전이방식

남성의 목소리로 바뀌는 것과 유사한 현상이다. 다시 말하면, 동일한 음소나 음절을 여성과 남성이 발음했을 때의 차이는 기본주파수와 포먼트주파수에서 나타난다. 왜냐하면 음성을 구성하는 기본주파수와 포먼트주파수가 남성과 여성에 따라서 다르기 때문이다. 이처럼 사람들 사이의 목소리가 서로 다른 것도 바로 기본주파수와 포먼트주파수의 차이에 의한 것이다. 따라서 어음의 주파수가 큰 비율로 압축되었을 때에는 여성이 목소리가 마치 남성의 목소리와 같은 음색으로 느껴질 수도 있다.

주파수압축보청기는 4~8kHz에서 70dB HL 이상의 청력손실을 가진 난청인들에게 유용하며 음향되울림이 잘 일어나지 않는 장점을 가진다. 그 이유는 음향되울림을 일으키는 주파수 성분이 저음방향으로 이동하였기 때문이다.

만약 어음의 주파수가 지나치게 압축되면 어음을 구성하는 모든 성분(예 : 기본주파수, 포먼트주파수 등)들이 매우 가까워진다. 그 결과로 어음이 들린다고 하여도 그들을 식별하거나 분석하기가 어려워질 수 있다. 특히 고음성분이 이동되는 기저막의 주파수에 변별력까지 낮아지면 난청인의 어음이해도는 더욱 감소한다.

주파수의 압축정도가 약 20%일 때까지는 어음에 대한 이해도의 향상이 매우 크지 않은 것으로 알려져 있다. 저음이 주도하는 어음보다는 고음이 주도하는 어음에서의 주파수압축비율이 높은 것으로 나타나고 있다. 그러나 최적의 어음이해도를 얻기 위하여 고음의 주파수를 얼마큼 이동해야 하는지에 대해서는 아직까지 모호한 상태이다.

5. 촉각보청기

어떤 난청인은 공기나 두개골로 전달되는 소리를 지각하는 청각기관이나 청각신호를 대뇌에 전달하는 청각신경계통에 존재하는 비정상적인 요소로 인하여 소리를 전혀 인식하지 못하는 경우가 있다. 만약 일반적인 보청기를 사용하면 난청인에게 보청기의 착용효과를 기대하기란 매우 어렵다. 이때에 소리를 기계적 진동이나 전기적 방전에 따른 전기신호에 의한 피부자극으로 대체하는 촉각보청기(tactile aids)를 사용할 수도 있다. 다시 말하면, 소리를 음향적인 신호로 청각에 들려주는 것이 아니고 피부에 자극을 유발시킬 수 있는 진동(진동촉각, vibro-tactile) 또는 전기신호(전기촉각, electro-tactile)로 변환시켜 주는 보청기이다. 이때에 피부자극을 유발시키는 자극기(stimulator)는 하나 또는 여러 개로 구성될 수 있다. 하나의 자극기를 사용하는 것보다 여러 개를 사용하면 대화를 좀 더 자세히 전달할 수는 있으나 억양과 강세에 관련된 초분절(supra-segmental)적인 단서의 지각이 그만큼 어려워지는 단점도 있다.

손가락, 손목, 팔 또는 흉부에 전기신호를 이용한 피부자극보다는 주로 진동에 의한 피부자극을 준다. 실제로 사람의 피부에 적용할 수 있는 주파수와 진폭의 범위가 좁아서 모든 말소리를 차별적으로 전달하는 데는 어려움이 있다. 촉각보청기는 입술의 모양을 보고 소리를 인식하는 독화와 언어 산출에 관련된 보조기구처럼 사용될 수 있으며, 인공와우에 비하여 어음이해도가 전반적으로 낮은 편이다.

보청기의 사용을 통해 어음이해도의 향상을 기대하기 어렵거나 난청을 극복하기 위하여 인공와우를 넣는 수술을 원하지 않거나 또는 인공와우수술이 적합하지 않을 경우에 촉각보청기의 사용을 권장할 수 있다. 다른 종류의 보청기와는 다르게 몇 주에서 몇 달 동안에 걸친 교육훈련에 참여하지 않을 경우에는 촉각보청기의 사용을 조심하여야 한다.

참고문헌

1. De Boer B, (1984). Performance of hearing aids form the pre-electronic era, Audiological Acoustics, 23 : 34-55

2. http : //www.kent.edu/ehhs/spa

3. http : //hearcom.eu/main/usertrials/hearingaidtypes-Main/bodyworn_en.html

4. http : //lloydhearingaid.com/shopping/hearingaids/Luxe_Slim_hearing_aids.asp

5. http://www.icanhear.net & http://www.superior-hearing.com/products.asp

6. Fortune T. W. & Preves D, (1994). Effects of CIC, ITC, and ITE microphone placement on the amplification of wind noise. The Hearing J. 47(9) : 23-27

7. http : //m.soril.co.kr

8. 이정학, 이경원, 보청기 평가, 학지사, 2005

9. Dillon H, Hearing Aid, 2nd Ed., Thieme, Boomerang press, (2012)

10. Cox RM, (1979). Acoustic aspects of hearing aid-ear canal coupling systems. Monographs in Contemporary Audiology, 1(3) : 1-44

11. Killion M, (1976). Noise of ears and microphone. J Acoust Soc Amer, 59(2) : 424-433

12. Dillon, H. (1985) Rules for selecting acoustic modifications of hearing aid. NAL Hearing Aid Conference. Sydney.

13. Dillon, H. (1991) Allowing for real ear venting effects when selecting the coupler gain of Hearing Aids. Ear & Hear 12(6) : 406-416.

14. O'Brien A, et al. (2010) Validity and reliability of in-situ air conduction thresholds measured through hearing aids coupled to closed and open instant-fit tips. Int J Audiol, 49(12) : 868-876.

15. Foley D. (2007) Quantifying the venting effects of current open-canal and receiver-in-canal ear pieces. Masters Dissertations, Macquarie Univ. Sydney.

16. Mueller HG, Ricketts TA. (2006) Open-canal fittings : Ten take home tips, The Hear J. 59(11) : 24-39.

17. Yanz JL, Olson L. (2006) Open-ear fittings : An entry into hearing care for mild losses, Hear Rev. 13(2) : 48-52.

18. Dillon H, Macrae J, (1984). Derivation of design specifications for hearing aids. Report No. 102, sydney : Aust Gov Publ service.

19. Mueller HG, (1994). CIC hearing aids : What is their

impact on the occlusion effect? The Hear J. 47(11) : 29-35

20. Pirzanski CZ, (1998). Diminishing the occlusion effect : Clinician/manufacturer-related factors. The Hear J. 66(4) : 66-78

21. May AE, Dillon H, (1992). A comparison of physical measurements of the hearing aid occlusion effect with subjective reports, Presented at Audiol Soc of Aust Conf, Adelaide.

22. Valente M, (1984c). Transmission line acoustics. Unpublished report for the Veterans Administration.

23. http : //www.bksv.kr

24. Maryanne Tate Maltby, Principles of Hearing Aid Audiology, 2nd Ed., Whurr, Publisher, (2004)

25. Macrae JH, Dillon H. (1996). An equivalent noise level criterion for hearing aids. J Rehab Res Dev, 33(4) : 355-362

26. 함태영, (1962). 한국어음청력검사어표와 명료도검사 성적에 관한 연구, 가톨릭대학교 논문집, 5 : 31-38

27. Hallam RS, Jakes JC, Hinchcliffe, (1998) R. Connitive variables intinnitus annoyance, Br J Clin Psychol 27 : 213-222. 보청기 선정

28. Smith P, Mack A, Davis A. (2008) A multicenter trial of an assess-and-fit hearing aid service using open canal fittings and comply ear tips. Trends Amplif, 12(2) : 121-136. 보청기 선정

29. http : //www.westone.com

30. Byrne D, Tonisson W. (1986). Selecting the gain of hearing aids for persons with sensorineural hearing impairment. Scand Audiol, 5 : 51-59.

31. Bryne D, Parkinson A, Newwell P. Hearing aid gain and frequency response requirements for the severely/profoundly hearing impaired. Ear Hear 1990 : 1140-49

32. Bryne D, Parkinson A, Newwell P. Modified hearing aid selection procedures for severe/profound hearing losses. In Studebaker G, Bess F, Beck L, editor. The Vanderbilt hearing aid report II. Parton, MD : York Press : 1991 295-300

33. Shapiro. (1976). Hearing aid fitting by prescription. Audiology, 15, 163-173

34. Bragg V. C. (1977). Toward a more objective hearing aid fitting precedure. Hearing Instruments, 28(9), 6-9

35. Berger K. W, Hagberg E. N, Rane R. L. (1977).

Prescription of hearing aids : Rationale, procedures and results(Available from Speech and Hearing Clinic, Kent State University, Kent, OH)

36. Pascoe D. P. (1978). An approach to hearing aid selection. Hearing Instruments, 29(6), 12-16

37. Cox R. M. (1983) Using ULCL measures to find frequency/gain and SSPL90, Hearing Instruments, 34, 17-21

38. McCandless GA, Lyregaard PE, (1983). Prescription of gain/output (POGO) for hearing aids, Hear Instrum, 34(1) : 16-21

39. Schwartz D, Lyregaard P, Lundh P. (1988). Hearing aid selection for severe-to-profound hearing loss, The Hear J. 41(2) : 13-17

40. Libby E. R. (1985). State-of-the-ear of hearing aid selection procedures. Hearing Instruments, 36, 30-38

41. Seewald RC, Cornelisse LE, Black SL, Block MG, (1996). Verifying the real-ear-gain in CIC instruments. The Hear J. 49(6) : 25-33

42. Seewald R, Ramji K, Sinclair S, Moodie K, Jamieson D. (1993). Computer-assisted implementation of the desired sensation level method for electroacoustic selection and fitting in children : Version 3.3. Users Manual. London, Ontario : The University of Western Ontario

43. Johnson-Davies D, Patterson RD, (1979). Psychophysical tuning curves : Restricting the listening band to the signal region, J. Acoust Soc Amer, 65 : 765-770

44. Moore BCJ, (2004). Dead regions in the cochlea : conceptual foundations, diagnosis, and clinical applications. Ear & Hear, 25(2) : 98-116

45. Moore BCJ, Huss M, Vickers DA, Glasberg BR, Aleantara JL, (2000). A test for the diagnosis of dead reasons in the cochlea, Br. J. Audiol, 34(4) : 205-24

46. Horwitz Ar, Ahlstrom JB, Dubno JR, (2008). Factors affecting the benefits of high-frequency amplification. J. Speech Long Hear Res. 51(3) : 798-813

47. Ching TY, Dillon H. (in preparation) Relationships between frequency selectivity, age, cognition, dead regions and speech intelligibility in filterd speech

48. Allen J, Hall J, Jeng P. (1990). Loudness growth in 1/2 Octave bands(LGOB) - a procedure for the

assessment of loudness, J. Acoust Soc Amer, 88(2) : 745-753

49. Cox R, (1995). Using loudness data for hearing aid selection : The IHAFF approach. The Hear J, 48(2) : 10, 39-44

50. Kiessling J, Schubert M, Archut A, (1996). Adaptive fitting of hearing instruments by category loudness scaling (ScalAdapt). Scand Audiol, 25(3) : 153-160

51. Killion MC, Fikret-Pass S, (1993). The 3 types of sensorineural hearing loss : loudness and intelligibility considerations, The Hear J, 46(11) : 31-36

52. Cornelisse L, Seewald R, Jamieson D, (1995). The input/output formula : a theoretical approach to the fitting of personal amplification devices, J. Acoust Soc Amer, 97(3) : 1854-1864

53. Dillon H, (1999). NAL-NL1 : A new prescriptive fitting procedure for non-linear hearing aids, The Hear J, 52(4) : 10-16

54. Moore BCJ, Alcantara JI, Stone MA, Glasberg BR, (1999). Use of a loudness model for hearing aids with multi-channel compression, Brit J Audiol, 33(3) : 157-70

55. Moore BCJ, Glasberg BR, Alcantara JI, Stone MA, (1999). Use of a loudness model for hearing aids fitting III. A general method for deriving initial fittings for hearing aids with multi-channel compression, Brit J Audiol, 33(4) : 241-58

56. Moore BCJ, (2000). Use of a loudness model for hearing aids fitting IV. Fitting hearing aids with multi-channel compression so as to restore 'nomal' loudness for speech at different levels, Brit J Audiol, 34(3) : 165-77

57. Moore BCJ, (2010). Development of a new method for deriving initial fittings for hearing aids with multi-channel compression : CAMEQ2-HF, Brit J Audiol, 49(3) : 216-27

58. H. Gustav Mueller, Todd A. Ricketts, Ruth Bentler, (2014). Modern Hearing Aids, Plural Publishing

59. Munro KJ, Davis J, (2003). Deriving the real-ear SPL of audiometric data using the "coupler to dial different" and the "real ear to coupler difference", Ear & Hear, 24(2) : 100-10

60. Munro KJ, Millward KE, (2006). The influence of RECD transducer when deriving real-ear sound pressure level, Ear & Hear, 27(4) : 409-23

61. Munro KJ, Toal S, (2005). Measuring the real-ear to coupler difference transfer function with an insert earphone and a hearing instrument : Are they the same? Ear & Hear, 26(1) : 27-34

62. Voss SE, Allen JB, (1994). Measurement of acoustic impedance and reflectance in the human ear canal, J Acoust Soc Amer, 95(1) : 372-84

63. Storey L, Dillon H, (2001). Estimating the location of probe microphone relative to the tympanic membrane, J Amer Acad Audial, 12(3) : 150-154

64. Munro KJ, Buttfield LM, (2005). Comparsion of real-ear to coupler difference in the right and left ear of adults using three earmold configuration, Ear & Hear, 26(3) : 290-8

65. Munro KJ, Salisbury VA, (2002). Is the real-ear to coupler difference independent of the measurement earphone? Int J Audil, 41(7) : 408-13

66. Bentler RA, (1994). CICs : Some practical considerations, The Hear J, 47(11) : 37, 40-43

67. Gudmundsen G, (1994). Fitting CIC hearing aids-some practical points, The Hear J, 47(6) : 10, 45-48

68. Burkhard MD, Sachs RM, (1997). Sound pressure in insert earphone couplers and real ears, J Speech Hear Res, 20(4) : 799-807

69. Dillon H, (1991). Allowing for real ear venting effects when selecting the coupler gain of hearing aids, Ear & Hear, 12(6) : 406-416

70. Storey L, Dillon H, (unpublished data) Self-consistant correction figures for hearing aids

71. von der Lieth L, (1972) Hearing tactics, Scand Audiol, 1 : 155~160

72. von der Lieth L, (1973) Hearing tactics II, Scand Audiol, 2 : 209~213

73. Payton K, Uchanski R, Braida L, (1994) Intelligibility of conversational and clear speech in noise and reverberation for listeners with normal and impaired hearing. J. Acoustical Soc. Am. 95(3) : 1581-92

74. http : //www.oticonkorea.com

75. http : //oticon.or.kr/oticon_sound

76. http : //www.avsglos.co.uk/trantec_s10_sound_field_system.htm

찾아보기

저자 소개

학력

- 성균관대학교 물리학과 졸업
- 성균관대학교 대학원 졸업
- 올드도미니언대학교 물리학과 졸업(석사, 박사)

경력

- 포항공과대학교 재료공학과 Post-Doc.
- 지식경제부 지역기술혁신센터장
- 교육과학기술부 산학협력중심대학육성사업단장
- 한국음향학회 음향자격검정위원회 위원장
- 현재 : 한국음향학회 음향표준 및 규격위원회 위원장
- 현재 : 충북보건과학대학교 언어재활보청기과 교수

저서

- 스피커 개론
- 오디오 연감
- 스피커 공학
- 스피커 총론
- 심리음향학